谨以此书献给我的妻子 Sejal 和我的两个孩子，6 岁的 Ela 和 4 岁的 Evan，他们是我灵感的源泉。

同时献给我的父母——Ranchhodbhai 和 Savitaben Patel，以及我的岳父、岳母——Prabodh 和 Chhaya Dharia，他们的支持对我们在生活和学术上的成长都必不可少。

郑重声明

　　由于医学是不断更新拓展的领域，因此相关实践操作、治疗方法及药物都有可能会改变，希望读者可审查书中提及的器械制造商所提供的信息资料及相关手术的适应证和禁忌证。作者、编辑、出版者或经销商不对书中的错误或疏漏以及应用其中信息产生的任何后果负责，关于出版物的内容不作任何明确或暗示的保证。作者、编辑、出版者和经销商不就由本出版物所造成的人身或财产损害承担任何责任。鉴于我国机器人手术处于起步阶段，为了便于读者查阅相关资料，书中个别术语未做翻译。

机器人泌尿外科手术学
Robotic Urologic Surgery

原著第 2 版

主　　编　[美] Vipul R. Patel

主　　审　王共先

主　　译　傅　斌　刘伟鹏　余　月

副 主 译　周晓晨　郭　炬　陈庆科

译　　者　(按姓氏笔画排序)

习海波　朱凌燕　刘　伟　刘伟鹏

余　月　张　成　陈庆科　周晓晨

郝　超　胡　添　胡红林　郭　炬

傅　斌　傅龙龙　曾　涛

学术秘书　周晓晨

中 国 出 版 集 团

世界图书出版公司

西安　北京　广州　上海

图书在版编目(CIP)数据

机器人泌尿外科手术学/(美)帕特尔(Patel, V. R.)主编;
傅斌,刘伟鹏,余月主译. —西安:世界图书出版西安有限公司,
2015.8
书名原文:Robotic Urologic Surgery
ISBN 978 - 7 - 5100 - 8809 - 4

Ⅰ. ①机…　Ⅱ. ①帕…②傅…③刘…④余…　Ⅲ. ①机器人
技术—应用—泌尿系统外科手术　Ⅳ. ①R699 - 39

中国版本图书馆 CIP 数据核字(2015)第 161196 号

版权贸易登记号 25 - 2015 - 198

Translation from English language edition:
Robotic Urologic Surgery
by Vipul R. Patel
Copyright ⓒ 2012 Springer London
Springer London is a part of Springer Science + Business Media
All Rights Reserved

Jiqiren Miniao Waike Shoushuxue
机器人泌尿外科手术学

主　　编	[美] Vipul R. Patel
主　　审	王共先
主　　译	傅　斌　刘伟鹏　余　月
责任编辑	马元怡　王梦华

出版发行	**世界图书出版西安有限公司**
地　　址	西安市北大街 85 号
邮　　编	710003
电　　话	029 - 87233647(市场营销部)
	029 - 87234767(总编室)
传　　真	029 - 87279675
经　　销	全国各地新华书店
印　　刷	中闻集团西安印务有限公司
成品尺寸	889mm×1194mm　　1/16
印　　张	26.5
字　　数	620 千字

版　　次	2015 年 8 月第 1 版
印　　次	2015 年 8 月第 1 次印刷
书　　号	ISBN 978 - 7 - 5100 - 8809 - 4
定　　价	350.00 元

☆如有印装错误,请寄回本公司更换☆

译者序
Foreward

外科手术经历了开放手术、腹腔镜手术和机器人手术三个历史发展阶段。毫无疑问，机器人手术是微创外科技术的划时代革新及重要的发展方向。所谓机器人手术或机器人辅助外科手术，是指使用机器人手术系统施行手术的微创外科技术。Da Vinci（达·芬奇）手术系统是机器人手术中最为成熟、应用最为广泛的手术机器人系统。目前，机器人手术在全球已广泛应用于普通外科、心胸外科、泌尿外科及妇产科等多个外科系统。截至 2015 年 3 月 31 日，全球已有 3317 台达·芬奇系统正在使用，美国最多，有 2254 台；中国 71 台，其中大陆 37 台，香港 9 台，台湾 25 台。

医学与人工智能相结合的机器人手术有别于传统的开放手术及腹腔镜手术，它的顺利实施需要组建包括工程师在内的一个手术团队，同时也有其独特的操作规程。因此，规范机器人手术的施行极其重要。美国佛罗里达医院 Vipul R. Patel 教授主编的 *Robotic Urologic Surgery*（《机器人泌尿外科手术学》）正是机器人手术学著作中

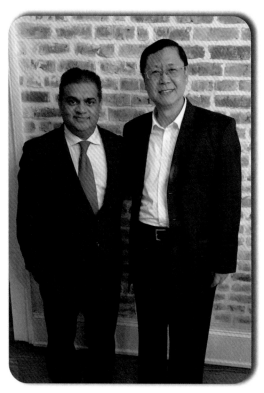

Vipul R. Patel 教授与王共先教授

的经典之作。

Vipul R. Patel 教授目前担任佛罗里达医院的全球机器人研究所（Global Robotics Institute）主任，是世界上实施机器人手术最多的外科医生之一，迄今施行了超过 8000 例机器人前列腺切除术。Vipul R. Patel 教授同时还是美国机器人学会的创立者，*The Journal of Robotic Surgery* 杂志的创办者及主编，美国泌尿外科学会机器人手术高级课程主讲者，他还帮助包括美国和中国在内的 15 个国家多个中心的建立及培训机器人系统。

《机器人泌尿外科手术学》一书主要由 8 篇共 47 个章节组成。第一篇对机器人手术进行了广泛而深入的讲解，详细介绍了机器人手术的过去、进展及未来的发展，机器人手术的培训、认证、学习曲线及如何由传统手术方式转变为机器人手术等内容。第二篇为机器人前列腺手术。第三篇为机器人肾脏及肾上腺手术。第四篇为机器人膀胱肿瘤手术。第五篇为机器人小儿外科手术。第六篇为机器人显

微外科手术。第七篇为机器人手术的相关内容，如前列腺癌根治术后勃起功能障碍的处理、手术室及手术团队准备等。第八篇则介绍了机器人外科手术的市场。

《机器人泌尿外科手术学》一书汇集了全球多家中心机器人手术顶级专家的智慧与经验，因而2007年推出首版以来，备受全球读者的好评。2012年，Vipul R. Patel教授再次组织全球学者对本书进行了精心的修订，以期能反映该领域的最新进展、动态与经验，第2版推出后再次获得了广泛的赞誉。基于此，我们将本书引进国内，并组织了一批年轻的学者进行翻译，同时热情向国内同行推荐。希望本书能为我国起步不久的机器人手术事业提供帮助，各个中心能从本书中学习如何建立优秀的机器人手术团队及规范手术规程。同时，也希望各位术者能从本书中吸取全球顶级专家的经验，从而迅速成长起来。

由于时间较紧，本书中翻译不当甚至谬误之处在所难免，恳请各位同道不吝赐教以期改正。

国家二级教授，主任医师，博士生导师
2015年7月于南昌大学第一附属医院

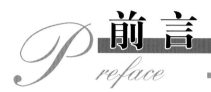

前言
Preface

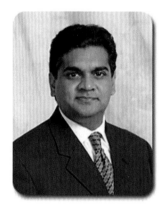

灵巧的机械臂代替了人手操作，使本就精细的操作更加精准，同时损伤更少。

机器人手术是许多外科疾病微创治疗方法的一种突破。机器人技术使我们看到了前途，它的应用有望呈指数级增长，并持续发展下去。

自2007年本书第1版问世以来，机器人泌尿外科手术方法历经了显著的变革。一些基于理论的方法，现在已有了具体的答案。早期术者现在已积累了丰富的经验，可让新学者的学习曲线显著变短。现在的问题已不再是机器人手术是否可行、有前景或者是方向正确，而是如何进一步提高手术疗效和患者的生活质量。

本书的第1版主要集中在机器人前列腺切除术——机器人手术的最佳应用指征。本次的新版展示了其在泌尿外科更广泛的应用，正如机器人手术已经扩展到其他器官系统和操作规程。

《机器人泌尿外科手术学》第2版与4年前最初努力的目标是一致的，不仅汇集了世界各地最好的机器人外科医生的知识和经验，还纳入了本领域最新的进展及更新。我们非常感谢分享了他们专业知识的作者，以及第1版出版后接受本书并给出有价值建议的所有泌尿外科医生。

正如爱因斯坦所说："提出新的问题、新的可能性，从新的角度考虑一个老问题，这些都需要具有创造性的想象力，并标志着科学的真正进步。"我们希望《机器人泌尿外科手术学》第2版回答了在机器人手术中出现的问题，同时也提出新的问题，希望在这由人类和机器两大要素共同实现的机器人外科技术上，能够更上一层楼！

Vipul R. Patel, M.D.

Florida Hospital Global Robotics Institute
Florida Hospital Celebration Health
Celebration, FL, USA

University of Central Florida College of Medicine
Florida Hospital Celebration Health
Celebration, FL, USA

Florida Hospital Celebration Health
Florida Hospital Cancer Institute
Urologic Oncology Program
Celebration, FL, USA

原著名单

Thomas E. Ahlering, M.D.

David M. Albala, M.D.

Magnus Annerstedt, M.D.

Bobby J. Ardila, M.P.A.S., P.A-C.

Hany Atalah, M.D.

Ketan K. Badani, M.D.

Brian M. Benway, M.D.

Sam B. Bhayani, M.D.

Fernando J. Bianco, M.D.

Ugur Boylu, M.D.

Aron M. Bruhn, M.D.

Nicholas C. Buchan, M.B.Ch.B.

Robert I. Carey, M.D., Ph.D., F.A.C.S.

Pasquale Casale, M.D.

Erik P. Castle, M.D.

Benjamin J. Challacombe, F.R.C.S. Urol.

Sanket Chauhan, M.D.

Jun Cheon, M.D., Ph.D.

Rafael Ferreira Coelho, M.D.

Marc S. Cohen, M.D.

Jose R. Colombo Jr., M.D., Ph.D.

Cathy Jenson Corder, B.S.

Roberto Garza Cortés, M.D.

Anthony J. Costello, M.D., F.R.A.C.S.

Gabriele Cozzi, M.D.

Angel M. Cronin, M.S.

Prokar Dasgupta, M.Sc., M.D., D.L.S., F.R.C.S.
  (Urol)., F.E.B.U.

John W. Davis, M.D.

G. Joel DeCastro, M.D., M.P.H.

Geert De Naeyer, M.D.

Michael Ferrandino, M.D.

Gagan Gautam, M.D.

Ahmed Ghazi, M.D.

S. Larry Goldenberg, C.M., O.B.C., M.D.,F.R.C.S.C.,
  F.A.C.S., D.A.B.U., F.C.A.H.S.

Mohan S. Gundeti, M.B.M.S., M.Ch. (Urol)., D.N.B.
  E., F.E.B.U., F.R.C.S. (Urol)., F.E.A.P.U.

Khurshid A. Guru, M.D.

Lawrence S. Hakim, M.D., F.A.C.S.

Justin Han, B.A., M.D.

Peter Herrera

Elias S. Hyams, M.D.

Micah Jacobs, M.D.

Jean V. Joseph, M.D., M.B.A.

Satyam Kalan, B.S.

Darian Scott Kameh, M.D., F.C.A.P., F.A.S.C.P.

Mohammad Shamim Khan, O.B.E., F.R.C.S. (Urol).,
  F.E.B.U.

Keith C. Kim, M.D.

Sarah M. Lambert, M.D.

Benjamin R. Lee, M.D., F.A.C.S.

Thomas Sean Lendvay, M.D., F.A.C.S.

Raymond J. Leveillee,M.D., F.R.C.S-G.

Alvin Lopez-Pujals, M.D.

George L. Martin, M.D.

Alexandra Maschino, B.S.

Mary Mathe, P.A-C.

Surena F. Matin, M.D., F.A.C.S.

Sara Melegari, M.D.

Anuar Ibrahim Mitre, M.D.

Ravi Munver, M.D., F.A.C.S.

Declan G. Murphy, F.R.C.S. Urol.

René Javier Sotelo Noguera, M.D.

Marcelo A. Orvieto, M.D.

Kenneth J. Palmer, M.D.

Sijo J. Parekattil, M.D.

Eduardo Parra-Davilla, M.D., F.A.C.S., F.A.S.C.R.S.

Trushar Patel, M.D.

Manoj B. Patel, M.D.

Vipul R. Patel, M.D.

Firas G. Petros, M.D., F.I.B.M.S.

Peter A. Pinto, M.D.

James R. Porter, M.D.

Rajan Ramanathan, M.D.

Monica P. Reed, M.D.

Lee Richstone, M.D.

Bernardo M. Rocco, M.D.

Francesco Rocco, M.D.

Craig G. Rogers, M.D.

Sy Saliba, Ph.D.

Richard M. Satava, M.D., F.A.C.S.

Caroline J. Savage, M.P.H.

Douglas W. Skarecky, B.S.

Joseph A. Smith Jr., M.D.

Miguel Srougi, M.D.

Michael D. Stifelman, M.D.

Li-Ming Su, M.D.

Mario Gyung Tak Sung, M.D., Ph.D.

Raju Thomas, M.D., F.A.C.S., M.H.A.

Andrew J. Vickers, D.Phil.

Vickie White, B.S.

Peter Wiklund, M.D., Ph.D.

Daniel L. Willis, M.D.

Michael E. Woods, M.D.

Jennifer K. Yates, M.D.

Kevin Zorn, M.D., F.R.C.S.C., F.A.C.S.

Quoc-Dien Trinh

Muhammad Shamim Khan, M.B.B.S., M.C.P.S.,F.R.C.S.
    (Urol)., F.E.B.U.

Alexandre Mottrie

Alex Mottrie

目 录
Contents

第一篇

机器人手术概述
Introduction to Robotic Surgery

1 机器人手术的发展历程：过去，现在与未来

Sanket Chauhan, Rafael Ferreira Coelho, Satyam Kalan,
Richard M. Satava, Vipul R. Patel

关键词

- 机器人手术的演变
- 历史
- 机器人手术
- 医学史
- 自动化史

引言

过去的 50 年见证了信息技术（information technology，IT）的指数形式增长，我们称之为"信息时代"或"IT 革命"。信息时代中一个最显著的特点是信息替代物体，可形象地比喻成 1995 年 Nicholas Negroponte 阐述的由"物体和原子"到"比特和字节"[1]。因此，现实的世界可以被表示成虚拟世界的信息。在手术中，外科医生工作的真实手术环境被控制台的数字图像（信息）所取代。开放手术是工业时代：外科医生直接接触、感受组织，使用工具进行手术。腹腔镜手术是过渡时期：一只脚在工业时代，即外科医生仍然通过掌控腔镜器械进行手术；另一只脚在信息时代，即视觉反馈为显示器上的电子图像（信息）。机器人手术则完全过渡到信息时代：外科医生完全沉浸在计算机生成的环境中（称为"虚拟现实"。由 Jaron Lanier 于 1986 年提出），医生从控制台的操纵杆发送电子信号，控制末端效应器模仿外科医生的手部动作。因此，机器人系统是一套配有机械臂的信息系统，该系统允许外科医生从距离患者几码到几千英里远的任何地方来安全有效地执行"远程呈现"（Scott Fisher 发明的术语）。这种"信息观点"奠定了当前机器人手术的基础，并指引了其未来。

简史

就像最初的外科医生起源于古代的理发师一样，工程师是从古代和中世纪时代的制表师演变而来的。自动化的理念最早由亚里士多德在公元前 4 世纪阐述。有史以来第一个自动化的机器可能是在公元前 1300 年由 Amenhotep 建造的 Memnon 国王的雕像。当黎明阳光照在雕像身上时，它会发出声音。公元前 500 年，中国的鲁班设计并制作了用竹子和木头建造的飞鹊，以及能跳跃的木马）。公元前 400 年，希腊 Tarentum（塔伦特姆）的 Archytas（也被认为是机械工程学科的奠基人），设计了一个木制的鸟，可以利用喷射的蒸气飞行约 200 英尺（1 英尺=0.3048 米）。一个世纪之后，希腊 Alexandria（亚力山大）港的 Ctesibius（特西比乌斯）修改了漏壶（水钟）。漏壶以前只被用作定时器，修改过后变成了连续工作的时钟，直到 17 世纪钟摆发明前，它都是世界上最精确的时钟。值得特别一提的是：拜占庭（Byzantium）的 Philo, Alexandria 的 Heron, Hsieh Fec, Huang Kun, Yang Wu-Roll, Prince Kaya, King Bhoj, Al-Jazari 等人在古代都创造出了各种令人吃惊的小工具。

在文艺复兴时期，达·芬奇（da Vinci，1495年）设计了第一个人形的"机械骑士"，可以在下

巴、手臂和颈部（图 1.1）模仿人类的动作。这个年代的其他一些有奇妙作品的设计师们有：Torriano（1540 年，制表师）设计了一个演奏曼陀林的淑女；Jacques Vaucanson（1738 年，织布机的发明人），制作的机械鸭子达 400 余个，每一个都可以吃东西、喝水、拍动翅膀、消化谷物和排便；Pierre Jaquet-Droz 和他的儿子 Henry Louis（制表大师），他们制作了若干机械娃娃，可以写字（1770 年）、画画（1772 年）、演奏长笛等管乐器（1773 年）。1801 年，Joseph Jacquard 修改了 Vaucanson 在半个世纪前发明的织机，使其自动通过一组命令而工作。这些命令是打在纸板上的若干小孔。这一方法被 Charles Babbage（1837 年，计算机科学之父）为他的"分析引擎"的设计数据记录系统时再次应用。20 世纪下半叶，这一方法还被 IBM 公司在数据录入时采用过。

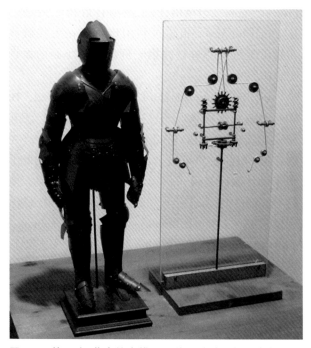

图 1.1　基于达·芬奇的素描制作的机械骑士与其内部装置在柏林展出（Wikimedia commons image by Erik Möller, 2005）

现代手术机器人

　　虽然自动化的概念有数百年的历史，然而术语 "robot"（机器人）是 1920 年由 Joseph CapeK 在其兄弟 Karel Capek 创作的名剧 "罗苏姆的通用机器人"（Rossum's Universal Robot）中创造

的（robota 来自捷克语，意为"强迫劳动"）（图 1.2）。1942 年 Isaac Asimov 在他的短篇小说 *Runaround* 中进一步推广了"机器人"的概念。1951 年，Raymond Goertz 在原子能委员会阿贡国家实验室工作时设计了第一台遥控轮式主从式机械手，以处理危险的放射性物质。几年后，George Devol 与 Joseph Engelberger 合作，拿到了第一台工业机器人的专利并将它命名为 Unimate，由一家名为 Unimation 的公司（Universal Automation，通用自动化）制造。第一个商用 Unimate 机器人在通用汽车公司（General Motors，GM）的装配生产线用于压铸处理和点焊。从此，劳动密集型或危险的任务，尤其是那些需要高精确度的工作，都可以由工业机器人来完成。1977 年，Victor Scheinman——现代机器人技术的另一个先驱，将他设计的全电动六轴关节机器人卖给了 Unimation。在通用汽车公司的支持下，Unimation 公司在 1978 年推出了可编程的通用机器人总成（Programmable Universal Machine for Assembly，PUMA）560。7 年后，也就是 1985 年，Kwoh 首次以辅助程序控制 PUMA 560 机器人实施了立体框架定位下的脑活检术。1988 年，John Wickham 爵士和 Brain Davis 在伦敦帝国理工学院，演示了使用 PUMA 560 进行经尿道前列腺电切术（trans urethral resection of prostate，TURP）的可行性。进而发展成外科医生辅助下的机器人前列腺电切术（surgeon assistant robot for prostatectomy，SARP），PROBOT，URobot，外科医生编程的泌尿外科装置等（surgeon programmable urological device，SPUD）。讽刺的是，虽然 PUMA 在手术领域的初次尝试结果令人鼓舞，但 Westing-house——接手 Unimation 的老板，决定停止制造机器人，声称利用它来进行手术并不安全。

　　与此同时，Stanford 大学的整形外科医生 Joseph Rose，与 Stanford 研究院（后来被称为 SRI 国际公司）的首席科学家 Philips Green 一起研究手外科手术机器人遥控系统。来自美国国家航空和航天局（National Aeronautics and Space Admin-istration，NASA）艾姆斯研究中心的 Michael Mc-Greevy 和 Stephen Ellis 也参与了项目。他们制作了头戴式显示器（Head Mounted Display，HMD）——一种连接在头盔上的小电视显示器，可以提供一个三维（3D）环境的视觉。后来，美国航天局的

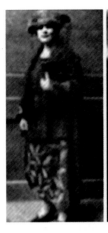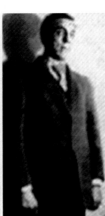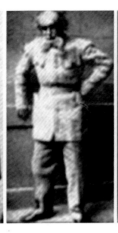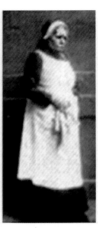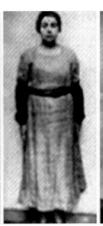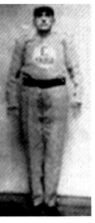

图 1.2 罗苏姆的通用机器人(Rossum'sUniversal Robots)剧中的原班机器人演员，1921 年在 Prague 首映(Reproduced with permission: Mary Ann Liebert Inc. Publishers)

计算机科学家 Scott Fisher 提供的三维（3D）音响系统给它了一个完全身临其境的感官体验。Joe Rosen 和 Scott Fisher 合作产生了远程外科手术的最初理念。这一愿景是设计一个外科手术系统，可用于在太空中实施远程外科手术。这个系统可以由 SRI 的机器人遥控系统结合美国宇航局的头盔显示器（HMD）系统来实现。同时，正在开发用于上、下胃肠道（gastrointestinal，GI）可弯内镜系统的军医 Richard Satava，也加入了该团队。他们的研究成果就是 "Satava and Green Telepresence system"（远程呈现系统）。Phil Green 利用该系统操作手术刀将 Richard Satava 手指拿着的葡萄切成两半，这一创举令全世界瞩目（图 1.3）。随后他们还演示了在离体组织上手术的功

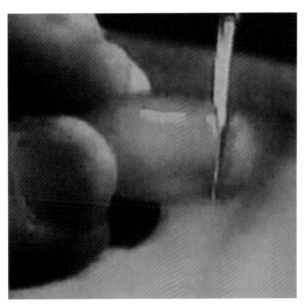

图 1.3 远程外科手术的第一个范例。Phil Green 远程操控的手术刀片切割 Rick Satava 手中拿的一粒葡萄

能，包括肝、肾切除术和肠吻合术。1992 年，Satava 为了寻求资助完成研究项目，签约美国国防部高级研究计划局（Defense Advance Research Project Agency，DARPA）。该项目取得了成功，Jonathan Bowersox 报道了利用该系统在无线微波传输下远程操作进行的第一例离体猪小肠的血管吻合术[2]。

Intuitive Surgical 公司的创始人 Frederic H. Moll 收购了远程呈现外科手术系统的产权，使其商业化，变成了达·芬奇机器人系统的原型。大约在同一时间，Yulun Wang 也从 DARPA 获得了用于设计腹腔镜镜头扶持机械臂的项目资金。他的 Computer Motion 公司生产了自动内镜系统最优定位系统（automated endoscopic system for optimal positioning，AESOP；机器人腹腔镜摄像头支架），后来这一系统在宙斯（ZEUS）机器人使用。Jacques Marescaux 利用这套机器人于 2001 年 9 月进行了著名的 "Lindbergh 手术"（以首次单飞横跨大西洋从纽约到巴黎的美国飞行员 Charles Lindbergh 的名字命名），他在纽约为一位身在法国 Strasbourgh 的患者完成了第一例跨大西洋的远程腹腔镜胆囊切除术[3]。这是手术史上的一个重要里程碑，但不幸的是并没有得到足够的媒体关注，因为它恰巧与 "9·11" 恐怖袭击的时间重合。不久以后，来自加拿大安大略省微创外科中心（Center of Minimal Access Surgery，CMAS）的 Mehran Anavari 开始在他的医院（St. Joseph's hospital）为 400 公里以外的北湾综合医院实施常规远程手术[4]。随着 Intuitive Surgical 公司和 Computer Motion 公司的合并，远程手术的暂时不再被

关注了。近日，Sterbis 等用达·芬奇机器人分别在 1300 英里（1 英里=1.61 公里）和 2400 英里远的地点对犬模型执行远程肾切除术[5]。2004 年，SRI——一个现在由 Thomas Low 和 Pablo Garcia 领导的国际团队，从 DARPA 处获得了被称为"创伤救治舱"（trauma-pod，TP）的项目资金。这是第一次针对"没有人的手术室"进行的联合项目尝试。第一次成功的演示是在 2007 年[6]。TP 系统由 13 个子系统组成，示范表演了在仅有患者一人的救治舱中施行急诊修复手术的可行性。

展望：先进技术及其在手术机器人的应用

物理定律在虚拟世界中是没有用的。相反，它只受代码支配。因此，任何在现实世界中的动作，不仅可以准确地在虚拟世界中模仿，实际上还可以被增强。在本章的下一部分，我们将讨论机器人手术的未来，以及围绕这些新兴技术的道德和伦理问题。

为了构想外科手术的未来，机器人手术的其他使用原则必须仔细斟酌。现在我们需要的不是去寻找新的技术，而是巩固和应用外科手术机器人领域的现有技术。外科医生常被比作战斗机飞行员，所以我们推测手术的发展方向其实和航空业基本一致。航空业的一些趋势包括替代副驾驶（使用自动驾驶仪、遥控驾驶系统和协同系统的单人飞行），小型化 [小型无人驾驶飞行器（un-manned air vehicle，UAV）]，智能仪器设备（包括传感器和效应器，可以自动调整和补偿），任务专业化（如监控、搜索）和完全自主的无人机，如全球鹰和捕食者。同时实现了从以机械为基础的武器（子弹）向定向能量系统（激光）的模式转变。

另一个推测来源于那些常规使用机器人的生产和包装等领域。机器人通常在这些行业中用于更换工具（器械）或处理零部件（用品）。在外科手术中，这些是通过洗手护士和巡回护士实现的。集成的机器人系统可通过自动库存管理和供应链管理系统来改善效率和成本-效益。在手术机器人领域中这些论据的应用，为手术机器人的未来铺平了道路，正如上文中创伤救治舱所演示的那样。

取消洗手护士和巡回护士

目前大多数手术室除了外科医生和麻醉师外，都成群成对地配备洗手护士、巡回护士，另加上救援护士和监督护士。因此，每个手术间至少要有 6 名人员才能进行工作。通过将器械置换装置（代替洗手护士）和器械供给分配器（代替巡回护士），连同由电子控制麻醉机一起，集成到现代机器人系统，使手术室中只需留有患者一人成为可能。因此，通过代替两个洗手护士，两名巡回护士和一个监督护士（机器人不需要休息），将有可能永久性的减少 5/6（87%）的人员和 61% 的手术室成本费用。这也将有助于解决护士短缺问题，有助于护士实现更高水平的精神满意度。

患者的护理质量也将通过这个方法得到改善。由于人员频繁进出手术间，会有灰尘、污垢、细菌和其他微粒进入。使用机器人将实现手术室管理的无人化。另一个优点将是高效率。每次换刀时间或供应物资时，有三件事情同时发生：患者的安排，手术间物品补给订单发送，购买请求发出。上述事情均在 50ms 内完成，准确率达到 99.99%。所有的数据项都被跟踪，并自动记录，同时借助射频识别标签可随时获悉其在手术间的位置。因此，文书工作实时连续地执行，周转时间大大减少，及时的库存和软件管理供应链确保快速、高效和准确地控制所有仪器和用品。

设备小型化

以电影导演 Steven Spielberg 的话来总结，"其实没有科幻一说，只有科学的不确定性。"当代科幻小说讲的各种主题，通常围绕着自动化的机器人系统。这些系统的几个共同特点是智能化，自动化，柔性（提供足够的自由度），小型化（提供空间），并模仿生命形式（人形，或更常见的节肢动物形态）。

目前可用的手术机器人是大而笨重的，并且需要大量的手术室空间。未来的一步将是机械手的小型化，其中最有前途的技术是微机电系统（Micro-Electro-Mechanical Systems，MEMS）。这一系统是 1~100mm 大小的组件，并具有极高的可靠性并节能。用 MEMS 元件组装的下一代机器人将允许大幅度降低其尺寸，并相应增加精度（10~100μm 精度）和速度（性能以毫秒为单位，而不是秒）。这些也可以通过使用液压原件（微流体 MEMS）来实现[7]。MEMS 的另一个优点是，传感器和执行器可以集成在一个元件中。这将给外科医生提供触觉反馈，并允许使用常规器械进入非常小的区域进行手术操作。

医生可以将微型体内机器人通过单个端口插入腹部操作。这将节省在准备、对接、拆卸目前手术机器人时所浪费的大量时间。此外，与目前实行的单孔腹腔镜技术相比，这将是一个真正单切口手术。然而，操作这些在生物体内的机器人仍是一个挑战[8]。

智能器械

目前可用的手术器械是无生命的，并且完全由外科医生控制。然而，机器人器械未来将有感知环境、并提供生物反馈给外科医生的能力。信息可以通过仪器发送到外科医生的手上，或以音频信号（警报）的形式提醒外科医生。这类似于商用飞机在接近失速、太靠近地面或着陆时脱离跑道所提供的音频反馈。触觉反馈的缺乏是机器人手术的一个很大问题。因此，提供触觉反馈将是机器人手术的下一步任务。器械的感应器会感应到各种结构如血管，通过闭环反馈防止损伤这些结构，或记录手部动作和力量作为操作性能的资料。

避障原则已被用于多个无人机的规划。这些原则都可以应用到外科手术器械中，在手术中人工定义一个"禁飞区"。因此，对于重要的解剖结构，医生将总会提前知道，小心避免损坏它。智能器械的另一个功能是嵌入微传感器，这将允许医生"看到"血液流动或使用拉曼光谱仪检测良性和恶性细胞之间在超声阵列或光学特征上的细微区别。所以，新的工具将有能力为医生提供持续和重要的信息。

任务分工

"分工"一直是人类进化的关键特征。这使个人得以专业化，以达到最佳的累计效益。同样，在工业上，机器人进行了优化，有任务分工。拾放机器人可以在 1min 内从传送带挑选 150 个糖果，精度达到 1mm。在手术中，端－端吻合器（EEA）已经被广泛使用在肠吻合中。这可以很容易地嫁接应用到机器人系统上。这样，外科医生可以设置吻合术（或任何任务），然后按下

操作按钮，专门的机器人可以在医生的监督下进行高精度吻合。久而久之，这些智能专用机器人将制订一个"参考图书馆"，可以反过来为外科医生提供建议，自定义特定的步骤。由于这些工具的"学习"多了，它们将开发出基于"参考图书馆"的直觉，可能不需要外科医生的监督而独立完成简单的任务，例如在腹腔镜手术后关腹。

全自动化系统

术前计划是任何外科手术的关键步骤。在未来，观察计算机断层扫描（CT）患者图像 3D 重建后，医生不但能够预先规划手术，还可以在接触患者前在虚拟世界中预先演练手术过程。将不会有更多的术中意外发生。这可能将会把各种手术操作连成一个完全集成和自动化的过程。Marescaux 等[8] 已经证实，与对照组相比，预先规划和预演手术过程（完整的肝切除术）的手术时间更短，术中出血量更少。

在不久的将来，美国宇航局将使宇航员远离地球数百万英里。以光速传播的通信信号的延迟时间将从数分钟到数小时。因此，地球的实时远程手术是不可能的。一个完全自动化的手术系统将作为外科医生的手在这样的情况下进行手术。外科医生将能够在地球上预演手术，并提供一个"指示路径"，手术系统可以在太空中精确按照路径灵巧的执行外科手术。

多种能源定位治疗

军方早就使用了能源导向武器，但附带损害一直是一个需要克服的大难题。然而，现在更注重用定向武器一样的激光器提供高精确度从而使附带损伤最小。外科医生传统上使用钢制器械和高温来分离、切除和消除组织。20 世纪下半叶，逐步开始使用新能源，如射频、超声、近距离放射治疗、高强度聚焦超声（high intensity focused ultrasound，HIFU）等方式控制疾病。这些新兴能源具有实时图像监控和较小的附带损伤。下一代器械将多普勒超声和 HIFU 整合到一件器械中，来诊断和治疗出血。Noble 等已经证实使用这种系统可以控制脾出血[9]。这些系统与机器人技术的整合将推动微创手术到一个新的领域：无创性影像引导手术。

生物外科

传统手术时，外科医生在组织或器官水平（毫米到厘米）上操作。然而，新的技术已经推出，可以使手术在细胞水平（10~100μm）进行[10]。飞秒激光可在细胞膜上钻孔而不损坏其他结构，光学镊子被用来取得细胞内细胞器，如高尔基体或线粒体。在不久的将来，外科医生将能够进入细胞核并操纵单个核苷酸，从而改变遗传密码。这种在分子水平上改变生物体组织细胞的生物学和生理学特征的新兴技术被称为"生物外科"[11]。

对于这些通过光、光子或声波来实现的微型或纳米层面上的手术，手术器械也将需要纳米尺寸。因此，如果有效地使用这些技术，外科手术机器人的概念在不久的将来又会有必要重新定义。

反对意见：道德和伦理

任何新技术的发生发展都伴随着道德和伦理的挑战，也伴随着其社会、道德和伦理问题的担忧。不幸的是，在当今社会，政治和行政系统反应太慢了，道德和伦理的影响总是屈服于一个更迫切（商业?）的需要。事实是，我们不能在这个时候预见到所有难题，原因显而易见，因为谁也没有去过未来。然而，本章将展望这些颠覆性技术的未来。

据估计，人类的大脑每秒进行 $4×10^{19}$ 次计算。最强大的计算机系统每秒进行 $3×10^{16}$ 次计算。摩尔定律指出：计算机的计算能力每 18 个月就会加倍。在未来二三十年中，计算机将和人类大脑一样发达。因此，在将来的某个时候，这些智能机器是否将实现一些原始初级的"智能"，与人类互动？这些机器是否会发展到成为要求公民权的复杂群体？它们会不会认为人类比它们更低级？人类能否控制它们？在"智能机器人"的称谓下，离真正人类的差距还有多远？

未来纳米技术将被应用，纳米机器人被注入人体血管系统，将智能药物控释投送到特定的癌细胞。虽然许多纳米系统正在制造，其中一些将通过自组装建立。我们将来能否控制这些系统，使引起新的癌症或自体免疫疾病的突变不再发生吗？当这种纳米机器可以被送入体内修复损害时，我们仍然需要医生吗？

还存在于这些新技术许多其他方面的影响[12]，详细讨论则超出了本书的范围。然而，关键问题的回答是：科学真的是安全的吗？技术是既不好也不坏：它是中性的。看我们如何使用这些技术为人类造福。

结　论

过去的几十年，新技术已经给外科领域带来了非凡的革命。我们曾尝试将一些类似专业的新技术应用于外科领域。未来的手术将不可避免地围绕着在此讨论的相关技术而发展。但是也有一些涉及道德和伦理的问题和挑战。但最终，所有这些技术都会在谨慎评估社会影响的前提下加以开发。正如 Michelangelo 所说，"危险并不是我们的目标太高和失败，而是我们的目光短浅并急于求成。"

参考文献

[1] Negroponte N. Being Digital. New York: Random House Inc, 1995.
[2] Bowersox JC, Shah A, Jensen J, et al. Vascular applications of telepresence surgery: initial feasibility studies in swine. J Vasc Surg, 1996, 23:281–287.
[3] Marescaux J, Leroy J, Gagner M, et al. Transatlantic robot-assisted telesurgery. Nature, 2001, 413(6854): 379–380.
[4] Anvari M. Remote telepresence surgery: the Canadian experience. Surg Endosc, 2007, 21(4):537–541.
[5] Sterbis JR, Hanly EJ, Herman BC, et al. Transcontinental telesurgical nephrectomy using the da Vinci robot in a porcine model. Urology, 2008, 71(5): 971–973.
[6] Garcia P, Rosen J, Kapoor C, et al. Trauma pod: a semi-automated telerobotic surgical system. Int J Med Robot, 2009, 5(2):136–146.
[7] Soler L, Delingette H, Malandain G, et al. An automatic virtual patient reconstruction from CT-scans for hepatic surgical planning. Stud Health Technol Inform, 2000, 70: 316–322.
[8] Shah BC, Buettner SL, Lehman AC, et al. Miniature in vivo robotics and novel robotic surgical platforms. Urol Clin North Am, 2009, 36(2):251–263.
[9] Noble ML, Vaezy S, Keshavarzi A, et al. Spleen hemostasis using high-intensity ultrasound: survival and healing. J Trauma, 2002, 53(6):1115–1120.
[10] Tirlapur UK, König K. Femtosecond near-infrared laser pulses as a versatile non-invasive tool for intra-tissue nanoprocessing in plants without compromising viability. Plant J, 2002, 31(3):365–374.
[11] Satava RM, Wolf RK. Disruptive visions: biosurgery. Surg Endosc, 2003, 17(11):1833–1836.
[12] Satava RM. Biomedical, ethical, and moral issues being forced by advanced medical technologies. Proc Am Philos Soc, 2003, 147(3):246–258.

2 如何成功开展机器人项目

Kenneth J. Palmer, Marcelo A. Orvieto, Bernardo M. Rocco,
Vipul R. Patel

关 键 词

- 机器人外科手术
- 机器人外科手术项目
- 市场
- 手术室建立
- 训练
- 机器人手术团队

引 言

开放性前列腺癌根治术曾经是治疗局限性前列腺癌的金标准。然而近年，前列腺癌的治疗出现了向微创手术发展的趋势。机器人辅助腹腔镜前列腺切除术（Robotic-assisted laparoscopic prostatectomy，RALP）正迅速成为局限性前列腺癌的常规手术方法。最常用的机器人是达·芬奇外科系统（da Vinci Surgical System；Intuitive Surgical，Sunnyvale，CA），它的主要优势有 3D 立体图像、10 倍的放大倍率、视野移动缩放、操作者手部的震颤过滤和更加可行的学习曲线。

尽管机器人手术（robotic surgery，RS）在很多方面优于标准腹腔镜手术，但外科医生仍需要经过必要的学习曲线（learning curve，LC），以确保安全使用这种技术。任何机构要开展机器人手术，都必须有良好的计划和把握一些关键要素，以确保成功实施。完善的初始设计和临床服务优先，有助于满足既定的目标。一旦处于执行状态，下一步是将重点放在项目效益的最大化维持和增加上。在本章节，我们讨论创建一个成功的机器人项目的必要阶段和需要特别注意的地方，以期创建一个有获益的机器人辅助腹腔镜前列腺切除术方面的项目。

项目规划

业务规划

由于最初成本与机器人手术相关，所以在构建机器人计划时，经济模式至关重要。业务规划发展需要评估直接成本（如购买机器人系统）以及相关的材料费用、人员招聘费用和（或）人员培训费用。可能需要对手术室（operating room，OR）进行必要改造，从而匹配手术台和其他设备。进一步的必要行动是招募一名首席外科主治医师和训练人员。

另一个重要因素是评估增长潜力。在这方面，全面的市场分析将有助于评估新计划的增长潜力。社区研究、共享市场的可能竞争体系以及赔偿和付款者分析是推断评估的额外方面。的确，足够的手术量是成功的关键，因为它不仅能确保程序的财政负担能力，还能允许提高产出。在俄亥俄州立大学方面的经验中，我们预估程序启动期间，要在学习曲线中获取连续性则每周需要 3~5 个病例。机构创建了一个 5 年计划，此计划描述了基于财政可行性资源分配和增长的情况。乐观地估计，在第 1 年，项目的增长潜力差不多为 400%（从每年传统的 40 个病例增长到 150 个病例）。在这之后，项目的增长变得更加适宜，在第 2~5 年分别为为 200、250、300 和 350 个病例，总共为 1250 个病例。我们区域内的最初预估市场份额为 15%，还有很大增长空间。我们注意到引入了机器人之后手术量在不断增长，在头 5 年内的从每年的 40 个病例增加到 350 个病例[6]。

机器人项目的起步规划

任何机器人项目的开始都会面临挑战，因为团队成员都在学习技术和每个人在团队中的角色。团队有必要编制一个清晰的计划，并且根据此计划完成机器人手术。这将有效促进患者招募、手术室团队发展、带队外科医生手术熟练程度和行销策略。最初手术可能与外科医生的先前机器人经验或者手术领域的专业相关。方案的发展与规划委员会的期望大部分吻合。根据我们的经验，招聘的主治外科医师（VRP）应具有一定机器人根治性前列腺切除术的经验。尽管主治医师有先前经验，但是学习曲线并不是一个重要变量，在经验初期，有许多方面都超越了需要发展的手术行为。所有参与机器人手术的不同个体拥有他们自己的学习曲线；因此，定义在开始之时需要开展的机器人程序是非常重要的，因为机器人团队的目标是尽快将手术标准化。

采购机器人系统和手术费用

达·芬奇机器人的显著成本与其采购有关，采购成本为 120 万~170 万美元（1 美元 =6.20 元），这取决于采购的系统类型以及当地代理人的间接费用。此外，每个仪器处理每个病例的费用约为 200 美元，而且每个系统每年的维护合同费用为 10 万美元[1]。除与手术室时间相关的费用之外，这些成本是不同于可变成本的固定成本，与进行手术操作必需的活动相关（如一次性工具、药物治疗等）。增加使用机器人必然会对可变成本的减少产生影响，增加手术量从而减小成本的最佳机会是与其他特殊设备共享使用达·芬奇系统。

最后，启动机器人项目时，必须权衡新人员培训与招募的相关成本、设施更新成本、行销成本以及患者教育成本。根据主治医师的专业知识水平，也必须考虑到最初延时手术时间、培训时

的工作损失以及追踪患者而增加的临床时间[2-5]。

管理人员与患者护理

设置专门的机器人项目主管将有利于机器保养维修、新人员培训以及商业和临床的协调。除临床团队之外，专门的机器人项目主管对于协调管理人员而言至关重要，他是临床医生和行销、网站管理、患者教育和其他重要应用之间的联络人。通过此方法，临床医生可将更多精力集中在外科手术上，而且项目主管能够准确监控增长和所有其他相关活动。致力于勃起功能障碍和尿失禁恢复的人员将尽可能使手术的副作用最小化。配置足够的人员可使患者的转运变得更为容易，并会对整个患者满意度起到重要作用。

实 施

最初的目标旨在实施创建一个成功机器人项目所需的基本设施，包括资源投入、手术室改造和手术室团队培训。

手术室设计

有必要对手术室进行改造，从而支持手术台和辅助设备。由于许多手术器械的寿命有限，所以维持库存至关重要。需要有额外的镜头和手术器械，从而克服潜在故障。根据我们的经验，专用机器人手术室可提高生产力、加速周转时间和限制对机器人转运的潜在破坏。这几点应铭刻于脑海中，在我们的机构中，最先进的手术室旨在适应外科手术机器人、手术室团队（除通常的手术室人员之外还会使用多个助手）和患者的特定要求。这些房间提供了额外的最先进显像模式，能够向全世界参加培训的医生直播手术病例。

机器人团队
首席外科医生

推崇机器人项目的人是必不可少的。需要花费时间和努力使自己在履行机器人手术方面变得专业，从而具备对公众、患者和其他医生宣教机器人手术的优势的能力。在机器人方面具有经验的个人是理想人员，因为可以避免必要的学习曲线。如果目标是发展顶层项目，这点尤为重要。

事实上，外科医生随着经验成长，这是被广泛认可的。类似于心脏或神经外科更加复杂的手术需要更长时间和更加专业化的培训，这反映出实施困难手术需要额外的经验这个理念。尽管普遍的观点是外科手术中存在学习曲线，但它是一个很难评估的基准，因为没有公认的量化标准或精确测量的手段[7]。通常而言，它是"自命"时间点，在此时间点，外科医生在进行手术时会变得自如[8]。对机器人辅助根治性前列腺切除术（RARP）而言，据报道，在手术之前，基本的熟练学习曲线大约需要 20 个病例，结果与外科医生的先前腹腔镜或者开放手术技能一致。然而，近期呈现的数据表明，即便是机器人手术领域的专家，也将需要更多的病例才能对结果感到自如[9]。由于学习曲线会对肿瘤控制、功能修复和生命质量产生影响，需要强调的是培训机制和指导方针的重要性，通过这些机制和指导方针，使受训外科医生可拥有足够的技能，而无需在最初学习曲线阶段担心安全问题。

首席外科医生的任务不仅在于进行手术，还包括协调和照护团队及其培训。开始机器人手术的外科医生应团结其他同事，促进共同科学项目的发展，分担日益增加的外科手术量的成本以及提高项目的知名度，从而进行吸引患者的关注。熟练的外科技能、沟通和创建科学网络的能力对此机器人手术项目的运行是必需的。

当前，对于将使用外科手术机器人设备人员的培训而言，还没有现成的指南。除非医院已制订了关于机器人设备只能由经历过正式培训的人员使用的内部指南，其他医院可任意自行决定安排机器人手术病例，而无需确认是否有足够的培训或能力。尽管缺乏指导原则，但非常清楚的是，机器人手术的培训包含两个阶段：第一阶段是通用阶段，包括熟悉设备和故障排除；第二阶段包括学习特殊技能，从而能够安全和熟练地履行特定外科手术 [10,11]。当前，直觉外科公司（Intuitive Surgical Inc.——达·芬奇外科系统的制造商）要求，任何想要使用机器人的外科医生必须参加认证过程，包括关于如何操纵机器人和故障排除，以及亲历非动物模型和动物模型的操作培训。此外，强烈建议练习生完成教诲式教学，即观看专业外科医生实施的病例，然后由有经验的外科医生监督培训，将此外科医生称之为督导。

遗憾的是，督导也是各种各样。例如，在泌尿学领域，Intuitive Surgical 公司认为只要总计有 20 个完整机器人前列腺切除术经历的医生就能成为督导[11]。

在经历过完整培训之后，患者挑选非常重要。首席外科医生应与麻醉师讨论选择适当的患者。在任何手术经验积累初期，应仔细评估身体质量指数（BMI）、前列腺体积和形态、并发症和术前性功能。

手术室团队

成功手术室团队对医生个体的需求是基于机器人项目的目标与资源。在成立手术室团队时，因为机器人的实体存在，外科医生和人员之间的沟通多少会受到影响，手术团队看不到主刀者所见到的直观立体的 3-D 成像，记住这些非常重要。正确的手术室配置至少包括两名外科医生、一名手术助理护士以及麻醉人员[11]。我们的经验是需要一名主刀医生、一名麻醉人员、一名有经验的第一助手、一名手术助理技师以及至少一名护士。第一助手必须对手术有着深刻的见解，从而确保及时和有效的合作。我们的第一助手是助理医师或同事。助理医师在刚开始学习机器人手术的同事培养方面起到了重要作用。虽然刚开始时会用第二助手，但是我们发现使用机器人第四机器臂同样有效。

团队了解手术过程这点至关重要。一个有奉献精神、训练有素和始终如一的团队有助于提高效率和减少学习时间。目标的一致性将提高效率和促进未来团队成员的培养。我们已发展了多个团队。团队中的手术助理技师和护士不仅精通机器人辅助前列腺根治手术、结肠直肠外科手术、子宫切除手术及减肥外科手术，而且能处理机器人手术的相关问题。

市　场

将患者宣教和收益最大化的机器人项目营销包含多个方面。营销团队通常会联系区域内医院，促进患者转诊。宣教对象涉及内科医生、已知疾病的患者和一般公众。教育网站对于提供联系信息和潜在技术优势而言是必不可少的。区域媒体对于本地出现"机器人"兴趣盎然。在征服了最初的学习曲线以及可以强调局部结果之后，媒体曝光可能是非常有利的。

在机器人项目开始之际，我们会进行基础工作，包括创建机器人团队或学科带头人在当地医院开展宣传讲座机制。团队会亲自拜访区域内的许多泌尿和肿瘤科室，并给相关人员留下关键信息。这些努力甚至包括患者首诊时可通过私人电话联系相关医生。

系统维护

数据管理

涉及效率、结果和患者满意度的适时和预期的数据收集、经常更新和审计，是开展机器人项目的关键部分。这样可以追踪结果，并寻求进一步改善。此外，在会议和科学事件或同行评议报告中，与同行分享经验，可促进提高质量和分享知识和发现。

一个简单容易阅读的数据库应包含所有信息：经过验证的自行管理问卷调查用于评估，严格实行的随访，尤其是对于肿瘤方面的疾病。在我们实施的 RARP 病例中，会收集与围术期、癌症长期存活、尿控以及勃起功能的相关数据。扩展的前列腺癌综合指数（expanded prostate index of cancer，EPIC）问卷调查是一个经官方认证的针对前列腺癌的生命质量问卷调查。EPIC 问卷调查可用于随访评估患者每个季度的进展情况。在手术之前进行问卷调查，然后在术后的 1 个月、3 个月、6 个月、9 个月和 12 个月进行问卷调查，然后每年进行一次问卷调查。收集的其他数据包括男性性健康量表（sexual health inventory of males，SHIM）评分，美国泌尿协会（AUA）泌尿症状评分，身高、体重和 BMI，临床分期，组织病理学，手术时间，前列腺特异性抗原(PSA)，预估失血，尿控，勃起状态，导尿管时间，住院时间以及并发症（术中及术后并发症）。应定期监测结果。与以前采用技术的比较将有助于评估由于采用新技术而产生的优势[12]。在临床上，数据库也有助于记录每个早期病例，与团队一起回顾审视这些病例，从而评估进展以及为手术规划一个通用的方法。对于外科审核以及同事和住院

医师的培训而言，收集完整的手术视频记录是必需的。

进一步评估经济效益

根据在俄亥俄州立大学的经验，我们的方案是与当地经济部门合作，来评估方案的成本结构。我们分析了机器人前列腺切除术的成本，以及在单一机构中影响它的变量[13]。通过分析 2005 年 7 月到 2006 年 6 月实施的 354 例机器人前列腺切除手术的结果以及成本详情数据，确定了每个病例的食宿、手术室服务、诊疗和手术、药物治疗和调查的平均直接成本和总成本，并且研究了总平均成本对每个参数的敏感度。发现一台手术的平均直接成本为 4971 美元，平均总成本为 9536 美元（包括间接成本）。根据数据分析，发现医疗和手术物资的成本（包括设备成本）占到平均直接总成本的 45%，约占平均总成本的 1/3。因此，手术室服务费用以及占用手术室时间费用分别占据了平均直接总成本的 30% 和每台手术总成本的 35%（表 2.1）。根据机器人的成本，计划将每年进行的手术数量从 100 增加到 500 时大约可降低 18% 的成本，可以发现成本变化最大的时期是从每年 20 个病例增加至 100 个病例时。手术的总费用对一系列变量非常敏感而且会依赖于这些变量：每年 RALP 手术的增加数量、每个病例缩减的手术室使用时间以及药物和手术器械成本的减小是最重要的参数，这些参数最终将减少手术的总成本。

再教育计划

在大学背景下，教育在普及机器人外科手术知识方面扮演着至关重要的角色。在我们的机构，有组织的方案旨在让住院医师从基本技能向完成整个项目发展。初级水平住院医师负责阅读和评估文献。技术视频录像可用于回顾复习。每位住院医师可通过观摩和当助手来经历约 20 个手术病例以获得一定经验。随着对步骤非常熟练，在参加一日培训项目后，住院医师开始参加实施手术的小部分程序，慢慢培养作为更高水平住院医师完成整个手术的能力。培训也可扩展至希望参观的外部团队。我们的方案培训了约 200 名实习泌尿外科医生和 19 个国际团队，包含两

表2.1　机器人前列腺切除术的成本分析

每例RALP总平均费用构成		
俄亥俄州立大学医疗中心——The James 癌症医院和 Solove 研究所		
2005年7月到2006年6月 N=354	每例手术平均直接费用[a]	每例手术平均总费用[b]
住院食宿费	$529 (11%)	$1102 (12%)
药品和静脉点滴费	$212 (4%)	$349 (4%)
诊疗和手术费	$2241 (45%)	$3151 (33%)
手术室服务费	$1439 (29%)	$3372 (35%)
麻醉和苏醒费	$458 (9%)	$1371 (14%)
调查费	$64 (1%)	$144 (2%)
其他	$28 (1%)	$47 (0)
总计	$4971 (100%)	$9536 (100%)

a 直接费用：与手术相关（包括机器人设备及手术器械）；间接费用：日常管理费

b 总费用：直接+间接费用

日的说教式讲课以及研究机器人的动物模型或模拟器训练。

项目的发展

需要定期检查涉及机器人项目的所有方面。首席外科医生需要与项目经理一起，评估项目的经济可持续性；需要有所有参数分类，从而准确检查和评估器材消耗。鉴于成本的提高，缩短手术室时间是有待检查的最重要的一项，从而增加项目的经济可行性。当然，增长最重要的方面是定期评估临床结果。只有评估给出满意的结果时，才可能考虑进一步增加在设备（另一机器人）和（或）人力资源（外科医生、手术助理等）方面的投资。尽管如此，在投资开始之前需要准确更新市场分析，从而给社区提供更多匹配手术量的机会。

在开始计划后的第18个月，我们会对商业计划和临床进行中期分析。特别是RARP，最初的商业计划预计，如果计划成功，可在第一年进行150例前列腺切除术，这表示从上年度开始，增长约为400%。预计在5年商业计划结束之时将达到高峰，总共为350例。事实上，在前6个月内进行了150例机器人前列腺切除手术。2006

年总共进行了490例机器人前列腺切除手术，超过了第1年中的五年目标。临床收入也大大超过了预期的288%，使得项目在第1年就开始盈利。

手术医生的招募和培训

多专科合作将进一步提升公众的兴趣，并展现出科技领先的机构形象。其他专科使用机器人可以分担采购和维护成本。医院可利用获得的社会关注度来促进非机器人项目，并可能潜在增加其他无关区域内的市场营销。营销方向是将机器人项目的优势最大化，从而确保整体收益性，即使某一特定外科手术会招致损失。为促进多专科合作，首席外科医生有必要招募或培训其他领域的外科医生。

结　论

机器人手术的真正成功与持久性将取决于长期结果。对于各个方案而言，为接近整体收益和效率，需要一个完善的基础设施。最初规划取决于风险或利益分析、经济模式和首席外科医生。期望早期利益回报之前通常需要实质性的初期投资来创建机器人项目。

我们在第1年中的整体收益非比寻常，可能会反映出将专业机器人外科专家作为首席外科医生的好处。同时，它还能反映一个指向于市场收益良好的计划。手术室团队、医院管理支持、手术室更新以及持续营销成为接下来的议程。在开始项目之前，应确定每个关注领域。最后，经常审核项目的最初阶段目标，这点非常重要，因为能够尽早发现问题并尽早改进，从而提高效率或得到好的结果，避开风险减少成本，将机器人项目向前推进。

参考文献

[1] http://investor.intuitivesurgical.com/phoenix.zhtml?c=122359&p=irol-irhome.

[2] Singh I, Hemal AK. Robot-assisted pyeloplasty: review of the current literature, technique and outcome.Can J Urol, 2010, 17(2):5099–5108.

[3] Benway BM, Bhayani SB, Rogers CG, et al. Robotassisted partial nephrectomy: an international experience.Eur Urol,

2010, 57(5):815-820.

[4] Pruthi RS, Smith A, Wallen EM. Evaluating the learning curve for robot-assisted laparoscopic radical cystectomy. J Endourol,2008,22(11):2469-2474.

[5] Kramer BA, Whelan CM, Powell TM, et al. Robot-assisted laparoscopic sacrocolpopexy as management for pelvic organ prolapse. J Endourol,2009,23(4):655-658.

[6] Palmer KJ, Lowe GJ, Coughlin GD, et al.Launching a successful robotic surgery program.J Endourol,2008,22 (4): 819-824.

[7] Herrell SD, Smith JA Jr. Robotic-assisted laparoscopic prostatectomy: what is the learning curve. Urology, 2005, 66(5 Suppl):105-107.

[8] Patel V, Tully A, Holmes R, et al. Robotic radical prostatectomy in the community setting-the learning curve and beyond: initial 200 cases. J Urol,2005,174:269.

[9] Lavery H, Thaly R, Patel V. The advanced learning curve in robotic prostatectomy: a multi-institutional survey. J Urol, 2007,177:269.

[10] Sahabudin R, Arni T, Ashani N, et al. Development of robotic program: an Asian experience.World J Urol, 2006, 24:161.

[11] Steers W, LeBeau S, Cardella J, et al. Establishing a robotics program. Urol Clin N Am, 2004,31:773.

[12] Finkelstein J, Eckersberger E, Sadri H, et al. Open versus laparoscopic versus robot-assisted laparoscopic prostatectomy: the European and US Experience. Rev Urol, 2010, 12(1):35-43.

[13] Palmer KJ, Coughlin G, Patel VR, et al. Examining the financial costs of robotic-assisted laparoscopic radical prostatectomy. Urology, 2007,70(Supplement 3A):97.

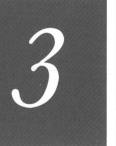

3 机器人泌尿外科手术医生的培训与资格认证

Gagan Gautam, *G. Joel DeCastro*, *Quoc-Dien Trinh*, *Kevin Zorn*

关 键 词

- 督导
- 指导
- 教育
- 学习曲线
- 腹腔镜
- 机器人手术
- 根治性前列腺切除术
- 法律风险
- 安全性
- 培训
- 认证建议

引 言

机器人泌尿外科手术（robotic urological surgery，RUS）在过去的 10 年里取得了飞速发展，目前已经在全世界最领先的医学中心牢固地确立了自己的地位，尤其是在美国。尽管达·芬奇手术系统（Intuitive Surgical，Sunnyvale，CA）被用于肾脏和膀胱的外科手术，但人们发现它在治疗局限性前列腺癌方面有着巨大的应用前景。机器人辅助腹腔镜根治性前列腺切除术（Robot-assisted radical prostatectomy，RARP）是 Binder[1]、Vallancien[2] 和 Menon[3] 的开拓性研究结果，现在已经被认为是此类前列腺癌患者的一线治疗方式。2006 年和 2007 年，在美国分别有 42% 和 63% 的根治性前列腺癌治疗是通过机器人辅助性手术完成的。2009 年，这一数据很有可能会增加到 85%[4]。目前，大约有 7% 的美国医院拥有达·芬奇手术系统。尽管看上去似乎是个很小的比例，但引人注目的是这一技术在医疗中心之间得到了快速的传播，每周都会有病例使用机器人进行治疗[5]。机器人技术上的指数级增长使得对外

科医生进行 RUS 培训的需求日益增长。然而，由于引入这种手术形式的时间不长，有大量使用机器人的外科医生在其住院医师和专科医师培训期间没有接触到 RUS。这一点更加使得建立机器人外科医生培训和审查标准以确保这项技术在机构中安全引入变得势在必行。

学习曲线的重要性

虽然缺乏长期的肿瘤病学数据比较 RARP、纯腹腔镜和根治性开放式前列腺切除术，但 RARP 的短期和中期的生化无复发率与纯腹腔镜和根治性开放式前列腺切除术还是具有可比性的[6-8]。同样，熟练操作者术后切缘阳性（positive surgical margins，PSM）的发生率在这些术式中有着类似结果[7-9]。此外，就外科手术后的并发症发生率和功能性结果而言（控尿和勃起功能），RARP 也堪比腹腔镜和根治性开放式前列腺切除术[7]。

正如其他复杂外科手术一样，RARP 总是受到外科医生经验的影响，对于任何技术上具有挑

战性的外科手术来说都是如此。研究证明，外科医生的学习曲线（learing curve，LC）对 RARP 的各个方面都会产生影响，包括 PSM 发生率[10-12]。Atug 等将接受了 RARP 的前 100 例患者依次分成 3 组，对每组的 PSM 发生率进行了比较。医师团队先前的手术经验对 PSM 的发生率有着重大影响，第一组 33 例患者的阳性率为 45.4%，第二组和第三组分别为 21.2% 和 11.7%（P=0.005 3）[10]。Vickers 等评估了 RARP 后医生经验对生化复发率的影响。他们发现，在学习曲线的初始阶段，经验较多的医生（先前治疗病例>250 例）与其同事（先前治疗病例<10 例）相比，在肿瘤手术结果上有显著的提高。术后 5 年，缺乏经验的医生完成的手术生化复发率为 17.9%，而经验较为丰富医生的术后生化复发率为 10.7%（P<0.001）[13]。同一组患者随后的研究证明，由经验丰富的外科医生完成手术的局限性前列腺癌患者（接近100%）5 年癌症控制率较好。因而，这一结果暗示了此类病例中较高的复发率可以反映出手术技术的不足和学习曲线效果，而非是肿瘤生物学的原因[14]。

如果以手术时间（operating time，OT）作为标准，估计在 13~200 例 RARP 的学习曲线中平均每个病例有 1~21min 的提高空间。同一研究表明，RARP 学习曲线期间的手术时间成本和麻醉服务成本是 95 000~1 365 000 美元。然而，诸多报道已经证实 RARP 在功能方面（控尿功能）和肿瘤方面（pT$_2$-PSM 率）取得良好效果的病例远远超过 250 例。这一结果表明 RARP 的学习曲线要达到较高的标准可能需要更长时间和更多经验[13-15]。

手术经验与根治性前列腺切除术（radical prostatectomy，RP）效果之间有着类似的关系，这种关系可以从评估年度手术量对手术结果的影响上推断得出[16,17]。最近的一项回顾性研究中，Wilt 等对 1980—2007 年的数据库进行了一次分析，推断得出：医院每多增加 10 个 PR 手术，其手术死亡率和并发症发生率的风险分别降低了13% 和 1.21%。事实上，手术量较低的医疗中心（每年<22 例）患者死亡率的相对危险度几乎是手术量较高医疗中心（每年>50 例）的两倍。同样的，教学医院的手术并发症发生率比社区医院低 18%[16]。

越来越多的证据，包括学习曲线、外科手术量、RUS 的术后功能都证明了引入机制与建立指导方针的必要性。通过这些机制和指导方针，实习外科医生可以使自己达到足够的水平，从而不会危及初期患者的安全。与有着丰富经验的机器人外科医生相比，经验不足或缺乏训练的外科医生很可能在操作 RUS 时得不到等效的治疗结果。

当前 RUS 资格审查的状况

虽然有一些机构在建立机器人手术标准化的认证系统方面已经迈出了第一步，大多数医疗中心的情况还远远不够完善。目前，任何有资质的泌尿外科医生在没有通过足够的培训或能力验证下都不能被安排去操作一次 RARP，除非该机构已经提前采取措施，提供了享有特权和资格审查的指导方针。有一小部分医疗中心已经启动了特定的资格审查指南（表 3.1）；然而，关于 RUS 特权的要求，不同机构之间似乎没有一个普遍的共识或一致性。目前当务之急是在一个能够对 RUS 的培训建议和实施、认证以及资格审查方面负责的权威机构的监督下，创建适用于不同机构的标准化指导方针。

由于日益增加的意识与需求，相关权威机构已经发布了最佳的实践建议，以此来确保 RUS 外科医生能在资格审查之前展示其基本的机器人技术技能以及手术任务上的熟练性和安全性[44]。此外，美国泌尿协会最近发布了机器人泌尿外科手术的标准操作规程（框表 3.1）。该文件的目的在于为各机构制订标准的指导方针，使机构在泌尿外科医生执行机器人手术的资格审查期间可以使用。

表 3.1 机器人手术医疗机构的资格审查指南

	爱荷华大学医院与医学中心 (University of Iowa Hospitals & Clinics，UIHC)	罗彻斯特大学医学中心 (University of Rochester Medical Center)	德克萨斯大学安德森癌症中心 (University of Texas M.D. Anderson Cancer Center)
制度的实施	2008 年 10 月	2005 年 5 月	2007 年 1 月
现场督导的定义	本身是医务人员并且对医务人员负责的人 应当在整个机器人手术过程中在场并且细心观察的人，包括端口位置 在机器人辅助手术中拥有医院权限，并且已经完成 10 例机器人辅助手术	–	–
现场督导的角色	提供医生实际手术能力的客观评价（手术水平和判断力）	–	–
机器人认证的资格审查指南	所有操作机器人辅助手术医生的请求权限必须符合标准 (1) (2) 和 (3) 或 (4) 和 (5)，或标准 (6) (7) 和 (8)	为启动机器人前列腺手术的资格审查过程，授予临时腹腔镜/机器人前列腺手术的权限。以下是授予临时权限的标准：	临时权限：
	(1) 提供至少 8h 使用机器人的实习培训课程的证据，包括 3h 动物实验经验	(1) 完成专科医师培训或医师指导计划	(1) 医生诊室内部的初始权限。由部门主任审批的权限申请将由 MINTOS 审查，并提交给医务人员资格审查委员会，将由他们向 ECMS 和主席提出建议
	(2) 提供至少观看 2 例机器人手术系统的证据	(2) 完成至少 1 周的腹腔镜前列腺癌培训课程，包括正式讲课以及尸体实验室操作，提供外科医生在腹腔镜手术方面的先进经验（每年超过 12 例腹腔镜手术）。如果外科医生经验不足，需要完成专科医师培训计划	(2) 为了确保患者的安全，减少并发症的风险，最初阶段外科医生将被仅限于操作一组特定的手术；此外，还应当限制操作其他手术
	(3) 提供使用机器人手术系统进行了 2 例手术的证据，且手术二助是有机器人辅助手术权限的督导医生	(3) 有操作开放式前列腺手术的资格认证	完整的机器人权限： (1) 机器人手术的权限请求应当由机器人技术方面培训或经验的证明文件加以支持。该项培训可以是正式培训计划中采取先前经验的培训方式（住院医师实习期、专科医师培训、先前实践经验），或之前在腹腔镜手术和内镜术方面积累的广泛经验：

续表 3.1

爱荷华大学医院与医学中心 (University of Iowa Hospitals & Clinics, UIHC)	罗彻斯特大学医学中心 (University of Rochester Medical Center)	德克萨斯大学安德森癌症中心 (University of Texas M.D. Anderson Cancer Center)
或者	为了获得完整的机器人手术权限，外科医生必须符合下列要求：	(a) 在腹腔镜手术或内镜术方面没有经验的医务人员（这里所定义的是每年少于 12 个操作病例的情况）：
(4) 提供至少 8h 使用达·芬奇机器人的实习培训课程证据，包括 3h 动物实验经验		
(5) 提供在 UIHC 于 2004 年 1 月以前使用机器人手术系统操作 2 例手术的证据	(1) 拥有操作开放式前列腺切除术的医院权限	(i) 正规培训/医院定位的理化模拟实验和实际操练
或者		
(6) 提供至少 8h 使用机器人的实习培训课程的证据，包括 3h 动物实验经验	(2) 已经符合以上临时特权所提到的要求	(ii) 研究生高级课程出勤率，包括接触设备以及使用相关技术的亲身实践经历
(7) 提供在其他医院操作机器人辅助性手术的证据	(3) 有文件证明操作过 6 例接受督导的病例，在这些病例中作为助理医师在腹腔镜术/机器人手术上接受过全面训练，并有着丰富的经验；进行过 6 例受到泌尿外科同事信任的开放式前列腺手术	(iii) 完成 10 例骨盆腔手术的督导工作，并有书面监督的结论
(8) 提供在 12 个月内使用机器人手术系统操作 2 例手术的证据	(4) 提供作为主治医师操作的 20 例腹腔镜/机器人前列腺切除术的成果信息，其疗效及围术期并发症发生率可接受	(b) 之前在腹腔镜手术和内镜术方面积累了广泛经验的（每年 12 例或更多病例）以及机器人手术经验空白或较少的医务人员
	·由机器人机构委员会定期审查手术结果数据，通过与公布的基准资料相比较来评估手术操作的安全性	(i) 正规培训/医院定位
	·为维护在腹腔镜术/机器人手术上的特权，外科医生必须每年至少操作过 12 例手术	(ii) 在前 3~5 例手术中作为医务技术人员或现场督导参与过手术
	·积极参与世界腔道协会相关继续医学教育活动的文件证明	(c) 有先前机器人手术经验的新员工：
		(i) 至少 10 例作为主刀医生的证明文件，并且无人监督

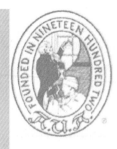

**American
Urological
Association**

Education and Research, Inc.

框表 3.1　机器人泌尿外科手术的标准操作规范（SOP'S）

1. 目　的

使用遥控远程操纵技术的计算机辅助性外科手术系统被广泛地认为是机器人辅助或机器人手术系统。因为这一术语被广泛地用于媒体和医学期刊，本文现简称为"机器人手术"。

本文目的是为各机构制订出标准的操作规范，使其在泌尿外科医生执行机器人手术的权限资格审查期间可以使用。机器人手术的方法主要涉及用于腹腔镜手术的机器人技术。腹腔镜检查和手术的权限审核没有包含在此操作规范中。各机构必须持续评估审查泌尿外科医生执行手术的能力，因为外科医生必须具备运用恰当的方法执行手术所需的知识和技能：开放手术、传统的腹腔镜术（在某些病例中），或机器人手术。

标准操作规范主要是针对那些在 2010 年 1 月以后需要获取权限的泌尿外科医生。

2. 责　任

手术医生的资格认证和权限授予是任何一家机构的责任所在。医务主任/医务人员办公室/委员会/手术室专业委员会或其他有资质的个人或委员会可以制订机器人手术资格认证所要符合的要求。泌尿系手术的资格认证还应有泌尿外科科主任或泌尿外科医生临床主管的参与。

3. 定　义

标准操作规范：规范是对集中在一系列相互联系的组织内的经验总结和归纳，可在特定情况下做出适当的处理。这套标准操作规范应该被这一领域的专家广泛认可。

资格——具备达到明确期望所需的有充分资格的状态或品质。

必须——强制性的推荐。

应当：非常可取的推荐。

可以或能够：可供选择的推荐。

认证文件：许可证、培训、经验或其他资格证书的证明性文件。

4. 授予机器人泌尿手术特权的最低要求

第 4 部分 A 和 B 或 C 均为强制性。

A. 泌尿外科培训：

（i）完成研究生医学教育鉴定委员会（ACGME）认可的泌尿外科住院医师培训并获得美国泌尿外科委员会资质或认证。

（ii）被公认为与条款 i 相当的泌尿外科培训。

B. 机器人手术的外科住院医师培训和（或）专科医师培训。

（i）目前机器人手术属于美国泌尿学会（AUA）泌尿外科专科医师的核心课程。数项泌尿外科专科医师培训在机器人手术方面都有充足的训练。培训计划的主管必须提供有满意培训效果的证明文件，并且确认泌尿外科医生能够独立操作机器人手术，同时还要提供在实习期间至少操作 20 例机器人手术的证据。专科医师也可进行机器人泌尿外科手术培训。培训主管应当提供能够胜任泌尿外科机器人手术证明的资质文件，按照第 4 部分 B（i）中描述的在专科医师培训期间至少完成了 20 例机器人手术。

C. 住院医师或专科医师期间未进行泌尿外科机器人手术方面培训。

第 4 部分 B 中描述的泌尿外科执业医师没有接受过有关机器人手术方面的正规训练。在被授予机器人手术操作特权之前，这些医生应当完成一项结构化（系统性）培训。课程或要求可能会包括以下内容：

（i）完成直觉外科公司的在线训练模块（http：//www.intuitivesurgical.com/clinical/producttraining/index.aspx），以及在"泌尿系统机器人手术课程"中腹腔镜和机器人手术章节患者准备与手术室装备的综述。

（ii）已经被授予开放外科手术的权限。

（iii）观察经验丰富的机器人外科医生操作手术，对机器人和开放手术之间存在的差异足够熟悉，并且提供安全操作手术的书面证明。

（iv）有指导医生指导的使用机器人外科手术系统的实际操作经验，包括：

a. 系统设置和对接。

b. 使用无生命模型的技能训练。

c. 动物实验操作经验。

d. 熟悉机器人设置与肾脏或前列腺操作技术。

（v）由现场督导监督并提供书面证明，证明该外科医生能够独立操作机器人平台。

（vi）由另外一名泌尿外科医生给予协助，直到该泌尿外科医生能够独立胜任手术操作。

（vii）提供适当的生物医学支持，直到泌尿外科医生以及手术室团队可以顺利地使用机器人平台。

（viii）外科医生完成第一例手术后，由同一机构的同行公正地审查手术结果。

5. 权限的维持

A. 临时权限：临时权限适用于外科医生的首次机器人手术。在授予无限制权限之前需达到的病例时间和数量情况是由医务人员委员会、医务主任或适当的委员会来授予或确定。

B. 一旦被授予机器人手术无限制权限，医生可以操作不同于他（她）初次被授予操作的机器人手术的类型；泌尿外科医生有权使用开放或腹腔镜方法来执行特定的手术类型，而无需机器人协助。

C. 权限的监督：被授予初次权限之后，外科医生的临床表现、手术量和并发症受到同行的监督，以确保得到理想的机器人手术结果和手术量。

D. 继续医学教育（continuing medical education，CME）：具有机器人泌尿外科手术方面继续教育的活动经验将会很有帮助。

E. 权限的解除：对已授予医生的特权，机构给予解除、限制、暂停或修改的意见时，应当出具适用于该机构规则的书面规定，并且还应当有公正的机制吸纳该领域专家们的意见和建议。由 3 位公正的成员组成的专家组对机构提出适当的建议，其中一位专家可由医生推荐，第二位由机构推荐，第三位由这两位专家共同选择。

6. 医疗机构的支持

机器人泌尿外科项目的成功建立需要机构的资源充沛，包括专用的手术间、护理团队、机器人手术协调员、定期维护、一次性工具和训练材料。

确认：用定义格式改编 SAGES-MIRA 机器人外科手术共识小组的《机器人外科手术的共识文件》。

机器人外科手术期间现场督导的标准操作规范：手术的现场督导应当至少完成了 50 例机器人手术病例，并且至少有 20 例的手术经验与正在监督的手术相似。

关于手术督导的存在和职责，必须得到患者的知情同意。

如果手术需要，可以考虑在手术期间授予手术督导临时操作权限。

应当明确定义手术督导的角色和责任，包括发生并发症后他（她）需要承担的责任。

整个手术过程中，手术督导都应当身在手术室。

在咨询过当地法律顾问之后，应当将手术督导的法律责任最小化，医疗机构必须对手术督导可能面临的法律诉讼给予赔偿。

确认：改编自《机器人泌尿外科医生学会的建议》（Zorn KC，Gautam G，Shalhav AL，et al. Training, credentialing, proctoring and medicolegal risks of robotic urological surgery: recommendations of the society of urologic robotic surgenons. J Urol，2009，182（3）：1126-1132.）。

附录1

监督表示例

外科医生姓名：　　　　　　　　　现场督导姓名：

手术/监督日期：

手术执行过程：

患者姓名：

手术是否按照适当的适应证进行：是/否

如果不是，

讨论_____

术前检查是否充分：是/否

如果不是，

讨论_____

请评价外科医生外科解剖学方面的知识，以及其采取的手术步骤。

差/满意/优秀。有无任何评论_____

请评价外科医生此次手术期间的手术能力，他（她）同机器人协作的经验水平：差/满意/优秀。有无评论_____

该外科医生在他（她）将来的操作案例中是否需要监督：是/否。如果是，还应需要多少有监督的操作案例？_____

有无评论_____

签字：_____　　日期：_____

姓名：_____

地址：_____　城市_____　州_____　邮编_____

电话：_____

RUS 培训现状

RUS 的培训可以以多种形式进行。目前美国大多数泌尿外科住院医师的培训计划将基本的腹腔镜技能和 RUS 技能作为其训练课程的一部分[18]。同样，多数专科医师的培训计划注重于腔道泌尿外科学和泌尿肿瘤学的机器人手术。然而，对于那些在 RUS 技术还未成形时就完成了住院医师实习期和（或）进修期 的外科医生来说，他们所面临的是一个两难的境地。为了让这些不熟悉 RUS 的外科医生能够了解这一技术，Intuitive surgical 公司提供了基本的设备培训。然而，这远不能让外科医生从一开始就获得安全高效地操作 RUS 所必需的技能水平。也有其他流程可以确保"新的"机器人外科医生能够具备必要的手术能力，从而无可非议的承担起一次手术操作。这些训练流程包括"最小住院医师实习期"培训、模拟器的使用、实时指导、远程操作或远程评估和指导。这些内容在后续部分会详细说明。

住院医师和专科医师培训

在正式的住院医师或进修培训计划的框架内建立机器人培训课程已经成为当前关注的主题。2006 年，明尼苏达大学小组提出了用于培训泌尿外科住院医师的一个系统方法。住院医师最初完成达·芬奇系统的专业认证，随后在一名泌尿外科主治医师的监督下完成现场辅助操作。住院医师按照以下顺序操作 RARP 的各个步骤并接受系统的指导：（a）膀胱切除，（b）骨盆内筋膜和背深静脉复合体切除，（c）膀胱颈及其与后部组织的分离，（d）神经血管束切除，和（e）尿道吻合术。每个步骤的熟练程度的评估范围是在 0~5（非常差到出色）。只有在 3 个不同场合获得 3/5 的得分，住院医师才能进入下一步骤。此外，在每场手术结束后，与到场泌尿外科主治医师一同回顾手术录像。这一方法可使训练评分得到稳定提高。因此该小组能够提供一个用于 RUS 培训，并能提供频繁反馈的训练方法，从而使住院医师获得高效安全的机器人手术技能[19]。

RUS 课程同样也是毕业后专科课程的一部分，受腔道泌尿外科学会（Endourology Society，EUS）或泌尿肿瘤学会（Society of Urologic Oncology，SUO）的监督。RUS 培训同样可以在微创泌尿外科机构或机器人泌尿外科专科培训机构进行。最近的一项调查报告称，EUS 专科培训者在其培训期间操作了 50 多例手术的比例是 73%，SUO 的比例为 43%。在完成培训之后，获得学术职位的专科培训者比例相似。然而，该比例每年在 44%~100% 浮动[20]。考虑到绝大多数专科培训者会成为下一代机器人手术的导师，所以采取相应的培训步骤来确保在专科培训期间专科医师（专科培训者）能够充分接触机器人手术系统，接受全面的培训是至关重要的。RUS 目前仅仅在美国占到很大的比例，世界各地的泌尿协会都在讨论制订相应的计划，确保在住院医师实习期（或）专科培训计划范围内提供足够的腹腔镜和机器人手术训练[21]。

尽管如此，住院医师和专科医师的培训仍然面临着严峻的挑战，其中最重要的是确保患者安全。开放或腹腔镜手术时有指导医生和学员在患者身边，导师可以随时提供实际操作技能的培训。与此不同的是，机器人手术只有一或两个人员可以在操纵台出现[22]。这可能会改变学员和导师的心理，因而也使得学习过程变得尤为困难。达·芬奇手术系统的双位操纵台可以帮助学员克服 RUS 培训中遇到的一些实际困难和心理障碍。然而，让人欣慰的是大多数学员都能够比较系统地实现与导师相当的安全高效的手术操作技能，在手术时间、出血量和切缘阳性率方面对医疗机构的学习曲线不会产生负面影响[23]。

小型住院医师培训

McDougall 等在加利福尼亚大学建立了一项 5 日综合性小型住院医师培训计划（mini-residency，M-R）。2003 年和 2004 年，Irvine 对来自 4 个国家的 21 名泌尿外科医生进行了 RARP 实用培训[24]。所有参与者在腹腔镜方面都具备初步的经验，在参加该计划之前已经操作过 20~60 例腹腔镜手术，但是没有接触过 RARP 病例。培训包括理化模拟实验，动物或尸体的实验室技能培训和手术室的现场演示。完成培训后的 14 个月内，有 95% 的参与者都能够在各自的医疗中心安全的进行 RARP，25% 的参与者已经开始进行机器人肾盂离断成形术。所有 M-R 的参与者都向他们的同事强烈推荐此培训计划。最近，一篇更新的报道评价了 5 日小型住院医师培训课程教学人员和学员的比例为 1:2[25]。参与 M-R 后，第 1 年、第 2 年、第 3 年操作 RARP 的学员的百分比分别为 78%（42 个中有 33 个），78%（32 个中有 25 个），86%（21 个中有 18 个）。自从参与了小型住院医师培训（专科培训）计划之后，在这些操作外科手术的外科医生中，每年手术操作的病例数量都逐渐增加。此外，在 M-R 后的第 1、2、3 年，分别有 83%、84% 和 90% 的医生参与操作 RARP，而独自操作者分别有 67%、56% 和 78%。该作者得出的结论是，这项集中性、专门性的 5 日教育课程注重于 RARP 的学习，使大多数参与者能够在短期及长期内成功地运用手术技术。然而遗憾的是，这是唯一在北美地区施行的 M-R 计划，在其他医疗中心复制该课程还面临着独特的挑战。这样一项计划的实施除了要使用动物和尸体技能培训的实验室之外，还依赖于有经验的医务人员作为指导医生和现场督导人员。由于可以使用补助基金，在从事本研究的 3 年期间该计划是免费的。然而据估计，如果考虑到教学策略的所有组件，在加州大学尔湾分校的培训计划里，每位主治医师的培训成本达 10 000 美元。这样一来，要考虑在全球建立类似培训项目，就需要克服在资金和后勤方面的困难。这一培训项目无疑会促进专家以更快更有效的方式将技能传授给初学机器人的外科医生。

模拟器

模拟器被定义为"一个能够使操作者在测试条件下重现步骤或表现出有可能会在真实情况中发生的现象的设备"[26]。重复的动手操作可以改进手术技术，从失败中学习可以减少错误。基于这样一个假设，模拟器被频繁地用作教育工具。模拟器被应用于不同的以技能为基础的职业中，例如航空和军事训练。虽然有完备的法规监督飞行员接受年度飞行模拟器的训练和测试，却没有可以适用于外科手术的相应规则，可以说这就是一个与类似风险情况打交道的职业[27]。模拟器最大的特点就是允许个人犯错，但不会对患者的利益构成危害。

模拟器可以分类为低保真、高保真和虚拟现实[26]。低保真模拟器不像在腹腔镜模拟训练箱中进行的那样逼真。尽管它们不会复制实际的手术环境，也不能被用于教授整个手术过程，但是它具备便携的优点。随着时间的推移，低保真模拟器已经被证明能够提高手术技术。此外，一些研究已经得出结论，低保真系统的功效相当于一个高保真模拟器的功效，尤其是在被用于向初级学员教授基本的手术技术时[28,29]。高保真模拟器包括动物模型、尸体和商业上可用的模型。它们能够为培训提供更为现实的环境。然而，在带来优势的同时，同样还伴随着其本身的劣势，主要包括成本、缺乏随时可用性、需要兽医辅助和与人体器官的解剖差异（动物模型）、缺乏出血情况模拟以及实际组织的顺应性（尸体）[26]。最近开发的第三类模拟器结合了虚拟现实的概念，能够提供

电脑衍生的现实虚拟的手术视野，并且带有腹腔镜器械的触觉反馈。

尽管已经开发了各种各样的便携式腹腔镜模拟器，机器人模拟还是没有现成的装备。据我们所知，唯一可用的机器人拟真技术模拟器是 dV-Trainer（Mimic Technologies，Seattle，WA）。目前，dV-Trainer 作为一项培训工具正在被评估和验证。该系统包括一个 520MHz 的微处理器，在 Windows XP 系统下运行，有一个安装着立体目镜的三维模拟器，能够模拟直觉外科公司的 InSite 视觉系统。Kenney 等最近研究了 dV-Trainer 的面板、内容以及功效[30]。学员可将其作为达·芬奇外科手术系统的虚拟现实仿真器。住院医师培训课程建议包含该项内容。更重要的是，dV-Trainer 能够在两组之间就总手术时间、总体运动、器械碰撞、器械不在视野范围内的时间、器械不在视野中心的时间以及未经尝试的目标数量进行统计上的差异记录，从而帮助区分出新手和专家级医生。因而它能够模拟除了缝合技术外的各种场景，从而达到应有的功效。这种仿真器在将来无疑将能够成功应用，并且会大幅缩短未来机器人手术的学习曲线，而不会给患者带来任何风险[30]。

简言之，手术模拟器是手术教育中令人兴奋的领域。随着模拟器技术使用的计算机和图像功能的创新和进步，机器人模拟器的未来是光明的，它不但具备重建技术，而且组织质地和解剖的模拟也有极大的改善。模拟器必须继续接受严格的有效性研究，从而确保学员花费在工作台上的时间有效。并且，虚拟真实模拟器也将会对手术室中外科手术起到改进的作用[26]。

督导手术

现场监督是涉及另外一个人实施观察的过程，在学习曲线的初始阶段，为了能够更好地评估初学者在运用新设备或新技术方面的知识和技能，最好选择经验丰富的外科医生来做监督指导。在 RUS 中，督导可以帮助新的外科医生经历学习曲线的陡峭阶段，建立所必备的基本能力水平。他（她）向部门主管或医疗机构的医务人员汇报学习结果。他们的意见会让外科技术学习者获得特定手术操作的权限。督导同样可以建议在

获得权限之前，让外科学习者接受进一步的培训或指导。

换言之，即让经验丰富的外科医生参与讲课和手术培训，或者指导外科学习者，并帮助其在学习曲线的陡峭阶段获取新的技能。督导医生向学员提供其表现的反馈，目的是通过一种有效的"亲自动手"的方法将他（她）的技能传授给外科学习者。相比外科学习者的治疗，督导医生是对患者手术安全主要负责的人，如果情况需要，可以随时接手手术[31]。

现场实时监督与指导在所有专业新手术的有效施行中都发挥着重要的作用，包括 RUS。医生督导的教学形式总是在外科医疗机构中开展，会借助于各种模型来实施。督导医生与外科学习者会在督导医生或外科学习者所在的医疗机构共同工作，或者在小型专科医师培训或住院医师培训班中进行技能的传授[32]。

正因为督导医生在 RUS 中扮演着观察与验证外科医生能力的关键角色，因此就迫切需要一个管理机构为外科医生制订出成为一名督导医生的标准。目前，在 RUS 方面，没有可以证明督导资质的指南或权威机构。按照当前的惯例，在仅仅操作过 20 例此类手术之后，Intuitive Surgical（直觉外科公司）就会考虑该外科医生在 RARP 中有资格成为一名现场督导。这样就导致了机器人"专家库"的异质性，这远远偏离了确保学员能力的理念。

对于一个复杂的 RUS 手术，如 RARP，初期的现场督导是授予外科医生执行机器人手术权限的必备先决条件。然而，初期监督与无限制的机器人操作权限的授予之间短暂的联系就会存在问题。如果事先被授予了全部权限，之后基于督导的负面报告又撤销了该权限，那么这一信息需要发送给国家从业者资料库（National Practitioners Data Bank，NPDB）以及州许可委员会，这将潜在地对该外科医生的职业生涯构成危害。另一方面，如果是在成功的实时指导期间授予不受限制的权限，那么关于对该外科医生不给予权限的后续决定将无须汇报给 NPDB 以及州许可委员会，对该外科医生来说在职业上也是更安全的。因此，对于机构资格审查委员会来说，规避这一问题的方法是只能在现场督导观察的情况下，授予操作首次 RARP 病例的权限；如果要撤销不受限

制的权限，只有在完成对现场督导的报告评估以后才能进行[33]。

现场监督一场复杂手术需要警惕的是法律上的影响和责任，也就是说现场督导受手术事故的影响。在执行一次现场监督的（与医生指导的截然不同）手术时，外科学习者对患者的健康担负全部责任，如对在治疗过程期间发生的医疗事故负责。在手术的紧急情况下，现场督导会面临着潜在法律上的影响。尽管大多数实时监督指南引用了医学伦理学和患者利益，此类情况中现场督导的干预建议，法律采用相互冲突的观点，现场督导对患者的健康情况不承担责任，因为他（她）并没有牵扯到医生-患者的关系当中。现场督导在此类情况中选择不做出干预建议，无疑他（她）也不会为此承担责任。这种情况已经通过了合法的测试，裁决也一直是支持现场督导这一方[34]。

然而，一旦现场督导在紧急情况中提出干预建议并接手一场手术，法律上关于他（她）的责任相对来说尚不明晰。尽管尚未在法庭进行测试，这种情况很有可能属于州的《见义勇为法》范围之内，并且会保护现场督导的干预建议。尽管如此，需要强调的是事先应取得患者的同意，并且明确现场督导的角色[33]。机构资格认证委员会同样必须明确制订现场指导指南和外科手术参与者的角色。

远程督导手术

远程医疗的扩大已经对医学的各个方面产生了影响，包括直接的医生-患者互动。可移动的远程控制的视听教学"机器人"已经被用于巡访手术患者，该方式有较高的满意度和接受度[35]。最近一项多机构参与的机器人远程巡访的随机对照试验报告了相似的结果。在这项研究中，270例泌尿外科术后患者被随机分为传统的查房和通过医-患视频会议进行的远程巡访。最后的分析结果显示发病率、患者的住院日以及患者满意度均类似。并且，没有并发症被归因为用远程巡访的方式替代了传统的巡访[36]。

实时督导给外科学习者和专家都会造成困难。这包括专家级医生需要从自己的实践研究中抽出时间，来到学习者所在的医疗机构进行观

察，或者学习者需要将其患者带到实时督导所在的医疗机构。这两种情况都会产生物流、资金和法律问题。有了远程医学技术的帮助，专家与外科医生可以通过远程部署进行观察、监督，甚至可以有效地监督外科学习者在其所在医疗机构正在实施的外科手术。最近，有一个公共网络连接的、可移动的、远程导航的远程会议系统被用于尸体解剖课程。据报道，远程学习在医科学生中产生了较高的满意度，同样的还有外科医生的现场督导[37]。远程监督下的内镜鼻窦手术也类似，它增加了手术的便利性，在住院医师培训计划范围内并发症的发生率没有增加。在这项研究中，有 83 例病例是通过传统的实时指导的方式进行的，另外 83 例是在附近的一个房间内，通过视频进行监督的。虽然电视会议的监督病例耗时较长（每侧 3.87 min，$P<0.024$），但是对患者安全不构成威胁，并且住院医师在手术室有一种积极的学习体验和控制感[38]。随着机器人器械设备在全球范围内的应用扩大，用于实时监督 RUS 的这类设备的应用将会使机器人外科专家从事现场实时指导更为容易，将手术结果最优化并将提高患者的安全性。

其他专业的机器人手术资格认证

一些学者已经解决了系统的问题，在外科实践中安全引入了更新的技术和技能[39]。新的手术

操作经验和技术需要有力证据，外科医生的医疗模式以及公众需求的支持[32]。

美国外科医生学院（The American College of Surgeons，ACS）开创并施行了一些评估与更新技术有关证据的步骤，并且为资讯的传播和专科医师的教育引入了一些课程[40]。虽然有来自不同国家的师资队伍，ACS 教育处也对新兴技术和手术方面的教育课程的发展和实施都提供了帮助与支持。成立 ACS 网络认证教育中心、机构手术团队新技术认证评估，都是教育处最近一直致力发展的一些关键领域[40,41]。

ACS 同样对新兴技术和设备方面的医生资格验证提供了指南，包括基于以往培训和经验的基础、外科医生资格验证的评估标准、理解技术流程所需的学历要求以及主体技术的恰当使用[42,43]。

类似的程序和通用指南均经过其他外科专业组织（妇科和普外科领域）的审议并提出。

结语和建议

RUS 正处于快速发展和全球扩张的时期。适当有效的指南对安全引入这项技术至关重要。最近机器人泌尿外科手术学会发布的有关培训、资格认证以及 RARP 实时指导的共识报告中，论述了医疗机构 RUS 启用与发展的注意事项和详细指南（表 3.2)[39]。

因此，为了传播并实施 2010 年批准的美国

表 3.2 机器人泌尿外科手术学会委员会建议的 RUS 的安全实施和资格审查认证，尤其是医疗机构的 RARP

1. 国家（国际）集中认证机构的建立，将会制订并维护在机构资格审查委员会 RARP 安全引入的标准

2. 医疗机构与个人的资格审查认证是在这些标准指南的基础上进行的。指南需要涵盖有关培训、认证课程、部门人员以及基础设施的基本要求

3. 当住院医师实习计划能够提供大量的熟练机器人手术的泌尿外科医生（5~10 年）时，我们会推荐更多数量的区域医疗中心，通过施行小型实习计划来协助完成医生指导

4. 中央认证机构应当承担起识别和促进专家级机器人外科医生的责任，而非依赖于机器人制造业。只有这样经过指定的专家——在同行支持、提交的视频资料以及病例日志的基础上——才允许成为一名现场督导

5. 为使现场督导能够完成每一例 RUS，中央认证机构需要制订一个标准化的报告，并且需要将此报告提交给机构机器人技术委员会供其审核

6. 新手泌尿外科医生的前几个病例（3~5 例）需要由获得批准的督导进行现场实时监督，最好是所有病例都是同一个督导。对具有腹腔镜与开放式根治性前列腺切除术经验和背景的外科医生，还需要有不同的个性化的要求。在授予外科医生不加限制的机器人手术权限之前，现场督导的报告之后会由机构部门人员/资格审查委员会集中审查

续表 3.2

7. 通过将医疗机构的法律顾问纳入机构的资格审查委员会，督导或指导医生的法律责任将被最小化。他（她）应当积极地参与到指南的制订与实施中
8. 现场督导在 RARP 中履行实时监督的职责时，医疗机构应当使现场督导免受可能的法律后果的责罚
9. 关于现场督导在手术期间及术后的角色，必须从患者处获得知情同意
10. 现场督导的作用应当由机构资格审查委员会明确的进行定义。是否期望现场督导对术中需要的情况进行干预，这一点应当事先明确并记录在档
11. 机构机器人技术委员会设立的对外科医生工作的定期检查制度包括病例选择、外科手术能力、并发症的治疗以及术后结果。机器人手术权限的延期应受限于所有这些标准中的持续一致的工作性能。未能充分执行以上内容的医生应进行复习训练，或在继续享有特权之前有额外的医生督导

经 Zorn 等允许转载[39]

泌尿学会机器人手术培训的标准操作规程指南，更进一步的工作目前正在进行。提出这些指南的目的在于为获取执行 RUS 特权的泌尿外科医生资格审查提供便利条件。授予特权所需的最少培训量，持续的同行评审和监督，手术性能以及并发症等方面的内容将会在指南中详细阐述。

参考文献

[1] Binder J,Kramer W. Robotically-assisted laparoscopic radical prostatectomy, BJU Int, 2001, 87: 408–410.

[2] Pasticier G, Riethergen JB, Guillonneau B, et al. Robotically assisted lap-aroscopic radical prostatectomy: feasibility study in men. Eur Urol, 2001, 40: 70–74.

[3] Menon M,Tewari A,Peabody J. Vattiknti Institute prostatectomy: technique. J Urol, 2003, 169: 2289–2292.

[4] Intuitive Surgical web site. www. intuitivesurgical. com. Accessed August, 15, 2009.

[5] Steinberg PL, Merguerian PA, Bihrle W III, et al. The cost of learning robotic-assisted prostatectomy. Urology, 2008, 72: 1068–1072.

[6] Bodani KK,Kaul S,Menon M. Evolution of robotic radical prostatectomy: assessment after 2766 procedures. Cancer, 2007, 110: 1951–1958.

[7] Hermann TR, Rabenalt R, Stolzenburg JJ, et al. Oncological and functional results of open,robot-assisted and laparoscopic radical prostatectomy: does surgical approach and surgical experience matter? World J Urol, 2007, 25: 149–160.

[8] Boris RS, Kaul SA, Sade RC, et al. Radical prostatectomy: a single surgeon comparison of retropubic, perineal, and robotic approaches. Can J Urol, 2007, 14: 3566–3570.

[9] Patel VR, Thaly R, Shah K. Robotic radical prostatectomy: outcomes of 500 cases. BJU Int, 2007, 99: 1109–1112.

[10] Atug F, Castle EP, Srivastav SK, et al. Positive margins in robotic-assisted radical prostatectomy: impact of learning curve on oneologic outcomes. Eur Urol, 2006, 49: 866–871.

[11] Ahlering TE, Eichel L, Edwards RA, et al. Robotic radical prostatectomy: a technique to reduce pT2 positive margins. Urology, 2004, 64: 1224–1228.

[12] Zorn KC, Orvieto MA, Gong EM, et al. Robotic radical prostatectomy learning curve of a fellowship-trained laparoscopic surgeon. J Endourol, 2007, 21: 441–447.

[13] Vickers AJ, Bianco FJ, Serio AM, et al. The surgical learning curve for prostate cancer control after radical prostatectomy. J Natl Cancer Inst, 2007, 99: 1171–1177.

[14] Vickers AJ, Bianco FJ, Gonen M, et al. Excellent rates of cancer control for patients with organ-confined disease treated by the most experienced surgeons suggest that the primary reason uch patients recur is inadequate surgical technique. Eur Urol, 2008, 53: 960–966.

[15] Zorn KC, Wille MA, Thong AE, et al. Continued Improvement of perinperative,pathological and continence outcomes during 700 robot assisted radical prostatectomies. Can J Urol, 2009, 16: 4742–4740.

[16] Wilt TJ, Shamliyan TA, Taylor BC. et al. Association between hospital and surgeon radical prostatectomy volume and patient outcomes: a systematic review. J Urol, 2008, 180: 820–829.

[17] Nuttall M, Van der Meulen J, Phillips N, et al. A systematic review and critique of the literature relating hospital or surgeon volume to health outcomes for 3 urological cancer procedures. J Urol, 2004, 172: 2145–2152.

[18] Duchene DA, Moinzadeh A, Gill IS, et al. Survey of resi-

dency training in laparo-scopic and robotic surgery. J Urol, 2006, 176: 2158–2166.

[19] Rashid HH, Leung YY, Rasbid MI, et al. Robotic surgical education: a systematic approach to training urology residents to perform robotic-assisted laparoscopic radical prostatectomy. Urology, 2006, 68: 75–79.

[20] Yap SA, Egison LM, Low RK. Current laparoscopy training in urology: a comparison of fellowships governed by the Society of Urologic Ontology and the Endourological Society. J Endourol, 2008, 22: 1755–1760.

[21] Gautam G. The current three-year postgraduate program in urology is insufficient to train a urologist. Indian J Urol, 2008, 24: 336–338.

[22] Guzzo TJ,Gonzalgo ML. Robotic surgical training of the urologic oncologlst. Ural Oncol, 2009, 27: 214–217.

[23] Schroeck PR, de Sousa CA, Kalman RA, et al. Trainees do not negatively impact the institutional learning curve for robotic prostatectomy as characterized by operative time, estimated blood loss,and positive surgical margin rate, Urology, 2008, 71: 597–601.

[24] McDougall EM, Corica FA, Chou DS, et al. Short-term impact of a robot-assisted laparoscopic prostatectomy "mini-residency" experience on postgraduale urologists' practice patterns, Int J Med Robot, 2006, 2: 70–74.

[25] Gamboa Al, Santos PT, Sargent ER, et al. Long-term impact of a robot assisted laparoscopic prostatec-tomy mini fellowship training program on post-graduate urological practice patterns. J Urol, 2009, 181: 778–782.

[26] Wignall GR, Denstedt JD, Preminger GM, et al. Surgical simulation: a urological perspective. J Urol, 2008, 179: 1690–1699.

[27] Satava RM. Accomplishments and challenges of surgical simulation. Surg Endosc, 2001, 15: 232–241.

[28] Matsumoto ED, Hamstra SJ, Radomski SB, et al. The effect of bench model fidelity on endourological skills: a randomized controlled study. J Urol, 2002, 167: 1243–1247.

[29] Grober ED, Hamstra Sl, Wanzel KR, at al. The educational impact of bench model fidelity on the acqui-sition of technical skill: the use of dinically relevant outcome measures. Ann Surg, 2004, 240: 374–381.

[30] Kenney PA, Wszolek MF, Gould JJ, et al. Face,content, and construct validity of dV-trainer,a novel virtual reality simulator for robotic surgery. Urology, 2009, 73: 1288–1292.

[31] Sachdeva AK, Rusell TR. Safe introduction of new procedures and emerging technologies in surgery: education,credentialing and privileging. Surg Clin N Am, 2007, 87: 853–866.

[32] Sachdeva AK. Acquiring skills in new procedures and technology: the challenge and the opportunity. Arch Surg, 2005, 140: 387–389.

[33] Livingston EH, Harwell JD. The medicolegal aspects of proctoring. Am J Surg, 2002, 184: 26–30.

[34] Sachdeva AK, Blair PG. Enhancing patient safety through educational interventions//Manuel BM, Nora PF, eds. Surgical Patient Safety: Essential Information for Surgeons in Today's Environment. Chicago: American College of Surgeons, 2004.

[35] Ellison LM, Pinto PA, Kim F, et al. Telerounding and patient satisfaction after surgery. J Am Coll Surg, 2004, 199: 523–530.

[36] Ellison LM, Nguyen M, Fabrizio MD, et al. Postoperative robotic telerounding: a multicenter randomized assessment of patient outcomes and satisfaction. Arch Surg, 2007, 142: 1177–1181.

[37] Smith CD, Skandalakis JE. Remote presence proctoring by using a wireless remote-control videoconferencing system. Surg lnnov, 2005, 12: 139–143.

[38] Burgess LPA, Syms MJ, Holtel MR, et al. Telemedicine: tele proctored endoscopic sinus surgery. Laryngoscope, 2002, 112: 216–219.

[39] Zorn KC, Gautam G, Shalhav AL, et al. Training, credentialing,proctoring and medicolegal risks of robotic urological surgery: recommendations of the society of urologic robotic surgeons. J Urol, 2009, 182: 1126–1132.

[40] Sachdeva AK. Invited commentary: educational interventions to address the core competencies in surgery. Surgery, 2004, 135: 43–47.

[41] Sachdeva AK. Acquisition and maintenance of surgical competence. Semin Vasc Surg, 2002, 15: 182–190.

[42] Verification by the American College of Surgeons for the use of emerging technologies. Bull Am Coll Surg, 1998, 83: 34–40.

[43] American College of Surgeons. Statements on emerging surgical technologies and the evaluation of credentials. Surg Endosc, 1995, 9: 207–213.

[44] Lee JY, Mucksavage G, Sundaram CP, et al. Best practices for robotic surgery training and credentialing. J Urol, 2011, 185(4): 1191–1197.

4 机器人手术技术培训:多学科培训项目

Peter Herrera

关 键 词

- 机器人手术培训
- 高级机器人手术培训
- 机器人手术培训认证
- 行政支持
- 外科教育

引 言

人们对机器人手术训练有些许误解。住院医师实习期是否能练习机器人手术呢？直到最近，住院医师实习期才有了机器人手术系统项目的加入。医生经验依照培训计划与专业而大有不同。在过去的一些年里，我们已经目睹了机器人专科医生培训计划的出现，但是它仍然是专业特定的。在机器人操作人员方面，有多少机器人手术的用户拥有机器人工程博士学位？或者愿意去了解主从式机器人平台？它是有必要的吗？本文读者中的一些人，或许在大学或研究生研究期间拥有电气、机械、计算机科学或者甚至是机器人工程的学历，但是直到今天才发现自己仅仅是一名执业医师。我们中剩余的一些人没有必要去了解这些机电知识。为什么呢？因为机器人手术训练的目标是关注于学习开放手术的技能，并通过机器人系统微创方式加以运用。依赖于三维可视化和腔镜腕系统（Intuitive Surgical, Sunnyvale, CA），让机器像人类的手一样活动变成了可能。所有这些使得医生关注手术程序的学习曲线。在这种学习曲线中，更多的关注点在于从开放式和传统腹腔镜手术的程序过渡，很少将重心放在机器人系统本身的细节方面，如手术推车、操作台和视觉系统。

本章节的目的是讨论"训练"不是作为一门课程或一项认证，而是在医院、医生、器械供货商之间建立一个持续性伙伴关系，包括融合了以计算机为基础的训练、模拟器和实验室经验。这是医生个体以占有所有必需资源来获取成功的唯一方式。医院必须为有需求的医生创建一个能够运用的"模板"，这样就可以避免常见的一些错误。事实上，该机器人系统在过去的5~10年内被许多专科所利用，帮助他们为医生创建了很好的实践机会。有许多论文和摘要记录了手术室团队的角色和职责，但是管理人员与我们的供应商之间的角色和职责又是什么呢？通往成功的正确途径是确立目标管理的期望值，有时间要求的资格审查标准（通常被忽视）、手术室一体化、资格认证前的议程、供应商资格认证、资格认证后议程以及选择性高级培训等。

机构职责

2001年美国食品和药品监督局（FDA）批准达·芬奇外科手术系统引入（Intuitive Surgical, Sunnyvale, CA）临床。在美国，没有可以依赖的先例来开发应用程序。医院严重地依靠供应商代表在手术期间对医生实施技术支持。对于一位"技术化"的医生来说，通常认为使用机器人手术系统是再普通不过的事情，并且在某些时候仍然有人相信单一专业就完全可以操纵一台设备。有许多购买设备系统但没有配备编程组件这样的实例，而且设备的利用率也很低。这并不是购买另外一台设备并将它放入手术室就能够解决的，更重要的是，应当预先制订一项计划来确保其成功。如果医院没有制订出相关计划，设备的利用就会大大受到影响。让我们再把时间快进到今天，在机器人外科手术应用上有大量的全球经验，因此，引入这类创新性技术就不需要盲目的进行。泌尿外科成功地利用了这一微创工具，我们可以从中提取出原理并将其应用于实践当中。它们也适用于初次开展机器人手术的专业和初次开展机器人手术的医生。正如我们之前提到过的，持续性训练由三大主体构成：①医院；②医生；③供应商合作伙伴。在这一章，你将会了解到这三个主体的角色和职责。我们先来看一下医院的角色。

持续性培训开始于医院。本章将致力于解释是什么使得一项计划相对于另一项来说是成功的。基于本章的目的，我们将着眼于有指导委员会参与的管理精英的角色、将培训经验最大化以及每位外科医生的临床培训计划的发展。外科医生将在手术室利用这一技术，然而仅仅依靠他们，并不能将资本最大化。为什么？因为，只有管理精英能够花时间来保持资本投资的丰富回报。医生不会，因为他忙于临床实践、操作手术、参加会议，并设法建立自己的家庭生活，更不用说个人的私人时间。因此，从初始的投资回报（ROI）模型开始，持续培训便开始了。在确定要购买机器人手术系统之后，可以早期制订一些步骤，例如特定专业的优秀医生的识别。最好有不止一名优秀医生，可以是泌尿外科、妇产科、肿瘤妇科或普外科医生。同样，今天在心血管和胸外科手术方面，有着充足的应用程序来确保该专业也是可以进行机器人手术的，但是进行与否还是取决于每个医疗机构。这些优秀人员或精英可以是个人或团体代表，应当帮助管理团队来证明病例数量的合法合规。这种类型的手术需要许多人为计划的成功实施做出贡献。他们可能是来自机器人手术指导委员会的基层人员，因为良好的质量控制和执行效率被重点推荐。委员会同样包括管理精英、手术室主管、麻醉精英以及消毒处理主管（以及其他被认为的必要部门人员，如财务来关注编码及设备费用）。上述人员应当定期会面以确保计划成功。下面是一些常见的委员会处理事项：全程时间的影响或全程时间的创建，机器人手术的优先启用时间，机器人手术指定的手术室，学习曲线期间发布病例的频率，资格审查时间（在后面的章节将深度讨论），每种病例类型的机器人器械成本，将其他技术最小化来减少每个病例的成本以及数据的收集和记录。

与成立机器人指导委员会同步进行的是，为每位使用机器人手术的医生制订一个临床计划。该计划可以清楚的考虑到每位医生要成功完成手术需要考虑到的时间和做出的贡献。一个可实现的途径是有必要的，不是那种看起来很好而无法实现的途径。这项计划会非常主观，但是应当包含一些常见的主题。下面是一些需要研究的项目：个体培训以及供应商培训所需的时间，适当的学习曲线程序，运用机器人手术的病例数量，患者质量和学习的程序预期时间（这是在进行每个病例之前需要想到的一个平衡点），以及病例之间的间隔时间（如果超过一周，那么就需要行模拟器训练）。如果在获取这个资格期间，因这些问题导致学习曲线没能持续成功的话，或许没有足够的资源使医生行机器人手术。可以想象供应商合作伙伴应当在此项研究中发挥的作用，但是有许多事项可以由管理精英和每位医生来进行商讨。

制订资格认证标准

在机器人资格审查认证上有许多很好的例子，但是通常被忽视的是与供应商培训相对的时间表。各医疗机构以不同的方式运作，有一些是小型机构委员会的审查，还有一些是拥有体系资格审查与体系委员会。行政管理人员和代表资格审查委员会在制订政策之前应该看看机器人指导委员会的每个专业机器人离线文件，在每一次资格认证委员会会议上，应至少有一名优秀的医生出席。从不同的视角来看，有很多医疗机构的材料具有相似性，这些材料是供应商提供的。但是，最佳的实践是有能够让从业人员审查的公平、现实的方法。

我们来看一下没有先前专科培训（腹腔镜或

机器人手术)的外科医生。他(她)或许没有接受过充分的腹腔镜训练,因此就引出了一个问题,我们是限制为有腹腔镜权限的医生,还是所有医生?这通常是备受争议的一个问题,学术人员会告诉你腹腔镜术是绝对有必要的。实际情况下不同设备的使用会产生不同的结果。如果一名声誉良好的外科医生在传统方法中有着从优秀到卓越的结果,那么在提供合适资源的情况下,他(她)在机器人手术中会产生相似的结果。资格认证标准中最常见的是供应商对证书的授予(之后会定义),其次是最小数量的在监督下操作的病例。不同的机构对现场督导人员的定义也不同,因此在本节中,现场督导人员是在一年内有记录结果的、具有 50 多例机器人手术病例数的医生。你所在的城市或州或许不一定存在现场督导人员,因此就有一些局限性。通常情况下,现场督导作为一个不参与手术的外科医生而存在,仅提供指南或指导,而不直接接触患者。如果医生位于你所在的州,那么医疗机构可以决定是否有必要授予临时权限,这样现场督导可以提供实时术中援助。这一做法的理由都是充足的,应当适当的记录在案。强烈建议使用现场督导的资格核查表进行公平公正的记录。一旦医生完成了必要的督导病例,那么对个人的一个全面审查应当由委员会来执行。

对于已经完成机器人手术系统的微创专科培训的医生,或者已经操作过机器人手术的医生,通常病例的证明文件就足以能够给其授予特权。当然,这需要受到资格认证委员会的监督。专科培训计划主管会撰写一封信件,将最近的毕业生的学习记录编入年鉴,这样资格审查委员会就可以确定是否需要督导。

如前所述,为了节约受训者的时间,在完成整个培训后能立即进行独立操作(获得所有操作权限),我们应当制订好培训时间安排表。换句话说,在给予所有操作权限之前,有必要先设定一个"给予部分权限"的"中间时间点",也就是此时受训者可在"导师监督下进行手术"。在获得"导师监督手术"资格之前,受训者应至少完成在线测试、对综合水平的详细系统回顾和数例手术观摩。这些项目是由厂家负责完成的。如果所有这些测试都在设定的时间内完成,那么应当授予"准备好的现场督导"权限,并执行认证

培训。证书提交后,病例可以经由批准的督导立刻进行发布。完成受监督的病例以及提交资格核查表之后,医生可以申请在下一个委员会会议中的全部权限。如此一来便可实现整个培训过程的无缝衔接。如果没有设定这么一个"中间时间点",根据委员会规定,则必须在获得厂商颁布的培训资格证书后才能接受委员会的评估。由于这个过程中的等待时间比较长(最快 30d,但通常需要 60d),受训者往往会淡忘之前培训所学,包括在线测试、系统评估、手术观摩以及厂商提供的培训课程。这是投资收益率(return-on-investment,ROI)模型上的一个滞后,但更重要的是,它是每位医生学习曲线的效率杀手,因此患者的治疗质量就会受到影响。请不惜一切代价避免这种情况。医生有职责在认证培训之前就考虑到病例的治疗质量。如果医生参加了培训,但是一连几周或数月都没有合适的病例人选,那么患者治疗质量就会再次受到影响。举行医生与管理者的临床计划发展会议,将会更好的处理解决此类问题。

手术室使用规划

在过去的 20 年,医学界发生了翻天覆地的技术进步。我想说的是,在下一个 20 年会有同样的飞跃进步。因此,手术室护理人员已经成为技术采用者。正因为如此,我们才能够了解到机器人手术团队的挑选就如同挑选外科医生精英一样重要。大多数成功的手术计划都创建了机器人团队,类似于腹腔镜、肥胖症治疗学、心脏或其他训练有素的外科手术团队。至少应当确定 4 人(2 个为巡回,另 2 个为洗手),这样轮班作业,就可以避免管理与请假时间的约束。该团队将完美的处理每一例机器人手术病例,直到他们自己变得熟练起来。一旦能够熟练操作(通常在一两个月内操作 20 例),就可以进行针对其他专业的交叉培训,或者该团队可以保持其特定的机器人手术。通常,该团队将会交叉训练其他特定专业的团队。供应商合作伙伴在团队训练中发挥着重要的作用。他们知晓巡回护士和手术助理护士的角色,可以对器械和诊疗盘、消毒处理、设备的存放和保养、患者体位以及手术室的布置提出建议。应当给予手术团队充分的时间,这样,在协

助完成机器人手术病例前，他们不会被局限于一场普通的在职诊疗。可以制作医生的喜好卡或"机器人手术程序表"并张贴在手术室内。为了避免从其他病例中调离医务人员，许多医疗机构都设定了机器人技术协调员（可以是管理者、教育者或主管）与团队紧密协作，从而保证适当的培训和教育。

一旦选定了手术团队，并且实施了培训计划，许多决定都应当由手术室团队做出，并可以与机器人技术委员会配合共同完成。以下是一些需要考虑到的问题：外科医生的全程时间是多少？机器人将被存放在手术室或储藏室？所有的学习曲线病例都将会从给定的第一次病例作为开始吗？手术室医务人员如何知道这是否是一个学习曲线？在学习曲线期间，会允许追踪第二个病例吗？如果是，你所在的医疗机构的周转效率是多少？什么时候医生可以从机器人转换成常规模态？它是与时间有关的吗？可以制作喜好卡和病例卡吗？这些问题是机器人技术协调员需要同管理精英和优秀的医生共同检查的主要内容，从而以此来制订一个计划。有了一个明确的计划，医生会感到自己获得了授权和支持。没有这样一个计划，他们将会要求某些流程，并且会抵触采取团队工作的方式。这种孤立将会使医务人员产生不满情绪，学习曲线也会变长，从而脱离了保证患者治疗质量与安全的轨道。

获得认证前的资格培训

正如我们已经看到的，在进行第一次病例操作之前，医院的管理团队和操作团队一直忙于筹划督导委员会的建立、医生临床计划的制订、手术室团队的训练以及机器人手术工作量的临床操作计划。同样医生也需要忙于准备他（她）的资格认证培训。供应商合作伙伴应当为每位医生提供一个供审核使用的视频病例库。有许多已经发布了来自世界各地的医生病例的网站，例如 weBSurg（www.websurg.com）和 ORLive（www.orlive.com）。结合手术视频的学习，每位医生应当完成在线培训，从而了解机器人的理论，该系统是如何工作的基本知识。这项培训由供应商合作伙伴提供。完成培训后，紧随病例观察，医生及手术室团队应当同时完成 4h 的详细系统回顾。病例

观察应当在一个相对较短的时间里完成（30d），这样对相关概念的领会与吸收将达到最大化。整个团队的病例观察往往被忽视了，然而这通常也是唯一能够将包括医生在内的团队汇集在一起来制订计划的时间。不要轻视这一步，因为整个团队的共同研究是必不可缺的，尤其在第一次引入机器人技术的情况下。一个有着新医生加入的成熟团队情况就有所不同，因此只需要该医生进行病例观察。一旦完成这一步，就可以执行资格认证的培训了。与此同时，每位医生都应当在进行资格认证的培训之前申请机器人手术权限。正如在本文中早期讨论到的，最好是能有一个中间步骤，例如"准备好的现场督导"权限来确保一个连续进行的时间表。

供应商授予的资格认证

这可能是最简单的步骤，并且应当被视为是培训过程中的第一步。接受培训之前外科医生的资格属于供应商和医院合作伙伴所有。正如我们在本章节早期讨论的内容中看到的，管理团队必须保护并发展培训计划，应当同供应商密切合作以在培训期间支持医生。如果能够正确做到这点，那么将不会出现任何导致效率低下和时间延误的程序。

供应商提供的认证是一个足够舒适度的培训，医生在这样的培训计划中能够在经过供应商批准的实验室内花费 8h 的时间，专注于整套技能的练习。这会要求医生至少有一天的练习时间，更可能是一天半。这些整套的技能是标准化的协议，由供货商提供的培训在其每个批准的实验室内执行。全美大约有 20 个。现在已经有了三代机器人，因此培训的特异性是很重要的。在 8h 的培训协议中，医生检查控制台、手术机械臂推车和视觉系统，但是需要迅速转移到设备的操作上。每天的目标是让医生能够驾驶操作台，实际模拟手术室的操作经验。可视化系统是三维的，并且放大了 10 倍，因此有一个如何关联由仪器造成的内脏和张力大小的学习曲线。主控制要求理解如何使用转腕器械，以及操作控制台所需的脚踏板的使用。控制台的驾驶在起初是较为缓慢的，但是一天下来以后，外科医生能够取得很快的进步。在实验中要琢磨并模拟穿刺套管的

位置以及机器人手臂到穿刺套管的对接。培训结束后授予的证书表明该医生已经完成了整个系统培训，并且能够舒适的操作设备。仍然需要跟踪手术的学习曲线。

获得认证后的培训计划

回到单位后，在进行第一次病例操作前仍然还有一些事项有待完成。随着合适计划的确立，遗留项目应该会很少。外科医生应当将证书提交给医生办公室以做备案。供应商临床代表应当在此时与整个团队安排现场演习，检查首例病例的期望值。这将涉及达·芬奇外科手术系统，手术室设备的位置，患者位置，团队角色（包括麻醉师），手术步骤的审查以及特殊需求项目，如缝合。一旦完成了这些准备事项，如果不在第2天早晨，那么就要在2d之内进行手术的现场操作。如果在操作病例之前由于一些原因错过了演习时间，外科医生应当至少每周一次在手术室进行模拟器练习。如果在认证培训后马上进行手术将极大降低学习曲线。

深　造

全美各地的一些外科医生和培训机构都提供高级培训。它不同于认证培训，可能会包括由医生引导的实验室模拟课程的病例观察。这些课程代替了以往关注于整套技能的课程，更多是以手术过程为中心，旨在改进手术本身的效率，从而使学习过程和手术时间最小化。这些高级课程是医生寻求简化手术或降低学习曲线的很好选择。虽然这些并不属于标准培训范畴，但实际使用频率却比较高，因此我们推荐进行这些高级课程培训。一些医疗机构会提供一些结合了该培训先进团队角色、再次关注于医生同行之间的对话。团队训练可以通过供应商协调课程、研讨会，或各个医疗机构有特别针对性的健康课程。

结　论

机器人手术的培训不仅仅是一门课程或一项认证，它是在医院、医生与供应商之间的一个持续合伙关系。不仅需要培训外科医生，同样还有整个手术团队。重要的是要建立机器人技术指导委员会，从而为每一位使用机器人的医生创建一个临床计划。在获得资格认证之后，为了有效地训练外科医生，适时地现场指导是至关重要的。

第二篇

前列腺机器人手术
Robotic Surgery of the Prostate

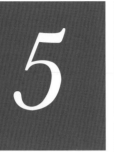

5 让泌尿科医生了解前列腺病理学：何时向病理科要结果

Darian Scott Kameh

关 键 词

- 组织学处理   · Gleason 评分
- 组织学检查   · RALP
- 病理报告

引 言

机器人辅助腹腔镜前列腺切除术（RALP）彻底革新了前列腺癌手术领域。但是，它并没有引入前列腺肿瘤的适当分期和相关患者管理所必须公认的规则。本章的目的在于使泌尿科医生熟悉病理科处理前列腺组织的程序、描述前列腺癌的诊断标准以及叙述与机器人手术有关的某些问题。

标本固定

对于手术标本来说，良好的组织学源于良好的标本固定。首先，根治性前列腺切除术标本必须完全浸入在含水 10% 的中性甲醛缓冲液（工业标准）中。甲醛固定液以 1~2mm/h 的速率渗入大部分的无脂标本中，因此在切片之前如要彻底固定，至少需要几小时的固定（对于较大的标本则需要过夜）。固定液与标本的理想体积比例至少为 10:1。手术人员需要注意这一点，以便在切除标本后的"闲置时间"内这些标本不会发生变化，并在到达病理科准备切开之前可以适当地保存。对于术中活检标本来说，该问题不大，因为有限的直径可使甲醛在数分钟之内就可渗透完全[1]。

切 片

在切片之前，对根治性前列腺切除术标本用墨水做标记，以便对手术边缘进行评估和进行组织学定位。由于大部分的癌症都发生在后外侧区，因此切片技术应以这一区域为关键。在包括佛罗里达州医院在内的许多机构中，在可行的情况下，前列腺的整个后半部分都用于组织学处理和检查。在标本非常大时（超过 50g），可以对标本取材进行修整改良。为了将大部分的后组织包括进来，通常情况下，从前列腺的前半部分仅提取少量具有代表性的切片。一般情况下，膀胱颈和膀胱尖取其正切面。然后，这些环形的切片被"成锥形"（放射状）切断并全部提交。应对前列腺和精囊的界面以及具有代表性的精囊和输精管进行切片取样[2]。

PIN、ASAP 和前列腺腺癌的组织学特点

前列腺上皮内瘤变（PIN）被视为是浸润性腺癌的前期病变。本质上，其细胞学与浸润性肿瘤相类似，大部分情形下，腺体管腔的新生物细胞核仁增大。但是，在结构上，新生物细胞被"堆成"多层。这样就形成了多种形态，包括筛

状和微乳头形态。还存在许多基底层的上皮细胞，后者也出现在良性腺体中。通常情况下只报告高级PIN（PIN-3）[3]。

大部分的浸润性前列腺恶性腺瘤都来自于前列腺泡内部腺上皮细胞的管腔层。这样单层细胞的排列就形成了恶性肿瘤腺体，通常有明显的核仁。基底层细胞应不明显。

不典型小腺泡增生（ASAP）是病变的一个描述性术语，源于前列腺腺泡，其特征未达到浸润性腺癌。前列腺活组织检查诊断为 ASAP 的患者在其后的活检或前列腺切除术中发现浸润性腺癌的风险增大[4,5]。

免疫组织化学

在过去的 10 年间，采用免疫组织化学染色大大提高了前列腺活检的诊断效率，尤其是帮助更好地辨认 ASAP。对基底层细胞行 P63、细胞角蛋白 5/6 和高分子量角蛋白 [34b（β）E12] 等染色有助于将浸润性癌症从非肿瘤腺体和 PIN 中区分开来。最近开发的一种标记 P504S（也称 AMACR 或消旋酶）明确地突出了 PIN 或浸润性腺癌中的肿瘤细胞。没有哪一个单个染色是完美的，因此建议采用多个标记（个别或与"鸡尾酒法"相结合）[6]。

Gleason 评分

Gleason 评分系统经受住了时间的考验，这是一种前列腺恶性腺瘤的组织学分级系统，同时也被证明是一种重要的预后指标。它基于肿瘤结构，而不是其组成细胞的细胞学。根据腺体分化程度，按 5 级评分（第 1 级 1 分，分化好；每递增 1 级增加 1 分；第 5 级 5 分，为未分化）。实际的 Gleason 评分通过将主要的腺癌结构加入次要结构(即观察最频繁和次频繁)中来获得。如果一个肿瘤大部分由评分 3 分组成，只有一个局部形态为 4 分，报告为 3+4=7 分。如果只观察到一个形态，则获得的 Gleason 分数其数量要加倍。例如，仅显示结构类型为 3 分的肿瘤报告为 3+3=6 分[7,8]。

Gleason 1 级：难以发现，通常不会遇到或报告。

Gleason 2 级：界限非常清楚，并且分化良好，由相对均一的恶性腺体组成（图 5.1）。

Gleason 3 级：被视为中度分化，由个别（个别浸润）圆形的恶性腺体组成（图 5.2）。

Gleason4 级：被视为高级别（分化不良），表现为各种腺性复杂性，包括融合腺管、筛状腺和与肾小球相类似的结构。共同的特点是同一恶性腺或形成不良的腺体中有多个二级腔（图 5.3，图 5.4）。

Gleason 5 级：也被视为分化不良，但基本上看不到腺体结构。沿着无腺体结构的浸润性肿瘤细胞可以观察到单细胞浸润。另一个被认为是 5 分表现的是 Gleason 4 级的腺体内部出现粉刺状坏死（图 5.5）。

一些肿瘤包含一种或两种以上的组织学类型。在 3 种类型都存在的肿瘤中，最不经常遇到的被称为"第三"类型。在过去的 10 年间，当

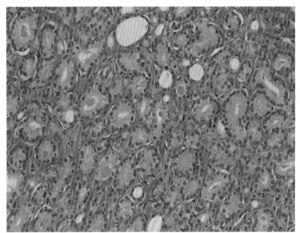

图 5.1　Gleason 2 级。相对均一、堆积密实的腺体（苏木精和伊红，×100）

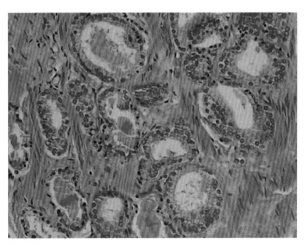

图 5.2　Gleason 3 级。更加不规则的浸润腺体（苏木精和伊红，×100）

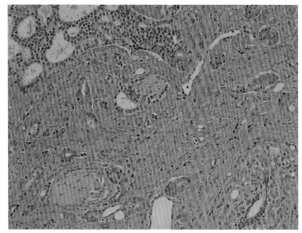

图 5.3 Gleason 4 级中观察到的不规则肿瘤腺体。左上角出现了筛状腺，图像其他区域中出现了难以确定管腔的浸润腺体。同时也可以明显观察到多点神经浸润（苏木精和伊红，×40）

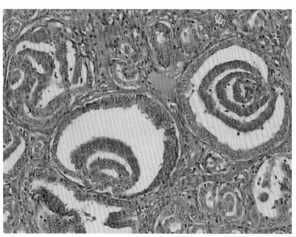

图 5.4 Gleason 4 级中的筛状腺和肾小球样腺（苏木精和伊红，×100）

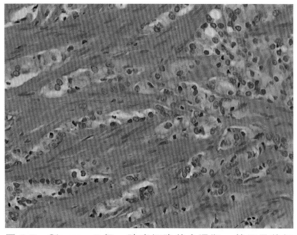

图 5.5 Gleason 5 级。肿瘤细胞单个浸润，并且呈单行排列，看不到可辨别的腺体形成（苏木精和伊红，×20）

遇到的第三类型比主要或次要类型（通常是 Gleason 4 级或 5 级）要高时，第三种结构类型报告这一概念被证明具有预后意义。在病理报告中，需要清楚并且突出地报告第三结构类型，例如 Gleason 评分 3+4=7 分、第三结构类型 5 分等。即使次要结构类型和第三结构类型的成分仅包含一部分的肿瘤时，但也可以作为整个肿瘤中更具攻击性生物学行为的指标[9-11]。

活检报告

每一个前列腺活检都应进行 Gleason 评分，以及某种类型的定量描述。后者包括肿瘤百分比、总针数及阳性针数，以及肿瘤最大连续长度。所有这些参数最好都出现在报告中，以便考虑到最确切的肿瘤描述以及随后的治疗选项。同样，如果观察到，也应注意出现的高级 PIN、神经浸润和前列腺外侵袭。所有活检结果的 Gleason 评分均在分析范围中。

如果在活检中观察到两种 Gleason 结构类型，则 Gleason 分数的计算与根治性前列腺切除术的计算相类似。但是，如果出现 3 种类型，则采用最显著的那种形态，外加其他两种类型的最坏（最高）形式。这在于补偿有限的活检材料中较高等级的肿瘤成分的"抽样误差"（即代表性不足）[12]。

根治性前列腺切除术手术上报和肿瘤分期

美国病理学会公共访问网站 www.cap.org 上的美国癌症联合会（AJCC）的分期指南提出了相关根治性前列腺切除术的肿瘤报告，最近于 2009 年 10 月更新[13]。全球机器人研究所的 V.R. Patel 博士提出对该报告方案略微修改，以便将数据包括在用于研究和应用的公认的图表内（表 5.1）。

简言之，不存在病理分期 pT$_1$。pT$_2$ 肿瘤局限于器官内部；pT$_2$a 是指肿瘤不到一侧叶的 50%；pT$_2$b 为超过一侧叶的 50%（很少观察到），pT$_2$c 涉及两侧叶。肿瘤一旦位于前列腺外，就被认为是病理分期 pT$_3$，其中 pT$_3$a 是指侵犯包

表 5.1　佛罗里达州纪念医院/全球机器人研究中心的前列腺切除术报告模板

病理学
诊断：前列腺腺癌（或其他 Dx），AJCC 分期 __，Gleason__，__%侵犯，手术边缘+/-，淋巴结+/-/未提交
肿瘤概要：
标本类型：机器人根治性前列腺切除术
组织学分型：
肿瘤位置：
肿瘤定量（侵犯百分比）：
肿瘤大小（尺寸）：
Gleason 评分：
前列腺外侵犯：（+/-、位置、范围）
切缘：（+/-、局限、确定、位置，如果涉及膀胱颈，是否有逼尿肌？如果涉及膀胱尖，是否有骨骼肌纤维？）
精囊浸润：（包括浸润范围，一侧或两侧，到精囊的距离）
周围神经浸润：
淋巴血管浸润：
淋巴结浸润：
其他结果（即前列腺炎、PIN、ASAP 等）：
AJCC 病理分期：

膜，而 pT3b 为侵犯一侧或两侧精囊。pT4 为侵犯膀胱、外括约肌和直肠等结构的肿瘤。

到《AJCC 分期手册》2010 年版本为止，镜下膀胱颈的侵犯仍然被视为 pT3a，该指标基于最近采用该组织结果的患者预后研究[13,14]。就描述来说，当然越详细越好。一个典型的例子就是阳性切缘的测量显示与患者的预后相关[15]。同样，对于精囊受累及的数量来说也是如此[16]。

缺乏前述要素的任何病理报告都会需要与病理学家直接探讨。此外，应大大鼓励与病理学家的公开对话，以帮助阐明问题区域，如边缘、手术过程等。这将大大提高病理报告的准确性和相关性，以及随后的患者护理。

机器人根治性前列腺切除术的特殊问题

如果很少使用电烧灼，则可以在获得标本时找到包膜破坏的区域，且前列腺仍然保持其新鲜柔软的状态。一般来说，如果包膜有明显退缩的区域，则该区域可以采用缝合或夹子关闭，然后用甲醛固定，从而尽可能准确地描述体内存在的组织平面。这可以由病理学家、泌尿科医生或二者共同来完成。另一种方法就是将存在问题的区域用墨水标记成与其他前列腺包膜不同的颜色。如果肿瘤刚好位于存在问题的区域中，则后一种方法可能导致某种混淆，因为墨水可能向下流到肿瘤本身上面。退缩的包膜组织应在组织学上仍然可辨认，虽然是堆积在外露的肿瘤区的边缘[16]。这种情形下的阳性切缘应谨慎报告，并且不要在病理学家和泌尿科医生讨论之前报告。然而话虽如此，包膜缘过度的烧灼使得这一重新估计几乎不可能，因为组织变得更加坚硬。

只有当肿瘤腺体实际上与用于标记切缘的墨水接触时才能报告阳性切缘。专业的泌尿科病理学家的一般共识是即使肿瘤腺体和墨水之间存在极少的胶原蛋白，那么切缘也将调整为阴性[17]。

如果是局限性和（或）表浅肿瘤，前列腺外侵犯（EPE）的诊断可能会面临挑战。通常情况下，当肿瘤侵入到纤维组织平面的脂肪组织时，将构成 EPE，因为前列腺内不存在脂肪。同样，如果肿瘤侵入到前列腺囊外密度较低的纤维肌性组织中，可以诊断 EPE。后一种情形不经常遇到，因为浸润性恶性腺瘤通常会引起周边结缔组织中的增生反应，这可能使得难以区分前列腺内和前列腺外纤维肌性组织平面[12,17]。

"包膜切开"这一术语有些不妥。它指的是切除面在显微镜下显示为前列腺实质。通常情况下，这会导致前列腺包膜正常平滑轮廓的凹陷或"断裂"。当肿瘤的切缘为阳性时，正常的前列腺有时会位于墨水边缘的肿瘤腺体的"侧面"，这是包膜切开的另一个指征[18]。由于包膜切开的原因导致的阳性切缘应正式记录在病理报告中。

最后，在获取机器人手术标本时，大部分的精囊组织都因术中牵引而与前列腺相分离。在精囊与前列腺夹角中与墨水相接触的前列腺肿瘤腺体病理结果应谨慎解释，因为通常这一区域被体内精囊所覆盖。如果这一分离结果被夸大，建议病理学家在手术时对标本进行评审，以便不会出现混淆。

参考文献

[1] Carson FL, Hladik C. Histotechnology. 3rd ed. Chicago: American Society for Clinical Pathology, 2009:1-29.

[2] Kim K, Pak PJ, Ro JY, et al. Limited sampling of radical prostatectomy specimens with excellent preservation of prognostic parameters of prostate cancer.Arch Pathol Lab Med, 2009,133:1278-1284.

[3] Bostwick DG, Brawer MK. Prostatic intraepithelial neoplasia and early invasion in prostate cancer.Cancer, 1987,59: 788-794.

[4] Bostwick DG, Meiers I. Atypical small acinar proliferation in the prostate: clinical significance in 2006.Arch Pathol Lab Med, 2006,130:952-957.

[5] Egevad L, Allsbrook WC, Epstein JI. Current practice of diagnosis and reporting of prostatic intraepithelial neoplasia and glandular atypia among genitourinary pathologists. Mod Pathol, 2006,19:180-185.

[6] Hameed O, Humphrey PA. Immunohistochemistry in diagnostic surgical pathology of the prostate. Semin Diagn Pathol, 2005,22(1):88-104.

[7] Gleason DR, Mellinger GT, The Veterans Administration Cooperative Urological Research Group. Prediction of prognosis for prostate adenocarcinoma by combined histological grading and clinical staging. J Urol, 1974,111:58-64.

[8] Humphrey PA. Gleason grading and prognostic factors in carcinoma of the prostate. Mod Pathol, 2004,17:292-306.

[9] Pan CC, Potter SR, Partin AW, et al. The prognostic significance of tertiary Gleason patterns of higher grade prostatectomy specimens: a proposal to modify the Gleason grading system. Am J Surg Pathol, 2000,24(4):563-569.

[10] Mosse CA, Magi-Galuzzi C, Tsuzuki T, et al. The prognostic significance of tertiary Gleason pattern 5 in radical prostatectomy specimens. Am J Surg Pathol, 2004,28(3): 394-398.

[11] Trkpov K, Zhang J, Chan M, et al. Prostate cancer with tertiary Gleason pattern 5 in prostate needle biopsy: clinicopathologic findings and disease progression.Am J Surg Pathol, 2009,33:233-240.

[12] Epstein JI, Srigley J, Grignon D, et al. Association of Directors of Anatomic and Surgical Pathology. Recommendations for the reporting of prostate carcinoma. Am J Clin Pathol, 2008,129:24-30.

[13] American Joint Committee on Cancer. AJCC Cancer Sstaging Handbook. 7th ed. New York: Springer, 2010: 525-538.

[14] Zhou M, Reuther AM, Levin HS, et al. Microscopic bladder neck involvement is not a significant independent prognostic factor. Mod Pathol, 2009,22:385-392.

[15] Shikanov S, Song J, Royce C, et al. Length of positive margin after radical prostatectomy as a predictor of biochemical recurrence. J Urol, 2009,182:139-144.

[16] Swanson GP, Goldman B, Tangen CM, et al. The prognostic impact of seminal vesicle involvement found at prostatectomy and the effects on adjuvant radiation: data from the southwest oncology group8794. J Urol, 2008,180: 2453-2458.

[17] Evans AJ, Henry PC, Van der Kwast TH, et al. Interobserver variability between expert urologic pathologists for extraprostatic extension on surgical margin status in radical prostatectomy specimens.Am J Surg Pathol, 2008,32: 1503-1512.

[18] Chuang AY, Epstein JI. Positive margins in areas of capsular incision in otherwise organ-confined disease at radical prostatectomy: histologic features and pitfalls. Am J Surg Pathol, 2008,32(8):1201-1206.

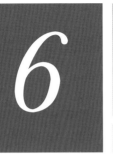

评估前列腺癌手术的学习曲线

Andrew J. Vickers, Alexandra Maschino, Caroline J. Savage,
Angel M. Cronin

关　键　词

- 手术学习曲线
- 前列腺癌根治术
- 临床手术结果

引　言

学习曲线在外科手术中是一个无处不在的概念

众所周知，外科医生技能的提高是通过实践经验的累积，这就是所谓的外科手术学习曲线。通过外科学教学可以看出，外科医生经历了多年的严格训练，在这期间，他们在监督之下观察、协助并完成大量外科手术。更复杂的手术，如心脏或神经外科手术，需要更长、更专业的培训，说明为了掌握更高难度的手术技能需要获取额外的经验。在平时的大查房中，高级外科医生被要求回忆思考和有时需要演示手术技巧，同样证明了存在学习曲线的观点。

尽管人们普遍认为学习曲线存在于手术中，但是很少有数据可以具体说明。例如，Atul Gawande 的一篇很有说服力的关于学习曲线的文章中描述了手术医生各种情绪对患者实践的影响[1]。根据 Gawande 的描述 "学习曲线证明是较长的，它受到更复杂因素的影响，这种影响远远超出任何人的想象"。然而关于学习曲线的长度或其修正因子，Gawande 没有提供任何数据。同样，外科杂志发表了一篇关于《外科手术中的学习曲线》的社论[2]，就 "一个外科医生能够独立操作有着合理结果的手术数量" 方面对学习曲线进行了定义，但是没有援引出一项研究就这一手术数量进行估计。

以往对学习曲线的研究

一些研究人员试图正式描述各种不同手术的学习曲线[3-6]。大多数研究都受到了特征缺陷的干扰[7]。首先，依照经验通常将患者分类为任意组。例如，一项研究评估了 300 例选择性腹腔镜结直肠癌手术，并将前 100 例同其他两组中的 100 例进行了比较[8]。较之第一组，作者报道了后一组患者治疗的手术时间较短。然而，我们无法使用这些数据来确定需要操作多少病例才能达到一个足够的熟练度：结果同样符合达到 220 例、300 例、甚至 750 例时的学习曲线。并且，一旦越过了特定的临界值，做出这样的假设也不现实——例如前 100 例——外科医生突然到达了与熟练度相关的经验水平；学习通常是一个循序渐进的过程，通过将经验看做一个连续变量的更准确地建模。该分类方法的推论是，据称论文研究的学习曲线没有显示出实际曲线。

典型学习曲线研究的第二个特点是对病例组合进行的调整较少。患者特点的差异会对评估稳步增长的外科医生的学习曲线产生深远影响，并且其患者也越来越健康，可能就会得出不恰当的结论：外科技术一定有所提高了。这种效应的明显例子就是由于前列腺特异性抗原（PSA）筛查发生的阶段性转变。病例组合的统计调整为解释学习曲线的不同点之间病例的差异提供了一个方法，因此，它们的结果可以被适当地进行比较。

第三，大多数关于学习曲线的论文注重于与手术过程有关的终点，而非与患者相关的临床结果。例如，有大量研究手术时间的学习曲线[9-11]或大失血[12,13]的文献，这些研究可能为一场手术不同方面的学习效率提供了重要的信息，但是它们并没有解决为什么患者选择手术的根本原因，例如前列腺癌的治疗。令人失望的是，很少有学习曲线的研究能够关注于临床意义的终点。

我们旨在以一种方式来研究学习曲线，它能够解决这些常见的局限性。首先，我们将经验建模为一个连续变量；其次，在外科医生内部与外科医生之间同时对病例组合的差异做出调整；第三，我们选择集中关注临床相关的结果，手术治疗前列腺癌患者后的生化复发率。特别是我们计划用图形呈现结果——一种实际的学习曲线形式。

根治性前列腺切除术的学习曲线

根治性前列腺切除术为研究学习曲线提供了一个优秀的模型。根治性前列腺切除术治疗的患者通常还会接受常规的 PSA 检测，这是一项有重要临床意义的检测癌症复发率的方便、无创伤性试验。此外，建立了良好的前列腺癌患者的病例组合调整制度；一些被广泛使用的列线图表明它为个体患者提供了良好的结果预测[14-16]。除此以外，根治性前列腺切除术治疗的患者在病情复发以前很少接受后续治疗，例如辅助化学疗法或放疗。最后，没有其他已知重要的术后因素对预后如存活期和复发率产生影响。这与心脏手术形成了鲜明的对比，即患者的饮食和生活方式的选择会对预后产生影响。对任何学习曲线的研究，都很难梳理出术后护理或患者行为的不同对外科医术产生的影响。

我们使用两个队列针对学习曲线进行了一系列的研究，一个是开放式，另一个是腹腔镜根治性前列腺切除术。下面我们描述了每个队列以及相关的结果。

开放式根除性耻骨后前列腺切除术

该系列研究首先考察了开放式根除性耻骨后前列腺切除术后外科医生的经验以及生化复发

率[17]。研究队列由 7765 例患者组成，确断为前列腺癌，并且在 1987—2003 年接受过根治性前列腺切除术。手术是在美国四大主要医学科学研究中心：Memorial Sloan-Kettering 癌症中心、Bayler 医学院、Wayne 州立大学和 Cleveland 医院中的其中一家进行的，由 72 位外科医生中的一位操作。

我们使用了多变量、参数存活时间的回归模型来评估外科医生的经验与生化复发率之间的联系。对已确立的临床及肿瘤特点做出了调整：术前 PSA，肿瘤病理分期以及 Gleason 评分，以期解释外科医生之间组合病例的任何差异。为了修正临床分期迁移存在的可能性，我们同样还将手术操作的年份作为一个协变量。

外科医生的经验根据其操作根治性前列腺切除术的总数进行编码，该数字体现了外科医生之前的全部经验，包括在非研究型医疗机构操作的手术病例以及不能参加此项分析的患者的操作病例。作为助理医师，或在进修生培训期间操作的手术都不计入此经验计算范围。在非研究型医疗机构从事过根治性前列腺切除术的外科医生需要提供之前的病例数量：22 位外科医生（31%）报告称，在用机器人操作首例根治性前列腺切除术之前，他们操作的根治性前列腺切除术不到 20 例；6 位外科医生（8%）报告操作过 20~40 例根治性前列腺切除术；6 位（8%）对非研究型患者有超过 40 例经验，对非研究型患者施行过根治性前列腺切除术的最多数量是 102 例。因此我们可以获得外科医生到目前为止的职业生涯中，他们研究过的患者所有或几乎所有的数据。经验被建模为一个连续的预测因子，使用非线性术语可以在经验与结果之间建立一个曲线联系。

因为由相同的外科医生治疗的不同患者的数据并不是独立的，利用广义估计方程式的方法，我们将外科医生内部聚类纳入分析。为了制作学习曲线，我们使用协变量的平均值来计算由手术经验的每个级别的模型预测 5 年无复发的概率。在 3.9 年无复发患者的随访中，总计有 1256 例生化复发事件。我们观察到了肿瘤病理分期随着外科医生经验的增加而有所差异。例如，据发现有 33% 的局部晚期疾病患者是由之前操作少于 50 例病例的外科医生治疗的，仅有 24% 的患者是由有着 1000 例或更多病例经验的外科医生治疗的。这些差异似乎主要是因为临床分期迁移：我们的资料数据库显示的一些外科医生在 1980 年代后期对他们的第一例患者实施治疗，当时 PSA 筛查还不常见，较之后来 PSA 筛查得到广泛应用以后，前列腺癌分期更晚。1995 年以后治疗的患者，在任何肿瘤特点与外科医生的经验之间无任何联系，那时分期迁移似乎基本完成了。

在指数调整模型中，经验更丰富的外科医生经常与较低的前列腺癌复发风险联系在一起（$P < 0.001$）。图 6.1a 显示了 5 年无生化复发的概率，该学习曲线是按照外科医生的经验来绘制的，提供了根治性前列腺切除术后前列腺癌控制的学习曲线。先前有 250 例手术量的外科医生在癌症控制方面有明显的改善，但是随着经验进一步的增加，生化复发率并没有更大的改变。先前操作过 10 例病例、经验相对缺乏的外科医生治疗过的患者，5 年预测的复发率是 17.9%（95%CI 12.1%~25.6%）；达到 250 例的学习曲线的外科医生治疗患者的复发率为 10.7%（95%CI 7.1%~15.9%）。这与 7.2%（95%CI 4.6%~10.1%）的绝对风险差以及伤害数为 14 相对应。也就是说，与先前达到 250 例手术经验的医生相比，仅有 10 例手术经验的医生每治疗 14 例患者就有 1 例复发。

为了检验该研究的适用性，我们进行了大量的敏感性分析。在关键的灵敏度分析中，我们限制了 1995 年后治疗的患者样本的抽样，分组由肿瘤特点差异很少、不同经验水平的外科医生实施手术的患者组成。我们还研究了那些由最富有经验的外科医生治疗的患者，因为外科医生经验与结果之间的关系可能会被外科医生个人吸引患者的能力所混淆。换言之，能力不足的外科医生可能无法完成一项实践，因此无法在一开始做出贡献，但是并不代表在学习曲线末期也是如此。为了说明病例组合中无法测定的差异，我们同样还限制分析较低复发风险的患者（器官局限性癌、Gleason 评分 ≤6 以及 PSA 水平<10 ng/mL），理由是临床上有意义的预后差异不可能会出现在该同质群体中。此外，在患者符合生化复发标准以前，我们的结果有可能已经被后续的随访或使用激素治疗上的差异所影响。我们进行了两个独立的分析，将日期向前或向后延伸 3 个月，以对应由经验不足的外科医生（少于 250 例）增加或减少相应的随访强度。没有任何敏感性因素影响我们的主要发现，所有病例中的外科医生手术经验与

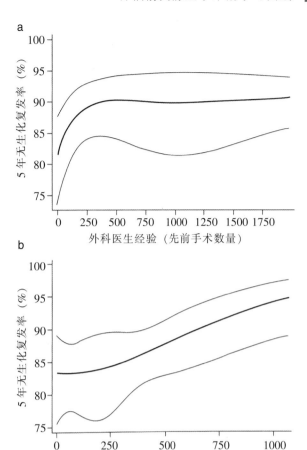

图 6.1　开放式手术（a）和腹腔镜根治性前列腺切除术的学习曲线（b）。曲线预测概率（黑色粗线）和置信区间（黑色细线）代表根治性前列腺切除术后 5 年无生化复发率，该曲线是按照增加的外科手术经验来绘制的

结果存在明显的统计学意义。

作为最后一项分析，我们研究了术后阳性切缘率是否会对外科医生的经验与生化复发率之间的联系产生影响。增加预测模型的手术切缘状态仅仅会稍稍减弱外科医生经验的影响［250 例 vs 10 例的外科医生的危险降低率为 5.3%（95%CI 3.0%~7.9%），$P = 0.001$］。这一研究结果表明经验丰富的外科医生还懂得运用技术切除组织来避免切缘阳性。

腹腔镜根治性前列腺切除术

我们的后续研究是以腹腔镜根治性前列腺切除术的学习曲线为特点展开的。1998—2007 年，有 29 位外科医生对 4702 例前列腺癌患者进行了腹腔镜治疗[18]。7 家参与的医疗机构提供了这一患者队列的复发率数据：美国 Cleveland 临床基金

会；法国 Mutualiste 互助学会；美国 Memorial Sloan-Kettering 癌症中心；西班牙 La Paz 大学医院；德国 Klinikum Heibronn 诊所；美国 Lahey 诊所和澳大利亚 Elisabethinen 医院。在这项研究中，我们的资料库收集了 29 位外科医生中的一位的所有完整的腹腔镜经验，他报告了之前操作的 285 例腹腔镜手术。如果在首次为患者进行腹腔镜手术之前，外科医生已经操作了开放式根治性前列腺根除术，该病例会被载入记录，但是不计入腹腔镜手术经验。

这项分析类似于之前描述的开放式前列腺切除术的研究，除了那年的治疗经验不再作为协变量。这有两个原因：其一，我们不期望看到在同期群组中（1998—2007 年）分期迁移的证据；其二，治疗年份与可能影响学习曲线的两个因素密切相关：不同代的外科医生以及外科医生是否有开放性根治性前列腺切除术的经验（两者均 $P < 0.0001$）。

为了在腹腔镜根治性前列腺切除术的学习曲线与开放式根治性前列腺切除术的学习曲线之间进行比较，我们设置了两个独立的多变量模型，限制在 1995 年后患者治疗的开放群组。为了获得这一学习曲线，我们依照腹腔镜群组平均的协变量计算了患者 5 年前复发的预测概率。同样我们还研究了第一代外科医生与第二代外科医生之间是否存在手术结果上的差别。

调整了病例组合之后，经验更丰富的外科医生在腹腔镜群组中复发率风险较低（$P = 0.0053$），在我们起初的学习曲线报告中提供了一独立的回应（图 6.1b）。由有着 10 例、250 例和 750 例手术经验的外科医生治疗的患者，5 年复发率风险分别为 17%、16% 和 9%（10 与 750 例手术之间的危险差为 8.0%，95%CI 4.4~12.0）。对比开放式和腹腔镜根治性前列腺切除术的学习曲线，很明显地显示了腹腔镜手术方面的改善积累会更慢一些（$P < 0.001$）。因为需要在二维空间进行操作，不能直接显示手术区域，使用较长的器械以及触觉反馈减弱，使得学习腹腔镜技术更为困难。

学习曲线的修正

除了研究针对根治性前列腺切除术后生化复发的学习曲线的所有类型，我们还调研了可能会对手术的学习效率产生影响、可辨认的患者或外科医生的特点。

病理分期

为了确定学习曲线是否根据患者风险而有所不同，我们将患者分层为两个风险组。按照肿瘤是否是局限于器官的，或是否有局部晚期疾病的证据——定义为腺体外蔓延、精囊侵袭或阳性淋巴结——将根治性前列腺切除术标本进行病理分析[19]。然后我们分别计算了每组的学习曲线（图表 6.2）。我们假设局限于器官的与局部晚期疾病之间学习曲线上存在的任何差异对肿瘤学控制都有影响。研究结果表明，不考虑病理分期，根治性前列腺切除术后的癌症控制随着手术经验的增加而得以改善，对大多数经验丰富的外科医生来说，局限性器官疾病的患者 5 年无复发可能性达100%。相反，局部晚期疾病患者的学习曲线达到了接近 70% 的一个较高水准，表明这些患者中的1/3 仅仅依靠手术是无法治愈的。因为这类疾病已经在这些患者中进展，无论手术经验如何丰富，手术本身的有效性还是有限的。相反，经由经验丰富的外科医生治疗的局限性器官疾病的患者，其癌症控制的优良率显示，这类患者复发的主要原因是手术技术的不足。

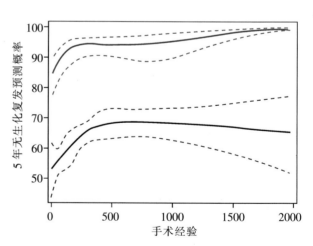

图 6.2 依据病理分期的开放式根治性前列腺根除术的学习曲线。依照外科医生对有腺体外侵犯、精囊受侵袭、淋巴有转移组（黑线所示）对比肿瘤局限在前列腺器官内组（蓝线所示）两组治疗经验的渐增，所绘制的根治性前列腺切除手术后 5 年无生化复发预测概率（实线）和 95% 的置信区间（虚线）曲线

进修医生培训

另外一个潜在的修正涉及外科医生的教育：作为主诊医生如何被训练，这将影响他的职业生涯如何开始。外科手术训练的差别可能微乎其微，文档记录也很少，因此很难就此进行研究。唯一的例外是进修生培训，一个在外科训练中明显不同、明显可辨认的标记。我们考察了有进修生培训以及没有进修生培训经历的外科医生在开放式根治性前列腺切除术的学习曲线：我们假设与没有进修培训经历就开始手术的外科医生相比，参加过进修生培训的外科医生的学习曲线开始更高，学得更快[20]。

我们的第一个假设没有得到数据的支持，有进修生培训及无进修生培训经历的外科医生手术最初的复发率非常相似（首例病例5年复发的可能性为19.4% vs 18.3%，绝对差-1.1%，95%CI -5.5%~3.0%；$P = 0.7$）。然而，参加了进修生培训的外科医生其后续时间学习速度更快（$P = 0.006$）；事实上，正如在图6.3中明确表示的，没有参加进修生培训的外科医生在学习上基本没有明显的提高。为了进一步研究这些结果，我们将外科手术切缘（阳性）作为一个终点再次重复了我们的分析，所得出的结果恰好相反：接受了进修生培训的外科医生，其初次手术结果更胜一筹（$P = 0.005$，36% vs 42%，绝对差6%，95% CI 1%~10%），然而在随后的学习曲线中没有明显的差异（$P = 0.9$）。

复发率与切缘阳性状态之间的明显差别在于后者有及时反馈。这表明手术特定方面的反思会带来切缘阳性率的改善，而生化复发率的改善是通过改进手术技术的一般进程得以实现的。

腹腔镜手术医生的己有开放性手术经验

我们发现与那些首次操作的手术是腹腔镜手术的外科医生相比，先前有开放式根治性前列腺切除手术经历的腹腔镜外科医生其结果更差。对于一个腹腔镜研究群组的典型患者来说，这就相当于一个12.3%的绝对风险差（95%CI 8.8~15.7）。这样的发现表明腹腔镜前列腺癌根除术包括了不能很好地从开放式前列腺癌根除术中转化而来的技能。一个可能的解释是需要花一定的时间来理解在开放式手术和腹腔镜手术中盆腔解剖的细微

区别。外科医生在开放式根治性前列腺手术中所获取的大脑图像反映，在腹腔镜下观察并不适应。如果重复这一研究，我们的发现可能会对手术实践产生重要的意义，因为它们能够证明，在没有令人信服理由的情况下，外科医生不应当在开放手术和腹腔镜手术之间进行任意切换[18]。

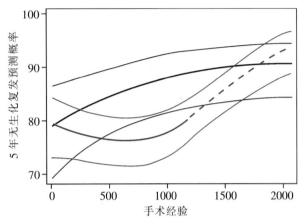

图表6.3　分别是有或无进修生培训经历的外科医生的开放式根治性前列腺切除手术的学习曲线。按照参加过进修生培训的外科医生（黑线）对比没有参加过进修生培训的外科医生（蓝线）的手术经验的渐增，所绘制的根治性前列腺切除手术后5年无生化复发预测概率（粗线）和95%置信区间（细线）曲线。蓝色虚线所对应的是在大多数进修生培训计划建立之前就已经参加过培训的单个外科医生的学习曲线

学习曲线研究的方法学方面的注意事项

我们的经验表明，一些方法学的问题是成功研究学习曲线的关键。

按连续变量分析手术经验

手术经验是一个连续性变量，应当被纳入统计分析。文献资料中常见的方法是使用截分点将经验进行分类。例如，经验可能会被放置在4个类别中的一个（如0~49，50~99，100~199，以及≥200），并且在各组中进行比较（如一名调查员可能会报告100~199的结果优于<50）。这种类型的分类分析的假设在于，各分类组内不存在差异，换句话说，外科医生的手术结果在第100例和第199例之间没有改善。这是一个不合

情理的假设，同样也是没有必要的一个假设。为了计算实际的学习曲线，将手术经验作为连续变量来进行分析是有必要的。这使得数据能够解决关键的问题，例如与可接受的结果有关的经验水平。

按动态变量分析手术经验

外科医生的经验水平随着每场手术的变化而发生改变：做第 1 例时为 0，第 2 例时为 1，第 3 例时为 2，以此类推。我们在文献资料中发现的一个错误是，在特定的队列群组中，所有外科医生特定的病例中都使用相同的经验水平。例如，如果外科医生 A、B 和 C 分别操作了 50、150 和 250 个病例，那么，评判治疗所有患者的外科医生 A 的经验水平为 50 是不合适的。学习曲线的研究并非是在有着不同经验水平的外科医生之间做比较，而是随着经验的不断发展对外科医生各自的手术结果进行比较。

学习曲线的非线性回归图

评价学习曲线最基本的回归模型形式是：

$$y = bx + c$$

此处 y 是结果，例如复发率，x 是预测因子，例如经验。该模型假设在经验与结果之间存在线性关系，因此从病例 0~20 中获得的改进与病例 80~100，病例 1000~1020 都是一样的。尽管学习曲线可能会遵循一个线性关系是合理的，但是难以执行的是，所有的学习曲线都是线性的。的确，学习"曲线"的概念表明在经验与结果之间是非线性关系。一种模拟此种关系的方法是使用高阶项（"多项式"），如平方和（$y = b_1x + b_2x^2 + c$）或三次曲线（$y = b_1x + b_2x^2 + b_3x^3 + c$）。还有各种其他方式来模拟非线性关系，包括限定的三次样条函数。这使得曲线比多项式更具有弹性，可通过改变预测因子变量的不同区域来改变曲线，例如"高级""中级""低级"经验。

完整记录医生手术例数的重要性

学习曲线的一个关键部分是每位外科医生都有一个完整的、或几近完整的职业史。换句话说，如果一名外科医生操作了 500 例病例，那么我们想要获得数据库就包括几乎所有 500 例病例

的数据。我们之所以应当关心数据不完整病例的学习曲线的计算，主要有以下几个原因。在图 6.4a 中，实线代表数据库中包含的病例，虚线代表没有包含在数据库里的病例。在这个情况下，两个外科医生的学习速度是相同的；然而，其中一位外科医生与另外一位相比，其手术结果较好。因为我们拥有获得较差结果的外科医生的不完整的病例，所以他的学习曲线（黑色实线）似乎是扁平的。

原因还是结果？

学习曲线源自经验与结果之间的关联。学习曲线的概念表明是经验在影响结果，但很明显这一关系是可以被逆转的：作为一个明显的例子，较之 0.200 的击球员，经常取得 0.350 成绩的棒球运动员更有可能获得职业性运动联盟的参赛机会。在图 6.4b 中，灰色线条代表两位外科医生的手术结果。二位的学习曲线均为扁平的。也就是说，随着经验的增加，学习曲线并无改善。然而，其中一位外科医生的手术结果优于另一位，成功比例为 80% vs 50%。该外科医生在进行学习曲线研究期间进行了更成功的实践，积累了更多的病例数量（500 vs 250）。当进行数据分析时，模型给出了两位外科医生头 250 例病例的平均率，之后是过去 250 例的改进结果，只有一位医生有着优越的结果。在此方案中，应当通过限定对最终发展了较高经验水平的外科医生的分析来进行灵敏度分析，从而证实即使在这些外科医生中也存在着学习曲线。

手术效果数据统计

具有良好的结果数据是研究学习曲线的需要。有 4 个一般性问题需要考虑：

1. 结果数据的完整性。数据缺失会导致偏差，尤其是取决于结果的数据缺失。例如，不良转归的患者不太可能完成问卷调查或手术效果的预测。这两种在前列腺癌的研究上都是特别常见的。因为通常数据库中手术结果的报道随着时间的推移而改善。例如，我们可能会错过之前治疗的 70% 患者勃起结果的数据，如 1995 年以前；1995—1999 年 50% 的数据缺失；2000 年开始只有 20% 数据缺失。如果在早些年

（学习曲线的开始）没有提供勃起结果数据的患者往往是那些不良转归的患者，那么在学习曲线开始时的观察结果就会过于乐观。因此，学习曲线可能会拉平，并且会低估手术技术上的改进。相反，这一时期正好见证了伟哥的引进，这可能会改进勃起结果。引进伟哥之后的勃起结果会比事先好很多，这会人为地使学习曲线变得陡峭。

2. 结果确定。使用尿失禁的治愈作为一个例子，控尿功能的评估可能会因不同的评估人而不同（患者或外科医生）。使用具体标准来评估控尿功能，并以比分来定义控尿功能。另外一个例子是手术后并发症发生率的结果。不同的医疗机构对于并发症的评价可能不同。同一单位对并发症的评价也会随时间的推移而发生变化。在某些病例中，通过排除在不同医院间转换的医生、一年的治疗作为协变量、限定分析特定年份等，来调整结果确定的差异。

3. 非外科因素对手术结果的影响。除了手术技术，其他因素也可以影响手术的结果。一个明显的例子就是乳腺癌手术后的总生存期，取决于患者是否接受了适当的辅助治疗；此外，因为大多数接受乳腺癌手术的女性死于其他原因，患者是否锻炼、吸烟、营养好坏等都对其生存有着重大的影响。对于前列腺癌的情况，辅助治疗是罕见的，并且生活方式对生化复发率的影响也不是很明显。这使得生化复发率成为学习曲线研究的一强大终点。另一方面，勃起功能障碍可能受PDE5 抑制剂的影响[21]，控尿功能受是否坚持盆底肌肉训练的影响[22]。因此，控尿功能或勃起功能的学习曲线可能是手术后护理结果的改变，而非手术技术的改善。

4. 区间审查。随访评估的差异涉及统计学区间审查。假设患者在诊所治疗有 3 个月时长，并且仍需要衬尿垫，9 个月后恢复了控尿功能。基于这些数据，我们无法确切知道该患者是何时恢复控尿功能的，只知道它发生在 3~9 个月的区间内。传统的存活分析（如 Kaplan-Meier 和 Cox 回归）假设该患者确切地是在 9 个月恢复控尿功能。为了进行学习曲线的研究，当许多患者的随访评估中存在较大的间隙时间情况时，区间审查是有问题的。一个解决方案是将时间事件数据转换成时间为 t 时的二元结果，此处的 t 是任何与临床相关的随访时间。例如尿控功能恢复的例子，选择 12 个月的评估时间或许是明智的：在 14 个月以前的任何时间没有使用尿垫，患者可能会被认为是能够控尿的；如果他们不被认为是自我控尿的，在 10 个月后的任何时间，他们使用了尿垫，那么他们被认为是尿失禁的，或者被定义为"缺失数据"。最大程度上的区间审查可以挫败这样一个动机：例如，如果许多患者只有在 3 个月时（那时大多数都是尿失禁的）和 18 个月时（大多数人恢复了控尿功能）的评估，那么将只会有极少的患者有资格参与分析。

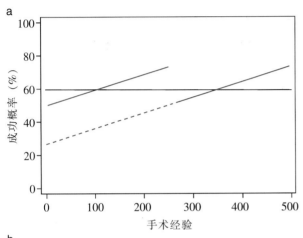

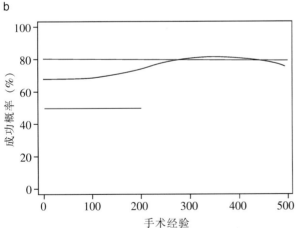

图 6.4　两个外科医生的假设学习曲线显示了学习曲线分析中可能存在的错误。外科医生的学习曲线是蓝色实线，缺失数据是蓝色虚线，从数据计算而得的学习曲线是黑色。在图 a 中，两位外科医生同时具有学习曲线，但是其中一位早期职业生涯的缺失数据导致了一条扁平的学习曲线。在图 b 中，两个外科医生都没有学习曲线，但是可以根据其全部经验上的差异来计算出一条外观上的学习曲线

结 论

对学习曲线的早期研究通常对随机定义的患者组的各种结果进行了比较。这些分析过分单纯化，不能够计算出实际的学习曲线，所显示的是根据经验绘制的曲线结果。通过将经验作为一个连续变量，包括大多数外科医生的整个职业生涯以及患者特点的调整，我们可以在根治性前列腺切除术之后绘制出生化复发率的学习曲线。结果令人吃惊：在开放和腹腔镜根治性前列腺切除术中，随着外科医生经验的增加（各自多至250和750例），癌症的控制方面有显著的提高。较之经验不足的医生，由经验丰富的外科医生治疗的患者，其复发率绝对值减少接近10%。而且在那些癌灶局限在器官内的患者组中，由大多数经验丰富的外科医生治疗的患者，癌症复发率接近0，这表明这些患者的复发率在很大程度上是拙劣的外科手术技术造成的结果。

我们的研究结果有几个重要的意义。关于外科学教学，学习曲线表明在外科医生的手术熟练程度达到一个较高的水准之前，需要操作大量的病例。同样，需要增加外科技术培训的机会，尤其是早期的独立实践。可以开发新颖的教学方法，例如更多的使用手术模拟器，高级外科医生与新培训的外科医生一同参与手术，或有交互式视频培训。评估手术成果、提供反馈、提供手术继续教育机会，对一名外科医生来说特别重要。手术培训同样需要注重于长期的手术疗效，与发病率和死亡率等当前所强调的术后并发症区分开来。

学习曲线对临床研究也有着重要的影响。已经有大量关于根治性前列腺切除术后复发率的预测研究，以及针对许多不同的预后标志物的研究。在一项典型研究中，将复发患者的分子标记物水平与无复发率患者的分子标记物水平相比较。患有器官局限性癌的患者的学习曲线表明，手术本身是一个主要的混淆因素：按照一个或其他分子标记物的过度表达这种理论，患者肿瘤可能具有侵袭性恶性表现型，然而，如果癌灶局限在器官内和医生有充分的手术经验，则几乎没有临床意义。因此，研究能够预测生化复发分子标记物或术后临床进展的研究人员，可以考虑或仅研究经由非常缺乏经验的外科医生治疗的患者群，或仅研究由经验非常丰富的外科医生治疗的有非器官局限性癌的患者群。

外科的学习曲线关于手术方式的比较提出了一个很有趣的问题。大量的研究试图解决腹腔镜、机器人辅助以及开放式手术在治疗前列腺癌方面优势的争论[23-25]。考虑到外科医生的经验对患者手术结果产生的重要影响——将近10%的复发率绝对偏差——外科医生经验的差异可能压倒这样的比较。而且我们还发现，腹腔镜外科医生似乎比开放式外科医生学习得更慢，这表明简单控制外科医生的经验变量不足以调整患者所处的每个学习曲线的形态。正如之前描述的，我们的研究希望比较各学习曲线的手术方式，或者仅限于新手或经验非常丰富的外科医生的分析。

外科医生通常会改进他们的手术技术，以提高患者预后。之后他们尝试通过比较技术上改进之前和之后的变化来评估这改进是否有任何价值。学习曲线表明这样的比较是有些困惑的：如果外科医生的手术结果随着时间的推移不断改善，那么无论做出任何手术修改，较之任何随机选择的时间点结果都会更好。我们已经开发出简单的统计方法，可以帮助在外科手术改进的研究中控制学习曲线，从而对于手术技术上的变化能提供一个更好的评估效果[26,27]。

经验丰富和经验缺乏的外科医生在癌症控制方面的巨大差异表明更多的患者需要由学习曲线水平较高的外科医生来诊治。这需要增加区域化护理和手术的精细分科：患者应当在治愈了大量前列腺癌患者的医疗中心进行治疗；泌尿科医生应当将其职业重心放在泌尿系统肿瘤或良性疾病上。然而，这些策略往往会出现非预期的后果。例如，如果根治性前列腺切除术被分区域安排至大城市的大型医疗中心，这有可能会导致农村患者选择放射治疗而非手术治疗吗？精细分科会有可能导致泌尿科全能型人才的缺乏吗？同样，任何关于学习曲线数据制订的政策都需要精心策划和评估。

最后，迫切需要进行与改进患者预后相关的手术技术特定方面的更深一步研究。虽然外科医生的经验似乎可以降低复发率，但是经验丰富的外科医生降低的风险是什么尚不可知。也许是经验更丰富的外科医生更有可能在取出标本后彻底冲洗盆腔，或者解剖毗邻前列腺囊的前列腺周围组织。更高超的技能或许仅仅可以减少手术时间，然而反过来，它会降低并发症或微小播种转移的风险。我们花费了数十亿美元来研究肿瘤细胞的行为，却没有花费一丝一毫来研究手术的操作技术。使用机器人手术自然延伸的手术视频，让我们可以通过观察研究法来比较经验丰富以及经验缺乏的外科医生的手术技术，并考察存在复发或无复发率的患者之间手术技术上的重大差别。假设生成的这类研究随后可以通过测试进行验证，最好是在随机试验的情况下[28]。总之，根治性前列腺切除术之后，生化复发率学习曲线的经验数据表明，手术经验对患者预后有着非常重要的影响，也给外科领域带来了许多挑战，包括问题的研究、教育以及临床实践。

参考文献

[1] Gawande A. The learning curve. New Yorker, 2002:52.

[2] Subramonian K, Muir G. The 'learning curve' in surgery: what is it, how do we measure it and can we influence it? BJU Int, 2004,93:1173.

[3] Sagong M, Chang W. Learning curve of the scleral buckling operation: lessons from the first 97 cases.Ophthalmologica, 2009,224:22.

[4] Hamilton WG, Ammeen D, Engh CA Jr, et al.Learning curve with minimally invasive unicompartmental knee arthroplasty. J Arthroplasty, 2010,25:735–740.

[5] Shah PR, Joseph A, Haray PN. Laparoscopic colorectal surgery: learning curve and training implications.Postgrad Med J, 2005,81:537.

[6] Avital S, Hermon H, Greenberg R, et al. Learning curve in laparoscopic colorectal surgery: our first 100 patients. Isr Med Assoc J, 2006,8:683.

[7] Ramsay CR, Grant AM, Wallace SA, et al. Statistical assessment of the learning curves of health technologies. Health Technol Assess, 2001,5:1.

[8] Pournaras DJ, Jafferbhoy S, Titcomb DR, et al. Three hundred laparoscopic Roux-en-Y gastric bypasses:managing the learning curve in higher risk patients.Obes Surg, 2010,20:290–294.

[9] Yoo CH, Kim HO, Hwang SI, et al. Short-term outcomes of laparoscopic–assisted distal gastrectomy for gastric cancer during a surgeon's learning curve period. Surg Endosc, 2009,23:2250.

[10] Jaffe J, Castellucci S, Cathelineau X, et al. Robotassisted laparoscopic prostatectomy: a singleinstitutions learning curve. Urology, 2009,73:127.

[11] I to M, Sugito M, Kobayashi A, et al. Influence of learning curve on short-term results after laparoscopic resection for rectal cancer. Surg Endosc,2009,23:403.

[12] Zhang X, Tanigawa N. Learning curve of laparoscopic surgery for gastric cancer, a laparoscopic distal gastrectomy–based analysis. Surg Endosc, 2009,23:1259.

[13] Tseng JF, Pisters PW, Lee JE, et al. The learning curve in pancreatic surgery. Surgery, 2007,141:694.

[14] Stephenson AJ, Scardino PT, Eastham JA, et al. Preoperative nomogram predicting the 10-year probability of prostate cancer recurrence after radical prostatectomy. J Natl Cancer Inst, 2006,98:715.

[15] Stephenson AJ, Scardino PT, Eastham JA, et al. Postoperative nomogram predicting the 10-year probability of prostate cancer recurrence after radical prostatectomy. J Clin Oncol, 2005,23:7005.

[16] Graefen M, Karakiewicz PI, Cagiannos I, et al. International validation of a preoperative nomogram for prostate cancer recurrence after radical prostatectomy. J Clin Oncol, 2002,20:3206.

[17] Vickers AJ, Bianco FJ, Serio AM, et al. The surgical learning curve for prostate cancer control after radical prostatectomy. J Natl Cancer Inst, 2007,99:1171.

[18] Vickers AJ, Savage CJ, Hruza M, et al. The surgical learning curve for laparoscopic radical prostatectomy:a retrospective cohort study. Lancet Oncol, 2009,10:475.

[19] Vickers AJ, Bianco FJ, Gonen M, et al. Effects of pathologic stage on the learning curve for radical prostatectomy: evidence that recurrence in organconfined cancer is largely related to inadequate surgical technique. Eur Urol, 2008,53:960.

[20] Bianco FJ, Cronin AM, Klein EA, et al. Fellowship training as a modifier of the surgical learning curve.Acad Med, 2010,85(5):863–868.

[21] Muller A, Parker M, Waters BW, et al. Penile rehabilitation following radical prostatectomy: predicting success. J Sex Med, 2009,6:2806.

[22] Filocamo MT, Li Marzi V, Del Popolo G, et al. Effectiveness of early pelvic floor rehabilitation treatment for post-prostatectomy incontinence. Eur Urol, 2005,48:734.

[23] Terakawa T, Miyake H, Tanaka K, et al. Surgical margin status of open versus laparoscopic radical prostatectomy specimens. Int J Urol, 2008,15:704.

[24] Drouin SJ, Vaessen C, Hupertan V, et al. Comparison of mid-term carcinologic control obtained after open, laparo-

scopic, and robot-assisted radical prostatectomy for localized prostate cancer. World J Urol, 2009,27:599.

[25] McCullough TC, Heldwein FL, Soon SJ, et al. Laparoscopic versus open simple prostatectomy: an evaluation of morbidity. J Endourol, 2009,23:129.

[26] Masterson TA, Serio AM, Mulhall JP, et al. Modified technique for neurovascular bundle preservation during radical prostatectomy: association between technique and recovery of erectile function. BJU Int, 2008,101:1217.

[27] Vickers A, Cronin A, Masterson T, et al. How do you tell if a change in surgical technique leads to a change in outcome? J Urol, 2010,183(4):1510–1514.

[28] Vickers AJ, Scardino PT. The clinically-integrated randomized trial: proposed novel method for conducting large trials at low cost. Trials, 2009,10:14.

7 机器人前列腺切除手术效果分析：循证医学

Bernardo M. Rocco, Sara Melegari, Rafael Ferreira Coelho,
Vipul R. Patel

关 键 词

- 循证医学
- 机器人前列腺切除术
- 手术结果
- 尿控
- 性功能

引 言

在美国，前列腺特异抗原（PSA）筛选的引入对前列腺癌流行病学有两个主要影响。首先，在 1990 年代的前半段，经年龄校正前列腺癌的发病率大幅增加，10 万人中有超过 250 例新发病例（尽管在 2006 年的发病率下降到 150/100 000，图 7.1）；其次，前列腺癌的早期诊断会导致一个向下的病期移行趋势，因此大多数疾病是在早期被发现的。

根据流行病监督及最终结果（SEER）的统计数据，大约 80% 的前列腺癌患者在适宜行根治手术的局限期被发现。此外，SEER 数据表明在 50 岁以下的男性中，前列腺癌的发病率在过去的 10 年中稳步上升，平均每年增长 9.5%[1]。

局限性前列腺癌治疗的金标准是耻骨后前列腺癌根治术（RRP），它在 1982 年由 P. C. Walsh[2] 报告，为控制癌症提供了有效的方案。然而，大量文献中的系列结果仍有很大的差异，特别是关于功能的结果，如尿失禁和阳痿。在此方面，已有学者开始努力尝试研究有关侵入性更小的 RRP 技术。

Schuessler 等在 1992 年应用腹腔镜微创的方法进行了首次根治性前列腺切除术（RP），1997 年他们发表了一组 9 例患者的小系列研究结果，但并未发现腹腔镜技术有任何显著的优势[3]。更令人鼓舞的结果随后由 Guillonneau 和 Vallancien 发表，在 65 例患者的评估中[4]，微创手术与开放手术的结果相差无几。已有进一步的经验发表[5,6]，但由于技术要求和方法的限制，腹腔镜前列腺切除术的发展受到了制约，尤其是在美国。

1997 年，直觉外科公司发布了主-从机器人系统——达·芬奇手术系统，迈出了微创治疗局限性前列腺癌的重要一步。三维（3D）视觉与 EndoWrist®（腔镜腕）技术是这项创新工具的关键，使仪器具有了宽阔的运动范围。

第一例机器人前列腺切除术是在 2000 年进行的，即在首例腹腔镜前列腺切除术后的 8 年，在法兰克福由 Binder 主刀。不同于传统的腹腔镜前列腺切除术，机器人手术的学习曲线较短，更容易进行全球推广。

机器人辅助腹腔镜前列腺切除术（RALPs）的数量从 2002 年的 766 例增加到 2007 年的 48 000 例。如今，RALP 在美国已成为根治性前列腺切除术的主流。机器人外科手术的需求是如此之大，许多拥有世界一流 RRP 技能的高容量医学中心开展 RALP 计划，这很大程度上是由于市场的压力。

目前，机器人辅助根治性前列腺切除术是最常见的机器人程序。在世界范围内，特别是在美

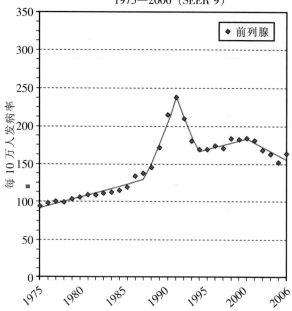

SEER 年龄校正后癌症发病率（全年龄段，全种族，男性）
1975—2006（SEER 9）

图 7.1　来自癌症网站的 SEER 年龄校正后 1975—2006 年前列腺癌发病率（SEER 9）

肿瘤部位包括侵入性病例，除非另有注明。发病率来源：SEER9 类地区（旧金山，康涅狄格，底特律，夏威夷，爱荷华，新墨西哥，西雅图，犹他和亚特兰大）。发病率是每 10 万人和年龄校正为 2000 年美国标准人口（19 个年龄组，人口普查 p25–1130）。回归线使用 Joinpoint Regression Program 版本 3.3.2 计算。2008 年 6 月，美国国家癌症研究所

国，达·芬奇机器人系统（Intuitive Surgical, Sunnyvale，CA）的使用数量在过去的 5 年中大幅增加。

自 2000 年引入以来，系统的可行性和安全性已毋庸置疑。高容量医学中心的报告显示，在功能与肿瘤学上具有良好的短期和中期预后结果[7]。

肿瘤控制效果

肿瘤特异性生存率（CSS）和总生存期（OS）是评估肿瘤预后最可靠的指标。然而，考虑到局限性前列腺癌的自然史，CSS 和 OS 只能用于一段长时间的随访评估和没有一系列可用文献的合适随访。同样的，在我们的知识范围内，尚没有临床无进展生存率数据的报道。

因此，治疗效果是利用肿瘤学替代指标如生化无进展生存期和最常见的手术切缘阳性（PSM）率来评估。

PSM 是前列腺癌根治术后的生化复发、局部复发和远处转移发展的独立预测因素[8,9]。

Parsons 和 Bennet 通过 13 项比较研究评估了手术切缘状态，表明整体风险或 PSM 率在开放 RP、腹腔镜前列腺癌根治术（LRP）或 RALP 之间无显著差异[10]。在肿瘤分期的亚组分析中，各 T_2 或 T_3 肿瘤组之间无显著差异。

Ficarra 等人报道，与接受开放根治性前列腺切除术的患者相比，接受 RALP 的患者被认为在 PSM 率更低上具有显著优势。关于 RALP 和 LRP 的比较无显著差异。

对包含 RRP、LRP 和 RARP 的大容量中心（超过 250 例）的序列分析比较，证实了与 RRP、LRP 相比，在行 RARP 后有更低的 PSM 趋势率；RARP 手术方式加权的平均总 PSM 率为 13.6%，而 LRP 和 RRP 产生的 PSM 率分别为 21.3% 和 24.4%。pT_2 肿瘤的 PSM 率在 RARP 组中也是最低的（RRP 组 15.94%，LRP 组 12.4%，RARP 组为 9.6%）[11]。

在过去的 3 年里有大量的机器人手术系列报道发表，在一组接受了机器人前列腺切除术的 325 例患者中，Joseph[12] 报道的 PSM 率为 13%；而 Badani 等人报道的 2766 例患者中的 PSM 率为 12.3%；Zorn[13] 评估了 300 例患者，PSM 率为 20.9%；Chan[14] 报道了 660 例患者中的 PSM 率为 17.9%；Murphy 报道了 400 例患者中的 PSM 率为 19.2%；Patel 等人在 2008 年发表的研究报告中评估了 1500 例患者，PSM 率为 9.3%。

许多因素均可影响 PSM 率。

根据 Jaffe 等人的报道，手术切缘的状态也可以被学习曲线影响，学习曲线随着外科医生的经验而增加[15]。Patel 等人评估了由同一位外科医生主刀的 500 例 RALP 术，其 PSM 率在最初的 100 例患者为 13%，在最后的 100 例患者为 8%[16]。

此外，一些作者支持前列腺体积为 PSM 的一个可能的独立危险因素。在 Ficarra 等人的体会报道中，前列腺体积与 PSM 的风险呈负相关。在前列腺重量 <40g 的患者中，他们提出的 PSM 率为 36%；而前列腺重量 >40g 患者风险相关的 PSM 率为 18.5%[17]。

需要指出的另一个方面是适当的分期和手术策略能避免 PSM。术前列线图的使用可以强制性了解特定侧包膜外转移的概率[18]。特别是由于前列腺癌的微创手术方法的引入，对解剖结构更好

的理解，使手术技术更加优化，以保持尽可能多的前列腺组织，如前列腺筋膜的解剖[19]。这被认为是一种发展到前列腺囊包膜水平的切除，可将前列腺筋膜的中部或内侧置于前列腺的前外侧及后外侧部。虽然这仍是有争议的，如果筋膜途径在预后效果及自身恢复上具有更显著的效果，但一些作者报道有 PSM 率增加的风险；特别是在 PT_3 分级的病例，PSM 的风险几乎翻了一倍[20]。

并发症

文献报道 RALP 最常见的术中并发症是出血，不仅会导致输血，也有可能中转开腹手术。内脏损伤包括周围器官或结构的损害。中转开放手术的方式很可能是必要的，当行 RALP 时遇到不可克服的解剖情况时，或遇到很少发生的达·芬奇系统的技术问题。后者在 Patel 的描述中有 2.2% 的发生率，最终转为了传统的腹腔镜手术。

术后并发症包括肠梗阻、消化道出血、深静脉血栓、肺栓塞、肺水肿、肺不张、肺炎、胸腔积液、气胸、心房颤动、心肌梗死、室性心动过速、晕厥、急性肾衰竭、尿潴留、尿漏、吻合口出血、尿外渗、直肠瘘、肠损伤、败血症、伤口感染、伤口裂开、脑血管意外、癫痫、移行性脑缺血发作、肾上腺皮质功能不全、横纹肌溶解和胆汁淤积[21]。

骨筋膜室综合征是一种由于长期截石位手术形成的罕见并发症；与骨筋膜室综合征相关的并发症包括瘫痪、感觉障碍、肢体的损失、肾衰竭和死亡[22,23]。

围术期并发症被认为是从规范 RALP 途径之外偏差造成的，它常常根据 Clavien 分级系统记录在文献中[11]。简单地说，该系统分为 5 级：Ⅰ级并发症，偏离正常的进程，但不需要治疗；Ⅱ级并发症，需要药物或床边治疗；Ⅲ级并发症，需要手术、内镜或放射介入治疗（进一步的ⅢA／B级：不需要/需要全身麻醉）；Ⅳ级危及生命的并发症，需要重症监护并伴有残疾；Ⅴ级，死亡。

根据这一分级制度，Murphy[7] 在其研究中描述了 400 例患者中有 63 例发生上述的并发症（15.75%）；其中 42 例（总病例数的 10.5%）有 Clavien Ⅰ／Ⅱ级的并发症，不需要任何手术或放射

介入治疗；21 例分类为 Clavien Ⅲ级并发症的病例包括 5 例直肠损伤（总病例数的 1.25%），其中 3 例进行了认定和术中修复，没有进一步的后遗症，其余 2 例建立了临时造口，需要再次手术；1 例患者因出血再次手术；15 例（3.75%）出现吻合口狭窄需要扩张。没有围术期死亡病例。

Mottrie[24] 等对 184 例患者进行了研究，描述的并发症只有 22 例。3 例（1.6%）有手术后神经失用症；8 例（4.3%）术后血肿；3 例（1.6%）有急性尿潴留；1 例（0.5%）发生术后长时间的麻痹性肠梗阻，加上他描述的 3 例（1.6%）膀胱积血和 1 例吻合口部分裂开。2 例发生膀胱突出（1%）；1 例需要转为开腹手术。

Wood 等[25] 共报告了 117 例 RALP 中 37 例发生术后并发症，统计学意义优于常规手术（$P=0.002$）。在这项研究中，他描述无重大并发症发生；早期尿潴留是最常见的并发症。

对于有经验的操作者，患者并发症的发生率似乎很低：Menon 报道的并发症发生率为 2.3%[26]，Patel 在他的一项研究系列报告中写到，对于同一外科医生的 1500 例患者的手术并发症发生率为 4.3%[27]。

Ficarra 等提到，在比较报告的累积分析中，认为在那些开放 RP 患者中总的并发症发生率是比较高的，而 RALP 和 LRP 患者并发症的发生率是相近的[28]。

一个外科医生的经验也会影响并发症的发生率，增加相关训练可降低并发症的发生[29]。

在最近的 415 例研究中，Novara 表明手术经验及前列腺体积是各级别的并发症发生的独立预测因素。他们发现在 415 例患者中并发症率为 21.5%[30]。

图 7.2 中显示了全球最大的同一外科医生的序列研究（Dr. V. R. Patel），并发症的发生率显示出一个持续下降的趋势。只有高 Clavien 级别的并发症（肺栓塞、深静脉血栓形成）与手术无直接联系，它的减少与手术经验增加的关联性不大，因为这不是和手术经验直接相关的。

围术期指标

手术时间

RALP 手术时间是受一个对接脱离时间影响

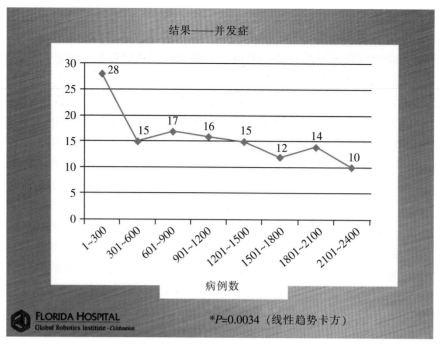

结果——并发症

病例数

P=0.0034（线性趋势卡方）

图 7.2　全球最大的同一外科医生的序列研究 (Dr. V. R. Patel)

的，这可以部分解释与传统方法差异的影响[31]。总之，该 RALP 手术时间往往随着外科医生经验的增加而显著降低。

在 Binder 最初进行的手术中，平均手术时间为 540min[32]；Abbou 报道的第一例手术的手术时间为 420min；Bentas 的最初 41 例手术平均需要 570min[34]；而 Patel 在他开始的 50 例手术里，平均手术时间为 202min[35]。

Rocco 等人在他们最初手术的 120 例患者中，整体的平均手术时间为 215min，范围从 450 到 165min[31]。最近由 Ficarra 等进行的系统评价表明，在学习曲线的早期阶段，接受 RARP 手术患者的手术时间与开放 RP（证据级别 2b）相比明显延长。但有证据显示在一个更大的机器人手术组，同样是 2b 级水平的情况下，这种差异消失了[30]。

失血量

Ficarra 和 Parson 的系统评价表明，腹腔镜或机器人辅助手术的术中失血量趋势比开放手术少[10,30]。

这种差异有很多原因：气腹造成的正性腹压，术野放大使得解剖精度的提高，和 7° 自由机械臂的应用是最有可能的原因。

文献中的数据表明在接受 RALP 治疗的患者中，出血和输血的风险较低；也正如 Parson 和

Bennet 所描述的，在他们的研究组中输血的风险减少了 77%[10]。然而，Farnham 等人发现在估计失血量（EBL）上存在显著差异，但在输血量方面没有差异，可能是因为他们在传统手术中输血率较低（2.9%）[36]。

Rocco 等人报道的 EBL 显著低于 RRP（平均 EBL 分别为 200mL 与 800mL）[31]。

Hu 报道的 EBL 平均值为 250mL[37]，Zorn 为 222mL[13]，Patel 为 111mL[27]，Borin 为 103mL[38]，Badani[39] 和 Menon[26] 报道的平均 EBL 为 142mL。

住院天数

RARP 似乎是一种住院时间短的手术技术，这可能是因为手术过程降低了侵袭性，尤其是在术后疼痛方面。

Rocco 等人报道的平均住院时间为 3d，比开放手术明显减少（6d）；Patel 的患者在术后 1.1d 即出院[27]，Murphy[7] 为 3.1d；Borin[38] 为 1d。

这些结果可能反映了不同地域进行手术的差异。

文献表明 RALP 的住院时间短于 LRP；这似乎不太可能是 RARP 比 LRP 更具有技术优势。更可能是因为大多数的 LRP 手术是在欧洲国家进行的，那里的患者通常在医院里住到拔除导尿管，使得住院时间延长。

尿 控

尿失禁是根治性前列腺切除术（RP）这一治疗局限性前列腺癌金标准的历史上一种主要的相关缺陷。

RP术后对尿控结果的客观评价缺乏标准化研究组。大部分文献使用的是没有验证机构的问卷调查表，且这些结果是由第三方评估记录的。此外，尿失禁的定义仍然是一个存在争议的问题，这些问题会造成对功能结果的非常多样化的评价。

根据高量医学中心的数据，在学习曲线完成后，RARP后的尿控似乎令人满意，术后瞬时尿控率为27%，在术后6个月几乎所有患者（95%）能完成尿控。Menon[26]报道RALP术后1个月的尿控率为50%，术后12个月的尿控率为90%。Joseph[12]报道的导尿管拔除后瞬时的尿控率为24%，在术后6个月的随访中96%的患者能做到。

Parsons和Bennet[10]在1年的随访中，以4项比较研究指标评估了尿控。在LRP、RARP和开放RP之间尿控没有显著差异。对于RARP和开放的RP之间的比较，Tewari[40]等人的结果显示，在非随机对照研究中，RARP的控尿功能恢复较早。作者报道了一项关于100例开放RP和200例RARP的前瞻性比较，证明了RARP术后尿控恢复更快（中位时间分别为160d与44d；P<0.05）。

RALP的结果与早期的功能恢复有关联，也在Rocco等人的研究中得以证实；术后3个月70%的患者没有使用衬垫或只使用一个保险性的衬垫，也说明了经RALP治疗后的患者比RRP具有更高尿控的恢复率（术后12个月97% vs 88%）。

多项技术改进的提出促进了尿控的早期恢复，包括保留膀胱颈或耻骨前列腺韧带或耻骨前列腺环成形术，以及由F. Rocco[41]、B. Rocco[42]和G. Coughlin[43]报道的狄氏筋膜后重建术（PRDMP），他们分别在开放、腹腔镜和机器人手术中介绍了该技术。

尿控早期恢复的技术改造（改进）将在另一章深入阐述。

勃起功能

正如尿控一样，很难评估RALP术后的性功能效能，因为用于确定性功能定义的变化性大。最常用的用于定义标准性功能的包括男性性健康清单（男性性健康量表，SHIM）总分21分或更高，且SHIM问卷表中的问题2至少评分2分（"当受到刺激勃起时，你能维持多长时间的足够的勃起硬度用于插入？"）[44]。

几种评估术后勃起功能的方法已被采用，包括不同的问卷 [国际勃起功能指数，扩大前列腺癌复合指数（EPIC）]，以及不同的数据采集方法（电话、个人访谈等等）。

其他的混杂因素除了外科医生的经验和手术方法之外，包括患者的年龄，神经保留技术的使用类型（是否保留单侧或双侧神经），以及磷酸二酯酶-5（PDE-5）抑制剂等辅助药物的使用。

更好的解剖知识，术野放大，双眼视觉，三维可视化成像，以及RALP动作震颤过滤使解剖结构和神经血管束得以精确保留，这对于局限性病变和年轻患者是很必要的；由Patel[45]等提出的顺行术式使得神经血管束充分暴露，特别是在该位置的前列腺。

相当多的争论已经发展修订了新的神经保留技术，如"Aphrodite面纱"技术[46]。"标准"技术是暴露在内筋膜平面后外侧间隙的神经血管束。Menon[47]等提出了一个在前列腺筋膜外侧的更高外侧切口和通过筋膜内途径暴露神经血管束的方法，假定海绵体神经位于前列腺筋膜外侧上方。在这项研究中，58例行RALP的低风险前列腺癌男性患者分为两组：23例行标准神经保留技术，35例行前列腺筋膜外侧保留的技术RALP，即"Aphrodite面纱"。包括使用PDE-5抑制剂的情况在内，标准技术组23例中的17例（74%）和"Aphrodite面纱"组35例中的34例（97%）有足够勃起硬度进行性交。然而，一项来自同一中心的进一步报道描述154例行"Aphrodite面纱"RALP术后12个月恢复正常勃起（SHIM>21）的概率只有71%。当使用PDE-5抑制剂被排除在外后，这个数字下降到26%[48]。这些数字并没有被其他的研究重复过，且关注点在于PSM风险与筋膜内切除的关系[49]。

目前，最好的解剖和临床证据表明，对使用标准神经保留技术的RALP可产生令人满意的勃起功能，且几乎没有证据建议行"面纱"技术[50]。当可行情况下，筋膜切除似乎是勃起功能和肿瘤预后结果之间最好的妥协。

另一方面，无论采用何种手术方式，在保留神经的同时避免热能升温表现出了勃起功能结果的提高[51]。

然而，已发表的研究中贫乏的方法学和随机临床试验的缺乏阻碍得出明确结论。

就近期公布的主要研究结果而言，Patel 报道的患者术后 1 年勃起功能恢复率为 78%[16]；Zorn 报道手术 3 个月后 53% 能够勃起，术后 1 年则为 80%[52]；Badani[39] 描述 910 例患者在术后 18 个月的勃起功能恢复率为 79.2%。

根据 Tewari 等的非随机对照研究结果，相比 RRP 而言，RALP 能够更好、更早地恢复勃起功能。这些报道前瞻性地比较了 100 例开放 RP 和 200 例 RALP[40]，证明了 RALP 表现出更快速的勃起功能恢复（RALP 术后 50% 患者恢复勃起功能的平均随访时间为 180d，而 RRP 是 440d），以及更快的性交恢复（RALP 术后 50% 患者恢复性交的平均随访时间为 340d 而 RRP 是 700d）。

Rocco 等也得出了主要和早期勃起功能恢复结论（在 RALP 和 RRP 术后 12 个月的概率分别为 61% 与 41%）。

对于 RARP 和 LRP 的比较，Joseph[12] 等进行了一项单中心回顾性研究，为非同一时间患者研究组在 LRP 与 RALP 术后勃起功能恢复的比较。术后 3 个月时，只观察到一个支持 RALP 的非统计学意义趋势。

结　论

在后 PSA 时代，对前列腺癌分级有显著的向下移动趋势。治疗前列腺癌的金标准仍然是开放的耻骨后前列腺切除术，但微创手术治疗是一致的替代选择。

传统腹腔镜手术的普及有限是由于其陡峭的学习曲线，而机器人手术在美国是前列腺癌最普及的治疗方法。

尽管在最近才被引入日常临床实践中且缺乏长期随访数据，机器人辅助根治性前列腺切除术被认为与开放性前列腺切除术疗效相当[53]，且很可能比传统的耻骨后前列腺切除术有更低的发病率[54]。关于机器人在局限性前列腺癌治疗中的作用，仍需更多一致的长期肿瘤学数据来证实。

参考文献

[1] Surveillance Epidemiology and End Results. http: //seer. cancer. gov/statfacts/htmllprost. html. Accessed December, 26,2009.

[2] Walsh PC, Donker PJ. Impotence following radical prostatectomy: insJght into etiology and prevention. J Urol, 1982, 128: 492–497.

[3] Schuessler WW, Schulam PG, Clayman RV, et al. Laparoscopic radical prostatectomy: initial short-term experience. Urology, 1997, 50: 854–857.

[4] Guillonneau B, Vallancien G. Laparoscopic radical prostatectomy: the Montsouris experience. J Urol, 2000, 163: 418–422.

[5] Galli S, Simonato A, Bozzola A, et al. Oncologic outcome and continence recovery after laparoscopic radical prostatectomy: 3 years' follow-up in a "second generation center". Eur Urol, 2006, 49: 859–865.

[6] Lein M, Stibane I, Mansour R, et al. Complications, urinary continence, and oncologic outcome of 1000 laparoscopic transperitoneal radical prostatecto-mies-experience at the Charite' Hospital. Berlin, Campus Mitte. Eur Urol, 2006, 50: 1278–1284.

[7] Murphy DG, Kerger M, Crowe H, et al. Operative details and oncological and functional outcome of robotic-assisted laparoscopic radical prostatectomy: 400 cases with a minimum of 12 months follow-up. Eur Urol, 2009, 55 (6): 1358–1366.

[8] Pfitzenmaier J, Pahernik S, Tremmel T, et al. Positive surgical mar-gins after radical prostatectomy: do they have an impact on biochemical or clinical progression? BJU Int, 2008, 102(10): 1413–1418.

[9] Herrmann TR, Rabenalt R, Stolzenburg JU, et al. Oncological and functional results of open, robot-assisted and laparoscopic radical prostatectomy: does surgical approach and surgical experience matter? World J Urol, 2007, 25: 149–160.

[10] Parsons JK, Bennett JL. Outcomes of retropubic, taparoscopic, and robotic assisted prostatectomy. Urology, 2008, 72: 412–416.

[11] Coelho RP, Rocco B, Patel MB, et al. Retropubic, laparoscopic, and robot-assisted radical prostatectomy: a critical review of outcomes reported by high-volume centers. J Endourol, 2010,24(12): 2003–2015.

[12] Joseph JV, Rosenbaum R, Madeb R, et al. Robotic extraperitoneal radical prostatectomy: an alternative ap-

proach. J Urol, 2006, 175(3 Pt 1): 945–950.

[13] Zorn KC, Gofrit ON, Orvieto MA, et at. Da Vinci robot error and failure rates: single institution experience on a single three-arm robot unit of more than 700 consecutive robot–assisted laparoscopic radical prostatectomies. J Endourol, 2007, 21(11): 1341–1344.

[14] Chan PC, Barocas DA, Chang SS, et al. Effect of large prostate gland on open and robotically assisted laparoscopic radical prostatectomy. BJU Int, 2008, 101 (9): 1140–1144.

[15] Jaffe J, Caste llucci S, Cathelineau X. Robot-assistec laparoscopic prostatectomy: a single-institution. learning curve. Urology, 2008, 73: 127–133.

[16] Patel VR, Thaly R, Shah K. Robotic radical prostate ctomy: outcomes of 500 cases. BJU Int, 2007, 99 1109–1112.

[17] Ficarra V, Novara G, Secco S, et al. Predictors of positire surgical margins after laparoscopic robo assisted radical prostatectomy. J Urol, 2009, 182(6)2682–2688.

[18] Ohori M, Kattan MW, Koh H, et al. Predicting the presence and side of extracapsular extension: a nomogram for staging prostate cancer. J Urol, 2004, 171: 1844–1849.

[19] Walz J, Burnett AL, Costello AJ, et al. A critical analysis of the current knowledge of surgical anatomy related to optimization of cancer control and preservation of continence and erection in candidates for radical prostatectomy. Eur Urol, 2010, 57: 179–192.

[20] Potdevin L, Ercolani M, Jeong J. Kim IY Functional and oncologic outcomes comparing interfascial and intrafascial nerve sparing in robot-assisted laparoscopic radical prostatectomies. J Endourol, 2009, 23(9): 1479–1484.

[21] Colombo JR Ir, Haber GP, Jelovsek JE, et al. Complications of laparoscopic surgery for urologi cal cancer: a single institution analysis. J Urol, 2007, 178 (3 pt 1): 786–791.

[22] Raman SR, Jamil Z. Well leg compartment syndrome after robotic prostatectomy: a word of caution. J Robot Surg, 2009, 3: 105–107.

[23] Ubee SS, Manikandan R, Atkmanathan N, et al. Compartment syndrome in urological practice. BJU Int, 2009, 104 (5): 577–578.

[24] Mottrie A, Van Migem P, De Naeyer G, et al. Robot-assisted laparoscopic radical prostatectomy: oncologic and func-tional results of 184 cases. Eur Urol, 2007, 52(3): 746–750.

[25] Wood DP, schulte R, Dunn RL, et al. Short-term health outcome differences between robotic and conven-tional radical prostatectomy. Urology, 2007, 70(5): 945–949.

[26] Menon M, Shrivastava A, Kaul S, et al. Vattikuti Institute prostatectomy: contemporary technique and analysis of results. Eur Urot, 2007, 51(3): 648–657.

[27] PatelVR, Palmer KJ, Coughlin G, et al. Robot-assisted laparoscopic radical prostatectomy: peri-operative outcomes of 1500 cases. J Endourol, 2008, 22(10): 2299–2305.

[28] Ficarra V, Novara G, Artibani W, et al. Retropubic, laparoscopic, and robot-assisted radical prostatectomy: a systematic review and cumulative analysis of comparative studies. Eur Urol, 2009, 55(5): 1037–1063.

[29] Ficarra V, Cavalleri S, Novara G, et al, Evidence from robot assisted laparoscopic radical prostatectomy: a systematic review. Eur Urol, 2007, 51(1): 45–55.

[30] Novara G, Ficarra V, D' Elia C, et al. Prospective evaluation with stan dardised criteria for postoperative comphcations after robotic-assisted laparoscopic radical prostatectomy. Eur Urol, 2010, 57: 363–370.

[31] Rocco B, Matei DV, Melegari S, et al, Robotic vs open prostatectomy in a laparoscopically naive centre: a matched-pair analysis. BJU Iht, 2009, 104: 991–995.

[32] BinderJ, KramerW. Rohotically-assistedlaparoscopic radical prostatectomy. BJU Int, 2001, 87: 408–410.

[33] Abbou CC, Hoznek A, Salomon L, et al. Laparoscopic radical prostatectomy with a remote controlled robot, J Urol, 2001, 165: 1964–1966.

[34] Bentas W, Wolfram M, Jones J, et al. Robotic technology and the translation of open radical prostatectomy to laparoscopy: the early Frankfurt experience with robotic radical prostatectomy and one year follow up. Eur Urol, 2003, 44: 175–181.

[35] Patel VR, Tully AS, Holmes R, et al. Robotic radical prostatectomy in the community setting-the learning curve and beyond: initial 200 cases. J Urol, 2005, 174: 269–272.

[36] Farnham SB, Webster TM, Herrel SD, et al. lntraoperative blood loss and trasfusion requirement for robotic-assisted radical prostatectomy versus radical retropubic prostatectomy. Urology, 2006, 67: 360–363.

[37] Hu JC, Nelson RA, Wilson TG, et al. Perioperative complications of laparoscopic and robotic assisted laparoscopic radical prostatectomy. J Urol, 2006, 175(2): 541–546.

[38] Borin JK Skareeky DW, Narula N, et al. Impact of urethral stump length on continence and positive surgical margins in robot-assisted laparoscopic prostatectomy. Urology, 2007, 70: 173–178.

[39] Badani KK, Kaul S, Menon M. Evolution of robotic radical prostatectomy: assessment after 2766 procedures. Cancer, 2007, 110(9): 1951–1958.

[40] Tewari A, Srivasatava A, Menon M, Members of the VIP Team. A prospective comparison of radical ret-ropubic and robot-assisted prostatectomy: experience in one institution. BJU Int, 2003, 92(3): 205-210.

[41] Rocco F, Carmignani L, Acquati P, et al. Restoration of posterior aspect of rhabdosphincter shortens continence time after radical retropubic prostatectomy. J Urol, 2006, 175(6): 2201-2206.

[42] Rocco B, Gregori A, Stener S, et al. Posterior reconstruction of the rhabdosphincter allows a rapid recovery of continence after transperitoneal video-laparoscopic radical prostatectomy. Eur Urol, 2007, 51(4): 996-1003.

[43] Coughlin G, Dangle PP, Patil NN, et al. Surgery illus trated-focus on details. Modified posterior reconstruction of the rhabdosohincter: application to robotic-assisted laparoscopic prostatectomy. BJU Int, 2008, 102 (10): 1482-1485.

[44] Murphy DG, Challacombe BJ, Costello AJ. Outcomes after robot-assisted laparoscopic radical prostatectomy. Asian J Androl, 2009, 11(1): 94-99.

[45] Patel VR, Shah KK, Thaly RK, et al. Robotic assisted laparoscopic radical prostateetomy: the Ohio State University technique. J Robot Surg, 2007, 1: 51-59.

[46] Savera AT, Kaul S, Badani K, et al. Robotic radical prostatectomy with the "Veil of Aphrodite" technique: histologic evidence of enhanced nerve sparing. Eur Urol, 2006, 49: 1065-1073.

[47] Menon M, Kaul S, Bhandari A, et al. Potency following robotic radical prostatectomy: a questionnaire based analysis of outcomes after conventional nerve sparing and prostatic fascia sparing techniques. J Urol, 2005, 174: 2291-2296.

[48] Kaul S, Savera A, Badani K, et al. Functional outcomes and oncological efficacy of Vattikuti Institute prostatectomy with Veil of Aphrodite nerve-sparing: an analysis of 154 consecutive patients. BJU Int, 2006, 97: 467-472.

[49] Goldstraw MA, Dasgupta P, Anderson C, et al. Does robotically assisted radical prostatectomy result in better preservation of erectile function? BJU Int, 2006, 98: 721-722.

[50] Murphy D, Costello AJ. High prostatic fascia release or standard nerve-sparing? A viewpoint from the Royal Melbourne Hospital. J Robot Surg, 2008, 2: 181-185.

[51] Ahlering TE, Eichel L, Skarecky D. Evaluation of long-term thermal injury using cautery during nerve sparing robotic prostatectomy. Urology, 2008, 72(6): 1371-1374.

[52] Zorn KC, Ofer NG, Marcelo AO, et al. Robotic-assisted laparoscopic prostatectomy: functional and pathologic outcomes with interfascial nerve preservation. Eur Urol, 2006, 51: 755-763.

[53] NCCN guidelines. https: //subscriptions. nccn. org/register, aspx. Accessed December 27, 2009.

[54] EAUguiddines. http: /www. uroweb. org/nc/pmfessional-resources/guidelines/online/. Accessed December 27, 2009.

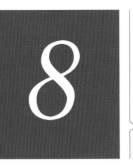

学习机器人辅助根治性前列腺切除术:刚开始的技术掌握和进一步提高水平

Benjamin J. Challacombe, Anthony J. Costello,
Declan G. Murphy

关 键 词

- 前列腺癌
- 机器人辅助腹腔镜前列腺切除术
- 机器人
- 手术
- 教育
- 培训

引 言

在全球范围,以达·芬奇系统(Intuitive Surgical, Sunnyvale, CA)作为机器人辅助前列腺根治性切除术(RARP)治疗局限性前列腺癌的人数正在不断上升。随着开放性前列腺癌根治术数量的下降以及许多具备腹腔镜前列腺癌根治术世界领先水平的医生向开展 RARP 过渡,这种技术显然已成为手术方法中的首要术式,并被泌尿外科医生所争先掌握。患者对发病率以及肿瘤学和功能学结果的期望值也随着这种技术应用的增加而提高。为了证明最初投资的正确性以及保证持续的经济效益,从一开始医疗机构就对所安装机器人的及时传输和高质量操作赋予期望及压力。

这种手术需要以下参与手术人员对盆腔及前列腺周围的解剖结构有深入的了解:一群兢兢业业接受过系统训练的手术室工作人员,接受过腹腔镜手术训练的一助,以及主刀医生对这种技术的优势及缺陷有充分的了解。

文献清楚地记录了施行泌尿外科手术尤其是前列腺癌根治性切除术的外科医生数量,以及各个医生和研究中心在这种手术上的显著区别[1]。在患者身上试验以及由此带来的不良后果是不能被接受的。当今时代学习 RARP 的目的不仅仅是为了安全地实施手术,而且是为了同那些富有高质量经验的泌尿外科医生相比,在 PSM 率、尿控、勃起功能等方面能达到一个熟练水平。鉴于 RARP 这种富于挑战性的技术的复杂性及其对技巧的要求,在学习过程中,那种"看一次、做一次、教一次"的学习方法已经远远脱离了实际。

RARP 最初是由 Binder 等在 2001 年提出的[2],后经 Menon 等对这项技术进行了改进,并使其在随后的几年得到普及[3]。他们认为模块化的方法有助于学习并且团队的学习环境至关重要。他们还提出机器人辅助技术有助于开放手术技术精湛的外科医生学习腹腔镜前列腺癌根治性切除术。

刚开始学习 RARP 的外科医生在专业知识和训练水平上存在很大的差距:

- 有丰富开放手术经验但无腹腔镜手术经验的外科医生。
- 有丰富腹腔镜手术经验但无腹腔镜前列腺癌根治性切除术经验的外科医生。
- 正从腹腔镜前列腺癌根治性切除术逐渐过渡的外科医生。
- 整个住院医师期间一直学习 RARP、在机器人方面训练有素的外科医生。

需要克服的学习曲线的巨大差异取决于医生学习的起始基线。为保证一开始就能够获得成功，本章为不同起点的想要提高机器人手术技术的学习者提供了一些实用的建议及技巧。

学前准备

学习各手术步骤

在获取关于如何掌握 RARP 的知识和技巧之前，受训者需要制订个人承诺计划并安排时间去学习手术本身所要掌握的基本知识。一般情况下，依据不同的手术病例，微创性前列腺癌根治性切除术的技术已经被分成若干个关键步骤。这些步骤已经被开发成模块化的学习方案用于腹腔镜前列腺癌根治手术（LRP），并同样适用于 RARP[4]。Stolzenburg 将此学习过程分为 12 个关键步骤，5 个难度级别。学员们只有在导师对他们在某一难度级别的学习成绩认可后才能进入下一级别的学习。这些步骤以及它们相对应的难度级别详见表 8.1。

表 8.1 与手术难度水平相对应的模块化 RARP 步骤

步骤	手术步骤描述	难度级别
1	放置 Trocar 以及腹膜前间隙的解剖	I
2	盆腔淋巴结清扫术	II
3	切开盆内筋膜以及解剖耻骨前列腺韧带	I
4	结扎背侧静脉复合体	III
5	膀胱颈前位和侧位淋巴结清扫术	II
	膀胱颈背侧淋巴结清扫术	III
6	解剖和区分输精管	III
7	精囊的解剖	III
8	切断 Denonvillier 筋膜后段——在前列腺的后表面将前列腺与直肠分离	III
9	前列腺侧韧带的解剖	III
10	保留神经的操作	V
11	前列腺尖的分离	IV
12	尿道膀胱吻合术	III

改编自 Stolzenberg 等[4]

学习中可利用的资源

在本世纪的前 10 年间，RARP 的发展十分迅速，以至于教科书中也经常跟不上它们更新的步伐。泌尿外科的许多文献对该技术进行过精彩的描述，并且展示了一些高质量的插图[5-7]。另外，

还有一些个人及企业以 DVD 的形式记录了 RARP 的过程，在 www.youtube.com 和 www.websurg.com 网站上也可以看到这些资源，这有利于学习者利用个人时间对 RARP 的基本知识进行学习。强大的多媒体资源对于学习 RARP 步骤是非常宝贵的，初步学习机器人的外科医生应该尽可能的加以利用。

开始学习

前期准备

团队

一个训练有素、有目标、快乐、协作的团队是成功的关键。一个核心小组由 3~4 名护士，1~2 名手术助手，一名麻醉助手和一个手术室技术人员组成，如果有可能的话，他们都应该得到认证。核心小组成员必须是协调一致、值得信赖的，全身心投入到工作当中，并且对学习和施行 RARP 满怀热情。小组成员应在其中一家达·芬奇教学中心一起接受培训。

- 助 手

如果可能的话，手术助手之前最好学习使用过腹腔镜。这样才能确保手术助手已经掌握了腹腔镜的基本技术，如腹腔镜的入路（Hassan 或 Verres 针），套管置入，熟悉仪器，并已掌握三角测量技术。由于达·芬奇系统能够将视野进行放大，要求助手能够快速、安全、可靠地取出手术器械并插入新的器械到盆腔内相同的位置。这需要助手自身具备对腹腔镜三角关系判定的能力，并能够与实践经验相结合，但这对助手来说一般是比较欠缺的。助手一般是由正在接受培训的住院医师或同事担任，但在许多机器人中心偶尔是由专门的机器人手术助理或高级护士担任。

- 其他外科同事

在项目的开始阶段，RARP 有可能吸引其他感兴趣的外科同事或者泌尿科主治医师。在最初的几例手术中，如果有上级医生在旁边进行指导，对于那些之前很少或没有开放性前列腺癌根治术经验的医生来说是特别重要的。万一中转开放手术的话，旁边有一位处理盆腔肿瘤经验丰富的外科医生也是一种优势。

- 首席（协调）护士

拥有一个能够与泌尿外科医生合作良好并对

RARP 充满激情的协调护士是至关重要的。他或她需要协调好 RARP 手术室的准备工作以及组内成员的工作，保证一次性耗材的订购以及设备的良好保养，能够与精湛的维修团队进行技术交流。在大型医疗中心，这一角色是由能够保证机器人手术项目流畅运作的"机器人协调员"担任的，他是整个团队的中心。

● 麻醉师

在手术开展的起步阶段，泌尿外科医生最好和固定的麻醉师搭配，而这个麻醉师需要从手术一开始就参与其中。麻醉师在 RARP 麻醉中能遇到的挑战包括保持头低脚高卧位，精确摆放患者体位，建立气腹，充分止痛且能早期出院，围绕达·芬奇系统工作[8]。

导 师

我们以及其他从事此项工作的医生[9]，建议学习者们在学习过程中非常有必要选择并拥有一位经验丰富的导师。Intuitive Surgical 公司在达·芬奇外科手术系统的安装费用中已经包括了部分的手术指导费。在 RARP 的整体技术框架下，不同的外科医生针对他们自己以及手术中心开发出了一些独特的操作步骤。选择多个外科医生作为导师可能会使学习效果适得其反，因为你和你的团队真正需要的是获得一个对你的工作可靠、安全、稳健的技术。同样的，在同一个单位同时尝试学习 RARP 的一群学员，面对学习曲线的不同以及不理想的学习效果对他们来说都是一种挑战。理想的导师必须是一个好的沟通者，一个好的听众，并允许你培养独立精神，同时在困难的情况下提供帮助。如果处理的大量病例都在遇到了困难时由导师接手，这是没有任何意义的。关键的步骤需要导师演示，但此后需要让学员尽快回到主控台的位置。对于许多外科医生来说，做到这点是非常困难的，因为相比于看别人在做手术时困苦挣扎，他们感觉自己做起来更加舒服。对于双方来说，通过指导新手学习，得到的回报是极其丰厚的，并可获得极佳的学习经验。下面我们介绍一些与导师建立一个强大且可靠的关系需要的步骤:

1. 访问导师自己的手术中心，观察一些手术步骤，让手术室各个岗位的同事保持一对一的联系，精确记录所有的设备和仪器的使用方法，以及任何细微之处。

2. 观看 DVD 和阅读导师的技术说明。

3. 确保导师给予你最初几个病例足够的指导，且对全部的病例都是有用的，并能够报销差旅费。

4. 在已掌握最初几个病例的基础上，回访导师以继续观察别的病例。这样的话，我们就能够获得更多的知识并把注意力更多地放在难点部分。

手术室配置

立足手术室的准备是非常重要的，因为我们要熟悉大量跟 RARP 相关的设备并知道各种设备的移动、摆放以及怎样与机器人相连接。上级护士应准备好访问导师和进行动物实体训练所需的基本工具包的详细清单。和灭菌服务人员保持联系，确保用当前设备能够保证达·芬奇系统的灭菌效果是很重要的。仔细衬垫和固定患者的脚对 RARP 也很重要。在手术之前所有患者应该穿弹力袜和应用气动小腿压缩机。脚应固定在黄色的"鳍"部或类似的脚约束带上，以避免不必要的小腿压迫导致深静脉血栓、骨筋膜室综合征等。安装在手术室的重要装置包括:

● 适当的垫料袋。

● Yellofin® 箍筋（Allen 医疗系统，Acton，MA，USA）或类似物。

● 预防深静脉血栓形成的气动加压弹力袜。

Intuitive Surgical 公司培训

在开展第一台临床手术之前，核心团队需要在达·芬奇系统专用设施里完成模拟训练及动物实体训练。来自公司的临床专家也会监督这些模拟训练，这样，这些手术室工作人员才能对系统更加熟悉（图 8.1）。对主刀医生来说，做几次模拟训练，特别是针对缝合技术的训练是一个非常好的机会（必须利用好）。在最初的几次手术之前，尽量多做几次模拟训练（直至手术时能让缝合技术达到满意状态）。

双控制台训练

2009 年在达·芬奇系统上开发的双控制台功能使得对控制台手术医生的培训进入到一个新的层面（图 8.2）。它为指导医生提供了同样清晰的手术视野以观察学员的训练，并为根据要求控制手术进程提供了一个理想的环境。对拥有顶

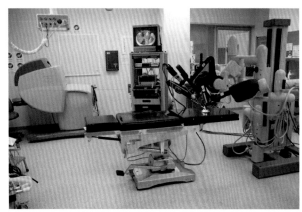

图 8.1 为保证手术团队对手术装置的适应，第一例手术前做几次模拟的全程合作以及多次训练对团队的合作是有帮助的

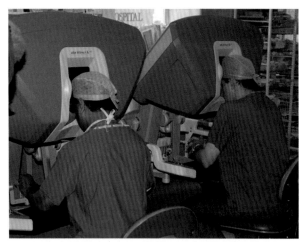

图 8.2 新型达·芬奇系统机器人拥有的双控制台功能提供了一个完美的训练环境。在盖伊医院高级培训班里 Vipul Patel 博士（全球机器人研究所，美国佛罗里达州）在左侧控制台上操作，Declan Cahill 博士（盖伊医院，英国伦敦）在右侧控制台上操作

级配置的手术中心来说，配备第二个控制台的额外费用将限制该设备的实用性，但培训机构肯定会购置。

首例手术

挑选一个简单且容易操作的患者。最初的几个患者当中，应尽量避免由患者带来的各种复杂因素以及 RARP 中的复杂操作。包括：

- 肥胖——体重指数>30。
- 曾经做过经尿道前列腺切除术。
- 中叶巨大。
- 前列腺非常大，体积>70cm³。

- 曾有下腹部手术史，虽然这是可接受的，但粘连会增加手术时间，因此最好避免出现在最初的几个手术中。
- 最初也应避免曾行腹股沟疝修补术的患者，尤其是已施行腹腔镜进行的修补。

导师应该提供现场指导，如果必要的话可以上控制台操作。来自 Intuitive Surgical 公司的临床专家将在现场，以保证系统运行流畅，并帮助解决任何设备或对接方面的问题。

为了避免患者因体位造成的伤害，在放置护垫及固定的时候要特别注意，尤其是在术前就预计手术时间会很长的时候。导师将确保采取了正确预防措施。

在前几例手术中其他的有效措施包括：

- 刻录手术视频：这对未来改善操作极为重要。
- 关键步骤计时：找人对每个模块步骤进行计时，用来和今后手术比较。对于那些消耗了太多时间的步骤可以进行专门的训练，进而提高操作技术。
- 完成手术后向导师和团队成员询问手术完成情况。
  - 确定需要任何纠正的问题，例如设备问题。
  - 明确下一例手术中需要改善的步骤。

随后几例

当你开始时，关键是规划好每天的练习量。第 1 天只做 1 例（除非你已经接受过机器人训练），但理想的安排是前 2 周最少做 5 例。鼓励自己和团队是非常重要的，这能让每个人对技术和程序的学习都感到自信和舒适。

第 1 例所应避免的情况（肥胖、以前 TURP 等）应扩大到前 20 例。你的学习基础决定你所需辅导的手术数量。如前所述，没有腹腔镜经验的外科医生和具备机器人训练基础的外科医生相比，学习曲线相差巨大。因此，导师的计划也需要量身定制。

从开放手术过渡到机器人手术

对腹腔镜前列腺癌根治手术来说，前期的腹腔镜技术至关重要，但不同的是，在许多著名中心进行开放前列腺癌根治术的外科医生已经能够在不经过腹腔镜过渡的情况下直接将其丰富的开放手术经验应用到机器人手术上[10-11]。Ahlering 的研究小组得出的结论是，熟练的开放手术外科医生可以很容易地将他们的技能转移到机器人腹腔镜手术上，并无腹腔镜技能要求。他们也最先定义了辅助操作 RARP 所需的技能[12]。这包括根据助手的用手习惯改变端口的位置，注重协助解剖膀胱颈、精囊、直肠和神经血管束所需要的技能。

从腹腔镜手术过渡到机器人手术

腹腔镜前列腺癌根治手术是一个技术要求非常高的操作，很难掌握，这和它陡峭的学习曲线有关。据估计，为了熟练操作，没有经过腹腔镜手术训练的医生在此之前需要有 50~80 例的手术训练[13]。这样的结果是，许多开展腹腔镜根治术的医生要么现在完全停止手术，要么他们足够幸运，已经获准尝试本地的达·芬奇系统，可以直接过渡到机器人手术。

如何进一步提高

一旦最初的几例手术顺利完成，注意力需很快转移到提高操作能力上。很显然，RARP 具有复杂的学习曲线，它包含的不仅仅是手术时间的问题。当团队变得更有经验时，可以设立许多相应的参数及目标去监测围术期和预后数据的改善。包括：
- 手术时间。
- 并发症。
- 手术切缘阳性（PSM）。
- 功能预后——尿控和勃起功能。

最初，重点在于减少手术时间和避免并发症的发生。随后，"三连胜"的结果：PSM、尿控和勃起功能成为重要的指标，用于评定高质量的手术结果。这些预后的学习曲线并不一定和手术的学习曲线相对应。

在这方面，一旦手术团队的 RARP 开始启动并运作，我们会提供一些建议以帮助改善手术的预后。

第一步：收集、分析数据

为了提高手术能力，首先必须知道别人是如何操作的。这似乎是毫无疑问的，但显然，数据收集常常被大多数的学术中心所忽视。审核是现代外科实践的重要组成部分，它可以评估操作过程，明确具有重要意义的方面，监测需要改善的地方。一个有效的审核关键在于数据采集的准确性。建立一个安全、有前景的数据库需要伦理委员会的批准，而且协议应当约定由谁输入数据以及如何保护。对已发表的关于前列腺癌根治术的文献，主要的诟病是缺乏规范报告制度和有效问卷。一个 RARP 研究程序的全面启动能为数据的收集提供绝佳的机会，这将利于前列腺癌根治术的文献报道愈发成熟。建议由一个数据管理员负责监督这一过程。这些数据集至少应包括：
- 患者人口统计信息，包括并发症、节欲基线和勃起功能。
- 癌症分期，包括活检细节，PSA 检测史，磁共振成像（MRI）结果等信息。
- 围术期的细节——应包括 RARP 的技术细节，如是否进行前和（或）后重建，保留神经的细节等等。
- 并发症——这些应该前瞻性地记录下来，再通过已经验证的报告制度做出分类，如 Clavien 分类[14]，全部并发症及再住院期间的情况记录需长达 90d。
- 组织病理学数据——记录外观、位置和任意 PSM 的范围。记录所见的任何阳性切口。
- 肿瘤随访——这应该包括定期 PSA 检测。此外，应该记录所有辅助和（或）挽救性治疗情况。疾病复发的影像或活检证据也应被记录，还有死亡和死亡原因。
- 功能随访——勃起功能方面的数据，应使用有效问卷进行记录，并由第三方收集这些数据。我们建议使用国际勃起功能指数问卷-6（IIEF-6）评估勃起功能，国际尿失禁问卷表（ICIQ-UI）评估尿控。此外其他有效的问卷也是有用的。

回顾早期手术操作

开始就把数据收集措施落实到位将使 RARP 手术的表现及质量得到早期评估。我们建议将前 5 次手术后的数据评估作为手术评估的一部分。具体而言，可从以下几个方面评估：
- 组织病理学——与病理科医生核实标本的病理结果，包括可能存在的阳性切缘和所有前列腺包膜切口。这些情况在早期阶段并不少见，但是通过知晓其位置有可能降低它们的发生。病理专家对外科医生从一种手术方式过渡到RARP方式所造成的标本的变化，通常可以给出有用的评价。

● 每个模块化步骤所用的手术时间——一开始就记录整个过程中每个模块化步骤所耗费的时间，这对确定哪个步骤费时，哪个步骤可以缩短时间很有帮助。这项工作对已经达一定阶段的医生没什么意义，但是对确定早期阶段的工作重点必然有帮助。

● 并发症——所有的并发症应作为风险管理计划的一部分进行讨论，以找出任何可以降低患者风险的部分。一个特别的例子是和患者的体位摆放相关的神经失用症，这是一个完全可以避免的和具有潜在破坏性的并发症。

除了前5~10例手术，前面列出的问题都应成为正规部门审核的一部分，这是有效管理的重要组成部分。

提高技术的具体方法

以下有若干仅需要很小的努力就可以提高RARP操作技能的简单步骤可供参考：

1. 观看你自己的操作录像。一个DVD刻录机或其他类似设备应被视为RARP套件和团队的重要组成部分，应确保每例手术开始前DVD刻录机里都有一张空白的光盘。在自己操作后不久观看手术视频是非常有建设性意义的，尤其是在早期阶段。你可能会问"这个手术怎么花了我4个小时"，在视频中可以明显地看出时间和资源的低效利用。特别要注意的是下述问题：虽然在一次艰难的手术之后可能没有多大兴趣去回顾手术视频，但这很少是在浪费时间。总有一些知识是从观看视频中获得的，这将有利于在今后的手术中获得更好的表现。

(a) 你的非惯用手做得足够好吗？机器人辅助给予非优势手功能，它应始终起到积极的作用，而不仅仅做由助手或第四机械臂就能轻易完成的回收组织等工作。

(b) 你的第四机械臂的使用足够好吗？当缺乏经验的控制台外科医生发现在使用第四臂有点费时的时候，他们往往把注意力集中在其他臂上，这样一开始就让第四臂闲置在那里。事实上，使用及定位第四臂将成为一种习惯，甚至它

可以用于清扫，例如在特定步骤中Prograsp®是比双极夹钳更好的工具。

(c) 观察镜发挥了潜能吗？导师提供给控制台的外科医生其中一个常见的技巧是"更近的工作。"一开始，当你专注于操作机械臂时，很容易忽略镜头的运动，事实上，尤其是在放大三维视图补偿时，观察镜已经远离中心区域及操作区域。回顾录像时，很显然观察镜应该更加靠近操作区域，并且控制台的外科医生应该更主动形成使用观察镜的习惯。虽然大视野可适用于大多数工作，但是近距离的观察能让你看到一个更专注的视野，尤其是在精细解剖等方面。

(d) 你的助手做得足够好吗？患者身旁的手术医生对于不断进行的手术有着至关重要的作用。如果他是一个经验欠缺的医生，那么他可以从观看视频中更好地了解手术，知道自己哪些步骤应该提高。

2. 观看其他外科医生的视频。RARP视频已成外科界广泛普及的视频之一。该技术的许多变化已经被公布在互联网和杂志上，Intuitive Surgical公司也销售该技术的视频和其他多媒体材料。充分利用观察他人手术的机会并吸收合适的技术为己所用。

3. 模拟训练。虽然在开始RARP之前，所有的团队都会进行模拟训练，但随着手术技能的提高，模拟训练并没有得到足够的重视。尤其对于吻合，这个在模拟训练中具有高度重复性的步骤。迄今为止，花时间练习吻合是降低前20例手术时间最简单的方法。在模拟训练中，如果在这一步骤投入足够的时间，就有可能在活体手术中经常性的保持在20min以内完成。观看专家视频，应特别注意其在入针点和出针点定位针的方式，然后勤加训练。有很好的专有模型可供选择，如图8.3所示的Chamberlain膀胱颈模型（www.thecgroup.com）。然而，简单的膀胱尿道吻合的模型可以使用圆柱状的物体，如血管移植材料轻易制成。

4. 持续的专业发展。现在有很多优秀的专题研讨会和课程，其中有RARP的技术和成果展出。此外，现在很多的会议有视频会议和现场手术演示功能，提供一个观看RARP的独特机会，并能与专家进行互动。当机器人外科医生处于学习曲线早期阶段，这些会议对着重观察手术技术

的细微差别非常有帮助。他们还特别演示了具有挑战性的病例，如肥胖患者、巨大前列腺、前列腺中叶切除等的技巧和窍门。现场观看最优秀的外科医生处理疑难病例的手术视频是非常鼓舞人的。应该重视这样一些会议和课程：

（a）世界机器人研讨会——www.globalroboticsinstitute.com

（b）国际机器人泌尿学研讨会——www.henryfordhealth.org

（c）欧洲机器人泌尿学研讨会——www.europeanroboticurologysociety.com

此外，各大泌尿外科专题讨论会，如美国泌尿学协会年会（www.auanet.org），欧洲泌尿外科协会年会（www.uroweb.org）和腔内泌尿外科的世界大会（www.endourology.org），都主要以机器人手术会议和课程为特色。主要的医学中心也有相关高级课程，如全球机器人研究所（www.globalroboticsinstitute.com），特色内容主要包括讲座、模拟训练和动物训练以及现场手术会议。

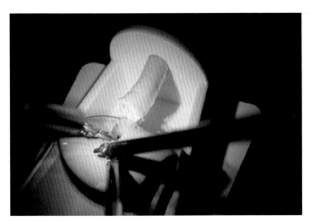

图 8.3 Chamberlain 尿道膀胱吻合模型（www.thecgroup.com）是用来训练吻合的理想模型

结　论

我们认为，当你开始接触、并想取得好的成果时，应该牢记 RARP 的四个核心要素。它们是：准备、团队、实践和绩效考察。RARP 的潜在缺陷之一是对操作的估计不足。这是一个技术要求很高的操作，其结果好坏不仅仅是以手术时间、住院时间来衡量的。对于非高危前列腺癌患者的手术来说，毫无疑问，良好的功能预后是至关重要的。良好的培训和准备使得在学习曲线的早期以及时和安全的方式完成 RARP 成为可能。

然而，要实现非常高质量的功能预后，同时还保证非常好的肿瘤切除，可能需要更多的经验和训练。我们希望本章中提出的观点有助于完成这些挑战。

参考文献

[1] Klein EA, Bianco FJ, Serio AM, et al. Surgeon experience is strongly associated with biochemical recurrence after radical prostatectomy for all preoperative risk categories. J Urol, 2008, 179(6):2212–2216.

[2] Binder J, Kramer W. Robotically-assisted laparoscopic radical prostatectomy. BJU Int,2001,87(4):408–410.

[3] Menon M, Shrivastava A, Tewari A, et al. Laparoscopic and robot assisted radical prostatectomy: establishment of a structured program and preliminary analysis of outcomes. J Urol,2002,168(3):945–949.

[4] Stolzenburg JU, Rabenalt R, Do M, et al. Modular training for residents with no prior experience with open pelvic surgery in endoscopic extraperitoneal radical prostatectomy.Eur Urol,2006,49(3):491–498.

[5] Menon M, Shrivastava A, Kaul S, et al. Vattikuti Institute prostatectomy: contemporary technique and analysis of results. Eur Urol,2007,51(3):648–657.

[6] Patel VR, Shah KK, Thaly RK, et al. Roboticassisted laparoscopic radical prostatectomy: the Ohio State University technique. J Robot Surg,2008,1(1):51–59.

[7] Murphy DG, Kerger M, Crowe H,et al.Operative details and oncological and functional outcome of robotic-assisted laparoscopic radical prostatectomy:400 cases with a minimum of 12 months follow-up. Eur Urol,2009,55 (6):1358–1367.

[8] Blake L, Sicinski M, Gulati S. Anaesthesia and robotic surgery//Dasgupta P, ed. Urologic Robotic Surgery in Clinical Practice. Guildford: Springer,2008.

[9] Zorn KC, Gautam G, Shalhav AL, et al. Training, credentialing, proctoring and medicolegal risks of robotic urological surgery: recommendations of the society of urologic robotic surgeons. J Urol,2009,182(3):1126–1132.

[10] Ahlering TE, Skarecky D, Lee D, et al.Successful transfer of open surgical skills to a laparoscopic environment using a robotic interface:initial experience with laparoscopic radical prostatectomy.J Urol,2003,170(5):1738–1741.

[11] O'Malley PJ, Van AS, Bouchier-Hayes DM, et al. Robotic radical prostatectomy in Australia: initial experience. World J Urol,2006,24(2):165–170.

[12] Lee DI, Eichel L, Skarecky DW, et al. Robotic laparo-scopic radical prostatectomy with a single assistant. Urol-ogy,2004,63(6):1172-1175.

[13] Herrell SD, Smith JA Jr. Robotic-assisted laparoscopic prostatectomy: what is the learning curve?Urology,2005,66 (5Suppl):105-107.

[14] Dindo D, Demartines N, Clavien PA. Classification of sur-gical complications: a new proposal with evaluation in a cohort of 6336 patients and results of a survey. Ann Surg, 2004,240(2):205-213.

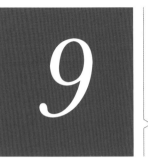

检验机器人手术学习曲线

Trushar Patel, Ketan K. Badani

关 键 词

·手术学习曲线
·机器人前列腺切除手术
·手术结果
·临床手术结果

引 言

传统的手术训练，正如 Halstead[1] 所描述的，依赖于循序渐进的技能传授，是以观察为开始，逐渐发展为协助和参与，最后以自主操作结束。对于机器人辅助的外科手术来说，其训练和开放模式没有什么不同；然而，除了掌握各种手术技术包括微创和开放手术之外，医生必须能够适应不断更新的设备和技术环境。尽管机器人辅助外科手术一直令人兴奋，但是这种新技术在外科实践中应用的前提是其能高效、安全地运行。因此，为了更好地培养下一代泌尿外科医生，如何将传统手术教学以最佳形式过渡到机器人手术领域越来越受到了重视。

机器人手术对传统腹腔镜培训的影响

人们已经见证了泌尿外科手术在肿瘤和良性疾病治疗中的广泛进展。在泌尿外科应用腹腔镜技术相对开放手术有着实质性的优势，驱使人们寻求更加微创的技术方法。自腹腔镜根治性肾切除术问世，采用微创技术已成功实施了肾和输尿管手术、肾部分切除术、前列腺切除术、肾盂成形术以及腹膜后淋巴结清扫术[2-6]。由于腹腔镜手术市场越来越受到欢迎，用来传授这种技术的示

教训练也受到更多的重视。

尽管在恢复时间、术后疼痛、住院时间等方面有其优势，但是标准腹腔镜在主流泌尿外科实践的领域并非没有缺点，如手术时间长、打结和体内缝合的难度造成的缓慢的学习曲线，这和传统腹腔镜手术固有的局限有关[2,7-10]。这包括活动度的限制：插入 trocar 之后在伸缩、咬合、旋转、摆动上的限制，以及缺乏三维（3D）视野。在做违反视觉常识的动作时，二维（2D）视角会影响手术医生有效判断空间距离的能力。目前的机器人平台——达·芬奇外科手术系统（Intuitive Surgical，Sunnyvale，CA），已经能够真实地模仿具有 6 个自由度的手腕运动。此外，当它提供的 3D 可视系统，1:5 倍运动的放大和震颤消除技术相结合时，几乎所有手术都可以更容易地完成体内缝合。然而，尽管具备这些优势，但机器人技术也有其特有的局限性，如在进行操作时更注重视觉上的反馈，而缺乏触觉反馈。此外，目前的机器人系统可能相对庞大和笨重，特别是对于儿童患者来说，这将会影响穿刺套管的位点和可操作性。然而，尽管有这么多限制，但达·芬奇外科手术系统的引进可以帮助腹腔镜技能欠缺的外科医生完成腹腔镜手术。

最明显的就是腹腔镜前列腺癌根治术的领域。腹腔镜前列腺癌根治术最初是在 1992 年由 Schuessler 等[11] 报道，后来他们还在 1997 年连续

报道了该系列的 9 例手术[12]。当年，虽然可以施行腹腔镜手术，但是相对于开放手术来说，其切缘阳性率、尿控、勃起功能、住院时间、康复时间和美观效果等方面并无优势。不久之后，Guillon-neau 及其同事[13] 用一系列共 260 例手术展示了腹腔镜前列腺癌根治术的可行性和可重复性。此后，多个研究小组报道了大量能和开放外科手术在功能和肿瘤学结果上相媲美的腹腔镜手术[14-16]。然而，尽管有证据表明，和开放前列腺根治性切除术相比，腹腔镜前列腺癌根治术能够得到类似的预后，但传统的泌尿协会仍不愿接受这个方法。需要强调的一个事实是，要掌握腹腔镜下前列腺癌根治术是一种在技术上具有挑战性的过程，有报告建议至少完成 40 例，才能达到熟练水平[17-19]。这样的话，达·芬奇机器人系统的问世有助于减少一些与学习腹腔镜有关的困难。2002 年，Menon 等[20] 报道了一系列机器人辅助和标准腹腔镜的前列腺切除术病例，其中展示了机器人在腹腔镜培训新手方面的能力。他们发现，仅仅在做了 18 例机器人辅助前列腺切除手术后，就能比腹腔镜下前列腺癌根治术做的更快。Ahlering[19] 总结了这一点，他们也报道过机器人手术训练方面，只要 8~12 例手术就能够达到腹腔镜手术需要 100 例以上才能达到的水平。以上说法基于的事实依据是：对于熟悉开放的外科医生来说，机器人平台是能够模拟的三维世界，灵活性不受限制。相对于将开放手术的概念引入到腹腔镜手术来说，触觉反馈这方面的缺陷可能被高估了。机器人平台在开放和腹腔镜之间架起了桥梁，能让腹腔镜手术新手将开放手术的技能高效、安全地嫁接到腹腔镜手术上。

学习曲线

虽然机器人技术可以帮助外科医生适应腹腔镜环境，但这种高级技能的获得需要一定时间的训练和工作经历。这被称为"学习曲线"，通常定义为外科医生熟练掌握一个技术所必须完成病例的数量，到这个水平后更多的练习不会让技术或预后有更多的进步。在实践中，随着经验的增加，手术时间将不断减少而质量不断提高。在机器人手术方面，对于"专家"的定义也未达成共识，如何判断机器人手术是否熟练的直观衡量标

准也尚未统一。对于机器人辅助耻骨后前列腺癌根治术（RARP），已有多项研究报道了达到熟练所需要的病例数（表 9.1）[21-33]。虽然改善手术时间、失血和手术并发症很重要，但任何新手术干预的好坏，最终的衡量标准是提高长期生存率，同时保证功能预后，这与当前关注的标准类似。对于 RARP，其肿瘤学功效是通过病理切缘阳性率、生化复发率、疾病特异性生存率和总生存率来衡量的。因为 RARP 技术相对新颖，在疾病特异性生存率和总生存率方面缺乏稳定的长期数据。因此，切缘阳性率和生化复发率也被用来代替评价肿瘤的疗效。切缘阳性病例生化复发（BCR）、全身进展的独立预后意义已经预先被包括开放性前列腺切除手术在内的多个研究所明确。切缘情况则与手术时间类似，与 RARP 的学习曲线相关。Atug 等[29] 和 Raman 等[31] 已经证实切缘阳性率和所行 RARP 的数量呈反比关系，其学习曲线在 30~70 例。一旦达到这个学习曲线，他们报道的切缘阳性率分别在 11.7% 和 11.0%，与开放性前列腺癌根治术类似[42]。Herrel 和 Smith[43] 指出，切缘阳性率要达到开放前列腺癌根治术的水平需要完成 150 例 RARP。显然，随着 RARP 手术技能的提高，切缘阳性率随之下降。以切缘阳性率来衡量学习曲线只是说明了学习手术的复杂性，这样单独以手术时间来评价手术技巧是否提高，可能会低估程序性学习的复杂性（表 9.2）。

术语"三连胜"通常用来描述 3 种结果同时获得成功，对于 RARP 来说，包括癌症控制、尿控和勃起功能，讨论与 RARP 相关的学习问题时所有这些必须加以思考。手术技术对减少 RARP 后尿失禁来说，无疑是一个促进因素。RARP 在减少出血和能够良好的观察前列腺尖部从而带来精确的解剖，并为最大限度减少尿道括约肌创伤方面具有潜在价值。验证功能预后的困难在于缺乏尿控和勃起功能方面的标准定义。虽然具备验证工具，但它们总是没能得到应用，真正尿控的定义是由不同的术语，如"socially dry"和"only liner use"来代替。有文章指出，如果用每天使用护垫≤1 作为尿控的标准，12 个月内尿失禁恢复的概率>90%[22,23,26,27,44,45]。在关于 2766 例患者的调查中，Badani 等[22] 展示了手术经验对重新恢复尿控状态所需时间的影响。在 2001 年和 2002 年手术的患者，恢复的中位时间（每天内垫或护

表9.1 对 RARP 学习曲线的理解和制订标准化学习曲线的困难之处主要来源于受训者水平的个体差异。大样本研究与小样本研究相比，前者受训者在手术技术和肿瘤控制效果方面的提高更为明显，这也是学习曲线的一种体现。然而，若不制订一种标准化的培训方案，我们仍无法在完成培训的标准上达到统一

从文献中选出的一些 RAPR 术学习经验										
作者	病例数	平均 PSA (ng/mL)	平均手术时间 (min)	输血 (%)	住院时间(d)	PSM 率 (%)	尿控率 (每日≤1 条衬垫)	性功能恢复率 (%)	平均随访时间 (月)	无生化复发率 (%)
Patel et al.[21]	1500	6.7	105	0	1	9.3	无数据	无数据	53	无数据
Badani et al.[22]	2766	6.4	154	1.5	1.1	12.3	93	79.2	25.8	92.7
Patel et al.[23]	500	6.9	130	0	1.1	9.4	97	78	9.7	无数据
Zorn et al.[24]	700	无数据	234	1.2	1.2	18.8	无数据	无数据	无数据	无数据
Murphy et al.[25]	400	8.5	186	2.5	3.1	19.2	88.5	62	22	86.6
Joseph et al.[26]	325	6.6	180	1.3	1	13	96	70	6	无数据
Mottrie et al.[27]	184	8.7	171	0.5	无数据	15.7	81	70	6	94.1
Ahlering et al.[19]	45	7.3	207	0	1.5	35.5	95	无数据	12	无数据
Artibani et al.[28]	41	8.6	210	9.8	8.2	26.8	无数据	无数据	无数据	无数据
Atug et al.[29]	100	7.1	无数据	无数据	无数据	26	无数据	无数据	无数据	无数据
Bentas et al.[30]	40	11.5	498	32.5	17.1	67.5	68	无数据	2	无数据
Raman et al.[31]	143	6.7	241	无数据	1.8	17	97.3	无数据	11	无数据
Samadi et al.[32]	70	5.3	269	无数据	1.9	21	76	无数据	7	93
White et al.[33]	50	4.6	无数据	无数据	无数据	22	无数据	无数据	无数据	无数据

垫<1）为5周；在2003年和2005年手术的患者，恢复的中位时间为3周。如上所述，和切缘状态一样，显然也应该有与 RARP 术后与尿控率相关的学习曲线。

RARP 后勃起功能取决于许多因素，其中包括精确和充分的分离、海绵体神经从前列腺神经血管束的分离。虽然 RARP 提供放大倍率的术野和精密的手术器械，它可以使得对神经血管束的处理更为准确、创伤更小，但是相对于开放前列腺癌根治术，在保留勃起功能上是否有提高尚不确定。RARP 在勃起功能上已经取得了良好的效果[22,46,47]。有证据表明，在具有先进经验的基础上，技术操作的改良具有改善预后方面的效力。2006年，Menon 等[48]报道了能够改善前列腺神经血管分离的方法，称之为横向前列腺筋膜外侧切口技术和内部筋膜通路"Aphrodite 面纱"的先进技术。随后通过对接受 RARP 上述先进手术方式与传统神经保留手术男性患者的分析，发现接受了"Aphrodite 面纱"手术的患者中，有97%在使用 PDE－5 抑制剂后，能够有足以性交的勃起；相比之下，选择标准神经保留手术的患者该比例只有74%[47]。这些结果的可重复性一直受到质疑，

之后发现，如果排除神经保留技术，功能恢复率是没有区别的[47]。相反，在保留神经的时候如能避免热能损伤，将会提高勃起功能保留概率[50]，这本身也可能暗示着它与该技术学习曲线的关系。

虽然效能的提高与相关手术技术改进的关系是显而易见的，但是在得出客观结论之前，还需要获得关于潜在的学习曲线如何影响效能的进一步长期纵向数据。

如何缩短学习曲线

首先，不伤害（拉丁语为"先不伤害"）是希波克拉底誓言中的主要法则，必须引导外科医生建立并执行安全、有效的机器人的训练环境。正如前面所说的，机器人技术的出现与一个可以最终影响个体患者的治疗效果的显著学习曲线有关。随着机器人手术需求的增加，不牺牲患者安全这一要求必须高于与有效训练方法建立联系的学习曲线，其中包括基于完成手术能力不断提高的前期手术模拟。在以尝试缩短学员的学习曲线且不损害患者利益的前提下，它已成为越来越受欢迎的选择。尤其是在这样一个住院医师的工作时间越来越有限的时代，模拟器可以帮助住院医

表 9.2　通过 PSM 率、手术时间和出血量来反映 RARP 术学习曲线

作者	病例数	PSM (%)	手术时间 (min)	估计失血量 (mL)
Patel 等[21]	1500			
总的		**9.3**	**105**	**111**
1~300		12.1	120	100
301~600		7.2	110	105
601~900		13.8	100	104
901~1200		11	102	95
1201~1500		1.8	102	92
Badani 等[22]	2766			
总的		**13 (pT2)**	**154**	**142**
1~200		7(pT2)	160	153
200 例以后		4(pT2)	131	133
Raman 等[31]	143			
总的		**17**	**241**	**274**
前 70 例		23	318	387
70 例以后		11	209	155
Samadi 等[32]	70			
总的		**21**	**269**	**231**
前 17 例		无数据	363	380
18~35		无数据	296	296
36~52		无数据	248	199
53~70		无数据	174	72
Murphy 等[25]	400			
总的		**19.2**	**186**	**无数据**
前 50 例		无数据	255	无数据
50~99		无数据	190	无数据
100~149		无数据	190	无数据
150~199		无数据	160	无数据
200~249		无数据	165	无数据
250~299		无数据	162	无数据
300~349		无数据	170	无数据
350~400		无数据	170	无数据
Atug 等[29]	100			
总的		**26**	**无数据**	**无数据**
前 33 例		45.4	无数据	无数据
34~65		21.2	无数据	无数据
66~100		11.7	无数据	无数据

师在数字化手术训练环境里训练特定任务的技能。这在训练初级外科医生进行单独任务中已得到证实[51,52]。Judkins 等[52] 使用任务完成时间（TTC）、全程行进（D）、速度（S）、曲率（kappa）和相对相位（Phi）为指标，显示初级外科医生在经过特殊任务培训后能达到接近专家能力的程度。他们的结论是，每个任务只需要 10 次模拟就可看出新手的操作有改善的迹象。除了模拟任务，为了提供一个更加"实时"的培训经验，更多的人开始专注于虚拟现实。Katsavelis 等[53] 开发了基于达·芬奇机器人手术平台上的虚拟教练员。最近，一种基于计算机的被称为"模拟者（Mimic）"（Mimic Technologies，Seattle，Washington）的达·芬奇外科手术系统模拟器已经上市。它复制并提供了能够完成手部 6° 自由动作的两个机械臂，但是它只能提供 2D 视频。虽然很有前景，但是在 Mimic 能在训练项目广泛应用前，首先要明确具有实质意义的已经验证的指标。

在这个最重视医疗费用增加的时代，机器人模拟器的广泛传播必须将现在有关这方面训练的费用考虑在内。而以前开发的腹腔镜模拟器的费用已经介于数千到数十万美元[54]，目前可用的 Mimic 训练机约 40 000 美元。不得不提的是，机器人模拟器永远无法取代手术的经验，但是这也并非开发它们的初衷，而是为了配合目前的培训，努力提高我们向患者提供新技术的能力。

这个目标是否能够具有成本-效益，并最终成功还有待观察。其他方面技术的进步，包括现场远程图解和双控制台系统将有助于提高机器人的训练，并可能抵消与仿真相关的大量成本。

传统的外科手术培训模式中，被培训的外科医生是由有经验的外科医生指导的，这些医生能直接指导并根据情况变化教导手术技术。机器人手术训练也没有什么不同，这里能够维系良好的导师和学员关系，同时也保证学习效率在可接受的水平。在训练的初始阶段，导师的监督和指导可以在克服机器人手术高难度的学习曲线方面提供帮助。将技术转移即时反馈，这一直接的方法为培训提供了便利。技术和知识的基础打好之后，就会成为以后自主完成手术的基础。

在一个具有良好结构的项目中，机器人手术初期培训可以得到有效的执行。作为一种新的手术工具，机器人手术系统需要一段时间，让学员必须适应自己的机器人工作机制，包括执行基本任务的能力。这能在生产商代表的指导下和(或)通过在导师的直接监督下正确完成。一旦学员与机器人系统建立了某种程度的恰当关系，他或她就可以在手术台边协助。正是在这个时间点上，学员将学习掌握项目中的各个步骤，并学习基本的腹腔镜技能。学员也将有望弄清如何正确放置trocar，机器人对接，仪器仪表的使用，并提高解决潜在问题的能力。这些都可以用动物培训进行强化，其中学员可以获得执行特定机器人手术任务的经验。随着熟练程度的提高，学员最终将走向控制台，并在导师的直接监督下施行各种手术。在受训者能够执行手术的每一个步骤前，这顾及到技能和反馈的具体评估，直至最终达到完美。但是，除了导师和学员关系的优势，机器人界面的这种模式伴随着其特有的挑战。不同于传统的手术训练——导师和学员的工作直接彼此相关，机器人系统中一次只有一个人可以在主控制台上，这种现实情况造成了他们之间的相对独立。导师失去对手术进程的直接控制，这可能会限制他们如何让学员来执行某些任务的能力。不过，随着双控制台的出现，这种情况应该不会再出现了。

很多研究探讨了在 RARP 概念中，结构化培训计划中导师和学员关系的可行性。Rashid 等[55]提出了一个先由总住院医师接受达·芬奇认证培训，然后在控制台旁帮助第二个泌尿外科主治医师提供实时指令的项目。当住院医师进一步走上控制台，手术分为 5 个部分，包括：翻下膀胱，分离盆内筋膜及背深静脉复合体，解剖膀胱颈部前后面，解剖神经血管束和尿道吻合。每个住院医师在手术各个方面的分级使用的是模拟评分（0 为很差，到 5 为优秀）。利用该模型，操作者能够表现出随着时间推移向更快的手术时间和更高的模拟评分进步的显著趋势。最近，Schroeck 等[56]提出了一个类似的标准化教学计划，该计划包含了由病房进步到控制台的教育。报道称，这种方案不会对失血量或切缘阳性率有负面影响。据此前报道，他们还发现，增加训练时间可以缩短手术总时间。毫无疑问，在机器人手术中一个模式化的导师和学员的教学计划可以有效地培养泌尿外科医生。通过住院医师和奖学金计划或通过说教式的培训课程能否提高学习曲线仍然尚未明确，目前仍没有制订实现这样的导师和学员培训计划所需要的单一标准方法。

结　论

必须注意的是，外科医生训练的学习曲线不会随着一个结构化的导师和培训生项目的完成而就此结束。正如 Fabrizio 等[57] 所说的，虽然在导师指导下的模式化教学方法能够将技能有效的转移到参加腹腔镜前列腺切除术的新手当中，但一旦学员离开导师，在住院医师帮助下能自主完成手术，那么在总的手术时间上会有一个显著提升，但在切缘阳性率方面和导师在的时候相比并无显著增加。有多少差异是由住院医师对外科医生操作引起的仍然是未知的；然而，他还强调了导师和学员模式的局限性。评估任何单个训练方法的可行性时，应考虑到无导师指导的自主性操作都与一个单独的学习曲线有关。

如上所述，手术监督在建立像 RARP 一样的外科手术中将变得越来越重要。现场督导与导师不同，他不积极参与手术的过程，而是观察整个过程，并在学习曲线的初始阶段评估外科医生的技能和知识。必须注意的是，督导要完全为患者负责，包括监督由外科医生而不是督导带来的潜在的不当行为。督导的责任是确保外科医生以安全和有效的方式完成手术。他们的建议可能会导致学员需要进一步的培训，或者影响外科医生的最终资格审查。即使是在有系统培训的项目内，管导老师也是被作为质量控制的工具。然而，在机器人泌尿外科手术中仍然需要证明具体准则的督导[58]，这本身就可以影响到评估外科医生的能力和整体竞争力的质量。

参考文献

[1] Osborne MP. William Stewart Halsted: his life and contributions to surgery. Lancet Oncol, 2007,8(3):256-265.

[2] Jarrett TW, Chan DY, Charambura TC, et al. Laparoscopic pyeloplasty: the first 100 cases. J Urol, 2002,167 (3): 1253-1256.

[3] Gill IS, Schweizer D, Hobart MG, et al. Retroperitoneal laparoscopic radical nephrectomy: the Cleveland clinic experience. J Urol, 2000,163(6):1665-1670.

[4] Bariol SV, Stewart GD, McNeill SA, et al. Oncological control following laparoscopic nephroureterectomy:7-year outcome. J Urol, 2004,172(5Pt 1):1805-1808.

[5] Janetschek G, Daffner P, Peschel R, et al. Laparoscopic

nephron sparing surgery for small renal cell carcinoma. J Urol, 1998,159(4):1152–1155.

[6] Guillonneau B, Vallancien G. Laparoscopic radical prostatectomy: initial experience and preliminary assessment after 65 operations. Prostate, 1999,39(1):71–75.

[7] Iwamura M, Soh S, Irie A, et al. Laparoscopic pyeloplasty for ureteropelvic junction obstruction: outcome of initial 12 procedures. Int J Urol, 2004,11(7):449–455.

[8] Moore RG, Averch TD, Schulam PG, et al. Laparoscopic pyeloplasty: experience with the initial 30 cases. J Urol, 1997,157(2):459–462.

[9] Pardalidis NP, Papatsoris AG, Kosmaoglou EV.Endoscopic and laparoscopic treatment of ureteropelvic junction obstruction. J Urol, 2002,168(5):1937–1940.

[10] Sundaram CP, Grubb RL 3rd, Rehman J, et al.Laparoscopic pyeloplasty for secondary ureteropelvic junction obstruction. J Urol, 2003,169(6):2037–2040.

[11] Schuessler WW, Kavoussi LR, Clayman RV, et al. Laparoscopic radical prostatectomy: initial case report [abstract 130]. J Urol, 1992,147:246A.

[12] Schuessler WW, Schulam PG, Clayman RV, et al. Laparoscopic radical prostatectomy: initial short-term experience. Urology, 1997,50(6):854–857.

[13] Guillonneau B, Vallancien G. Laparoscopic radical prostatectomy: the Montsouris technique. J Urol, 2000,163(6): 1643–1649.

[14] Poulakis V, Ferakis N, Dillenburg W, et al. Laparoscopic radical prostatectomy using an extraperitoneal approach: Nordwest hospital technique and initial experience in 255 cases.J Endourol, 2006,20(1):45–53.

[15] Paul A, Ploussard G, Nicolaiew N, et al. Oncologic outcome after extraperitoneal laparoscopic radical prostatectomy: midterm follow-up of 1115 procedures.Eur Urol, 2010,57(2):267–272.

[16] Lein M, Stibane I, Mansour R, et al. Complications, urinary continence, and oncologic outcome of 1000 laparoscopic transperitoneal radical prostatectomies-experience at the Charite Hospital Berlin,Campus Mitte. Eur Urol, 2006,50(6):1278–1282.

[17] Guillonneau B, Rozet F, Barret E, et al. Laparoscopic radical prostatectomy:assessment after 240 procedures. Urol Clin North Am, 2001,28(1):189–202.

[18] Kavoussi LR. Laparoscopic radical prostatectomy: irrational exuberance? Urology, 2001,58(4):503–505.

[19] Ahlering TE, Skarecky D, Lee D, et al. Successful transfer of open surgical skills to a laparoscopic environment using a robotic interface: initial experience with laparoscopic radical prostatectomy. J Urol, 2003,170(5):1738– 1741.

[20] Menon M, Shrivastava A, Tewari A, et al. Laparoscopic and robot assisted radical prostatectomy: establishment of a structured program and preliminary analysis of outcomes. J Urol, 2002,168(3):945–949.

[21] Patel VR, Palmer KJ, Coughlin G, et al. Robotassisted laparoscopic radical prostatectomy: perioperative outcomes of 1500 cases. J Endourol, 2008,22(10):2299–2305.

[22] Badani KK, Kaul S, Menon M. Evolution of robotic radical prostatectomy: assessment after 2766 procedures.Cancer, 2007,110(9):1951–1958.

[23] Patel VR, Thaly R, Shah K. Robotic radical prostatectomy:outcomes of 500 cases. BJU Int, 2007,99 (5):1109– 1112.

[24] Zorn KC, Gofrit ON, Orvieto MA, et al. Da Vinci robot error and failure rates: single institution experience on a single three-arm robot unit of more than 700 consecutive robot-assisted laparoscopic radical prostatectomies. J Endourol, 2007,21(11):1341–1344.

[25] Murphy DG, Kerger M, Crowe H, et al. Operative details and oncological and functional outcome of robotic-assisted laparoscopic radical prostatectomy: 400 cases with a minimum of12 months follow-up. Eur Urol, 2009,55 (6): 1358–1366.

[26] Joseph JV, Rosenbaum R, Madeb R, et al. Robotic extraperitoneal radical prostatectomy:an alternative approach. J Urol, 2006,175(3 pt 1):945–950.

[27] Mottrie A, Van Migem P, De Naeyer G, et al. Robot-assisted laparoscopic radical prostatectomy: oncologic and functional results of 184 cases. Eur Urol, 2007,52 (3): 746–750.

[28] Artibani W, Fracalanza S, Cavalleri S, et al. Learning curve and preliminary experience with da Vinciassisted laparoscopic radical prostatectomy. Urol Int, 2008,80(3): 237–244.

[29] Atug F, Castle EP, Srivastav SK, et al. Positive surgical margins in roboticassisted radical prostatectomy: impact of learning curve on oncologic outcomes. Eur Urol, 2006,49 (5):866–871.

[30] Bentas W, Wolfram M, Jones J, et al. Robotic technology and the translation of open radical prostatectomy to laparoscopy: the early Frankfurt experience with robotic radical prostatectomy and one year followup.Eur Urol, 2003,44(2):175–181.

[31] Raman JD, Dong S, Levinson A, et al. Robotic radical prostatectomy: operative technique,outcomes, and learning curve. JSLS, 2007,11(1):1–7.

[32] Samadi D, Levinson A, Hakimi A, et al. From proficiency to expert, when does the learning curve for robotic-assisted prostatectomies plateau? The Columbia University experience.World J Urol, 2007,25(1):105–110.

[33] White MA, De Haan AP, Stephens DD, et al. Comparative

analysis of surgical margins between radical retropubic prostatectomy and RALP: are patients sacrificed during initiation of robotics program? Urology, 2009,73(3):567–571.

[34] Hull GW, Rabbani F, Abbas F, et al. Cancer control with radical prostatectomy alone in 1,000 consecutive patients. J Urol, 2002,167(2 pt 1):528–534.

[35] Han M, Partin AW, Pound CR, et al. Long-term biochemical disease-free and cancerspecific survival following anatomic radical retropubic prostatectomy. The 15-year Johns Hopkins experience. Urol Clin North Am, 2001,28(3):555–565.

[36] Grossfeld GD, Chang JJ, Broering JM, et al. Impact of positive surgical margins on prostate cancer recurrence and the use of secondary cancer treatment: data from the CaPSURE database. J Urol, 2000,163(4):1171–1177.

[37] Yossepowitch O, Bjartell A, Eastham JA, et al. Positive surgical margins in radical prostatectomy: outlining the problem and its long-term consequences. Eur Urol, 2009,55(1):87–99.

[38] Blute ML, Bostwick DG, Bergstralh EJ, et al. Anatomic site-specific positive margins in organconfined prostate cancer and its impact on outcome after radical prostatectomy. Urology, 1997,50(5):733–739.

[39] Eastham JA, Kuroiwa K, Ohori M, et al. Prognostic significance of location of positive margins in radical prostatectomy specimens. Urology, 2007,70(5):965–969.

[40] Cheng L, Darson MF, Bergstralh EJ, et al. Correlation of margin status and extraprostatic extension with progression of prostate carcinoma. Cancer, 1999,86(9):1775–1782.

[41] Catalona WJ, Smith DS. 5-year tumor recurrence rates after anatomical radical retropubic prostatectomy for prostate cancer. J Urol, 1994,152(5 pt 2):1837–1842.

[42] Sofer M, Hamilton-Nelson KL, Schlesselman JJ, et al. Risk of positive margins and biochemical recurrence in relation to nerve-sparing radical prostatectomy. J Clin Oncol, 2002,20(7):1853–1858.

[43] Herrell SD, Smith JA Jr. Robotic-assisted laparoscopic prostatectomy: what is the learning curve? Urology, 2005, 66(5 suppl):105–107.

[44] Zorn KC, Orvieto MA, Gong EM, et al. Robotic radical prostatectomy learning curve of a fellowshiptrained laparoscopic surgeon. J Endourol, 2007,21(4):441–447.

[45] Murphy DG, Hall R, Tong R, et al. Robotic technology in surgery: current status in2008. ANZ J Surg, 2008,78(12):1076–1081.

[46] Salomon L, Anastasiadis AG, Katz R, et al. Urinary continence and erectile function: a prospective evaluation of functional results after radical laparoscopic prostatectomy. Eur Urol, 2002,42(4):338–343.

[47] Menon M, Kaul S, Bhandari A, et al. Potency following robotic Radical prostatectomy: a questionnaire based analysis of outcomes after conventional nerve sparing and prostatic fascia sparing techniques. J Urol, 2005,174(6):2291–2296.

[48] Savera AT, Kaul S, Badani K, et al. Robotic radical prostatectomy with the"Veil of Aphrodite" technique: histologic evidence of enhanced nerve sparing. Eur Urol, 2006,49(6):1065–1073.

[49] Chabert CC, Merrilees DA, Neill MG, et al. Curtain dissection of the lateral prostatic fascia and potency after laparoscopic radical prostatectomy: a veil of mystery. BJU Int, 2008,101(10):1285–1288.

[50] Ahlering TE, Eichel L, Skarecky D. Evaluation of long-term thermal injury using cautery during nerve sparing robotic prostatectomy. Urology, 2008,72(6):1371–1374.

[51] Narazaki K, Oleynikov D, Stergiou N. Robotic surgery training and performance: identifying objective variables for quantifying the extent of proficiency. Surg Endosc, 2006,20(1):96–103.

[52] Judkins TN, Oleynikov D, Stergiou N. Objective evaluation of expert and novice performance during robotic surgical training tasks. Surg Endosc, 2009,23(3):590–597.

[53] Katsavelis D, Siu KC, Brown-Clerk B, et al. Validated robotic laparoscopic surgical training in a virtualreality environment. Surg Endosc, 2009,23(1):66–73.

[54] Scott DJ, Bergen PC, Rege RV, et al. Laparoscopic training on bench models: better and more cost effective than operating room experience? J Am Coll Surg, 2000,191(3):272–283.

55. Rashid HH, Leung YY, Rashid MJ, et al. Robotic surgical education: a systematic approach to training urology residents to perform robotic-assisted laparoscopic radical prostatectomy. Urology, 2006,68(1):75–79.

56. Schroeck FR, de Sousa CA, Kalman RA, et al. Trainees do not negatively impact the institutional learning curve for robotic prostatectomy as characterized by operative time, estimated blood loss, and positive surgical margin rate. Urology, 2008,71(4):597–601.

57. Fabrizio MD, Tuerk I, Schellhammer PF. Laparoscopic radical prostatectomy: decreasing the learning curve using a mentor initiated approach.J Urol, 2003,169(6):2063–2065.

58. Zorn KC, Gautam G, Shalhav AL, et al. Training, credentialing, proctoring and medicolegal risks of robotic urological surgery: recommendations of the society of urologic robotic surgeons. J Urol, 2009,182(3):1126–1132.

10 回顾前列腺癌开放性手术到机器人手术的转变历程

S. Larry Goldenberg, Thomas E. Ahlering, Nicholas C. Buchan,
Douglas W. Skarecky

关键词

- 学习曲线
- 腹腔镜手术
- 机器人
- 根治性前列腺切除术
- 前列腺癌

引 言

在回顾我们自己从开放手术医生到机器人手术医生的转变历程时，先简短地回顾一下腹腔镜根治性前列腺切除术（LRP）是有益的。尽管Schuessler，Schulam，Clayman 和 Vancaille[1] 于1992年在美国泌尿外科协会大会上以摘要的方式初次报道了LRP，但是直到1997年，这9例病例的文献才正式发表[2]。值得指出的是，这些腹腔镜外科的前辈们在这些手术中努力尝试模拟标准Walsh 根治性前列腺切除术。他们通过漫长而复杂的手术（6~8h）断离并移除前列腺，之后便离开手术台，把最难最有挑战性的吻合环节留给了后面的医生。所以，这些先行者得出的结论是，虽然这些他们充分掌握这些手术技巧，但是这些技术难度系数太高，并不优于标准根治性前列腺切除术。但是，在1999—2000年，来自巴黎的两个团队——Guilloneau 及其同事[3] 和 Abbou 及其同事[4]，成功报道了LRP。在1990年代中期，一项创新性的技术进步运用在了LRP中。Kavoussi 及其同事报道了通过道格拉斯窝、从后方进入并切除精囊[5]。Guilloneau 及其同事随后描述了 Montsouris 手术方式，此方法与Walsh术式的逆行途径有所不同，Montsouris 术式使用的是顺行方式，手术的过程一直是"随着光源的方向进行"的。

Montsouris 术式从道格拉斯窝进入，从盆腔深处输精管和精囊顶端处开始。与 Walsh 术式的"开放性"方式不同，顺行方式手术引入腹腔镜中长长的直的器械，并且这种器械与该术式十分合适。在2000年底，全欧洲的许多泌外手术团队都掌握了LRP。

2000年，Menon 及其同事开始在他们医院尝试LRP。他们邀请欧洲腹腔镜专家 Bertrand Guilloneau 和 Guy Vallencian 来到底特律，来帮助将LRP技术引入他们医院。但是，Menon 及其团队没有掌握LRP手术技术。这可能是一种不幸，但也未必。正如英文中的一句歇后语所说，"上帝给了你柠檬，那就把它做成柠檬水吧"。在2001年，Menon 团队在其欧洲同行的帮助下，以及达·芬奇机器人辅助手术系统（Intuitive Surgical, Sunnyvale, CA）的辅助下，成功地适应了腹腔镜手术环境[6]。

寻找我们自己的道路：2002 年初起 Thomas E. Ahlering 的经验

2002年，在 California（UC）Irvine 大学，一些业界精英联合起来开始介绍机器人辅助根治性前列腺切除术的所有事宜。作者本人在南加州大学完成了主治医师培训，作为一名具有16年工作经验的思维开放的肿瘤外科医生，我对 LRP 手术视频十分感兴趣。虽然在 5 年前（1997 年）我参与了 LRP 视频修改工作，几乎是一帧一帧地修改，我也感到十分惊奇和些许不解。2001 年，在 Anaheim 的一个年会上，Roland van Velthoven 在我们医院演示了 LRP 手术。我对于这项手术的评价是，虽然手术操作让人十分感兴趣，但是对于我和我的患者而言放弃开放手术似乎太难了。但幸运的是，van Velthoven 博士演示了尿道膀胱吻合术，他把这个手术叫做"单结吻合"[7]，这个方法是我"所见过最好的手术操作"。这个吻合方式具有一项"理想化"吻合操作的所有关键点。当他将缝合线放置于尿道和膀胱颈时，手术视野极佳。与间断缝合的两处缝合点相比，使用 10 个缝合点的等张缝合将后方组织保持得很好。在 2002 年，当 Ralph Clayman 到 California（UC）Irvine 大学担任主席时，微创手术已经成为了最热门的项目，并于同年 3 月订购了达·芬奇机器人。到 5 月，我接受了机器人手术训练，在进行的两台前列腺切除手术训练中，我使用 van Velthoven 博士演示的单结吻合缝合法。伴随着丰富的盆腔手术经验（大约完成了 1000 台根治性膀胱切除术和 500 多台根治性前列腺切除术），我于 2002 年 6 月在 Clayman 博士的帮助下进行了第一次机器人辅助前列腺切除术[8]。我的指导老师有机器人手术的经验，但是他并不从事盆腔手术。完成了 3 台机器人手术之后，我有机会去底特律拜访 Mani Menon，并观看他完成几台手术。这次经历对我帮助很大。我学习了从前方进入式手术，当我回来时，手术时间减少至 4~6h；当完成了 12 台手术后，我的平均手术时间缩减至少于 4h。这种手术方式的过渡，与学习一种新技术的学习动力、个人情绪和实践操作有关。当我看完这些手术视频并在达·芬奇系统上进行操作之后，我肯定了达·芬奇系统为大家带来的益处。在接下来的部分，我们将讨论在这几年之内泌尿外科手术相关的变化和过渡。

如何避免手术方式转变对手术效果的影响

RARP 手术的引入标志着外科手术的一项变化，就像 10 年前，腹腔镜肾切除手术一样。这种变化由多种因素导致，既包括外科方面的因素

也有非外科的因素。2001 年，LRP 手术与开放手术相比，具有出血量少、住院时间短、麻醉时间和术后镇痛时间短的优点，而受到欧洲各大知名医学中心的青睐。如之前所述，2001 年 LRP 手术在美国基本未曾开展。达·芬奇手术系统的引入表现出了开放前列腺癌根治术（ORP）和 LRP 的所有优点，并且并发症和其他问题，如出血、较大的切口、非直觉性器械操作、二维视野以及电视显示屏带来的人体工程学的不舒适感等发生率很低。此外，RARP 技术吸引公众，并使大众有了需求。不过，迄今为止，还没有随机对照试验（RCT）证实 RARP，ORP 与 LRP 存在的优势差异。但是有一点必须说明的是，比较 RARP 和 ORP 的 RCT 存在很多实际操作上的限制，因此这种研究实际上是不太可能的。从数据中看，RCT 的意义就在于精确比较一个变量在两组之间的差异（RARP *vs* ORP）。而 RCT 比较这两种手术的问题在于手术医生的变化，如果要控制这个变量，那么就需要同一个医生团队对于两种手术的熟悉程度和经验相当。按逻辑上来说，这些医生可能倾向于选择 ORP 或 RARP。按照我的理解，如果要我重新开始做 ORP 需要一段时间，因为对于我自己和患者而言都很难再次回到 ORP 手术。Hu 及其同事发表了两篇基于大样本人群的研究[9,10]。加大样本量（患者和医生的数量）可以通过减小系统性偏倚从而增强统计学结果。因此，这些人群为基础的研究就是我们对于 RCT 的最佳替代品。这两项研究都受到了一些因素的限制，例如时间（2003—2005 年），并且都是使用自动登记式诊断和手术代码。但是，研究结果增加了我们对于 RARP 手术正反两面的理解。在一项小型 Medicare 研究中，纳入患者大约有 2702 例，RARP 与 ORP 相比具有明显优势，尤其是在减少住院时间和并发症发生率方面。但是，有证据表明 RARP 对于肿瘤的控制不好，RARP 术后放疗的发生率明显比 ORP 高。另一项研究也是在 2003—2005 年进行的，该试验纳入了各年龄段的 14 727 例患者。微创前列腺癌根治术（MIRPs）主要指的就是 RARP，该手术的比例从 2003 年的 5.4% 上升到了 2005 年的 24.4%。同时值得注意的是，机器人手术的手术中转率从 2003 年的 28.6% 降至 2005 年的 4.5%。MIRP 组和 ORP 组相比，住院时间、输血率、30d 内并发症发生率、膀胱

颈狭窄发生率都明显下降。还有一项研究表示，患者对机器人手术的期望效果与手术结果存在一定差异[11]。然而，RARP 这项技术似乎在美国已经落地生根。

本文作者都是 ORP 经验丰富的外科医生，并且都已经参加了机器人培训项目，他们分别在 2002 年（TA）和 2007 年（LG）参加训练。在此，我们仔细考虑在 RARP 的学习曲线的同时，提供一些缩短学习曲线的窍门以减少一些阻碍机器人外科医生成长的错误。

2002 年前后 RARP 的概念和操作上的变化

在机器人辅助下使用腹腔镜器械将前列腺切除的操作相对比较直接，Menon 直接复制了 Guilloneau 和 Vallencian 的手术，仅仅加上了机器人而已。我认为，无论是腹腔镜手术还是机器人手术，标准间断吻合方法都是一个潜在的风险，因为这种方法使得 LRP 手术的推广和适应严重延迟，同时也将严重影响 RARP。对于标准腹腔镜手术，间断吻合法需要 50~80min 完成，并需要 80~100 台手术的学习过程。如前文所述，van Velthoven 发明了一种腹腔镜单结连续缝合。这项技术的关键部分就是缝合本身以及缝合起始位置的设置。van Velthoven 推荐使用两条 7 英尺（1 英尺=0.3 米）的 monocril 线在尾端绑在一起（图 10.1）。当两根针都放在膀胱颈六点钟方向从里至外时，吻合缝合就可以开始了。下一步，两根线无张力相继通过尿道和膀胱，因此每根线要缝 5 针。然后两根线都从膀胱中出来，轻拉缝线，膀胱就像绞车盘一样附在尿道上，这种 10 个缝合位点的方法与 2 个缝合位点的间断缝合相

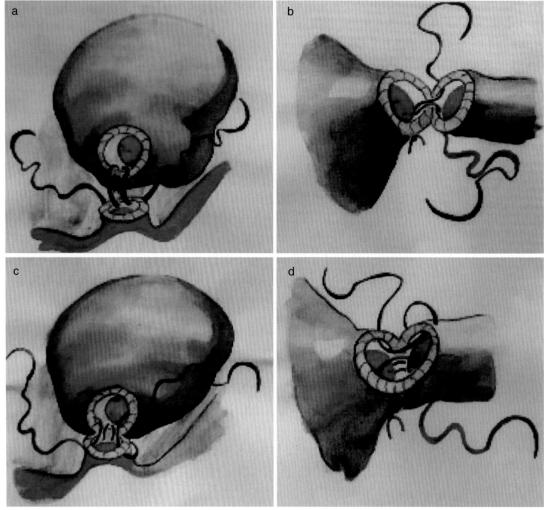

图 10.1　a~b 图中所示从膀胱外（c 和 d）起针最初 4 针的模式。当左右两边都缝了 5 针（无张力）之后，两边的缝线都固定在膀胱上，就像绞盘缝合的 10 针间断张力缝合法

比，可以减低张力并将张力分散。这种方法简单可行，不需要依赖医生的经验和患者体质。这种手术方式由 van Velthoven 于2002 年10 月提出，并在2003 年2 月发表[7]。随后，这种方法受到美国和欧洲众多著名 RARP 外科医生的青睐，如 Menon、Patel、Tewari、Wiklund、Piechaud、Gaston、Gill、Smith、Shalhav 和 Ahlering 等专家。

在 2002 年初期，其他的手术障碍也很明显，例如手术孔的放置，虽然手术孔的放置与 LRP 理论上相似，但还是存在很大差异。早期，在手术过渡时期存在许多问题，诸如需要放置多少个孔，镜头孔和助手孔放在何处，手术孔离脐应该距离多远等问题。Menon 及其同事在文章中描述，建议该手术和 LRP 一样，需要两名助手（一名助手控制镜头，另一名助手像 ORP 手术一样双手并用），但是我们感觉完成 RARP 如果只用一名助手确实存在一定的压力。这些讨论在两篇已发表的文献中得出了结论。第一篇文献着眼于使用一名手术助手及其操作孔的放置位置，并强调使用脐和耻骨作为操作孔放置解剖标志的重要性[12]。我们引入的理论中，早期机器人由于器械的长度受到限制；建议除了以脐作为最初的皮肤标记位点，外科医生应该同时考虑脐和耻骨。因此，就引申出一个几何学问题，为了保护脏器，不能让操作孔放置过高，同时也解决了吻合操作时器械离尿道太远的问题。达·芬奇系统中体积较大的器械就解决了这个问题。另一个问题是镜头孔放在什么位置。Menon 的操作技术中，镜头孔放在脐左侧2~3cm。作为一个有想法的外科医生，我认为这样的放置让人很困惑，因为当需要观察右侧盆腔时，这种放置位置就完全不一样了。把镜头放在中线，这个问题就迎刃而解了。2003 年，David Lee 和我发表了我们对于提高手术室准备的效率以及使用一名手术助手的文章[13]。我们系统性地评估了手术室内的装备和使用一名手术助手的手术技巧，最终的目的是减少手术时间和提高手术效率。

降低手术切缘阳性率技术的进展

更好的操作视野有助于降低切缘阳性率吗？

根治性前列腺癌切除术的首要目的是控制肿瘤。当我们完成最早的 50 例患者的手术后，36% 的切缘阳性（PSM）率让我们觉得必须重点解决这个迫不及待的问题[14]。如图 10.2a 所示，前列腺顶部的暴露视野并不是很好。在完成 50 台手术之后，我们有信心可以完全去除前列腺顶部的脂肪组织，尤其是背深静脉丛（DVC）。从前列腺前筋膜开始分离脂肪组织更加方便，分离效果也很彻底，从而获得极佳的 DVC 暴露视角。安全可靠地切断前列腺耻骨韧带，可以增加前列腺的长度并更好地到达 DVC（图 10.2b）。使用血管吻合器分离并固定 DVC 可以为到达尿道膜部切断前列腺顶部提供了十分可靠并可以重复的方法，并且该方法可以显著降低 PSM 率（图 10.2c）。使用这 3 个步骤，我们在后续 200 例手术中的总 PSM 率从36% 下降到了 16.7%，pT_2 病例从 27% 下降到4.7%，这些数据均在 2004 年发表于重要期刊上[15]。

但是，对 51~250 例患者，PSM 率的深入分析得出，前列腺顶部是阳性切缘最常见的发生部位。阳性切缘的发生率和数量（例如局部癌灶 vs 确诊癌灶）均降低，并且如果将横断前列腺顶部的部位向尿道再延伸一些，阳性切缘的发生率会进一步下降。由于这个原因，对于前列腺顶部活检有明显癌灶的患者，我们在向尿道 2~5mm 处切断尿道外括约肌（图 10.2d）。我们仔细监控患者的总体自控排尿率，以及这些患者经过多长时间到达不需要尿漏棉垫的状态。2007 年我们在发表于 Urology 上的文章中证实，总体手术 PSM 率从16.7% 明显下降至 7.5%，并且术后自控排尿率没有变化。对于肿瘤分级为 $pT_{3/4}$，前列腺顶的 PSM 率从 50% 下降至 13.8%。最后一个手术技巧变化是针对前列腺前方的脂肪组织（APF）。最初，我们都将 APF 处理掉。但在 2004 年，由于在前列腺顶部和膀胱颈之间的前列腺前面存在 PSM，因此我们开始将 APF 送往病理科进行分析。从技术层面来说，我们没有横断或切除这个部位，所以这个部位不常出现 PSM。将这些脂肪组织送检病理似乎也是合理的，当前列腺前切缘为阳性而脂肪组织为阴性，则认为这个切缘为阴性。迄今为止，这种情况出现了 7 次，但是没有 1 例出现了 PSA 再次升高。但当我们将前列腺表面和膀胱的脂肪组织切除之后，这些脂肪淋巴组织正如 Studer[16]描述的一样——和前列腺 3 区域的淋巴组织相连。我们随后报道，15% 的患者其 APF 内含有淋

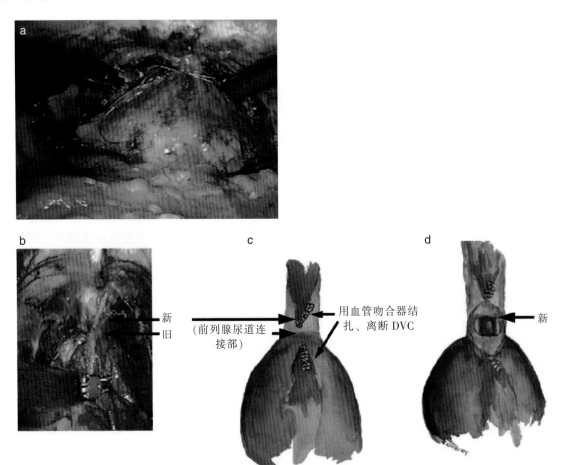

图 10.2　a. 2002 年的典型顶部切除视野，在切除盆腔内筋膜后放置背深静脉缝线。b. 充分去除前列腺前面脂肪后膀胱顶部的视野，分离耻骨前列腺韧带以及闭合背深静脉。c. 图示我们最初推荐的横断位点，此处横断可将总体阳性切缘率从 36%下降至 16.7%。d. 我们随后推荐的横断点，使用远端吻合线作为指导，可以进一步将总体阳性切缘率下降至7.5%

巴结，2%的患者 APF 存在转移细胞[17]。这一结果由 Jeong[18] 进一步证实。

最后，手术操作中触觉的问题一直都是机器人医生和患者需要解决的难题。大部分 PSM 都是局部的，并且不能通过外科医生的手指感触到，对于这一点业内没有什么争议。大部分报道的 PSM 也确实出现在前列腺顶部。按常规逻辑来说，在低风险的患者体内，完全可以通过合适的技术和经验避免 PSM 的发生。但是，对于较高危的患者而言，伴随临床上可触及疾病（D'Amico 风险 2 和 3），肿瘤扩张性生长和触觉缺失的问题是 RARP 的缺陷。为了解决这个问题，我们最近报道了处理高危患者即可触及肿瘤的患者或高级别肿瘤患者的经验[1]。我们使用标准列线图来确定具有明显前列腺癌外生性扩张的患者，选择需要部分或扩大切除患侧神经血管束（neurovascular

bundle，NVB）的患者。在这项系列研究中，我们报道 pT$_2$ 和 pT$_3$a 肿瘤患者的 PSM 率分别是 3.6%和 19.8%。我们也发现，D'Amico 低、中、高风险的患者 PSM 率分别为 5.6%，6.7%和 22.8%。对于初级 RARP 医生来说，我们强烈建议需要仔细考虑，经直肠活检的病理结果、活检针数的数量和阳性百分率以及 Gleason 评分对于改善患者肿瘤学结果的重要性。

高级学习曲线

生活质量和性功能

保持，或者更确切地说，是重新获得性功能是前列腺根治术发展过程中最具有挑战性和最让人兴奋的问题之一。这个问题的所在，毫无疑问是前列腺根治术本身与其他普通手术如肾切除术的不同之处所在。所有行前列腺摘除的患者，完全是由于前列腺的位置而导致的排尿和性功能的巨大变化。相比而言，如果没有肾切除术所伴随的身体上的不适，患者可能都不知道他们的肾脏是全部或部分还是没有被摘除。随着机器人手术精确性增加的潜在趋势，如果我们系统学习了相关技术和临床上的因素，逻辑上来说，前列腺根治术的预后结果会得到改善。RARP 手术正在改善性功能完全恢复的时间，并产生了对于神经所在部位、神经损伤种类以及改善性功能结果方法的多种争议性话题。在手术发展中依旧存在的一个重要因素是，确定并评估术前和术后性功能的需要。国际勃起功能指数（IIEF-5）为这种评估确定了一个遵循的记录和标准。对于外科医生来说，对于没有既往阻碍性功能恢复的相关问题的患者，限制研究中的患者数量是合情合理的（例如，65 岁以上男性和有既往勃起功能障碍的男性）。尽管这些患者的情况也很重要，但是为了使医生相关性因素达到最大化，这些患者应该单独处理。为了让患者的答复结果达到最大化，我们的经验是调查问卷必须简洁明了。

与性功能相关的手术学习曲线有许多有趣的起起伏伏。2002 年，保留神经式 RARP 的技术是建立于 LRP 和顺行性途径的基础上。与我对 Walsh 式逆行性途径的了解和经验不同的是，顺行性途径会经过膀胱颈、前列腺神经血管蒂以及 NVB。2002 年，神经血管蒂通常使用单极或双极电刀处理。在那时以及以前的时间里，我处理的手术均在外观上保留了 NVB。但是在 2003 年年底，我收集到了足够的关于性功能结局的患者数量（在 9 个月之内，大约有 35% 的患者保留了性功能），让我意识到需要一种可以保护前列腺神经血管蒂但不使用电刀的方法。2004 年，我和 Gill 及助手们引进了一种基于肾部分切除术和哈巴狗钳的不产热技术[20,21]。哈巴狗钳放置于前列腺血管蒂（PVP）上，就像放置于肾血管上一样。当前列腺切除后，缝合结扎血管蒂。这两个重要的发现显著改善了患者术后性功能。NVB 附近的产生的热量似乎产生了明显的损伤（使用电刀和不使用电刀相比，3 个月内性功能正常的比例分别为 8%~10% vs 35%~40%）；但是两年之后，使用电刀 70% 的患者恢复了性功能 [22,23]。2004 年以后，腹腔

镜手术中处理 NVB 时，避免使用电刀已经被广泛接受。但是，在术中肉眼下保留 NVB，可以很好地恢复性功能，这一发现提示使用电刀，或者更恰当地说，热损伤是一种可恢复的损伤。但是神经究竟发生了什么变化？在 1940 年代，Seddon 很好地描述了其解剖和生理上的解释。Seddon 和其他学者描述了外周神经的 3 种基本损伤等级（图 10.3）[24]。一级（图中最上方）称为神经功能性麻痹，这种情况描述的是神经外周中度损伤并保留轴突，在几周至几个月的时间内大部分都可以恢复。如果损伤更严重（二级），神经轴突受到损伤，只要神经周围组织保留了，神经可以从损伤的地方重新生长，一直延伸至终末器官（图中居中位置所示）。因此，这种损伤称为轴突横断伤，这种说法很好地解释了为什么大多数患者用了 1 年的时间恢复性功能，因为神经轴突从前列腺底部以 1mm/d 的速度生长至阴茎根部需要 1 年的时间。如果对于外周神经的损伤阻断了神经和周围组织（三级，神经横断伤，图中底部所示），那么轴突就无法重新生长。

当检查完这些无产热手术患者性功能恢复的时间表之后，我们发现 35%~40% 的患者为微小损伤（一级），其余的患者为二级或三级损伤。我们仔细考虑是否可以确定是什么造成了 3 个月内性功能恢复上如此巨大的差异。2008 年，我们发表了一篇文章，其中涉猎了超过 35 个影响因素，从技术层面到患者相关问题，例如生活方式（已婚、离婚、伴侣年龄等），吸烟和咖啡因摄入，

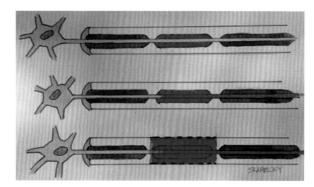

图 10.3 Seddon 描述的外周神经损伤 3 种等级[24]。第一级（图中上方）称为神经功能性麻痹，描述的是一种中度损伤。如果损伤更为严重（第二级）并且神经轴突损伤了，称为轴索断裂，但是如果神经周围组织保留了，神经可以恢复（图中部所示）。如果外周神经损伤阻碍了神经和神经周围组织（第三级，神经横断伤，图中底部所示），那么轴突就无法再生了

医学并发症以及用药[25]。术前IIEF-5评分在22~25分的两组患者年龄均小于66岁。我们比较3个月内恢复性功能的患者与没有恢复的患者。两组具有相似的医学并发症。高血压的定义为使用降压药物或收缩压（两侧测量值大于140mmHg），这两种定义没有很大的区别。糖尿病以之前的诊断为定义，也没有明显差异。冠脉疾病和血脂异常疾病也是延用既往诊断，也没有明显差异。自认为的抑郁症也没有明显差异。并发症的平均总数经过计算，也没有明显差异。我们分析了使用药物的类别和亚型。发现使用降胆固醇药物，尤其是HMG-CoA还原酶抑制剂、阿司匹林或止痛药物之间没有明显差异。此外，心脏疾病家族史也不是主要因素。两组患者BMI、IIEF-5分数、神经保留数（1.8 vs 1.8）、估计血液丢失量以及3个月后无护垫控尿能力（78.2% vs 84.9%）的中位数没有明显差异。在单元分析中，只有前列腺重量(51.4 vs 43.3，$P=0.038$)和年龄（57 vs 55，$P=0.03$）存在显著差异。使用logistic多元回归分析，所有之前提及的临床因素中，只有前列腺重量是3个月后性能恢复的预测因素（$P=0.04$）。但是为什么前列腺更小预后更好呢？有人推测更小的前列腺可以让手术医生看得更清楚，从而保留更多的神经组织；另一种解释为前列腺更小，剩余的空间更大，所以手术者可以用更小的牵拉力提起或切断前列腺神经。另一方面，较大并活动性不好的前列腺需要剥离前列腺的神经，导致更大的牵拉损伤。对于更多的保留神经组织，我们希望发现在3个月性功能未恢复组里，是否存在单侧保留神经不成比例的操作。双侧神经保留的120例患者中，有46例（38%）3个月后性功能恢复；相比之下，单侧神经保留的19例患者中，有7例（37%）3个月后性功能恢复。因此，如果费尽心思去除了一半的神经组织结果却没有显著差异，那么主观上保留更多神经组织似乎无法解释研究结果。并且，为了评估前列腺大小和手术中牵拉力的影响，人们可能期望增大的前列腺体积和性功能下降存在关系。我们发现3个月后性功能与前列腺重量的增加存在负性线性关系。前列腺重量在0~35g，65.5%的患者3个月后性功能恢复；相比之下前列腺重量为36~45g的患者42%性功能恢复；前列腺重量为46~55g的患者24%性功能恢复；前列腺重量为56~85g的患者

33%性功能恢复；前列腺重量大于85g的患者14%性功能恢复。因此我们认为，解剖学和生理学上的牵拉性损伤是对1年之内性功能恢复时间的最佳解释。

在过去的几年中，还存在另一个问题，即筋膜内保留神经的切除或保留"Aphrodite面纱"的益处和逻辑。为了解决这个问题，2009年我们发表了文章，内容为比较保留一条神经或两条神经的患者，术后两年后性功能结果的经验。我们观察了两组患者，一组使用热能技术（38例患者），第二组使用无热能技术（58例患者)[26]。在电刀组，我们发现当保留神经的数量翻倍 [例如单侧神经保留（UNS）vs 双侧神经保留（BNS）]，性功能恢复的患者数量增加了1.36倍；在无热能使用组，当保留神经翻倍时，性功能恢复患者数增加了1.15倍。当保留单侧和双侧神经时，我们还进行了性功能恢复的定量比较。在电刀组，保留一侧或双侧神经的患者两年后平均IIEF-5评分相同（分别为19.6 vs 18.9，$P=0.72$）。在无热能组，我们也发现了同样的结果，UNS和BNS患者术后平均IIEF-5评分分别为22.0和21.0（$P=0.37$）。这些发现提示，阴茎海绵体动脉的数量和质量都很充足。对于筋膜内切除保留超过2%~4%的神经组织，尤其是对于出现阳性手术切缘的情况时，没有期望中的益处。

总体来说，这些结果可以推断出性功能的恢复与周围神经损伤中详细阐述的因素相关。尽管性功能的保留和（或）恢复受到外科医生技术的影响，但是它们也受到明确原则和方法的控制，例如保留足够的神经组织，减少手术创伤如热损伤和牵拉伤。还有越来越多的证据表明因手术创伤[27]和"阴茎"康复[28]导致的炎症的重要性。

不依赖尿垫的尿控

可能一直强调的RARP结果中，最重要的问题是是否需要护垫以及多长时间才能达到无护垫尿控而定义的排尿控制问题。据我们所知，早期的文献中常常将尿控定义为在一个固定的时间内——1年时间达到0~1个护垫的状态。最近，我们论证了男性患者RARP术后报告的尿路生活质量（Bother评分）的影响，该评分根据他们使用多少条护垫（0，使用安全垫，1，2，3+）作为依据[29]。对于已经达到不需要护垫的患者，说

明尿路生活质量（quality of life，QOL）等级为 1（很满意），而使用安全护垫或一条护垫的，说明尿路 QOL 大约为等级 3（居中）。我们还观察到，从临床角度讲，使用安全护垫和一条普通护垫不存在临床差异。使用安全护垫和一条普通护垫的尿路 QOL 相比，为 2.8 vs 3.2，P=0.03。

一般来说，RARP 术后尿控的情况较好，报道的无需护垫的概率为 85%~90%[30]。什么原因真正影响了尿控结果？毫无疑问的是，van Velthoven 式缝合方法（单节吻合）显著影响了 LRP 和 RARP 术后尿控的情况。使用 van Velthoven 式缝合方法，手术医生有近 100% 的信心做到水密吻合。van Velthoven 式缝合方法发生膀胱颈狭窄的情况很低。我们团队在 UCI，宾夕法尼亚大学（David Lee）和俄亥俄州（Vip Patel）的报道数据显示，拥有超过 2000 例手术经验的手术医生，膀胱颈狭窄的发生率低于 1%[31]。另一个看上去并不会影响尿控时间和总体尿控情况的技术层面的因素为尿道顶部切断处。2007 年，我们报道了 1 例低位点切断尿道顶部（图 10.2d）从而降低了顶端前侧手术 PSM 率，且该操作并未对尿控有什么影响，但是阳性切缘率降低至 7.5%[15]。尽管有一些作者报道，Rocco 后侧悬挂缝合法可以提升尿控的情况，但是根据 Menon 及其助手和我的经验，这样做不会影响尿控的时间[32]。但是，我发现 Rocco 缝合法是一种很有价值的辅助手法。它可以通过降低牵张力从而显著提升完成 van Velthoven 式缝合法的容易程度。该方法还有很好的止血作用，出院后出现肉眼血尿的患者概率非常低。该手术方式几乎没有由于血尿和血凝块导致尿潴留的急诊病例。该手术方式的另一个发现是降低了膀胱颈狭窄的发生率。在我处理的 600 例患者中，出现了 5 例膀胱颈狭窄，自从使用了 Rocco 缝合方法后的 300 例病例中没有出现膀胱狭窄。

除了这些技术问题，近年来最明显地影响了恢复时间和 0 护垫尿控的因素是患者相关性因素。当我们粗略地观察尿失禁患者中的 10%（如使用任何护垫），显而易见的因素就是年龄。就我们的经验而言，超过 75 岁的患者 30%~40% 需要长期使用护垫；相比之下，70~75 岁的患者出现的概率为 0~10%，65~69 岁的患者出现的概率为 0~3%。我相信大家都会同意，对于 76、66、

56 和 46 岁的患者，我们不会刻意做得更好或者更糟；但是，更年轻的人明显要拥有更好更快的尿控率。我们广泛分析了（单一变量和多元变量）技术因素和临床因素对于总体尿控和尿控时间的影响。技术因素包括学习曲线、Rocco 缝合法、神经保留情况以及对膀胱顶和膀胱颈使用或不适用产热设备。我们发现技术因素尤其是学习曲线不会明显影响结果，但患者相关因素会严重影响。这些影响包括年龄、Bother 评分、IIEF-5 评分、BMI、医学并发症（独立疾病或是累积疾病）等。这些因素在直觉上感觉都相关，但是实际上来说，它们都和生命力相关[33]。

用 "公认外科医生操作标准" 来评估当今的 RARP 术：S. Larry Goldenberg 的经验

这项技术起初关于伦理引入的争论，是由具有充分经验的开放性前列腺癌根治术的外科医生提出的。如何向一项已成为惯例的成熟技术中引入一项潜力更佳、但具有学习曲线的新技术，并同时如实的提供知情同意书？在向研究机构引入这项新技术时，有记录和监督的规划是十分重要的，也是从 "第 1 天" 就开始收集数据的审计计划。这时，除了最初的指导过程之外，没有通用的培训或认证模式来从事机器人程序的个体培训，只有通过自我能力的加强和逐步引入更多难点的渐进式的方式来进行[34]。

来自美国泌尿协会和其他组织的可利用数字化学习，机器人研讨（研习）和培训课程是一笔积累的财富，这对处于转型期的外科医生非常有用。这些宝贵的课程大力鼓励提供模拟器经验，直接观察机器人的情况，并迅速地发展先进的外科技术。复合训练 DVD 是可用的，初学 RARP 的医生鼓励频繁地复习这些。令人惊讶的是通过多久一项技术的新要点才能通过各视角被观测和掌握。在未来，随着建立更多有经验的单元，更正式的奖学金培训计划将成为可行的。然而，有一个问题有待于下一代的泌尿科医生回答，正如越来越少的开放性前列腺切除术被实施，这个问题是：机器人前列腺切除术确实比开放或腹腔镜 RP 更胜一筹吗？类似的培训过程中所面临的困境

也见于早期微创手术（MIS）肾切除，经皮肾镜取石术和输尿管镜激光碎石术。

过渡期学习曲线的影响

学习曲线的概念最初起源于飞机制造业，在1936年由 T. P. Wright 提出[35]。这个概念被引入到手术中是在1980年代微创外科出现后，但仍然很难界定。Subramonian 等人定义它为"普通外科医生能够单独执行一个有合理结果的手术环节花费的时间和（或）环节的数目"[35]。从开放的 RP 切换到 RARP 就像进入一辆18轮运输卡车——大家都知道有多个离合器、方向盘和一根变速杆，但需要大量的努力和实践才能使它前进，并且要很长的时间来达到高速公路速度或有效停车。许多作者已经在各个方面描述的达·芬奇操作的所谓学习曲线估计为13~200例。最初，RARP 的学习曲线是达到一个特定的主控台时间或更少时间（例如≤4h）情况下的病例数量。但现在，建立了复合 RARP 学习曲线：在主控台合适的时间，能够合理胜任完成所有步骤过程的时间，和能与医生开放手术经验相比的实现肿瘤学和功能结果的时间。学习曲线的进步只能通过对患者的临床结果连续测量来评估（如 PSM、尿失禁、勃起功能障碍）和手术过程（如完成手术的时间）。

癌症病例有如此多的临床和病理特点，只有外科医生的手术技巧和经验仍然是影响手术切缘状态的重要因素。在最近的多中心调查涉及的7765例患者中，平均300例手术切缘的结果被视为符合外科手术的要求[36]。

Ahlering 和其他人已经证明，一位经验丰富的受过肿瘤学培训、没有 MIS 经验的外科开放手术医生，是可以将他的专业经验和正常前列腺解剖学的知识转换到具有显著效果的机器人手术中的。外科开放手术医生的学习曲线可能会更"短"，正如许多技能的要求是通过其开放手术经验获得的，如合适的膀胱颈解剖途径和神经保留。Nilsson 等人证明肿瘤学熟练水平最短的学习曲线发生在术者具有丰富开放手术经验的情况下，并在开始主刀机器人手术之前在自己的工作单位中协助了约100例手术（制订了计划）[37]。在融入到外科医生经验的过程中，学习曲线很有可能是一种连续变量（分割点不是二项式），正如由 Vickers 等提出的 LRP 在各种情况下，主要是天赋、经验、一致性、预判、准备程度、身旁助手和手术团队会影响到手术的结果[36]。每个外科医生的学习曲线都会不同，需要极大的耐心和毅力，且难免会有很多困难的时期。

最后，手术技巧和学习曲线因手术方式不同而不同，所以无论你的曲线是10、40、或100例都是无关紧要的，只要在早期学习过程中你具有"钢铁的意志"，你的结果在肿瘤学和功能性方面都是可以接受的。

一位开放手术的肿瘤外科医生开始 RARP 实践——2007年至今

从开放根治性前列腺切除术这种行之有效的实践过渡到机器人手术是令人激动的，但经验有时是令人痛苦的！没有腹腔镜手术经验，依靠我的年轻同事教我基本的（还有更进一步的问题）的 MIS 手术：患者术前准备，摆体位，考虑套孔摆位，麻醉，镜头防雾和清洗，粘连松解，处理肠管——这之前的一切现在只需坐在控制台前（图10.4）。但就目前的前列腺切除术，从2007年起，开拓者为我铺平了道路，包括 Ahlering，Menon，Patel 和其他许多勇敢的人（更不用说许多勇敢的患者），他们发展了细微差别的技术，我只是复制训练和重复观看演示视频。近2000例开放手术的经验，增加了我理解解剖结构的信心，但同时引起不安的是我意识到需要有从触觉到视觉的转移。

从开始行 RARP 起，我知道这会是挑战，但对于所有的风险类别，我的目标是以尊重患者的安全和尽快达到我开放手术的肿瘤学结果。我从每一个阳性的切缘和每一例并发症中学习，并最终发现自己正处于学习曲线的阶段。不同于开拓者，我没有创造里程碑，只是意识到我达到了每一项要求。我将描述可能是经验丰富的机器人外科医生的第二天性的技术问题，但这需要新手充分注意。

最大限度减少 PSM——2007—2011年

如今当你开始行 RARP 时，必须认识到许多因素可能影响手术 PSM 结果，包括 BMI、盆腔形态、神经血管的解剖、前列腺尖端形状、中叶的

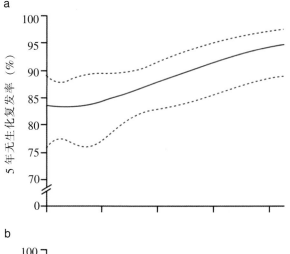

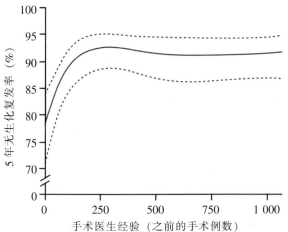

图 10.4　基于手术医生之前的手术例数，根治性前列腺切除术后的 5 年生化指标复发率曲线。图 a 代表腹腔镜手术，图 b 代表开放性前列腺切除术。虚线表示 95% 可信区间

大小、既往前列腺手术史或感染、术前排尿以及性功能。与开放性耻骨后前列腺切除术一样，每例病例的仔细评估是确定保留神经的风险和个性化治疗的重要手段。在该方案的初始阶段，尝试和关注患者的性功能缺失是明智的。说到这，主动的神经保留在一位有经验的外科开放手术医生的 RARP 过程早期是可能的。

　　注意切开包膜时尽量保留筋膜。如果确认包膜被切开，则移动到不同的位置进行切除。前列腺术后的检查是非常重要的，包膜切口可以标记和（或）与病理科适当沟通进行修复以避免假阳性（医源性）切缘报告的可能。在文献中仍然存在的争议是关于医源性切缘的远期影响，特别是如果它仅仅是一个认可的进入包膜的切口。如果在手术操作时有额外的前列腺组织一直留在原处（在膀胱颈起始部并不罕见）然后再次切除，将

其送病理评估是适当的。在至少 3 个评估序列中神经保留没有显著增加 PSM 率。另一方面，在无神经保留手术中增加的 PSM 率很有可能反映了选择这种方法的患者具有更坏的肿瘤特性。

　　从开始从事 RARP 起到 2011 年，可以在先驱者那学到许多避免（或至少要避免）"痛苦"的经验教训。在你职业生涯的早期应考虑以下步骤：

　　1. 患者的选择。在学习曲线的早期阶段，患者的选择对于过渡期是十分重要的。避免选择一些已知会增加手术的难度因素的患者在早期是很重要的。这些因素包括：

- 高级别，T_2 和 T_3 期肿瘤
- 肥胖
- 既往重大腹腔手术史
- 前列腺体积大和（或）前列腺中叶较大
- 曾行经尿道前列腺切除术（TURP）
- 既往放疗史
- 如果患者对性功能优先考虑

　　具体而言，对于初学腹腔镜的外科医生，患者以往的腹部手术史可能使套孔摆位困难，腹腔内粘连则可能需要松解。我们发现，腹腔内粘连的程度是高度可变且不可预知的；大多数情况下比预期更糟糕，因此一直是"值得看一看"。有开放手术经验的外科医生优势在于将这些广泛粘连中转开放并不困难。一般来说，只要有恒心和耐心，克服少量粘连并没有太大的困难。

　　2. 术前的 EUA。强烈推荐术前进行麻醉下检查（EUA），可用于肿瘤结节的确认和定位，边缘的不规则性和前列腺的大小。

　　3. 套孔布局和气腹。初学腹腔镜的外科医生早期挑战之一是学习套孔摆位和气腹建立技术。这第一步的重要性是整个手术成功的关键。套孔位置不准确、未考虑相对于另一个套孔的空间定位可导致套孔之间的冲突，使每个操作臂的伸展程度困难，或太靠近骨盆。有时会觉得像你的手肘绑在你的躯干上进行操作。这是非常困难的，如果手术过程中不能改变套孔的摆位，这会明显延长手术时间。了解套孔位置在三维空间中的空间关系能使手术团队避免与操作手之间的碰撞。经测量后我们发现至关重要的是每个套孔之间的横向间隔。我们使用的 trocar 布局方式与 Albani 等人所描述的相同[38]，并且所有病例中应用只有

很小变化的相同布局方式。尝试第 2 种可能的套孔摆位可能会因为腹部结构而导致冲突。选定一个测量系统（Ahlering 博士论述了使用耻骨联合作为起始点）并坚持下去。

4. 开放性前列腺癌根治术的概念。许多开放手术方面的技术适用于机器人技术。

• 术野暴露和止血对确定组织层平面仍很重要。

• 去除前列腺周围脂肪和细致地解剖尖部有助于暴露前列腺尖部。

• "Meyer" 缝线有助于最大限度的观察到前列腺的 "肩膀" 且可能减少 "背面出血"。

• 注意前列腺尖部的后侧空间和相应的解剖结构。

有时，由于气体的 "压力解剖"，气腹可以帮助确定组织层平面。同样，气腹压力通常可以在短时间内增加，像正确的外科手术那样帮助控制出血。活动性出血时新手可能会恐慌，但只要记住标准的开放手术技术中的海绵压迫。一块小海绵可以通过 12mm 的辅助套孔，在轻的压力下阻止出血，你也可以决定是否要夹闭或缝合出血处。

5. 助手的援助。无论怎样强调助手的援助都不过分，尤其是在学习曲线早期。在手术室中是以团队进行工作且具有一致性，全体人员可以在每例额外的病例中创造出越来越多的自信心。助手需要对机器人手臂的功能、其他的腹腔镜设备和手术的步骤有深入了解，从而能够在发生困难时解决问题。早期的挑战是反复擦拭的镜头，因为膀胱和肠管会被助手的器械推动，或充盈不佳的膀胱。设想通过吸入口放置一根脐尿管缝线将脐尿管提起——一个额外的步骤，但在早期病例中很有帮助。

永远要对腹内压力保持注意和警惕，从而可以早期对气体泄漏进行补救（在早期病例中可避免的失败是气腹压力丧失和随后蹭脏镜头）。机器人手臂碰撞的冲突可通过协调和精确的套孔摆位而大大降低。

6. 前列腺周围脂肪的分离。对前列腺周围脂肪进行高要求的分离及取出对于新手是特别有帮助的，因为它能使前列腺和膀胱颈更形象化。花足够多的时间对背浅静脉双极电凝是有必要的。虽然在开放 RP 手术中这看起来像一个 "不重

要的问题"，但静脉撕裂导致的出血量会令你感到惊讶。要学会识别分支静脉。当遇到大静脉时，别忘了它还有另一端，如果从膀胱表面分离脂肪之前不把它结扎或电凝止血就会导致出血。

7. 盆内筋膜的分离和背深静脉的识别。这部分手术操作在早期过渡时可引发担忧，但正如前面所讨论的，延续传统开放手术描述的理念将会有所帮助。要小心贴近前列腺毗邻尖部的外侧静脉的存在。这需要电凝或结扎，除非你确认它们是不存在的。耻骨前列腺韧带通常标志着背深静脉复合体的外侧缘，所以需要确认你分离的边缘，你会惊奇地发现静脉 "将会出现"。非常有经验的外科医生做这一步很简单，但它对于初学者会是一个引发担忧的源头。

8. DVC 控制方案（缝合与吻合器）。不同的机构对最佳 DVC 控制方案有不同的选择，以及在手术时何时进行这一步操作。无论哪一种方法是最适合外科医生的，最好是在早期过渡时采用。吻合器增加了手术费用，它的缝合技术也更接近开放手术的经验，所以这是我选择的方式。是否使用悬吊缝线也是专家们争论的话题。在早期过渡时期，它增加了技术的复杂性且可能是作为 "更先进" 技术最好的处理方式。当你开始有了 RARP 的经验，DVC 的缝合是一种挑战。如果你的手术结松脱了，要毫不犹豫地进行二次缝合和准备好缝合静脉。

9. 膀胱颈保护范围的手术技术。膀胱颈分离技术被认为是手术过程中非常困难的部分之一。特别是对以前有开放手术经历的外科医生，分离的步骤不同于在开放手术中传统的描述。它缺少前列腺膀胱结合点（PVJ）的触觉反馈。它在分离解剖过程中的重要性在于要意识到在 Trendelenburg 体位下患者的解剖角度（通常为 25°~30°）。这个角度的定义是应该离断 PVJ 时的角度。有时很难直观的确定膀胱颈。要避免轻举妄动和积极地保留膀胱颈，特别是在前方。在分离过程中出错最好是发生在膀胱侧而不是进入了前列腺之后。我们认为，在最终的功能结果上有可能没有差异，随着自身经验的拓展，你需要重建膀胱颈的次数会减少。如果出血过多或见到了前列腺液，很有可能已进入了前列腺内，最好退出器械并重新确定组织层次。避免过大范围的膀胱颈侧面分离，因为大静脉窦常位于这一部位，出血会

使这一困难的过程更具挑战性。再次，有很多描述 PVJ 离断的方法，但开始时很简单，只是进行到中线处直到 Foley 尿管被发现。如果 Foley 尿管不出现说明你的器械"深"了，可能进入了前列腺，此时应该后退和重新调整。同时，不要忘了最基本的开放手术原则：牵引和对抗牵引能帮助确定逼尿肌纤维。

膀胱颈后侧不容易达到。判断下膀胱颈的厚度，后侧的厚度应与其前侧相等。找到三角区纵向纤维，然后继续分离下去就是三角区空间。如果位置深了没有发现相应的纹路，那你可能没有处在正确的平面。此外，你需要后退和改变分离的角度。

我们发现，开始采取后方入路到达精囊可以使后膀胱颈和随后的精囊分离更容易。然而，有时由于难以暴露道格拉斯窝，这是不大可能实现的，可视为开放前列腺切除者的未知领域。我们建议你需要学习两方面的技巧，最终达到无论哪种都运用自如。

10. 积极保留神经。保留神经是富有挑战性的，尤其是在活检阳性一侧，或可触及结节时，这时需要平衡 PSM 的风险。最终，手术的主要目的是肿瘤清除效果良好。学习逆行与顺行分离神经血管束的方法时需要"忽略时间"，比起你习惯于开放手术后，在控制台上花费更多时间的深思熟虑的工作可以是十分缓慢的。钝性技术是大多数外科医生的首选，然而如果必要的话，你需要花费时间烧灼所有出血点甚至夹闭或缝合。出血少是机器人手术最重要的优势之一，因此在止血方面更应谨慎。最后，一定要从尿道和腺体尖部分离神经。如果你在狄氏筋膜和直肠之间建立了合适的后侧层面，这样会更容易，到尖部所有的路径尽量从侧面进行。如果层面建立不易，或者如果你见到直肠纵向纤维，需要后退并重新建立一个新的层面。

从 2011 年开始行 RARP 起，请仔细阅读以下内容：吻合如果做得好的话，这会是手术最令人满意的部分，但像所有其他手术步骤一样也存在早期考验。通常膀胱颈会很大，你需要塑形到合适大小。你不想让这些缝合部位松开的话就一定要系上许多结。使用第四机械臂下到膀胱颈以下并拉向尾侧是有帮助的——这会帮助你找到膀胱颈。关于 Rocco 缝合的使用在有经验的外科医

生当中仍然存在争论，正如防止血肿形成和加快自制愈合同样重要。但它不容易做到，也不一定有大的益处，所以不要在早期尝试，或在它上面花费很长时间，这样它只会妨碍你。最好还是在烧灼、缝合或应用止血药等方面花时间来达到非常好的止血效果。实际上吻合应该是简单明了的，但如果套孔放置不正确你会面临很多的器械冲突，这将是一项考验。另一个早期常见的考验是进行圆周缝合时缝线用完了。如果你碰到这种情况，需要花时间去中途另起一根缝线，系在先前的缝线上，然后继续。这需要克服试图把两个很短末端系在一起的可怕的困难（除非你可以使用 Lapra-Ty™ 缝合夹）。最后，要确保你完成吻合之前 Foley 尿管通过了吻合的区域。在这之后，观察气囊在膀胱中膨胀——如果它已通过后侧间隙，你不会看到这个指示标志，要花时间来调整它位于正确的位置。

更快地完成过渡

记录每个病例的 DVD 自我回顾时是非常有用的，特别是在疑难病例和 PSM 病例中。已证实，这种回顾的形式对外科技术的改变和发展有积极影响。在我们的机构中，每个机器人手术病例已被数字化形式记录，PSM 或有并发症病例也均被评估过。

棘手的统计分析问题需要与统计学专家尽早磋商。他们收集的数据在表 10.1 中所示，可以更精简、更简单和更快地检索反馈外科医生的进步，例如 PSM。外科医生过渡期的 6~12 个月不适合使用性功能和尿控结果，使用正确的前（后）数据收集方法有利于每一研究项目策略以及节约时间。

在以开放手术为主的中心开展机器人项目

通常，每个项目都需要有个体到"佼佼者"促使和推动其初期阶段的建立，以及有活力继续面对来自政府与临床的各种挑战。任何新的外科技术制度的建立需要有周密的计划。这应包括临床程序所有的元素，患者做手术可能经历包括入院前、麻醉、手术室、病房和办公设施，以及医

表 10.1　建议收集的 RARP 数据

术前
患者信息
活检阳性针数和部位
临床分级
临床 Gleason 分期
前列腺特异性抗原(PSA)水平
由经直肠超声测量的前列腺大小(TRUS)
国际前列腺症状评分(IPSS/AUA)
男性性健康清单表(IIEF-5/SHIM-5)
术中
手术时间
估计失血量
住院时间
早期和晚期并发症
术后
阳性手术切缘和部位
病理性 Gleason 分期
PSA/复发
IIEF-5(SHIM-5)评分
IPSS/AUA 评分
用于尿控的每天使用护垫数量

院管理等环境。这些特殊环境的每一部分需要包括在整个治疗过程中，每个环节都会对项目整体的成功产生影响。机器人手术是一项"团队运动"。手术室工作人员包括洗手护士、手术室助理和麻醉团队都得益于访问一处研究机构中已建立的项目。

需要强调的是，国家之间在医疗保健制度方面的差异可能对项目建立起显著的效果。作者之一（LG）在医疗保健制度中建立的项目，其融资结构完全来自公众。这会导致在手术时间和每例患者花费上的问题，这也许没有在其他国家的私人机构遇到的那么频繁。这会影响完成手术病例的频率和数量。

每例手术必须由团队制订计划，且在每例病例进行讨论后于手术过程中出现的问题应该附有总结报告。有一位公司的技术代表在早期手术阶段帮助处理可能出现的技术问题十分重要。不用急于求成和担心时间很重要。在很短的时间范围内定期计划完成一定数量的手术，有助于在项目

中建立"节律"，逐步获得和保持这种技能。延长行每一例手术之间的时间间隔会造成难以保持住学到的技能以及会造成"控制台焦虑"。一丝不苟、耐心并坚持基本原则在早期十分重要。

结　论

RARP 是一项在既往没有腹腔镜经验的外科医生领会过程中迅速成长的技术。虽然 RARP 的转型似乎比传统的腹腔镜手术顺利，但该手术的难度不可低估，特别是那些在不规则的时间间隔只进行少量手术的术者。以往所描述的技术帮助我们的机构增加了手术的学习曲线。

手术主要目标是必须尽量减少在你早期学习曲线的 PSM 率。我们的观点是，最终的手术肿瘤控制效果与以往的经验或结果密切相关，包括开放手术基础，与生俱来的耐心，手术助手能力，每周实施手术的例数，患者的特点，肿瘤生物学（"大自然的规则！"），还有病理学处理或回顾方法。

参考文献

[1] Schuessler WW, Schulam PG, Clayman RV, et al. Laparoscopic radical prostatectomy: initial case report. J Urol, 1992,147:246.

[2] Schuessler WW, Schulam PG, Clayman RV, et al. Laparoscopic radical prostatectomy: initial short-term experience. Urology, 1997,50(6):854-857.

[3] Guillonneau B, Vallancien G. Laparoscopic radical prostatectomy: the Montsouris experience. J Urol, 2000,163(2): 418-422.

[4] Abbou CC, Salomon L, Hoznek A, et al. Laparoscopic radical prostatectomy: preliminary results. Urology, 2000,55 (5):630-634.

[5] Kouvoussi LR, Schuessler WW, Vancaille TG,Clayman RV. Laparoscopic approach to the seminal vesicles. J Urol, 1993,150:417-419.

[6] Menon M, Shrivastava A, Tewari A, et al. Laparoscopic and robot assisted radical prostatectomy: establishment of a structured program and preliminary analysis of outcomes. J Urol, 2002,168(3):945-949.

[7] Van Velthoven RF, Ahlering TE, Peltier A, et al. Technique for laparoscopic running urethrovesical anastomosis:

"the single knot method". Urology, 2003,61:699–702.

[8] Ahlering TE, Skarecky D, Lee DI, et al. Successful transfer of open surgical skills to a laparoscopic environment using a robotic interface:initial experience with laparoscopic radical prostatectomy.J Urol, 2003,170:1738–1741.

[9] Hu JC, Hevelone ND, Ferreira MD, et al. Patterns of care for radical prostatectomy in the United States from 2003–2005. Urology, 2008,180:1969–1974.

[10] Hu JC, Wang Q, Pashos CL, et al. Utilization and outcomes of minimally invasive radical prostatectomy. J Clin Oncol. 2008;26:2278–2284.

[11] Schroeck FR, Krupski TL, Sun L, et al. Satisfaction and regret after open retropubic or robot-assisted laparoscopic radical prostatectomy. Eur Urol, 2008,54:785–793.

[12] Pick D, Lee DI, Skarecky D, et al. Anatomic port placement for the robotic prostatectomy. J Endourol, 2004,18: 572–575.

[13] Lee DI, Eichel L, Skarecky D, et al. Robotic laparoscopic radical prostatectomy with a single assistant. Urology, 2004,63:1172–1175.

[14] Ahlering TE, Eichel L, Edwards R, et al. Robotic radical prostatectomy: is elimination of pT2 positive margins possible? Urology, 2004,64:1224–1228.

[15] Borin J, Skarecky DW, Narula N, et al. The impact of urethral stump length on continence and positive surgical margins in robot-assisted laparoscopic prostatectomy (RALP). Urology, 2007,70:173–177.

[16] Struder UE, Walther PJ, Porter AT, et al. Workshop summary: approaches to radical prostatectomy. Eur Urol, 1993,24:44–45.

[17] Finley DS, Deane L, Rodriguez E, et al. Anterior prostatic fat: anatomic and pathologic basis for complete dissection at the time of radical prostatectomy. Urology, 2007,70: 1000–1003.

[18] Jeong J, Lambda S, Ercolani M, et al. Staging implications of anterior prostatic fat pad excision during robot-assisted laparoscopic radical prostatectomy. J Endourol, 2009,23 (suppl 1):MP 15–MP 12.

[19] Yee D, Narula N, Amin M, et al. Robotic-assisted radical prostatectomy: current evaluation of surgical margins in clinicallylow, intermediate and high risk prostate cancer.J Endourol, 2009,23:1461–1465.

[20] Eichel L, Chou D, Skarecky DW, et al. Feasibility study for laparoscopic radical prostatectomy cautery free neurovascular bundle preservation. Urology, 2005,65 (5): 994–998.

[21] Gill IS, Ukimura O, Rubinstein M, et al. Lateral pedicle control during laparoscopic radical prostatectomy: refined technique. Urology, 2005,65(5):23–27.

[22] Ahlering TE, Eichel L, Skarecky DW. Rapid communication:early potency with cautery free neurovascular bundle preservation study with robotic laparoscopic radical prostatectomy. J Endourol, 2005,19:715–718.

[23] Ahlering TE, Eichel L, Skarecky DW. Evaluation of longterm thermal injury using cautery during nerve sparing robotic prostatectomy. Urology, 2008,72:1371–1374.

[24] Seddon HJ. A review of work on peripheral nerve injuries in Great Britain during World War II. J Nerv Ment Dis, 1948,108:160–168.

[25] Ahlering TE, Kaplan AG, Yee D, et al. Prostate weight and early potency in robot-assisted prostatectomy. Urology, 2008,72:1263–1268.

[26] Finley D, Rodriguez E, Skarecky DW, et al. Quantitative and qualitative analysis of potency recovery following unilateral nerve sparing prostatectomy (RALP). BJU Int, 2009,104:1484–1489.

[27] Ficarra V, Cavalleri S, Novara G, et al. Evidence from robot-assisted laparoscopic radical prostatectomy: a systematic review. Eur Urol, 2007,51:45–56.

[28] Mulhall JP. The role and structure of a postradical prostatectomy penile rehabilitation program. Curr Urol Rep, 2009,10:219–225.

[29] Liss MA, Osann K, Canvasser N, et al. Negative impact on urinary quality of life based on security or 1 pad versus 0 pads status following radical prostatectomy an evaluation of patient-reported validated questionnaires. J Urol, 2010,183(4):1464–1468.

[30] Coelho RF, Chauhan S, Palmer KJ, et al. Robotic-assisted radical prostatectomy:a review of current outcomes. BJU Int, 2009,104:1428–1435.

[31] Ahlering TE, Patel V, Lee DI, et al. Multiinstitutionalreview of complications after robotassisted laparoscopic prostatectomy (RLP). J Endourol, 2006,20 (suppl 1): VP8–11.

[32] Menon M, Muhletaler F, Campos M, et al. Assessment of early continence after reconstruction of the periprostatic tissues in patients undergoing computer assisted (robotic) prostectomy: results of a 2 group parallel randomized controlled trial. J Urol, 2008,180:1018–1023.

[33] Pick D, Skarecky DW, Ahlering TE. Continence after robotic prostatectomy: the impact of nerve sparing technique. J Urol, 2008,179(4):A1498.

[34] Stricker P. Ethical introduction of robotic surgery for an experienced open surgeon. J Robot Surg, 2008,2:127.

[35] Subramonian K, Muir G. The "learning curve" in surgery: what is it, how do we measure it and can we influence it? BJU Int, 2004,93:1173-1174.

[36] Vickers AJ, Bianco FJ, Serio AM, et al. The surgical learning curve for prostate cancer control after radical prostatectomy. J Natl Cancer Inst, 2007,99:1171-1177.

[37] Nilsson AE, Carlsson S, Jonsson M, et al. Learning curve concerning positive surgical margins for second generation surgeons for RALP. J Robot Surg, 2008,2:109.

[38] Albani JM, Lee DI. Transperitoneal trocar placement//Patel VR, ed. Robotic Urologic Surgery.1st ed. London: Springer, 2007.

机器人泌尿外科手术中患者体位和套管摆位

Rajan Ramanathan, Robert I. Carey, Alvin Lopez-Pujals,
Raymond J. Leveillee

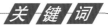
关 键 词

- 机器人手术步骤
- 机器人前列腺切除术
- 机器人手术中患者体位
- 套管摆位

引 言

机器人辅助腹腔镜泌尿外科手术正在迅速成为许多泌尿外科疾病的标准治疗方案。自从达·芬奇机器人手术系统（Intuitive Surgical,Sunnyvale,CA）问世以来，机器人泌尿外科手术在世界各地优秀的医学中心变得越来越普遍。自第一次被报道，用以治疗前列腺癌的根治性前列腺切除术是机器人辅助应用最多的手术。随着经验的积累和机器人技术安全性的提高，机器人手术展现了腔镜下缝合的优越性，这在肾盂离断成形术中得到充分体现。虽然有关手术的必要并长期的随访工作尚需要完成，但机器人技术正在快速改变着原来复杂泌尿外科手术所处的状态。

在本章中，我们讨论泌尿外科手术的两个常见手术区域的患者体位：一个是盆腔区域，一个是上尿路区域，即肾脏及周围。重点应放在患者和医务人员的安全、人体工程学以及最佳的术野暴露。

Trocar/Port 摆位的原则

在开放手术中，大多数医生靠牵引来实现手术区域的充分暴露，当然可以变更患者体位和延长手术切口以满足手术暴露的需要。在腹腔镜手术中，周密的术前规划程序使得外科医生能够获得理想的视野和操作角度，在一些病例中通过使用重力锤牵开器、移动手术床等有助于更好的暴露。在即将实施机器人手术前，所有这些技术层面上的细致考虑都非常重要。机器人手术系统有3个主要组成部分：操纵台、手术车和视频系统。一旦手术系统对患者体位定位完成，患者的位置将在整个手术过程中保持固定。合适的套管（trocar）摆位必须允许机器人安全定位并伴随最有利于器械抵达及腔内操作，最大限度地减少机器臂的碰撞以及给床旁外科医生带来舒适安全的操作环境。本章将重点强调盆腔和肾区最常见手术方法的窍门和技术，并回顾复习其他手术方法。

通常来说，机器人辅助盆腔手术需要5个操作通道，必要的时候可增加第6个备选通道。盆腔手术空间有时受到限制，在有限的程度上，可以调动肠道和乙状结肠用以增加操作空间。当术中发生出血时，血液集中于手术域，可高效吸除血液与液体的吸引器由于与插入通道的其他手术器械相互干扰而使其应用受到制约。因此更多的器械是必需的，而且最好是腔外操作，因为机器臂和器械在身体外的空间操作时将不受到腔内解剖结构的限制。

相反，肾手术的手术空间是较盆腔手术更为宽广的，因为在肾手术中，可以被调动的肠管更多，重力辅助的肠管位移可使术域暴露的更好。

但是，机械臂自由活动的体外空间远少于盆腔手术。额外的器械占据腹腔内空间也使对空间的需求问题变得极其复杂，因为这些器械同样也占据着体外的空间（图 11.1）。因此很少有肾手术使用超过 5 个以上的通道。

机器人手臂和移动角度

机器人手臂有 7° 的自由度。这使得设备非常灵活。可用于机器人臂的 8mm 套管有 3 个黑环，其中位于中间的黑环最大，对应曝光中心或用作空间位置参照的遥控中心。该遥控中心相当于在空间中的一个支点，而由电脑操控机械臂的所有运动都以其为参照。通过层面的摄像头和机器手臂到达工作区域的轴向切面如图所示（图 11.2）。工作区域取决于所用手术器械的工作深度，以及在体外不发生冲突的前提下成角的程度。

提供给外科医生的工作区域是可以被操纵的，可通过两种机制实现。第一种是确保摄像端口的机器人手臂有足够的线性位移。这样做可以确保两个机器臂和镜头从不同的方向趋同运动，或成角度横向展开时不冲突。

另外的机制是通过配置镜头端口的位置，成三角形对应机器人手臂，以错开设备操作的层面。错开的镜头端口和机器人手臂使得它们在空间分布上处于不同的层面。此刻，即使手臂移向相似的位置，在体外的 X 轴，与 Y 轴的空间差异仍能确保相机实际上可能是在相对于 Y 轴机器臂的相反方向偏转。这些都创造了一个无冲突的操作空间。

机器人手臂间的距离

按照已有经验，确保机器手臂自由活动而不受到干扰的必要且最佳距离是另外两个端口距相机端口为 8cm 和 10cm。

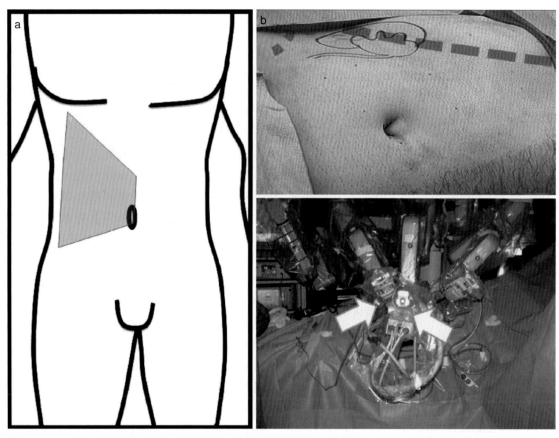

图 11.1　a. 由于对机械臂自由运动的干扰，投射于体表的肾区呈轻度不对称形状的工作区域（阴影所示）。肾脏手术的机械臂标准摆位中，上方机械臂被肋缘的限制程度要高于髂嵴对下方机械臂的限制程度。b. 肋缘与髂嵴位置的体表标记。c. 标注体外彼此相邻的两个机器手臂（白色箭头），这两个手臂在进行剥离或缝合时将可能会发生冲突

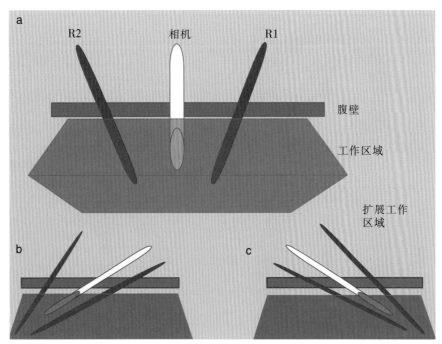

图 11.2　预计的工作区是基于有利机器手臂的自由移动。a. 面对中间位置的相机，其他两个机器手臂在体内内收靠近使用，在体外相互远离。b、c. 工作区的最大移动范围，操作器械能达到最大位置如图 b，相反的位置如图 c。如果器械端口不呈三角分布，那么两工作臂在体内做分开移动（如在操作中分离或牵拉组织）时，将导致体外部分的碰撞

套管摆位

　　一些常用的配置如图 11.3 所示，我们更倾向于采用 W 配置用于前列腺切除术及其他盆腔手术。对于盆腔手术特别是 RLRP，用脐作为一个主要的浅表解剖标志，中心靠近或围绕脐的端口摆位是可以接受的。这是因为如上放置套管（如图 11.4）将允许器械在患者取头低脚高仰卧位时适当的移动而不受限制。机器人的定位在患者两腿之间将更容易完成。

　　然而，当进行肾或其他腹部泌尿外科手术时，需要考虑的事实是由于机器人臂与肋或骨盆骨（特别是髂前上棘）会发生碰撞，导致存在一个有限的虚拟区域，其结果是有时工作区是不对称的（图 11.1）。可能需要使用智能交换仪表来避开非对称工作区的限制。因此，如果 R1 上的剪刀不能够到达和切割组织时，这时可能需要移动剪刀到 R2 甚至 R3，而将 Maryland 剥离器移至 R1 的位置。少数情况下，可能需要助手用腹腔镜剪刀予以解除或切割。

套管摆位中一些有用的测量数字

　　标准腹腔镜手术中，手术器械可以被设计成不同的长度，并可以很容易地进行切换。然而，机器人手术器械有特定长度的要求，与之连接的一个复杂回馈机制由电脑控制，可动态计算出仪器的运动和角度的任何变化。器械上的零点是用于由计算机来调整并正确定位相机和臂的工作元件的参考点。除了器械长度固定的问题，仪器间的交换也很麻烦。

　　Pick 等所描述的 18cm 的法则及其变更已被用于穿刺套管端口的定位[1]。达·芬奇机器人臂限定在距零点 25cm 为最大位移。功能距离可以被额外的延伸不超过 5cm[2]，因此，机器人手臂的零点距膜部尿道的距离必须小于 25cm。利用勾股定理，计算出从耻骨联合到穿刺套管端口的距离为 18cm[1]，或从阴茎根部起为 20cm 左右[2]。

　　Cestari 等报道了自制菱形塑料制品在机器人前列腺切除术中的应用，由两个边长 8cm 的等边三角形构成，可简化测量并确保 port 的对称布置[3]。

　　合并上、下泌尿系统手术的四口"棒球场"的策略已被 Eun 等描述[4]，器械利用一个操作平台进入整个患侧尿路而无需重新定位患者和重新对接机器人。这种手术最初是在猪模型上完成的，其次是人体标本，最后在人受试者身上进行了可

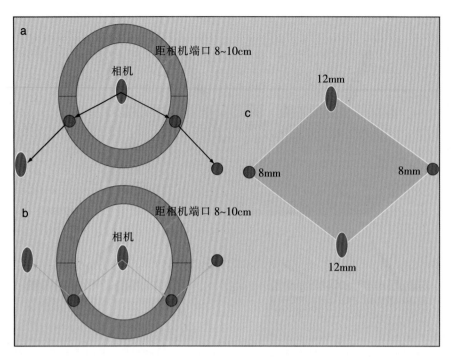

图 11.3　常用套管放置的布置（对于所有手术）。a. "屋顶"式布列：相机端口位于脐上或水平位置，其他端口位于稍低的骨盆水平。这通常用于盆腔手术。b. "W"配置（适合于膀胱、下尿路和前列腺手术）：相机端口位于脐上或水平位置，中间的两个端口位于脐下水平，外侧的两个端口位于脐上水平。这是盆腔手术常用的布列。c. "三角形"布列：相机端口在 12mm 位点。两个臂所形成的角度为 75°～130°，常用于肾手术。两个叠加的三角形形成一个钻石形状。这种组合的端口排列通常用于上下尿路手术，如肾输尿管全程切除

行性评估。通过这种技术，器械到达骨盆深处的延伸长度可通过使用"枢转三角"动作来实现，它采用了第四臂，并允许双端口插管和镜头伸缩。

盆腔手术的患者体位和套管摆位

　　RLRP 是最早使用机器人施行的手术之一。该手术早期的经验即强调患者的定位和端口的位置。目前这基本上是所有盆腔手术的模板。

　　患者最终被定位在一个极度的头低脚高仰卧位（图 11.5）。抗血栓长袜和预防血栓栓塞的连续压迫装置应在进行盆腔手术时常规予以安置。台面定位开始于地板水平（参考位置），患者平（仰）卧且让臀部位于手术台分隔处。用 31 号含泡沫垫沙袋（Olympic Vac Pac, Olympic Medical, Seattle, WA）保护身体所有的着力点，尤其是肩部。腿放置在 Allen 马镫上（Allen Medical System, Acton, MA），且膝盖弯曲压低以免干扰机器人的对接。手术台的尾端，即先前用于支持腿的部分，现在要放下来，直至垂直于工作台平面或干脆取掉，从而为机器人与患者两腿之间在对

接过程中创造空间。将独特的泡沫护垫从肩部两侧放置到臀部的压力点以尽量减小创伤。肘部和腕部同样照此操作，且轻微屈曲，让指尖置于大腿前外侧。臂被蜷起在患者的一侧。肘部和手腕都在泡沫护垫的保护下呈轻微的弯曲。患者手臂应固定在其较低的一侧，以避免四臂机器人系统使用时与机器人的横向工作臂相接触。

　　用 3 英寸（1 英寸=7.62cm）宽的布带进一步固定沙袋和患者于手术台的头部和尾部。胸部于第 3 肋骨水平用尼龙带绑紧固定。腿部在悬垂之前应置于患者的低截石位，以确保膝盖的弯曲及妥善的成角。此时应对患者极度的头低脚高体位进行稳定性测试。并对所有的压力点进行彻底的检查，并允许麻醉团队对该患者铺巾范围定位。值得注意的是，要确保患者被放置在大角度的头低脚高位时，颈部不要过伸不当，必要时可对颈部进行调整。一个做好体位准备的患者如图 11.5 所示。

　　一旦患者准备好消毒铺巾，即插入 16Fr、气囊充水 10mL 导尿管，并使其保持在无菌手术区。该区域的建立用于助手探查术中直肠和进行尿道

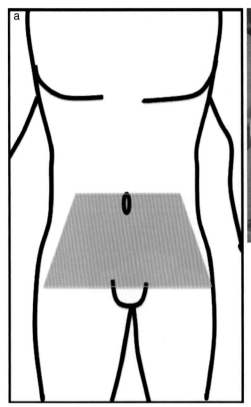
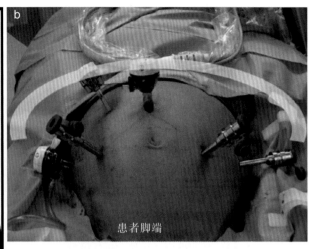

图 11.4　盆腔手术的工作区域。a. 沿脐周分布的机器人套管形成相对对称的各个区域。b. 相对不受限制的外半圆允许体外机器臂的运动范围更大，从而使器械在骨盆狭窄的空间内工作自如

操作。其他操作如探条和肛门指诊也是可选的。腹部放置布巾和 Mayo 支架可以用来保护头部和气管插管。未使用 N_2O 的全身麻醉患者常规留置胃管。

　　腹部充气是采用气腹针技术或开放 Hasson 技术在相机套管部位实现的，也就是脐正中线以上 1cm。备用端口可以设在这一点的旁边，最好是位于患者的右侧。然后在气腹针进入部位插入一个直径 12mm 的标准一次性腹腔镜套管。如果是肥胖患者，我们使用"加长"套管（150mm）。

　　一旦相机端口安全就位，即可以手持机器人镜头进行腹部的检查。在切开其他端口位置的皮肤之前，应采用腹壁透射法以避开上腹部血管或其他可见的静脉。将 8mm 直径的机械臂套管（R1、R2）放置在距相机端口 9~10cm 平脐水平（至少相机端口以下 2.5cm）。第四臂的端口（R3）放置在患者左侧，12mm 的工作端口放置在患者右侧，位于脐上 R1、R2 的外侧。每个端口都被放置在距离与其直接相邻端口 9~10cm 的位置。从而达到 W 配置的端口布置（图 11.3）。主要用于外科手术中吸引或冲洗的可选 5mm 端口放置于摄像头与右侧机器人端口之间的上方。三臂机器

人和四臂机器人的备选配置方案如图 11.6 所示。应注意确保患者手臂安全地避开了每个最外侧工作端口的活动范围，以免造成伤害。图 11.4a~c 展示了推荐的套管针位置。在对接机器人之前，患者应处于极度头低脚高位以协助肠回缩。机器人在患者两腿之间完成对接（图 11.6a）。我们必须考虑到机器人手臂在对接后的最佳角度（每个臂的"最适点"标记），允许机械手臂的理想运动范围，并避免体外的冲突。一旦成功对接，即为机器人手术器械的旋转找到最佳支点。倾斜或旋转工作台是不可行的，在这时也是不安全的。机器人第四机械臂可根据外科医生的偏好放置在左侧或右侧，并于对侧放置辅助端口。通常情况下，床边助理是一名经验丰富（通常是惯用右手）的腹腔镜外科医生，站在手术台的右侧。

各盆腔手术

根治性前列腺切除术（RALRP）
　　如前所述。

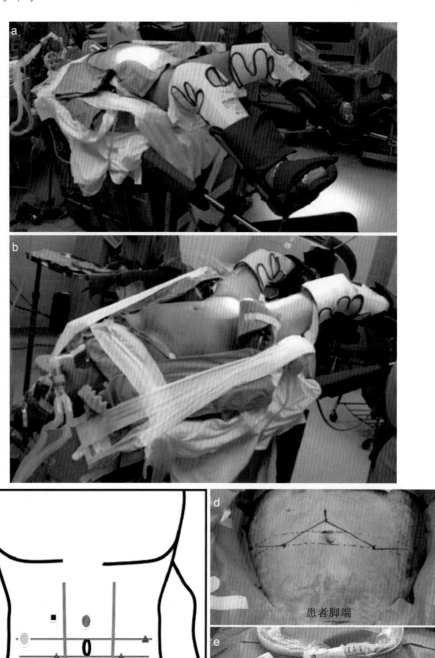

●12mm 相机套管　　●12mm 工作套管　　▲8mm 机器人手臂　　■5mm 附加套管

图 11.5　"W"配置。盆腔手术机器人典型的定位和端口的位置：图片来自于拟行前列腺机器人手术患者。a. Allen 脚蹬固定腿，使膝关节弯曲并外展，便于机器人的对接。适当的填垫和固定是必需的。患者位于极度的头低脚高位来实现基于重力的肠管位移。b. 处于头低脚高位的患者，术前准备前的测试。c~e. 迈阿密大学机器人项目典型 trocar 布置示意图

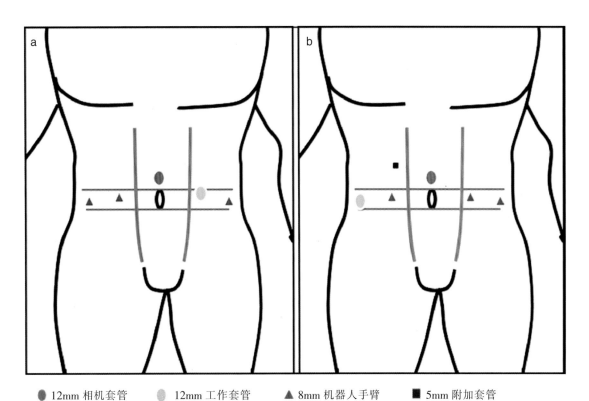

● 12mm 相机套管　● 12mm 工作套管　▲ 8mm 机器人手臂　■ 5mm 附加套管

图 11.6　"工作区域"的配置。机器人前列腺切除术端口的布置。a. 助手在患者左侧时四臂机器人的布局。b. 助手在患者右侧时四臂机器人的布置。还展示出一个额外的附加端口

机器人辅助腹腔镜输尿管膀胱再植术

输尿管再植术所需的定位同腹腔镜前列腺癌根治术是一样的，因为这两个步骤都是在骨盆深处进行。然而，输尿管再植需要精细解剖腹部输尿管，以感受到输尿管的蠕动性。输尿管的远端解剖和输尿管吻合术是在骨盆的同一侧进行。必要时行膀胱翻瓣吻合输尿管，这取决于狭窄的长度。在患者取低截石位时两腿之间是对接机器人最合适的位置。更好的布局是在手术台车与同侧腹股沟环的连线上；然而，手术台底座和机器人平台的支撑结构阻止它们相互接近。在手术车放置与前列腺切除手术相同位置的前提下，可实现合适的定位。对于左输尿管膀胱植入操作时，我们发现站在患者的右侧，操作器械能够更加自如。这是通过预留在患者右侧 12mm 器械端口位置的第四臂来实现的。

对于考虑行输尿管中段端端吻合术的患者，在机器人辅助再植手术前接受膀胱镜下留置输尿管导管并固定于 Foley 尿管对手术很有帮助。这一操作如有需要可借助移动轮床来完成。另外，逆行肾盂造影可能是必要的。人们可以根据病变的位置选择盆腔或"肾"术域定位，这一步对于手术的成功实施非常关键。对于远端输尿管狭窄拟行输尿管膀胱吻合术者，这一步骤在此省略。

定位在患者取仰卧位后开始，按先前前列腺癌根治术的描述完成。输尿管导管和导尿管带入手术区域。在脐上 1cm，和脐旁 5mm 重建术的对侧，即预定的相机端口用气腹针使腹腔充气。机器臂置于距相机端口 9~10cm 的位置，与相机端口呈三角形定向到患侧预期的再植区域。相机端口周围的工作端口是可调节的，或近端或远端，将取决于输尿管病变的位置。机器人车要优先摆放在患者的两腿之间，因为它不可能越过屈曲于马镫上的双腿。在放置机器人基座之前，患者被预先摆放成极度的头低脚高体位。

经腹膜外入路根治性前列腺切除术

创建腹膜外空间已有文献描述[5,6]。取脐下缘切口，随后用手指剥离，或使用腹膜外扩张球囊（PDB1000，US Surgical，Norwalk，CT），创建一个适当的腹膜前工作空间。该套管在腹部放置的位置比经腹膜途径更低。

机器人辅助腹腔镜盆腔淋巴结清扫术

目前已经很少有人施行单纯盆腔淋巴结清扫术。关于腹腔镜下盆腔淋巴结清扫术（LND）的方法已有详细的描述[7]。根据术者习惯，机器人辅助腹腔镜盆腔淋巴结清扫术可沿用之前根治性前列腺切除术所使用的套管摆位，包括经腹腔入路和腹腔外入路的套管摆位。我们发现，如果只计划行 LND，从美观方面考虑，脐部放置相机端口的小切口可以作为样本取出的通道。但是，应该强调的是相机端口位置更高（脐上）可为髂血管分叉处淋巴结的操作提供更好的视野。

机器人辅助腹腔镜精囊切除术

切除肿大、感染、疼痛的精囊已被详细描述[7]。定位与 LRRP 相同，且该过程的详细步骤包含在报告内[8]。

肾脏手术

肾手术套管端口的放置是极具有挑战性的。大多数人肋缘与髂嵴间的距离为一个手掌多宽，最大距离约为 8cm。

在盆腔手术中，可用于器械活动的深度从套管安置点到道格拉斯窝。与盆腔手术不同的是，肾脏手术可用于放置手术器械的深度较浅。对于特别瘦的患者来说，可能需要通过保持外侧的套管远离中心作为补偿。

在患者进入手术室之前，我们要在手术室里布置好手术台的位置，手术台大约成 45°角至机器人径线，这样机器人才能与患者在一条直线上完成最终的对接。

在我们描述的肾盂成形术中[9]，从安置压缩软管和连续压缩装置开始定位，手术台上的患者肩膀到臀部放置 31 号沙袋（Olympic Vac Pac，Olympic Medical，Seattle，WA）。麻醉诱导后，患者置于与同侧水平面呈 45°角的侧卧位，腋下角置于乳头线的水平，小腿弯曲成 45°，大腿几乎平直，屈曲小于 10°。脚踝包裹在泡沫护垫中，腿用枕头固定（图 11.7）。在机器人辅助肾部分切除术中，我们建议抬高腰桥以进一步打开肋腹。然后压实沙袋使其贴合患者的身体。同时，必须注意确保沙袋的多余部分不突出，否则这可

能会干扰摄像机的移动。过多的沙袋会阻碍机器人的对接。若在手术台对侧放置过多沙袋，则将使手术台显得过于拥挤，影响各机械臂在体外部分的活动空间（液压减压或缩短运动），继而导致在分离肾脏外侧时，体内机械臂无法有效抬高。

同侧手臂被放置在 AMSCO Krause 手臂支撑物 BF10000 上。这就是标准腹腔镜定位和机器人辅助定位的主要差别所在。同侧手臂必须足够低，并向头侧放置，以使正中线上的机器人套管和操作器件不受干扰。如果对侧手臂放在 75°~90°角度上，则会起到阻碍作用。以肾脏手术为例，其对侧手臂是被固定在 45°的平坦扶手上。双臂小心地用泡沫垫起，并且用绷带固定。患者的手臂、胸部、臀部和腿也用 3 英寸宽的布带交叉固定。在用绷带固定患者之前，应先确保手术台能够顺利的向左和向右倾斜。患者的最终定位如图 11.7 所示。

相机端口可位于脐部。这个位置优于正中旁切口，因为大多数的解剖操作位于或低于脐水平，所以可有足够的操作空间。然而对于肥胖的人来说，端口放在偏外侧的位置将会更合适。

肾或上尿路端口的放置遵循如下基本原则。使用一个标准的 10mm 腹腔镜和相机，应该检查腹部和确定重要的区域（上极、下极和肾门等），也要注意到肿瘤的部位和大小。如果计划实施肾切除手术，手术最难的部分将是处理肾蒂。如果计划实施肾部分切除手术，肾组织缝合将是最具挑战性的步骤。如果是肾盂成形术，肾盂输尿管梗阻部则是关键。

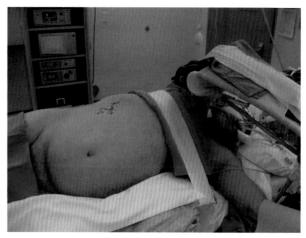

图 11.7　肾脏手术的标准体位。身体不弯曲、肾区下沉适合重建手术；身体弯曲、肾区不下沉适合于使用第四机器臂的肾部分切除术

我们将 8mm 的机器人手术器械布置在距离相机端口约 9cm 处，通过将操作端口放置在离相机端口约一掌宽的距离，侧边离肾也是一掌宽的距离来实现与相机端口成 100°~110° 的夹角（图 11.8）。如果使用第四机械臂的话，则是放在第二端口的内下方，靠近中线。

是否采用三端口或四端口技术取决于部分外科医生的偏好。在最初的部分案例中，第四个端口允许切割和吸引，在部分机器人辅助的病例中，它还可以用来缝合和剪线。对右侧 UPJO 患者，肾盂通常位于肝脏最下端的下方，因此不需

要常规使用第四机械臂。值得注意的是，17mm 长的半圆针（RB-1, Vicryl® 3-0, Ethicon Inc, Piscataway, NJ）比较适合且容易通过 8mm 的机器人套管针与异形管帽。利用机械臂上的"离合器"结构，可以引导标准腹腔镜器械进入手术区域，而且可以避免为达到此目的而另加通道。

辅助端口可以布置在靠近中线的位置，大概在相机端口和剑突的中间（图 11.8）。肠管的移动和肾盂连接部的暴露可以使用无机器人辅助的腹腔镜技术。然而，根据外科医生的喜好，整个解剖过程都可以使用机器人来完成。

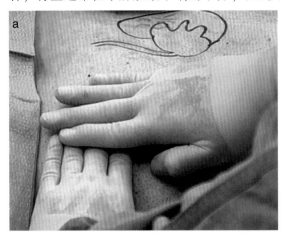

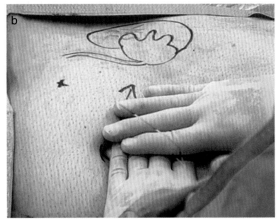

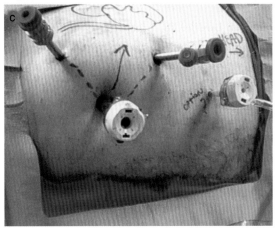

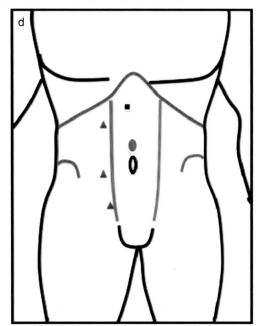

● 12mm 相机端口

▲ 8mm 机器人手臂

■ 5mm 附加套管

图 11.8 用于机器人肾手术常见的"三角布列"。相机套管位于脐部，根据患者体型，可适当向外侧调整。a. 机器人 R2 手臂的定位，脐周相机端口下方及外侧各一掌的宽度。b. R1 手臂。脐周相机端口上方及外侧各一掌的宽度。c. 简单的法则使端口的布列恰好形成三角形。d. 一个可选的"吸引"通道或第四机械臂可放置于头侧

此时，手术室已预先调整配置，使机器人在患者前方并位于一条直线上。按照惯例机器人头部的对接角度一般为30°~45°。这可以通过解锁和移动手术台来完成成角。通过预先设定好合适的对接角度，可缩短繁琐的对接过程，以缩短对接时间。

这种布置方式适用于大多数肾脏和上输尿管手术。

机器人辅助肾部分切除术（RALPN）

虽然RAPLN可以用先前描述的套管布置方式施行，即布置在中间的相机端口和偏外上方的工作臂[10,11]，但也有其他的布置方式，包括将相机端口置于髂前上棘与肋缘之间的腋前线上。8mm机器人套管放置在摄像头的上下方各8~10cm处。辅助端口可布置在较中间的位置，好的位置可以充分利用腹腔的空间，这个位置需要先与镜头呈30°向上，接下来根据待切除肾脏的大小和尺寸，转为向下呈30°。镜头端口布置在外侧的优势在于侧向移动时镜头不会干扰机器人的工作臂或辅助臂，也不需要助手在切除肾门时回缩肠道。

机器人肾脏手术中端口布置的一些普遍问题概括在图11.9。

结 论

患者体位和各机械臂的摆位是机器人辅助腹腔镜手术中最关键的步骤，将影响整体的手术效果。由于完成机器人定泊后，难以对被固定在手术台上的患者的体位进行调整，因此，术前就应当充分考虑好患者应取何种体位。我们推荐对每种手术的套管摆位都制订相应的标准模板。但应切记，必要时根据患者的具体情况进行调整。

参考文献

[1] Pick DL, Lee DI, Skarecky DW, et al. Anatomic guide for port placement for daVinci robotic radical prostatectomy. J Endourol, 2004,18(6):572-575.

[2] Mandhani A, Tewari AK, Berryhill R Jr. Athermal robotic technique of radical prostatectomy: an assistant's perspective. Arch Esp Urol, 2007,60(4):375-382.

[3] Cestari A, Buffi NM, Scapaticci E, et al. Simplifying patient positioning and port placement during robotic-assisted laparoscopic prostatectomy. Eur Urol, 2010,57(3):530-533.

[4] Eun D, Bhandari A, Boris R, et al. Concurrent upper and lower urinarytract robotic surgery: strategies for success. BJU Int, 2007,100(5):1121-1125.

[5] Gettman MT, Hoznek A, Salomon L, et al. Laparoscopic radical prostatectomy: description of the extraperitoneal approach using the da Vinci robotic system.J Urol, 2003,170(2 Pt 1):416-419.

[6] Hemal AK, Eun D, Tewari A, et al. Nuances in the optimum placement of ports in pelvic and upper urinary tract surgery using the da Vinci robot. Urol Clin North Am, 2004,31(4):683-692; viii.

[7] Kurzer E, Leveillee RJ. Laparoscopic lymph node dissection in urologic cancer. Surg Oncol Clin N Am, 2005,14(2):353-365.

[8] Carmack AJ, Siddiq FM, Leveillee RJ. Novel use of da Vinci robotic surgical system: removal of seminal vesicle cyst in previously dissected pelvis. Urology, 2006,67(1):199.

[9] Siddiq FM, Leveillee RJ, Villicana P, et al. Computer-assisted laparoscopic pyeloplasty: University of Miami experience with the daVinci surgical system. J Endourol, 2005,19(3):387-392.

[10] Rogers CG, Singh A, Blatt AM, et al. Robotic partial nephrectomy for complex renal tumors: surgical technique. Eur Urol, 2008,53(3):514-521.

[11] Kaul S, Laungani R, Sarle R, et al. da Vinci-assisted robotic partial nephrectomy: technique and results at a mean of 15 months of follow-up. Eur Urol, 2007,51(1):186-191; discussion 191-192.

图11.9 机器人肾手术的常见问题

问题	后果	解决方案
由于临近肋骨和髂嵴附近导致空间受限	空间不足以插入套管	通过抬高腰板和弯曲手术台面使患者弯曲错开端口位置，以使外侧机械臂间的距离最大化
体瘦患者前后壁距离有限	患者体内插入过多的trocar	在腹膜外的远端中心区放置trocar
不对称的工作区间	剪刀可能不能到达所有要切除的位置 解剖器械可能不能到达或抓取组织	在R1和R2/R3之间互换工具 让助手用腹腔镜器械抓取并提起由你来剪开,反之亦然

12 难以构建腹腔通道的情况分析

Eduardo Parra-Davilla，*Keith C. Kim*

引 言

腹腔镜技术自从 1970 年代诞生起至今，几乎应用于所有的腹腔内手术。随着手术技术和器械的不断发展，腹腔镜在经验丰富的术者手中成为了一种安全的手术利器。虽然腹腔镜手术在多方面优于开放手术，但也有其特有的并发症，包括套管损伤等。美国食品药品监督管理局（FDA）要求腹腔镜制造商和医疗机构上报器械相关的死亡和严重损伤病例，并收录在"厂家和医疗机构经验数据库"（Manufacturer and User Facility Device Experience database，MAUDE database）。据该数据库统计，1997 年 1 月 1 日至 2002 年 6 月 30 日，共发生与放置套管相关的 31 例致死病例和 1353 例非致死病例。最近的回顾性研究显示，对无既往腹腔手术史的患者，因放置套管导致血管损伤的概率为 0~0.14%，脏器损伤的概率为 0~0.07%。对既往有腹腔手术史的患者统计数据较少；但对既往有腹腔手术史、行腹腔镜结直肠手术的患者，近半数肠道损伤因插入主套管或 Verres 气腹针所致。

为了避免腹腔镜手术中的套管损伤，术者在构建腹腔通道时应格外小心，尤其是对容易发生套管损伤的患者。

肥 胖

美国成人中约 2/3 体重超过正常指标，而其中 1/3 属严重肥胖。因此对肥胖患者进行腹腔镜手术的情况，在美国已是习以为常。肥胖患者构建腹腔通道的难点有二：一是体表解剖标志可能已错位，二是腹壁较厚。

对严重肥胖的患者，脐这一最重要的腹腔镜体表标志，与下方各解剖结构的相互位置关系将可能存在显著的个体差异。因此，对此类患者需要借助骨性解剖标志来明确腹腔界限，如以剑突和肋缘界定腹腔上缘，以髂前上棘和耻骨联合来界定腹腔下缘。这些骨性解剖标志即便在严重肥胖的患者身上也应当很容易触及。

腹壁过厚导致操作困难的原因有几点。首先，构建腹腔通路的选择比较少。对某些严重肥胖的患者，Verres 气腹针可能过短，以至于无法将其插入腹腔。另外，由于腹壁伤口较深，采用 Hassan 技术构建气腹所做的切口往往也比较长。对此类患者构建腹腔通道的最佳选择是用透明套管和 0 度腔镜，在直视下构建腹腔通道。通道位置依具体手术而定。采用透明可视套管时，通常能够清楚地看到套管尖部经各层插入腹腔，包括皮下脂肪、腹直肌前鞘、腹直肌、腹直肌后鞘，最后进入腹腔。插入时应循序渐进，看清每层结构。套管尖部刚刺入腹腔后，先不要继续深入腹腔，而应立即撤去封闭套，并开始充气。如此一来，气体将经套管外的封闭套所造成的缺口进入腹腔；但此时套管本身往往还位于腹直肌后鞘和腹膜之间比较浅的位置。气腹压力达到一定程度后，将套管继续探入腹腔。如此一来便可避免套管对腹腔内脏器造成损伤。

严重肥胖的患者由于腹壁过厚，还将可能遇到套管相对过短和机械臂在体外发生碰撞的问题。建议可先摆好患者的体位，再放置各套管。根据手术需要，深度头低脚高位或头高脚低位可使腹腔内脂肪组织自然垂落，远离手术区，并使腹壁变薄。另外,这也有助于将各套管更精确的放置到位,也容易避免器械在体外碰撞。但如果在摆体外前先插好各套管,摆体位时导致皮下脂肪移位将可能使局部腹壁增厚,甚至导致套管错位。

既往腹腔手术史

最可能遇到的既往腹腔手术瘢痕为中线切口,其次为下腹部弧形切口(Pfannenstiel 切口),后者通常不会对构建腹腔通道造成任何影响。对有既往腹腔手术史的患者,不仅应当注意瘢痕的位置,还应当关注当时所做是什么手术,以及在哪里预计会遇到术后粘连。术前应清楚的标记出各套管的预定位置;但有时可能需要在建立好腹腔通道后再确定其他套管的位置。但无论怎样,建立气腹的套管位置必须选好,包括应避开某些脏器结构,如十二指肠、胰头、门静脉三角和重要血管结构等。同时应注意,肝右叶可能突出于肋缘下,但脾脏和肝左叶基本上是位于肋缘以上的。因此,既往手术区中线切口者,在没有其他禁忌证的情况下,可优先选择左上腹作为建立气腹通道的位置。最后,可在构建腹腔通道之前,先通过摆体位使腔内脏器远离套管通道的位置。

采用 Verres 气腹针或之前所描述的直视方法来构建腹腔通道。对前腹壁的对抗牵引可借助巾单钳或用手直接抓起前腹壁来实现。但这些操作往往只能抓起表皮,而浅筋膜和筋膜下层通常无法被抓起,因此我们不能确定这些操作是否有助于避免腹腔内或后腹腔内脏器损伤。开始充气(CO_2)时,应格外关注气体灌注是否与腹腔逐渐膨隆的状况相符,并应随时检查 Verres 气腹针或透明套管的位置。一旦发现异常,应立即停止充气。有时可能发生气腹针或透明套管并未插入腹腔,而脱出至腹直肌筋膜和腹膜之间间隙的情况;

若在该间隙内充气,将进一步加大后续正确构建气腹的难度,同时也将缩小后续手术操作空间。

构建腹腔通道的套管可以放在粘连区以内。但对于这种情况,应当在气体将腹腔充分撑开之后,再拟定其他各套管的位置。通常来说,气腹构建完毕后,可先插入镜头,然后在镜头视野下放置其他各套管。也可先利用镜头对局部做适当的钝性分离,如清除一些前腹壁的粘连,以便于其他套管的插入。但应注意,通常不推荐用镜头直接拨动肠管。

气腹针或套管插入所致损伤

若怀疑在构建腹腔通道时,气腹针或套管插入肠管内或发生肠道损伤,此时不应立即拔出套管,而应留在原位,以便找到损伤部位。脐旁或脐下构建腹腔通道者,更容易发生血管损伤,包括主动脉、下腔静脉和髂动静脉,尤其是髂总动静脉分叉处。发生此类大血管损伤时,建议及时的考虑转开放手术,这样能有效暴露套管损伤血管的位置,并进行相应处理。严重气体栓塞的发生概率很低,但严重者可致死;因此在经 Verres 气腹针向内充气之前,最好先倒吸一下,以确定气腹针未插入血管中。

结　论

绝大多数腹腔镜手术套管损伤都是在构建腹腔通道时发生。肥胖、既往腹腔手术史和移位的体表标志不仅将加大构建腹腔通道的难度,也将增加损伤体内脏器的风险。为了避免套管相关损伤,术者应详细了解既往手术相关情况,既往手术区的局部解剖,以及其与本次手术中套管摆位的相互关系;同时在插入各套管时也应格外小心。

13 复杂机器人泌尿外科手术的注意要点

Jun Cheon, Marcelo A. Orvieto, Vipul R. Patel

关 键 词

· 前列腺癌根治术 · 复杂病例
· 机器人辅助

引 言

机器人辅助前列腺癌根治术（RALP）的成功应用促进了传统的开放性前列腺癌根治术向腹腔镜前列腺癌根治术的转变，且腹腔镜手术技能不再需要长时间的训练。然而在克服了最初的调整障碍之后，手术技能欠纯熟和技能熟练的开放或腹腔镜的手术医生都需要不断地学习和更新自我水平。随着越来越多的 RALP 的开展，手术中出现的问题也愈见增多，但未来有希望能更全面地认识这些问题。前列腺癌根治术的目标是：保证手术切缘阴性的前提下完整的切除前列腺，并尽可能降低术中或围术期并发症或输血，保留良好的排尿功能和勃起功能。为了达到这个目标，下述步骤可让外科医生不断地提高手术技能以便成功应对最具挑战性的患者。在本章中，我们将讨论在机器人辅助泌尿外科手术过程中，尤其是前列腺癌根治术中所遇到的各种挑战，并且还提供一些基于我们的经验提出的建议。

解剖结构异常带来的困难

前列腺解剖学上的变异给手术带来了一些挑战，最常见的包括前列腺或中叶增大以及行后尿道前列腺切除的患者。这些在解剖学上的改变对学习曲线产生显著的影响并且会增加可能出现的并发症的风险。避免这些问题的关键在于解剖学标志及层次判别的标准方法。

巨大前列腺

不管手术的技术如何，增大的前列腺都会给根治性前列腺切除术带来更多的困难。在最初的那些病例中，一般推荐选择重量是 30~40g[1] 的前列腺，因为更大的前列腺会占据更多盆腔的空间，使得可操作范围变小而更难暴露前列腺。此外，还可能存在前列腺中叶血管增多并有广泛分支的情况，都会增大手术难度，增加手术时间以及术中的出血。增大的前列腺还会遮挡神经血管束的位置，使其难以辨认[2]。这些问题都会显著影响术中及术后的结局。

关于手术入路的方法，腹膜外比经腹膜操作的空间更小。采用 RALP 进行增大的前列腺手术时，遇到两个最大的困难可能就是前列腺顶部和膀胱颈的切除。由于空间相当狭窄，前列腺顶部的暴露非常有限。增大的前列腺背深静脉复合体（DVC）通常也增多并脆性更大。当术中运用钉子时，狭窄的腹膜后间隙常常阻碍钉子的定位，造成固定后出现渗血。为了避免这种情况的出现，我们通常会用 CT1 缝针穿 1-0 号聚卡普隆 25 线（Monocryl®）对 DVC 做双重缝扎，而不用打钉子的方法。与此同时，最近报道了 RALP 术中进行尿道周围悬吊缝合的方式。最近 Patel 等报道了这种在 RALP 中对 DVC 做双重缝扎并且将前尿路在耻骨后进行悬吊的手术方式，不仅能显著增加术后 3 个月的尿控率，还能缩短尿控恢复的时间[3]。

对于前列腺较大的患者而言，膀胱颈的辨识可能是 RALP 术中最具挑战性的，因为增大的前列腺要求在正确的解剖层次进行精确的切除以避免前列腺组织残留在膀胱中。然而，用充气的导尿管指引膀胱颈可能会遗漏共存的前列腺中叶。在这种情况下，中间脂肪层可以很好的指示膀胱颈的位置，因为膀胱的脂肪层位于膀胱前列腺的连接处。另外前列腺侧面的轮廓也有助于提示膀胱颈的位置，用机器手臂轻压前列腺的侧面，前列腺膀胱连接处会出现一个浅凹。

考虑到前列腺含有很多附属结构并且要尽量切除膀胱颈周围所有的前列腺组织，因此应该进行广泛的膀胱颈切除而不是切除至可见一个深孔就终止了。我们在手术中常常用第四机械臂轻轻的牵拉膀胱，再逐层切开。初始的浅切口从前列腺膀胱的连接处中点直至前列腺边缘。其次，更深层的切口是从前列腺中间到侧边缘逐层切口。轻轻牵拉导尿管有助于我们重新确认膀胱颈的范围和确保在正确的位置分离膀胱和前列腺。前列腺基底部的前方和膀胱颈是分开的，意味着膀胱颈是膀胱和前列腺之间唯一的突起（图 13.1）。膀胱颈的突起随后将会被切除。如果遇到较大的前列腺，膀胱颈后部组织的分离也将比较困难，分离层面不对将损伤前列腺基底部。为了避免发生上述情况，应该笔直向下分离组织直至 Denonvillier 筋膜的前层，这一层覆盖了输精管和精囊（图 13.2）。对于精囊侧前方巨大的前列腺而言，分离出精囊腺则需要更大范围的暴露。

已报道的研究结果显示，伴有前列腺增大的这种手术前景可观，研究者们已经报道了在机器人时代对于巨大前列腺的患者而言，手术及病理结果是没有临床差异的，尽管其出血更多，手术时间更长。

中　叶

突向膀胱的前列腺中叶使手术中的解剖平面扭曲，导致手术复杂化。与增大的前列腺相似，增生的前列腺中叶血管十分丰富，将使术中出血增多。邻近的尿道口和膀胱颈必须一起考虑在

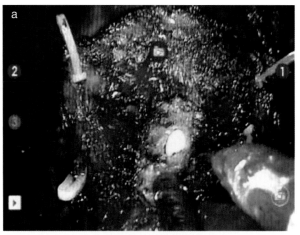

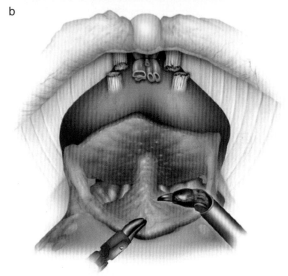

图 13.1　a. 前列腺增大患者进行膀胱颈切除。b. 注意前列腺基底部前端通常和膀胱分隔开，意味着膀胱颈成为前列腺和膀胱连接的唯一突起

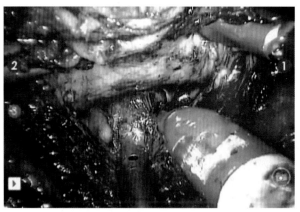

图 13.2　膀胱颈后方组织的分离。前列腺较大的情况下，在机器人右臂引导的直视下笔直向下分离直至 Denonvillier 筋膜的前层，此层覆盖了输精管和精囊腺

内。尿道口与膀胱颈位置过于接近，在切除过程中可能会导致局部损伤，将引起术后水肿和尿道

口狭窄。外科医生对尿道口的担忧，可能使前列腺基底部和后部切除不彻底。在试图完全切除前列腺中叶时，膀胱三角区广泛切除后会形成一个巨大的切口，因此许多病例在吻合之前需要重建膀胱颈。术前和术中明确前列腺中叶的位置实属必要。

术前采用 B 超或膀胱镜明确中叶的存在。在过往经验中，MRI 不仅可提供临床肿瘤分期，而且可通过多层面的重建图像为外科医生提供前列腺解剖结构资料，其中包括前列腺中叶和前列腺前端和精囊腺形状（图 13.3）。在 RALP 术中，外科医生因缺乏触觉反馈，只能完全依赖视觉线索，当助手用导尿管来指示前列腺中叶位置时，可以看到一个中叶被导尿管气囊挤向对侧中叶。圆环形或中线位置的中叶偏离导尿管气囊的位置即是膀胱颈的所在位置。

前列腺中叶暴露清楚，膀胱颈就更靠近前列腺尖部。这就使得开始分离膀胱颈的位置过高，增加了切开膀胱的风险而导致不能保留膀胱颈。理想情况下，前端的解剖开始于前列腺中叶的中线，因为它是定位大多数中叶最理想的位置。与多数膨大的前列腺病例类似，解剖应逐步进行以避免过深。膀胱外侧缘的附着物应该在这个层面被切除。之后在膀胱颈前侧的横断面，用第四机械臂抓住导尿管，向前提起前列腺。另一种让前列腺前端达到相同位置的方法，是通过 Carter Thomason 装置缝合到耻骨联合上方的中线上来实现[4]。

在看到前列腺中叶以后，我们会收回机器人的第四臂来将中叶提高到膀胱以外。因为前列腺中叶尿道面很光滑，传统的 Prograsper® 会比 Cobra Grasper® 好用。如果是表面光滑的大前列腺中叶，可以用 1–0 号 poliglecaprone 25 线（Monocryl®）缝住牵拉来将其提高。这样就可以暴露出中叶的下部。因为输尿管口非常靠近增大的前列腺中叶边缘，这时要仔细的检查输尿管开口。如果输尿管开口不容易辨认，可以静脉注射全量靛胭脂或亚甲蓝来指示。考虑到输尿管开口的位置及其对输尿管膀胱吻合术缝合口的影响，膀胱颈后侧的切口应位于中叶底部以下，并切开全层（图 13.4）。如果切开了全层，即可以看到膀胱肌纤维与切口是垂直的。在膀胱颈后侧完全切开膀胱逼尿肌后，可以看到精囊和输精管的顶部。增大的前列

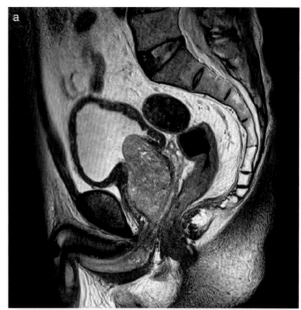

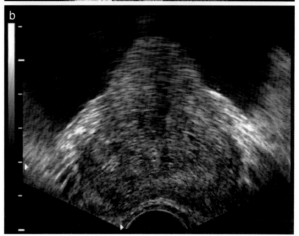

图 13.3　62 岁患者的术前影像学图像，T_2c 期。a. 这例患者的矢状位 MRI，显示增大的前列腺突向膀胱颈。这样的突起使患者在行前列腺切除之后，将需要重建变宽的膀胱颈。b. 经直肠前列腺彩超图像显示中叶严重突出，前列腺达 89g

腺中叶常会使这两个结构发生横向移位，使其辨认起来更加困难。

前列腺切除以后会留有一个明显的缺损，所以要对膀胱颈进行检查。如果认为有必要将膀胱颈进行重建，就要把输尿管开口埋在吻合处以外。在开放手术中"球拍柄"式膀胱逼尿肌修复是最常用的，而机器人系统则使更多不同的修复方式成为可能。最简单的方法就是在侧面做一个3 点和 9 点位置的"8"字缝合。这种缝合方式有利于全程充分暴露输尿管开口，并且减少在膀胱输尿管吻合时对输尿管开口的损伤。V. R. Patel[5] 报道了一种改良的横向缝合技术，用 RB1 针带一

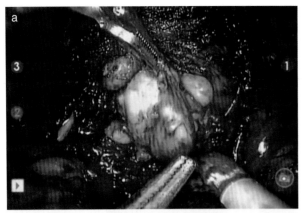

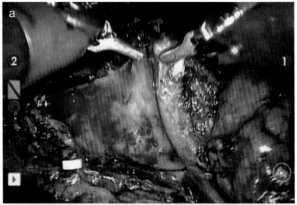

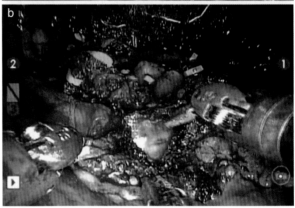

图 13.5 用改良的横向缝合技术进行膀胱颈的重建。a. 从侧面开始缝合至中部，直至膀胱颈的大小与尿道膜部相匹配。b. 同样的横向缝合，再回到进针起始处打结。偶尔需要进行额外的缝合，直到膀胱颈的大小与尿道膜部相匹配

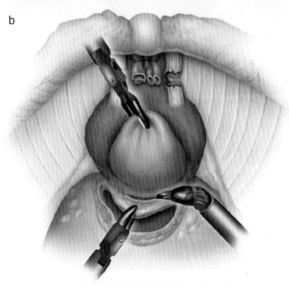

图 13.4 a. 前列腺中叶增大的患者在膀胱颈后部切开。b. 由机器人第四臂提起膀胱颈后部，膀胱颈后部的切口直达中叶底部全层

根13cm 长的 3–0 号 poliglecaprone 25（Monocryl®）线进行缝合，从侧面进针穿过中间再如图 13.5 中所示回过来与进针处的线打结，照此进行直到膀胱颈的大小与尿道膜部相匹配，也可见图 14.9。还有另一种不需要重建膀胱颈的技术，即当膀胱切口的宽度大于尿道切口的宽度时，把膀胱从上面做漏斗缝合接到尿道上。这时的膀胱就像降落伞上的那些背带，如同置身于吻合术之外。然而在我们的经验中，许多前列腺中叶增大或有经尿道前列腺切除手术史的患者在 RALP 中都需要进行膀胱颈的重建。

中叶的存在是尿道膀胱吻合术中常见的挑战。由于输尿管开口可能接近膀胱颈的边缘，在进行吻合缝合时，应特别采取预防措施，尽量减少缝合引起输尿管梗阻的可能性。伤及输尿管口

可表现在几个方面，包括尿量减少、通过引流管排出的尿液增加、胁腹胀痛或血清肌酐升高，全因尿液吸收或短暂水肿的膀胱颈导致部分流出道梗阻。在术后早期血清肌酐升高的病例中，超声检查有助于排除输尿管的完全梗阻。

由于 RALP 术后恢复期变短，因而会更加关注患者感知恢复的问题如尿失禁。目前正在推出能达到早日恢复尿控的技术和药物。这些技术中就包括括约肌的后部重建。这种技术在括约肌结构后部提供支撑，并防止后尿道回缩。在解剖困难的病例，包括巨大前列腺、中叶或既往 TURP 史的情况下，这种对括约肌结构的保护是比较困难的，因此这种复杂的重建似乎正面影响着早期功能的预后。此外，这种技术会将膀胱尾部拉到支持位置，以消除膀胱尿道吻合口的张力。通常我们在解剖变异的患者中利用这种技术[6]，改良原有的两层技术成三层后重建，如图 13.6~图 13.8 所示。

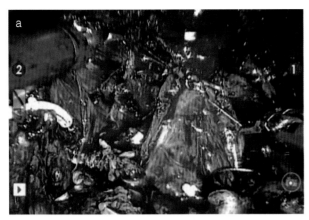

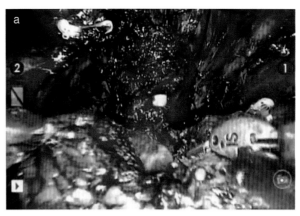

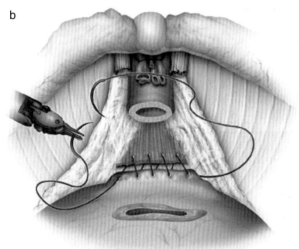

图 13.6 三层重建的第一层。a. 保留的Denonvilliers 筋膜的边缘近似位于括约肌后方的中线上。b. 使用机械臂带 poliglecaprone 25缝线进行连续缝合

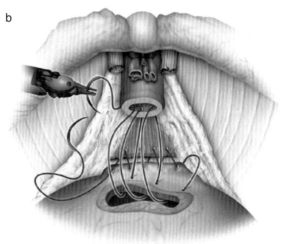

图 13.7 三层重建的第二层。a. 另一带poliglecaprone 25 缝线的机械臂。b. 这层近似位于括约肌初始重建层和 Denonvilliers 筋膜的后方

在现有文献中，因中叶的存在所产生的影响已得到解决，同时在切缘阳性、尿控恢复方面具有相似的结果，在并发症发生率、总手术时间和出血量略有增加。

经尿道前列腺切除术（TURP）术后

由于良性前列腺增生的患病率，以及手术处理这种情况的金标准方法是经尿道前列腺切除术（TURP），因此很多前列腺癌患者在诊断前即施行过 TURP 手术或是在 TURP 术后得到确诊。然而，即使是对最有经验的机器人外科医生来说，为患者施行前列腺切除术也仍然是一项挑战，因为TURP 引起的解剖变化可以导致手术方案很困难。在术后早期，前列腺可能发炎。由于基于热或能量的切除导致黏合剂变化，前列腺筋膜和周围筋膜结构之间的组织平面趋向于附着。类似于中叶的情况，在这种情况下富有挑战性的部分是膀胱

颈的解剖。经常有组织再生与组织尿路上皮化形成。这会在视觉上造成欺骗性，并且可能导致前列腺类似于膀胱上皮。此外，TURP 术后将在原前列腺所在位置处留下一个较大的空洞，容易发生导尿管球囊嵌顿在此的情况，继而导致膀胱颈被向后推挤。

基于上述原因，我们建议之前有 TURP 经历的患者在行 RALP 之前至少等待 12 周。RALP 之前，我们通常进行膀胱镜检查，以确保组织愈合足够。膀胱镜还提供了关于前列腺、膀胱颈和输尿管口状态的信息。而在这种情况下使用这些视觉线索有助于确定膀胱颈输尿管的位置。

幸运的是，背深静脉复合体（DVC）经常由于之前操作引起的炎性变化而出血较少。为了获得良好的肿瘤预后，到达一个适当的组织平面，横向的解剖应谨慎进行。对膀胱颈（BN）的识别，从我们的经验来看，最明显的解剖学标志是

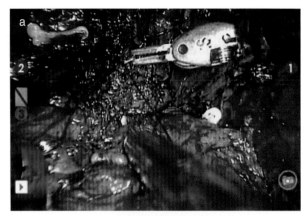

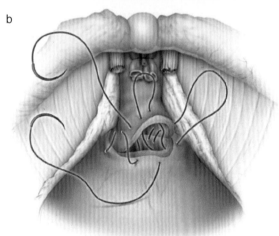

图 13.8　三层重建的第三层。a. 这两种缝线已经由外向内穿过膀胱并从尿道五点钟的位置由内向外穿过。b. 一种缝合顺时针方向进行，而相对的缝合逆时针进行至 12 点钟位置。请注意，最后一针是"反向"进入膀胱，而不向尿道，缝线之间最后的结是以两个相反的方向设置在膀胱外12 点钟位置

囊泡脂肪组织和前列腺相会的地方。前列腺的轮廓和边界也可作为 BN 位置的线索。由于经尿道前列腺切除术（TURP）中前列腺移行带将被切除，外周带大体保持不变。在这种情况下使用这些视觉线索来确定 BN 的位置非常有用。

　　BN 通常具有较宽的开口部，在较严重的情况下，切口似乎是开在膀胱本身而不是 BN。应注意前列腺组织尿路上皮化，这会使前列腺部尿道的样子看起来像膀胱尿路上皮。在解剖 BN 前部和牵开前列腺之后，查看膀胱和输尿管口。靛蓝胭脂红的应用对在切口起始部识别输尿管口有所帮助（图 13.9）。

　　在 TURP 患者中，BN 后部的解剖往往具有难度极大的挑战。有两种常见的情况发生[7]，其一是

患者在多年前曾接受 TURP 手术，组织再生掩盖了 BN 后部的真实解剖。在这些患者中，关键是要在解剖早期识别再生组织，以便于做出调整。另一种情况是该区域已经愈合和上皮样化，使膀胱和前列腺之间的边界难以区分。在这些患者中，膀胱后部切除的关键是要仔细剖分并观察前列腺和膀胱的交界处。BN 后部的解剖关键在于切口向下朝向精囊的角度，确保不会进入前列腺，或距膀胱太远。在做初始的切口之后，估计膀胱后壁的厚度，然后做全层正中切口。请注意，垂直走行的白色纤维是在这一区域的膀胱纤维。一旦低于前列腺部，将直接切穿这些纤维到达后部的空间，这将最终导致进入精囊（图13.10）。

　　对于既往有 TURP 史的患者，由于可能存在

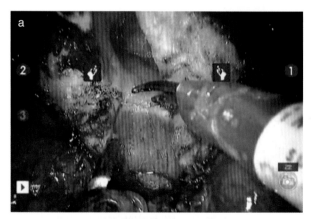

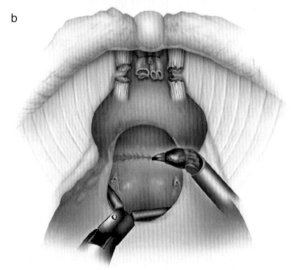

图 13.9　由于先前的 TURP 术史，切口在患者的 BN 后部有所拓宽。外科医生应注意前列腺组织上皮化，会造成前列腺部尿道类似于膀胱尿路上皮。在切口起始部应用靛胭脂有助于识别输尿管口

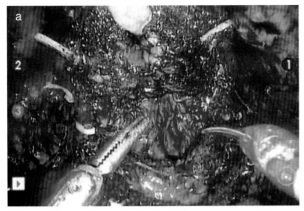

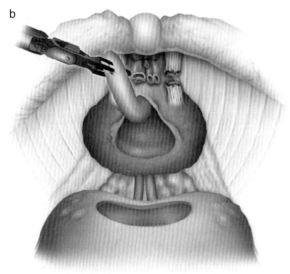

图 13.10　a. 既往有 TURP 史的患者 BN 后部的解剖。注意在估计膀胱后壁厚度之后做全层正中切口。b. 垂直解剖 BN 后部直到双侧输精管和精囊完全暴露

的纤维瘢痕组织和粘连改变，Denonvilliers 筋膜的切开也将面临问题。对进入直肠的担心可能会导致外科医生切开组织时过于靠近精囊的基部和进入前列腺组织。最好的避免直肠损伤的方式是锐性解剖 Denonvilliers 筋膜。在这一环节，直肠旁的脂肪很容易看见并能提供重要的视觉线索。如果怀疑有直肠损伤，可在术野填充生理盐水冲洗液之后，通过助手将他（她）的手指插入直肠或插入直肠充气管来检查直肠壁的完整性。

发生直肠损伤时，若能看清整个伤口，则可考虑在机器人下完成术中修补。看清整个伤口的全貌非常重要，这是能够进行分层修补的前提。如果对关闭是否充分产生怀疑，同样的原则也适用于开放性手术：执行临时结肠造口分流。由于中叶的存在，经常需要行 BN 重建。当执行 BN 的重建时，为了包埋输尿管口出吻合的路径，我们使用改良的横向缝合技术代替了传统的"球拍手柄"式修复，因为它是一个非常简单的、符合人体工程学并能有效降低输尿管口损伤的方法。

目前很少有发表关于比较既往有或无前列腺手术史的患者行 RALP 效果的报道。来自单纯腹腔镜手术的大部分数据资料显示，对于既往有 TURP 史的患者，手术时间延长，并发症的发生率升高。在机器人时代，与单纯腹腔镜系列手术效果的比较中，关于估计失血量，手术时间，并发症发生率和切缘阳性率有类似的报道。

既往腹部手术

在腹部手术后，由于前列腺与相邻内脏器官的粘连和解剖平面的变化，施行 RALP 被认为对泌尿外科医生极具挑战。因此，在这种情况下可能更适于采用腹膜外途径，因为这样可以避开粘连和可能的肠道损伤。然而，对于没有经历过腹膜外途径的医生来说，需要一个独特的学习期；从而在这种入路方式下对解剖的认识变得轻松。此外，工作空间有限、膀胱尿道吻合处的潜在张力以及 CO_2 气体在腹膜外空间的弥散，是这种方法已知的主要缺点[8]。

当对既往有腹部手术史的患者采用经腹膜途径时，我们推荐使用开放 Hasson 技术来代替气腹针放置最初的套管，在脐上方 2 指宽的地方切开 1.5cm 的切口后，再切开皮下脂肪。然后用 Allis 钳抓住并抬起组织，切开筋膜。在 Hasson S-拉钩的帮助下，暴露底层腹膜，拉起并切开。最后，用手指伸入确保通道能安全的进入腹膜腔并扩张开孔以容纳一个 12mm 的套管针。我们使用这种技术至今未出现过并发症，且常规在数分钟之内就能通过皮肤切口将镜头送入充气的腹腔。在直视下放置套管针，这是其优于通过气腹针最初盲目地放置进入腹膜腔的一个潜在优势。根据我们的经验，这种技术为曾有开放手术史的患者提供了安全、精细进入腹腔空间的方法，包括全胃切除、肠道破裂修复、甚至包括因阑尾破裂引起弥漫性腹膜炎病史的患者。

由于在腹腔镜腹膜前疝修补术中使用补片材料，先前的解剖或放置补片的区域经常会发生瘢痕形成，进入耻骨后间隙后的手术空间可能有所歪曲。明确手术标志和精确解剖疝修补术以下层面是手术成功的关键。在经腹膜途径中，因补

片、缝线在耻骨旁尤为清晰可见，故通常易于辨认。耻骨弓、脐正中韧带和输精管是这个层面的解剖标志。先前的膀胱部分切除术、输尿管再植术以及输尿管切开取石术是在膀胱前间隙中进行的，可能造成膀胱活动困难。在这种情况下，通过插入导尿管并注入 200~300mL 生理盐水有助于膀胱手术范围的划分。

当辨认好这些解剖标志后，我们建议从腹中线耻骨联合处入路。由于存在粘连，多数情况下耻骨支周围血管增多、变脆。因此，为了防止手术区域出血过多，最好避免触碰这些血管。为了避开这些"易出血"区域，应保持在耻骨支下方进行手术清扫。如果发生出血，与双极电凝刀直接止血相比，将 CO_2 的压力控制在 20mmHg 并维持数分钟的办法更为有效。既往的阑尾切除术通常不会带来特别的困难。

最近的文献认为，在既往有疝修补术病史的病例中所遇到的困难，一般都可以在机器人泌尿外科手术中得到解决。

肥　胖

前列腺癌根治术中男性患者的体型对外科医生来说是一项挑战，即便是对最有经验的外科医生也不例外。体重指数（BMI）>30kg/m^2 的人群发病率增加，在美国和其他地方都成为主要的健康问题。当今，约 31% 的成年人表现为肥胖，据估计，这一数值将在 2025 年攀升到 40%[9]。这部分肥胖的前列腺癌患者行 RALP 的最佳手术途径尚不明确。肥胖患者对外科医生而言是个挑战，甚至会阻碍外科医生高效率和精确地进行腹腔镜手术，尤其是腹腔镜前列腺癌根治术。

通常由肥胖导致的解剖结构上的困难包括更深而窄的真盆骨，并伴有耻骨联合的偶发外生骨疣。在手术中分离和保护尿道的过程中，外科医生经常面临前列腺周围脂肪组织所致的手术可视化降低，以及需要耗费大量精力去清除这些脂肪组织。偶尔，由于肥胖患者的腹腔内脂肪和网膜组织遮蔽了手术视野，使得这种尿道吻合术更具挑战性。

根据一直以来积累的经验，我们改进了技术以便更好地应用于肥胖患者的 RALP。端口位置应根据体型进行调整，套管针应向骨盆方向移动更远的距离，这样手术中便能到达更深的位置。

对过度肥胖和肥胖患者建立气腹后，因手术器械进入时常会受到耻骨联合和骨盆边缘的阻碍，故使用器械时往往采取更加垂直的角度。因此，对于腹部肥胖的患者，端口必须位于在注气后体表测量出距离耻骨联合更远的部位，根据腹壁的突起情况，一般距耻骨联合的范围会从 15cm 转变为 17~18cm[10]。此外，可能需要将机器人端口更深地插入腹腔，且当机器人臂深入到耻骨下的骨盆时，机器人臂会横向偏转以拉平机器人臂的工作角度。超长达·芬奇机器人套管针（Intuitive Surgical，Sunnyvale，CA）的使用有助于实现此目的。此外，由于皮肤和筋膜之间存在相对较长的距离，不能过分强调套管针经皮肤插入时的正确角度。最佳地选择是，套管针应以完全垂直于腹壁和筋膜的角度插入腹部。然而，辅助侧端口经常被覆盖于腹膜前脂肪和乙状结肠之下，无形中增加了肠道损伤的风险。在这种情况下，最初与直觉不符的、指向肚脐的端口定位实际上是有帮助的。一般来说，对于患者定位和手术本身均无额外的要求。

端口插入后，由于脂肪含量增加，脐尿管残端经常会悬吊于腹壁前壁上，并阻碍摄像头端口的视野。因此，相比于非肥胖患者，我们建议尽量向头侧松解膀胱前方和侧面的附属组织。在膀胱顶部分离或膀胱尿道吻合术中，器械有时可能无法到达手术医生期望的位置。在这种情况下，将腹腔压力降至 10mmHg，加深机器人端口在腹壁内的位置等措施均有所帮助。

目前，尽管有报道显示肥胖患者的术后并发症发生率更高，尿道切除和尿道膀胱吻合术的手术时间更长、恢复期更久，我们中心并没有根据 BMI 对 RALP 患者进行选排。

各类手术中遇到问题的处理

随着经验积累增多，面临的困难也愈多。有时可通过患者的病史或术前影像学评估预测解剖变异。与此不同的是，经验欠缺和经验丰富的机器人泌尿外科医生在手术过程中都可能发生难以预料的意外情况。但是，对骨盆解剖和手术本身的全面了解可为各种突发情况提供合适的解决方案。这里，我们简要介绍了RALP中经常遇到的故障扫除方法。

骨盆狭窄带来的困难

虽然肥胖会使手术时间延长和术中失血量增加，但是较小的体型，尤其是伴有狭窄骨盆的情况，也会为 RALP 带来问题。由于机器人套管针至脐正中韧带的距离常较短，使用起来不方便，因此我们通常将切口开在脐内侧韧带侧面的腹膜前壁，而不是采用位于正中的切口。尽管由于骨盆狭窄可能会暂时出现器械拥挤，但是随着各机器人臂定向点从腹膜前壁进入前列腺，这种情况会逐渐缓解。

骨盆狭窄最难解决的问题是出现骨盆支出血。在狭窄的骨盆中，机器人器械更容易无意间摩擦盆壁，导致不必要的出血，尤其是在尿道膀胱吻合术期间。为了减少这种风险，外科医生应时刻弄清机器人每个器械尖端的准确位置，整个手术过程也应在完全可视化监控下进行。如果发生出血，不要尝试按需凝血，因为这些出血点一般都比较小，且通常会在吻合术完成后自行停止。只有当继续出血时，才可以使用双极电凝作为最后的选择控制出血。密封胶——包括纤维蛋白胶（Tissucol®）、纤维蛋白胶包覆的胶原网（Tachocomb®）或氧化再生纤维素（Surgicel®）——有助于确保手术视野几乎无出血。

有时，骨盆狭窄和体型较小患者进行机器人手术时，机器人第四机械臂活动往往更困难，容易引起盆壁的意外出血和对其他器械的挤压，因此更安全有效的做法是分离膀胱颈和前列腺后壁后将前列腺取出。尿道膀胱吻合术中，由于各臂之间的距离短，对带有机器人仪器的摄像头的挤压也可能会发生，并通过机器人臂内侧动作的突然受限和摄像头同时非故意向上运动表现出来。调整摄像头的位置将很容易地解决这个问题。

虽然表面看来骨盆较小可能增加 RALP 的技术难度，进而导致手术及围术期出现问题，但是通过积累一定的经验后，这种困难一般很容易被克服。

吻合术中缝线断裂

继 Van Velthoven 等[1] 在腹腔镜前列腺癌根治术中引入尿道新膀胱吻合术的单结缝线技术之后，这种缝合即被视为吻合术的标准方法。即使在机器人时代仍是如此，伴随的只是对机器人系统的稍加修改。尽管这个例子介绍了两层或三层的重建，但是连接尿道和膀胱的主要缝合通常采用的是单结缝线。然而，在 RALP 早期学习阶段可能会出现缝合过程中缝线断裂。大多数情况下，这种断裂可以通过在断裂部位接入另一条缝线，使新的缝线与断裂的缝线追平，然后继续进行缝合来纠正。但是必须考虑到各针迹的方向，因为断裂缝线与新加缝线间错误的连接可能会扰乱黏膜-黏膜吻合术的完整性，从而导致瘘管的形成。因此，为了便于缝合线的布置以及防止该吻合术的不接合，最好从断裂点放开断裂的缝线，并将缝线取向调整为进-出方向而不是出-进方向，以使两条缝线可以从黏膜表面进行连接。

顺行神经血管束保留手术时对错位血管夹的处理

在众多机构中，RALP 过程中侧面血流的控制主要是通过使用夹子装置（Hem-o-lok 聚合物结扎夹；Weck Systems，Triangle Park，NC）实现的。由于外侧血管蒂和神经血管束（NVB）非常接近，许多旨在保存 NVB 同时实现血流控制的技术相继推出。进行耻骨后根治性前列腺切除术（RRP）时，先在前列腺尖部找到 NVB，然后朝前列腺基底部方向对其进行分离，随后再找到外侧血管蒂。在腹腔镜方式如 RALP 中，NVB 的保存一般是以顺行方式实现的，其中 NVB 从前列腺底部向尖部发出。然而，由于顺行法中 NVB 的位置最初并未得到确认，血管蒂夹靠上可能会破坏前列腺包膜，导致切缘阳性。相反，如果夹太靠下，则可能危及 NBV。为了弥补顺行法在 RALP 过程中的这些缺陷，我们通常先开始 NVB 无热的逆行提前释放，这使我们可以实现早期定位，然后再从侧面血管蒂中释放 NVB。这种顺行法仍是一种非常有用的技术，特别是在前列腺后面或侧面出现解剖困难和粘连变化的情况下。

由于夹子的准确位置在顺行法中极其重要，因此需要对错位夹进行重新调整。如果血管蒂定位不当，最好不要尝试使用机器人剪切断夹子主体，否则可能会有残存的剪切颗粒，并造成对机器人设备的损害，进而影响精细解剖。在夹子定位过高的情况下，我们建议在偏下的位置与原来夹子平行使用另一个夹子。这样，这些夹子间的切口便能够得到一个新的切割平面。对于夹子定位太靠下而损害 NVB 的情况，则需要使用合适的锁定解除装置（Weck Systems, Triangle Park, NC）进行彻底移除。

保留偶见的副阴部内动脉

副阴部内动脉（APA）在 RALP 和腹腔镜前列腺切除术中的报道多于开腹手术，这种差别要归因于更好的血管可视化。APA 是指起自肛提肌之上来源、并从耻骨下行至阴茎的任意动脉[12]。在术中，它可以通过内镜视野下可定义的搏动血管辨别，且不同于相邻的血管复合体。它们通常源自闭孔动脉、膀胱动脉、股动脉或其他动脉。根据其起点和路径，这些动脉可以划分为侧叶类和尖部类。侧叶类的特征是在前列腺表面位于前列腺前外侧，或在盆内筋膜位于前列腺稍远处走行。而尖部类的特征是起于耻骨前列腺韧带外下侧，走行于前列腺尖部外侧。

虽然 APA 的功能意义尚未确定，但是越来越多的证据主张保留 APA[13,14]。通过多普勒超声，阴茎海绵体动脉和 APA 之间血流动力学特征的相似性已经得到证实，这表明在阴茎勃起中 APA 发挥着功能性作用。在保存 APA 的 RRP 系列对照研究中，与 70% 的 APA 结扎患者相比，当 APA 被保存时 93% 的患者显示出其性功能得以保留。另外，与 APA 结扎的患者性功能的恢复需要 12 个月相比，保存 APA 的患者其性功能恢复已改善至 6 个月。

由于 APAs 已在前列腺外周区域得到辨识，是平行于 DVC 走行且尾端延伸至耻骨联合，在前列腺摘除手术中 APAs 的膈上位置使它们处于受伤的风险之中。根据我们的经验，当去除位于前列腺和耻骨前列腺韧带前方的脂肪组织时，需要格外谨慎以免损伤任何血管结构。一旦 APA 出现在视线内，便需研究其路径，并仔细地将动脉与周围组织分离开来以尽可能的保护其不受损伤。在进行 DVC 结扎、NVB 保存和膀胱尿道吻合术时，需要格外小心，不能因意外穿透或结扎伤及血管（图 13.11）。

虽然对于前列腺癌根治术中 APA 的保存没有明确的指导方针，但是随着与 APA 接触的频率越来越高，在假设其保存对手术或肿瘤效果无不利影响的前提下，保存 APA 可能会改善功能性预后。尽管目前有关 RALP 中 APA 的文献比较匮乏，

但这些发现与我们的机器人经验相似：在最近 100 例 RALP 病例中，APA 发病率为 12.7%。在 APA 保存组和 APA 未保存组中，总的手术时间、控制台时间、失血和手术切缘阳性率基本相似。

结 论

有能力识别解剖变异和处理具有挑战性的术中情况，是 RALP 的一个重要方面。虽然选择理想的候选患者是明智的，但是下列疑难病例，如外科医生经验中的早期巨大前列腺、中叶突出、既往手术史、既往 TURP 史和肥胖，都不再是 RALP 的禁忌。在这些情况下，对解剖变异的认识将带来技术的改进和新技术的开发，从而优化手术的疗效。

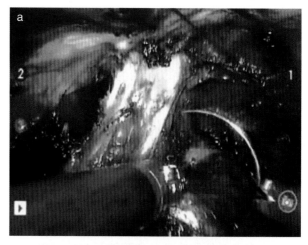

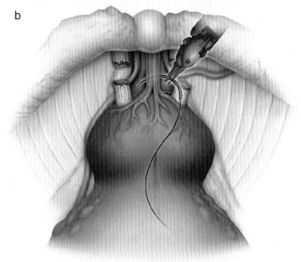

图 13.11　a. 双侧 APA 患者的 DVC 结扎。b. 识别和分离 APA 后，在进行 DVC 结扎、NVB 保存或膀胱尿道吻合术时外科医生应注意不要因为意外的穿透或结扎伤及血管

参考文献

[1] Sarle RC, Guru K, Peabody JO. Training in robotic-assisted laparoscopic radical prostatectomy: the Vattikuti Urology Institute program//Smith JA,Tewary AK, eds. Robotics in Urologic Surgery. 1st ed.Philadelphia: Saunders Elsevier, 2008:15–25.

[2] Myers RP. Practical surgical anatomy for radical prostatectomy. Urol Clin North Am, 2001,28:473–490.

[3] Patel VR, Coelho RF, Palmer KJ, et al. Periurethral suspension stitch during robot-assisted laparoscopic radical prostatectomy: description of the technique and continence outcomes. Eur Urol, 2009,56(3):472–478.

[4] Jenkins LC, Nogueira M, Wilding GE, et al. Medianlobe in robot-assisted radical prostatectomy: evaluation and management. Urology, 2008,71(5):810–813.

[5] Lin VC, Coughlin G, Savamedi S, et al. Modified transverse plication for bladder neck reconstruction during robotic-assisted laparoscopic prostatectomy. BJU Int, 2009,104:878–881.

[6] Coughlin G, Dangle PP, Patil NN, et al. Surgery illustrated-focus on details. Modified posterior reconstruction of the rhabdosphincter: application to robotic-assisted laparoscopic prostatectomy. BJU Int, 2008,102(10):1482–1485.

[7] Patel VR. Clinical pearls: the approach to the management of difficult anatomy and common operative and postoperative problems//Patel VR, ed. Robotic Urologic Surgery, 1st ed. London: Springer, 2007:91–100.

[8] Madi R, Daignault S, Wood DP. Extraperitoneal vintraperitoneal robotic prostatectomy: analysis of operative outcomes. J Endourol, 2007,21:1553–1557.

[9] Kopelman PG. Obesity as a medical problem. Nature, 2000,404:635–643.

[10] Mikhail AA, Stockton BR, Orvieto MA, et al. Robotic-assisted laparoscopic prostatectomy in overweight and obese patients. Urology, 2006,67:774–779.

[11] Van Velthoven RF, Ahlering TE, Peltier A, et al.Technique for laparoscopic running urethrovesical anastomosis: the single knot method. Urology, 2003,61:699–702.

[12] Mulhall JP, Secin FP, Guillonneau SB. Artery sparing radical prostatectomy-myth or reality? J Urol, 2008,179: 827–831.

[13] Rogers CG, Trock BP, Walsh PC. Preservation of accessory pudendal arteries during radical retropubic prostatectomy: surgical technique and results. Urology, 2004,64: 148–151.

[14] Mulhall JP, Slovick R, Hotaling J, et al. Erectile dysfunction after radical prostatectomy: hemodynamic profiles and their correlation with the recovery of erectile function. J Urol, 2002,167:1371–1375.

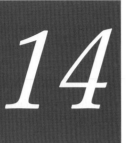

14 机器人前列腺切除术的手术步骤和技巧

Kenneth J. Palmer, Rafael Ferreira Coelho, Vipul R. Patel

- 机器人前列腺切除手术
- 手术步骤
- 解剖
- 保留神经

引 言

自 Walsh 等人首次将解剖学上的保留神经技术应用于根治性前列腺切除术（RRP）以来[1]，它已经成为临床上局限性前列腺癌治疗的金标准和最常见的治疗方法。尽管原有的技术已经进行了部分改良[2,3]，但是对肿瘤进行局部控制以减少发病率的同时保留性功能这一原则始终予以保留。在这一方面，已尝试过采用创伤更小的技术以复制 RRP 的手术结果。

选择之一是使用达·芬奇系统（Intuitive Surgical，Sunnyvale，CA）进行的机器人辅助腹腔镜前列腺癌根治术（RARP）。RARP 吸引泌尿外科医生更关注于如何迅速地克服腹腔镜前列腺癌根治术（LRP）相关的陡峭学习曲线，并利用其优越的三维（3D）视觉优点和 7° 自由活动度，该操作与标准的腹腔镜手术相比，真实地模仿了开腹手术过程中的动作，不仅没有震颤，且在人体工程学上占有极大优势。这些优势有利于非腹腔镜外科医生轻松掌握复杂的技能，如体内缝合和打结。因此，RARP 将会成为高技术含量的腹腔镜手术和广泛普及的开腹手术之间重要的平衡。事实上，RARP 已俨然演变为 LRP 的下一步发展方向，仅仅受到高额的初始投资和较高维护费用的限制[4]。

自 2001 年 Binder 和 Kramer 在德国成功地开展了第一例 RARP 以来[5]，机器人的协助极大地改变了临床局限性前列腺癌的手术治疗。经过这短短的时期，目前 RARP 正在全球范围内使用。在美国，2006 年有 41% 的根治性前列腺切除术是在机器人的辅助下实施的。这一数字在 2007 年增加到 60%，并且在 2008 年预计将接近 80%[6]。更为重要的是，已有多个成熟的 RARP 系列研究证明了其安全性、有效性以及过程的可重复性，且在肿瘤学和功能结果上能与对应的开腹手术相媲美[7-9]。

本章，我们对外科 RARP 技术进行了详细的说明，并提供了基于现有报道和个人经验的实用建议。

学习曲线

由于没有公认的定义标准或手段来对学习曲线进行测量，因此它是一种难以评估的工具。它是一种"自称的"、外科医生感觉适合执行手术的指向[10]。因此，学习曲线会根据外科医生的因素而发生显著变化——如以往有施行 RRP 的丰富经验而无腹腔镜手术背景，或反之有丰富的腹腔镜手术经验而根治性前列腺切除术训练有限。

有些学者试图用手术时间、估计失血量（EBL）

和并发症发生率作为围术期的变量来评估学习曲线。Ahlering 等[11] 报道学习曲线在 12 例手术以后手术时间将短于 4h。Ahlering 等[12] 同样报道了在 16 例手术以后手术时间将短于 4h，且在 10 例手术以后输血率有显著降低。Zorn 等[13] 比较了由经验丰富的腹腔镜外科医生所施行的 3 组各 50 例 RARP 手术，发现随着经验的增加，平均手术时间、EBL 和手术中转率有明显的下降，所有的中转手术均发生在前 25 例病例。据先前的报道[14]，估计需经历 20~25 例手术才能达到熟练的操作程度。Herrel 等[10] 报道了一些与之不同的经验，发现 RARP 术后的某些结果很快能与 RRP 相当，但总的效果需在 150 例病例之后才能比及。更进一步的研究发现，在施行 250 例以上的 RARP 病例之前，初学者的主观信心达不到 RRP 的水平。这也被我们一项多机构的研究所证实，在此研究中来自世界各地 11 个医疗机构的外科专家被问及什么时候能达到手术操作很熟练，并能兼顾到疗效、尿控和肿瘤预后时，回答分别是 100 例、200 例和 300 例[15]。Steinberg 等[4] 报道从不同的角度分析学习曲线，基于构造的理论模型分析 8 个不同中心的学习曲线，平均的病例数为 77 例，相关联的成本超过 20 万美元。

手术方法

大多数已发表的 RARP 手术遵循相同的基本原则，只有细微的修改。标准患者体位是一个延展、头低脚高体位。同样的，大多数采用经腹腔途径，它可提供一个更大的工作空间，这在淋巴结清扫和膀胱尿道吻合时尤为重要[10-14,16]。然而，一些采用腹膜外途径的手术也有报道[17-19]。这种替代方法的支持者认为其优点包括可降低腹腔内并发症的风险，如肠损伤、术后肠梗阻和腹壁切口疝的发生。然而，这些并发症的发生率估计在大的群体中低于 1%[20]。

我们的技术是基于 Walsh 描述的开放术式[1] 和标准的腹腔镜方法[21]。然而，在完成 4000 例以后，我们的技术已经得到了极大的发展，包括进一步提高手术疗效的几个改进和减少患者的复发率。目前在我们中心所采取的方法即这里所描述的技术。

术前准备

切皮前 1h，患者接受 1g 头孢唑啉（第一代头孢菌素）预防性抗感染。麻醉诱导前，将连续压迫设备放置在四肢下，患者皮下注射 5000U 的肝素。此时，患者位于低截石位，确保大腿不过分伸展，以避免引起股外侧皮神经失用症。仔细、完全地衬垫双臂和双手，将患者放置于水垫上，并保持头低脚高位，用胶带辅助固定。剃除患者腹部的体毛，消毒并铺无菌巾。插入胃管和留置 18 号 Foley 导尿管并将球囊充气 15mL。

经腹腔途径和端口摆位

所有病例均采用一种 6 套管经腹腔途径。通过一个脐上 1cm 切口进入腹腔，同时插入的气腹针压力为 15mmHg。图 14.1 显示了我们端口的摆位。

手术步骤

步骤 1：腹膜切口，进入 Retzius 间隙

手术器械：

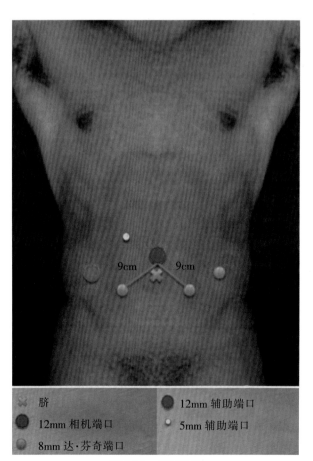

9cm 9cm

✕ 脐	⬤ 12mm 辅助端口
⬤ 12mm 相机端口	◦ 5mm 辅助端口
⬤ 8mm 达·芬奇端口	

图 14.1 端口摆位

- 右手臂：单极剪刀（25W）
- 左手臂：PK（等离子分离钳；26W）
- 第四手臂：前握钳
- 助手：微型抓手器和负压吸引
- 镜头：0°透镜

由脐正中韧带切开腹膜，接着将两端切口扩大到输精管旁的位置。第四机械臂为这一步骤提供对抗牵引。将腹膜向下切开至耻骨结节，这一解剖学标志用来定位耻骨支的横向和水平方向，以便不会对耻骨支上部的上腹部血管造成意外损伤。对于无张力膀胱尿道吻合术来说，从腹膜一直解剖到输精管的位置，使得膀胱处于适宜的空虚状态很重要。

步骤 2：内骨盆筋膜（EPF）切口，辨别 DVC

手术器械：

- 右手臂：单极剪刀（25W）
- 左手臂：PK（等离子分离钳；26W）
- 第四手臂：前握钳
- 助手：微型抓手器和负压吸引
- 镜头：0°透镜

重要的解剖学标志是膀胱颈、前列腺底部、肛提肌和前列腺尖部。脱脂前列腺之后，使用第四臂从对侧将其回收，以便使前列腺在 EPF 上充分暴露和拉伸。EPF 开口（钝性剥离）到前列腺底部，接着向前列腺尖开口，以利于辨别 DVC 和即将进行背侧的结扎和悬针的切口。使用冷剪刀完成这一步骤，在鉴别任何可能经过 EPF 的阴部附属动脉时要格外小心。从前列腺底部到尖部的过程中，使用剪刀的圆钝边缘将肛提肌纤维从前列腺上剥离，直到看到 DVC 和尿道（图 14.2）。仔细解剖和切断耻骨前列腺韧带，因为如果操作时过于靠近内侧，将会最终导致 DVC 损伤和不必要的出血。最好在手术过程末尾时进行尖部的完全剥离。

步骤 3：结扎 DVC

手术器械：

- 右手臂：大型机器人针夹持装置
- 左手臂：大型机器人针夹持装置
- 助手：腹腔镜剪刀和针夹持装置
- 镜头：0°透镜

我们使用大 CT1 针穿单股合成可吸收缝线，持针的后 2/3 部分呈 45°角，置于尿道和DVC的

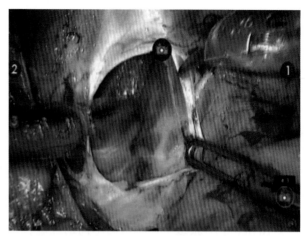

图 14.2　骨盆内筋膜切口

切口之间。90°角平直进针，然后手腕旋转向前列腺尖部。此时，我们倾向于打滑结，因为这样能够防止缝合处松散。进行第二次缝合将尿道悬吊于耻骨上，稍后结扎 DVC。环绕 DVC，然后沿着尿道稳定耻骨（图 14.3）[22]。

步骤 4：膀胱颈（BN）前部解剖

手术器械：

- 右手臂：单极剪刀（25W）
- 左手臂：PK（等离子分离钳，Gyrus；26W）
- 第四手臂：前握钳
- 助手：微型抓手器和负压吸引
- 镜头：30°向下

对于 BN 解剖，应将镜头更改为 30°向下透镜。尽管有些作者在这种情况下使用 0°镜头，但我们相信 30°向下的透镜是看到深层适当水平的最佳选择。正确辨别 BN 的关键是辨别前列腺上呈倒 U 字形的膀胱脂肪终止于何处（图 14.4）。另一个窍门是牵拉尿道中的 Foley 导尿管，直到看到导尿管球囊抵达前列腺基底部为止。然而，尽管这样做很实用，但对于之前接受过经尿道前列腺切除（TURP）、存在中叶或前叶的患者，这可能会产生误导作用。在进行界限定位时，机器人手臂也能提供适度的视觉反馈（双捏动作）。这一步骤起始于使用 PK 刀烧灼位于正中线的浅静脉。然后使用单极剪刀连续清扫将膀胱剥离前列腺，观察前列腺纤维的同时，使用 PK 刀进行牵引。此处的关键是，在打开前膀胱颈、看到 Foley 导管之前，始终处于正中线以避开侧面的静脉窦。离断前尿道后，用第四机械臂将导尿管朝上方拖出膀胱之外，暴露出膀胱颈。

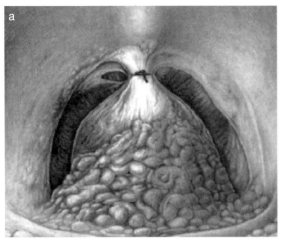
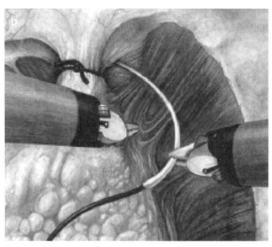
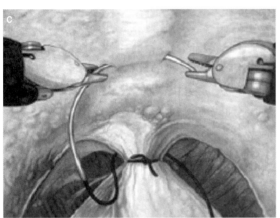
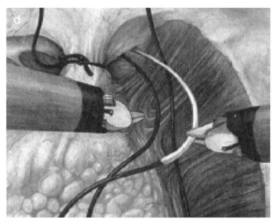
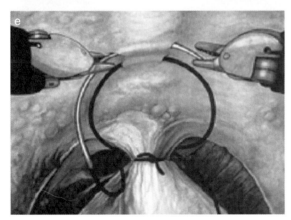
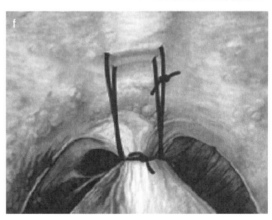

图 14.3 在 DVC 和尿道周围悬挂针结扎。a. 打开盆内筋膜和结扎 DVC。b. CT1 针保持在 90°角由右至左通过尿道和 DVC 之间。c. 耻骨后骨膜上的针迹。d. 第二次穿过 DVC。e. 第二次穿过 DVC 和耻骨后骨膜。f. 最后一针结扎（经许可转载自 Patel 等[22]）

步骤 5：后膀胱颈

手术器械：

- 右手臂：单极剪刀（25W）
- 左手臂：PK（等离子分离钳；26W）
- 第四手臂：前握钳
- 助手：微型抓手器和负压吸引
- 镜头：30°向下

对于机器人手术的初学者而言，后膀胱颈切除被认为是最具挑战性的一步。难点在于正确评价膀胱和前列腺之间的后组织平面、所需放置储精囊的方向和深度。切开前膀胱颈之后，应该分离所有残存的外围膀胱附件，使得前膀胱区域变平，以便精确辨别和切除前平面。应在前列腺和膀胱的连接部精确的切开后膀胱颈的全层。用第

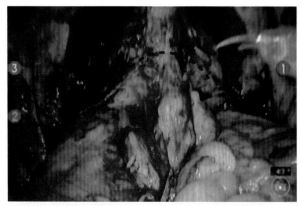

图 14.4　前膀胱颈淋巴结清扫术。拉动导尿管，辨别前列腺膀胱连接部

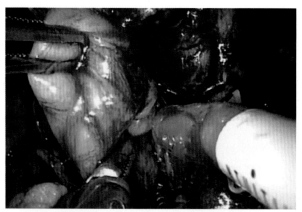

图 14.5　解剖精囊。用第四机械臂牵引左侧。确定左侧 SV 内侧无血管平面

四臂抓住后膀胱颈唇并向上回缩。使用 PK 刀牵引便可辨别前列腺和膀胱的正确平面。向后、稍向头部解剖（向膀胱方向）以暴露精囊（SV）。避免向尾部解剖（向前列腺方向）很重要，因为这样有可能会进入前列腺而完全错过精囊。

步骤 6：精囊（SV）解剖

手术器械：

- 右手臂：单极剪刀（25W）
- 左手臂：PK（等离子分离钳；26W）
- 第四手臂：前握钳
- 助手：微型抓手器和负压吸引
- 镜头：30°向下

一旦完成后膀胱颈解剖，便可辨别输精管和 SV。应该打开覆盖在 SV 和输精管上的浅筋膜层，为回缩腾出空间。优先使用第四臂横向收回左侧输精管（图14.5）。因为这一区域不存在血管，沿已切除的输精管原所在处内侧继续分离，直至左侧 SV 顶部。此时，用第四机械臂抓住并牵引左侧 SV，使其远离位于其下方的神经丛（腹下丛）。然后用 10mm 的 Hem-o-lock 剪断输精管。然后将 SV 完全剥离至底部。同上对右侧进行操作。

步骤 7：Denonvilliers 筋膜及其后方解剖

手术器械：

- 右手臂：单极剪刀（25W）
- 左手臂：PK（等离子分离钳；26W）
- 第四手臂：前握钳
- 助手：微型抓手器和负压吸引
- 镜头：30°向下

一旦 SVs 从基底部完全游离，即将右侧 SV 移交给助手向上牵引；使用第四机械臂牵引左侧

SV。PK 刀向下牵拉前列腺底面。在 SVs 底部正确识别 Denonvilliers 筋膜并使用单极剪刀钝性分离（直视下为一个明亮的珍珠白的平面；图14.6）。然后进入 Denonvilliers 筋膜并向横向和尾部解剖，直至到达前列腺尖部。

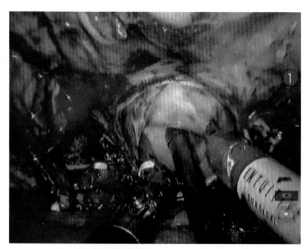

图 14.6　Denonvillier 筋膜及其后方的解剖

步骤 8：保留神经血管束（NVB）

手术器械：

- 右手臂：单极剪刀（25W）
- 左手臂：PK（等离子分离钳；26W）
- 第四手臂：前握钳
- 助手：微型抓手器和负压吸引
- 镜头：30°向下

无热损伤早期逆行松解：我们保留部分神经的独特之处在于采用逆行的方式，与开放式的方法相反。这种方式的原理基于最小限度的牵引、无热损伤和在前列腺蒂结扎前早期精确识别神经血管束[23]。

要执行此步骤之前，充分地解剖后平面上血

管束的顶点和侧面是必不可少的。先行结扎 DVC
同样是前列腺周围大静脉减压的关键，这可能是
一个潜在的出血来源。

为暴露左侧 NVB，由助手抓住前列腺并旋转
其向对侧（右侧）。当解剖右侧 NVB 时，需使用
第四机器臂代替助手旋转并向上提起前列腺，以
交替的方式抓住精囊和前列腺边缘。随着前列腺
横向的旋转，侧骨盆筋膜逐步被切开，就像洋葱
一层一层去皮一样，直至找到 NVB。这一步完成
后，即可将 NVB 早期松解。用等离子分离钳使提
肌筋膜隆起并沿着前列腺外侧切开。在前列腺的
尖部及中央部平面，应谨慎地暴露 NVB 和前列腺
筋膜之间的无血管平面，用 PK 刀来维持神经血
管的稳定，并用单极剪刀将前列腺从血管束上剥
离。在这一步，助手的重要性再怎么强调也不为
过，因为他们是负责维持无血手术区使视野清晰
及对侧牵引的关键。一旦到达解剖平面后，逆行
向前列腺蒂并转向前列腺尖部解剖。在对 NVB 结
扎或解剖过程中使用无热能操作，此时已经可以
清晰的描绘 NVB 的走行，焦点可以集中在控制前
列腺血管蒂上。在已经松解的束水平之上放置
Hem-o-lock 夹以控制蒂（图 14.7）。这种技术允许
在不使用任何热能、创伤或无意的损伤情况下，
完整的保留 NVB。

步骤 9：前列腺尖解剖

手术器械：

- 右手臂：单极剪刀（25W）
- 左手臂：PK（等离子分离钳；26W）
- 第四手臂：Prograsp 钳
- 助手：Microfrance 抓手和吸引
- 镜头：30°向下

标志是已结扎的 DVC、尿道、前列腺尖和
NVB。另一方面，牢固地结扎 DVC 以防止出血是
必不可少的，这可能会被在直视下游离尿道和尖
部的解剖所干扰。冷剪刀是用来仔细分离的重
要器械，它可以创建一个长的尿道残端以利于
吻合。机器人提供的 10 倍放大倍率有助于前列
腺尖部及尿道的完全解剖。一旦辨别出尿道，
即在冷剪切开之前，用 PK 刀在尿道后表面从
肌筋膜板分离创造一个平面。然后小心切开尿
道括约肌，注意避开附近的前列腺后叶组织
（图 14.8）。

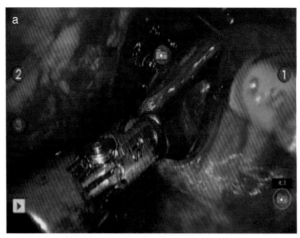

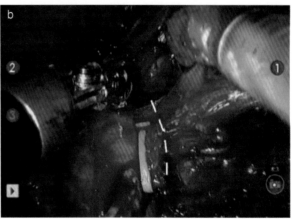

图 14.7 神经保留。"热早期逆行松解的神经血管束"。
a. 神经血管束和前列腺筋膜之间无血管平面。b. 在已经松
解的束水平之上放置Hem-o-lock 夹以对蒂予以控制

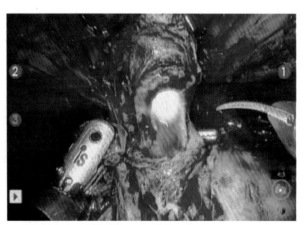

图 14.8 解剖前列腺尖

步骤 10：膀胱颈的重建，改良的括约肌重构和尿道膀胱吻合术

手术器械：

- 右臂：大型机器人针夹持装置
- 左臂：大型机器人针夹持装置
- 辅助器械：腹腔镜剪刀和持针器，吸引

器，止血钳

● 镜头：30°透镜向下

在重建膀胱颈之前必须检查输尿管口的位置和距膀胱颈边缘的距离。然后在膀胱的外侧面通过一个 RB-1 针穿 6 英寸长的 3-0 Monocryl（单乔线）缝合线进行双边折襞缝合。缝合线开始横向和内侧行进，直到膀胱颈口的大小与尿道膜部的大小相匹配。随后侧向延伸相同的缝合，回到在膀胱颈侧边缝合线的开始处，然后打结（图 14.9a）。

在进行上述膀胱尿道吻合之前，进行骨盆底的重构，按 Francesco Rocco 等所描述的原理重新缝合 Denonvilliers 筋膜括约肌[24]。在这一步中，我们使用的缝线是两根打结在一起的、各带 RB1 针的 3-0 Monocryl。接下来我们继续寻找 Denonvilliers 筋膜游离缘，并用上述两根缝线中的一根，将其与尿道括约肌后缘和中膈后缘吻合在一起，吻合完成后打结（图 14.9b）。然后用另一根缝线，将膀胱颈后壁与尿道后唇吻合在一起[25]。

接下来进行改良 van Velthoven 膀胱尿道吻合术。将两根 8 英寸长的、各带 RB1 针的 3-0 单乔线打结在一起（打 10 个线结，以确保在拉线时线结不会穿入组织）；其中一根线为无色线，另一根有色，以示区分。首先用其中一根线，从 5 点位到 10 点位，按顺时针方向完成吻合口后壁的吻合。然后再用第二根线，按逆时针方向完成前壁的吻合，最后将两根线打结于尿道残端[26]。快速、高效完成此处吻合的要点在于，吻合时要灵活、协调应用双手操作器械，例如用左手器械将线传递到右手等。其他要点包括预留较长的尿道残端、膀胱颈大小合适、术野清晰，以及术中需适时对会阴部进行加压来协助操作。完成吻合后，经尿道插入一根新的 18Fr 的导尿管，然后用盐水充分灌洗术野，清除所有血块，同时还应确保吻合口密不透水。在盆腔留置一根 Jackson-Pratt 引流管，最后在直视下撤去所有套管。

结 论

据第一台 RARP 过去已近 10 年，目前已有多个成熟的大型系列研究，有足够多的可比数据证明其结果可与最有经验的开放手术研究中心相媲美。

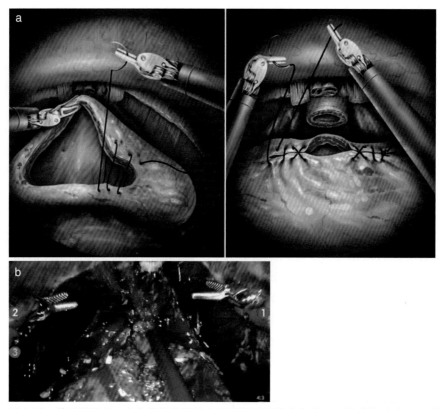

图 14.9 膀胱颈重建，改良的括约肌重建以及膀胱尿道吻合术。a. 膀胱颈重建。b. 改良的括约肌重建——最终外观（经许可转载自 Lin 等[27]）

很显然，微创外科的发展从标准腹腔镜手术到机器人，特别是后者为外科医生放大了微创的优势。然而，这些所提供的优势，完全来源于外科医生、团队以及以何种方式应用其专业知识。正如任何发展中的新技术和外科手术，技术的改进发展必然增加手术经验，说明手术量的增加能够提高最终效益。在我们的学习经验中，我们做了多项技术改进，能够让我们缩短手术时间，改进肿瘤学和功能结果，并使总的并发症发生率降低。

参考文献

[1] Walsh PC, Donker PJ. Impotence following radical prosta-tectomy: insight into etiology and prevention. J Urol, 1982,128:492–497.

[2] Gillitzer R, Thüroff JW. Technical advances in radical retropubic prostatectomy techniques for avoiding compli-cations. Part II: vesico-urethral anastomosis and nerve-sparing prostatectomy. BJU Int, 2003,92:178–184.

[3] Orvieto MA, Zorn KC, Gofrit ON, et al. Surgical modifica-tions in bladder neck reconstruction and vesicourethral anastomosis during radical retropubic prostatectomy to re-duce bladder neck contractures. Can J Urol, 2006,13:3353–3357.

[4] Steinberg PL, Merguerian PA, Bihrle W 3rd, et al. The cost of learning robot-assisted prostatectomy.Urology, 2008,72:1068–1072.

[5] Binder J, Kramer W. Robotically assisted laparoscopic rad-ical prostatectomy. BJU Int, 2001,87:408–410.

[6] Villavicencio H, Esquena S, Palou Redorta J, et al. Robotic radical prostatectomy: overview of our learning curve. Ac-tas Urol Esp, 2007,31:587–592.

[7] Patel VR, Palmer KJ, Coughlin G, et al. Robot-assisted la-paroscopic radical prostatectomy: perioperative outcomes of 1500 cases. J Endourol, 2008,22:2299–2305.

[8] Zorn KC, Gofrit ON, Steinberg GP, et al. Planned nerve preservation to reduce positive surgical margins during robot-assisted laparoscopic radical prostatectomy. J En-dourol, 2008,22:1303–1309.

[9] Badani KK, Kaul S, Menon M. Evolution of robotic radical prostatectomy: assessment after 2766 procedures. Cancer, 2007,110:1951–1958.

[10] Herrell SD, Smith JA Jr. Robotic-assisted laparoscopic prostatectomy: what is the learning curve? Urology, 2005, 66:105–107.

[11] Ahlering TE, Skarecky D, Lee D, et al. Successful trans-fer of open surgical skills to a laparoscopic environment using a robotic interface: initial experience with laparo-scopic radical prostatectomy. J Urol, 2003,170:1738–1741.

[12] Artibani W, Fracalanza S, Cavalleri S, et al. Learning curve and preliminary experience with da Vinci-assisted laparoscopic radical prostatectomy. Urol Int, 2008,80:237–244.

[13] Zorn KC, Orvieto MA, et al. Robotic radical prostatectomy learning curve of a fellowship-trained laparoscopic sur-geon. J Endourol, 2007,21:441–447.

[14] Patel VR, Tully AS, Holmes R, et al. Robotic radical prostatectomy in the community setting-the learning curve and beyond: initial 200 cases. J Urol, 2005,174:269–272.

[15] Palmer KJ, Dangle P, Patil N, et al. The advanced learn-ing curve in robotic prostatectomy: a multiinstitutional survey. Eur Urol Suppl, 2008,7(3):166.

[16] Menon M, Shrivastava A, Tewari A, et al. Laparoscopic and robot assisted radical prostatectomy: establishment of a structured program and preliminary analysis of out-comes. J Urol, 2002,168:945–949.

[17] Atug F, Castle EP, Woods M, et al. Transperitoneal versus extraperitoneal robotic-assisted radical prostatectomy: is one better than the other? Urology, 2006,68:1077–1081.

[18] Joseph JV, Rosenbaum R, Madeb R, et al. Robotic ex-traperitoneal radical prostatectomy: an alternative ap-proach. J Urol, 2006,175:945–950.

[19] Esposito MP, Ilbeigi P, Ahmed M, et al. Use of fourth arm in da Vinci robot-assisted extraperitoneal laparoscopic prostatectomy: novel technique. Urology, 2005,66:649–652.

[20] Ghavamian R. The urologic oncologist, robotic, and open radical prostatectomy: the need to look through the hype and propaganda and serve our patients. Urol Oncol, 2009, 27(3):233–255.

[21] Guillonneau B, Vallancien G. Laparoscopic radical prosta-tectomy: initial experience and preliminary assessment after 65 operations. Prostate, 1999,39:71–75.

[22] Patel VR, Coelho R, Palmer KJ, et al. Periurethral sus-pension stitch during robot-assisted laparoscopic radical prostatectomy: description of the technique and conti-nence outcomes. Eur Urol, 2009,56(3): 472–478.

[23] Coughlin G, Dangle PP, Palmer KJ, et al. Athermal early retrograde release of the neurovascular bundle during nerve-sparing robotic-assisted laparoscopic radical prosta-tectomy. J Robotic Surg, 2009,3:13–17.

[24] Rocco F, Gadda F, Acquati P, et al. Personal research:reconstruction of the urethral striated sphincter.Arch Ital Urol Androl, 2001,73:127–137.

[25] Coughlin G, Dangle PP, Patil NN, et al. Surgery illustrated-focus on details. Modified posterior reconstruction rhabdosphincter application robotic assisted laparoscopic prostatectomy. BJU Int, 2008,102:1482–1485.

[26] Van Velthoven RF, Ahlering TE, Peltier A, et al. Technique for laparoscopic running urethrovesical anastomosis: the single knot method. Urology, 2003,61(4): 699–702.

[27] Lin VC, Coughlin G, Savamedi S, et al. Modified transverse plication for bladder neck reconstruction during robotic-assisted laparoscopic prostatectomy. BJU Int, 2009, 104(6):878–881.

15 机器人辅助根治性前列腺切除术：腹膜外入路

Jean V. Joseph, Ahmed Ghazi

关 键 词

- 前列腺
- 尿控
- 前列腺切除术
- 前列腺肿瘤
- 机器人

引 言

在过去的数年中，达·芬奇机器人辅助根治性前列腺切除术（RARP）已经被越来越多地施行。随着多家大宗病例的中心报道了优异的肿瘤治疗效果、尿控及保留神经情况下的勃起功能，机器人手术无疑将继续增加。除了这些手术目标，降低腹腔镜或机器人手术的侵袭性以减少住院天数、缩短总恢复期等这些目的都进一步增加了机器人辅助手术的需求。

虽然由 Walsh 描述的开放耻骨后前列腺切除术普遍通过 Retzius 间隙以腹膜外途径进行，但机器人辅助前列腺切除术都经腹腔内途径完成。这两种方法都有其优缺点。本章的目的是讨论腹膜外机器人辅助根治性前列腺切除术，这一直是我们近 2000 例患者的首选方法。

历 史

腹膜外腹腔镜前列腺切除术的初步经验由 Raboy 在 1997 年描述，同年 Schuessler 在美国报道了经腹腔途径[1,2]。在欧洲的几位外科医生报道了他们两种方法的经验。2001 年和 2002 年，Bollens 和 Stolzenburg 分别报道了其腹膜外入路的初始病例系列[3,4]。随着数个中心施行腹膜入路前列腺切除术，在这些机构腹膜外入路迅速成为了标准做法或前列腺癌的一线治疗方法。这种方法主要目的在于避免进入腹腔，彻底消除了腹腔并发症。腹膜外入路的支持者引述道，这种方法可避免进入腹腔，从而减少腹痛和肠梗阻的风险[5]。

2003 年在法国 Creteil 首次施行了 4 例机器人辅助腹膜外腹腔镜前列腺切除术[6]。2003 年，在以往的腹腔镜腹膜外前列腺切除术经验的基础上，我们从纯腹腔镜技术转变到机器人辅助的方法。此后我们团队报道了 325 例患者行腹膜外机器人辅助根治性前列腺切除术[7]。在过去的几年中手术规程已经从使用三臂机器人演变到四臂，腹膜外间隙入路术者或助手操作器械并不感到有任何困难。对于腹腔镜外科医生而言，使用腹膜外入路仍然是为了避免潜在的与进入腹腔相关的疾病。腹膜外和经腹腔入路机器人辅助根治性前列腺切除术都已作为治疗标准确立为治疗前列腺癌的一线外科技术。除了初始手术步骤不同，其他步骤与前列腺癌根治术相同。根据我们的经验，患者先前有腹部手术史者最好行腹膜外入路，以避免在翻下膀胱之前行可能必要的粘连松解。我们还发现患者此前有行腹膜外腹腔镜筛网疝修补术史者最好行经腹腔入路，这是因为筛网引起的强烈的组织纤维化填塞了腹膜外空间。患者因素和外科医生的技能仍然是决定应采取哪种方法行机器人辅助根治性前列腺切除术的重要因素。

手术步骤

患者体位

全身气管内麻醉后，患者仰卧在手术台上。我们使用分腿手术台以便可触及会阴。在建立充分发挥作用的静脉通道和其他监测通路后，将患者的手臂内收，并放置在保护性海绵内。使用加垫胸带以确保患者固定在手术台上。大腿外展，注意避免过度扩张臀部。臀部应该处于手术台边缘，以允许触诊直肠。我们建议在麻醉下行直肠指诊，以便在手术开始之前对肿瘤分期有更充足的了解，并进一步指导神经血管束的切除。会阴部应铺巾，但可触及。在确认直肠前壁完整性时，触及会阴部也可能是必要的。助手的检查手指可以很容易地通过机器人手臂下触及会阴，并且允许拉伸，使直肠前壁可见。会阴部施压可能也是必要的，以便可确认尿道残端或在膀胱尿道吻合的早期降低缝线的张力。腹部和生殖器消毒铺巾，膀胱插入18Fr导尿管。一旦膀胱充分引流，即将患者调整为头低脚高位（小于10°）。

建立腹膜外空间
开始步骤

取脐旁3cm切口。血管钳分离皮下组织。两个"S"型拉钩牵开皮肤边缘暴露腹直肌前鞘。直接在鞘膜上取一个1cm的切口，注意不要切开腹直肌的肌纤维，以减少出血。使用小血管钳分离肌纤维，以暴露腹直肌后鞘。一旦后者暴露，用小"S"型拉钩牵开肌肉。将OMS-XB2 Extraview™球囊扩张器或spacemaker™置入腹膜外间隙。我们通常取出闭孔器，并放置一个0°镜，通过球囊可直视腹膜外间隙（图15.1）。气囊顶部被引导到耻骨联合，并越过双侧弓形线（图15.2）。腹直肌后鞘在这个层面消失，可允许气囊均匀地在耻骨后间隙扩张。在球囊扩张器插入过程中应避免在弓状线以上扩张球囊，以避免意外的进入后鞘及腹腔。

助手慢慢挤压充气设备开始充气。适当的解剖平面很容易辨认。在顶部可见腹直肌。底部可

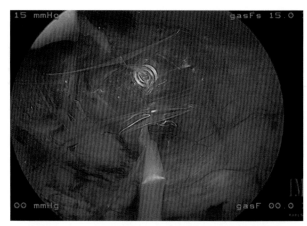

图 15.1　扩张开始时，通过球囊扩张器放置内镜

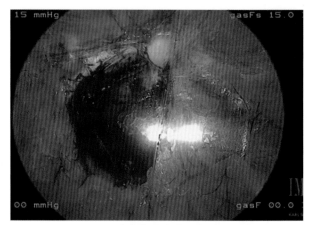

图 15.2　通过球囊扩张器观察耻骨联合

见白色的腹直肌后鞘或黄色的膀胱周围脂肪。继续注气可见腹壁上血管（图15.3，图15.4）。缓慢注气有助于减少撕开腹直肌滋养血管。在这个阶段应避免球囊扩张器长时间挤压髂血管。还有一点很重要，要避免撕裂腹壁上血管在髂外血管的分支起点，尽管这较为罕见。

偶尔可能会遇到跨过耻骨联合的小血管出血，这通常没有影响。更需要关注的是球囊扩张器可能撕裂顶部的腹壁上血管或将其推向一侧。如果球囊扩张器扩张不均，只扩张一侧腹部，出血即可能发生。限定球囊扩张器的压力可能是必要的，这可以确保该球囊扩张器均匀地扩展下腹部。目前没有创造空间的预设泵气量。这会因患者不同而不同，并且应该根据医生的判断，同时注意避免前面提到的潜在并发症。

放置 Trocar

一旦充气完成后，移走气囊，并放置150mm长的 trocar（10/12 mm 512 XD，Ethicon Endo-Surgery，Cincinnati，Ohio；图15.5）。腹膜外空间

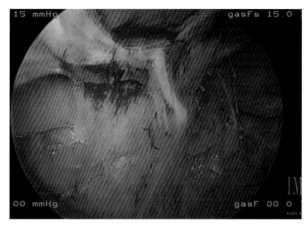

图 15.3　通过球囊扩张器观察左侧腹壁上血管

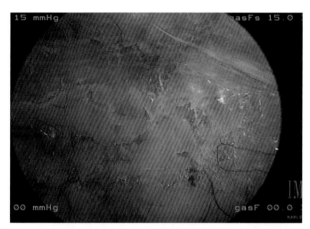

图 15.4　通过球囊扩张器观察右侧腹壁上血管

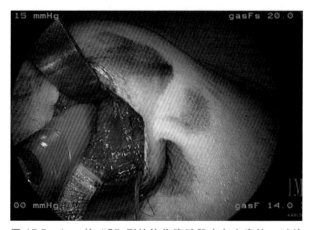

图 15.5　1cm 的 "S" 型拉钩将腹壁肌肉向上牵拉，以放置 trocar

随后以 12~15mmHg 的压力吹入二氧化碳。用长 Ethicon trocar 来进一步扩大腹膜外侧面空间和头侧。Trocar 是光滑的，并且有助于滑过开始的脐旁切口，及建立腹膜外间隙的侧面。重要的是创造足够的空间以允许放置第四套管端口或助手

trocar。Trocar 之间需要足够的间距，以避免机械手碰撞，或干扰助手套管端口。Trocar 之间至少维持 10cm 的距离。也应考虑避免 trocar 隧道，因为这会缩短腹膜外空间 trocar 入口点间的距离，并且限制设备的活动性。

再使用 3 个 8mm 达·芬奇 trocar。两个放置在腹壁上血管的侧面，距脐 10cm，并与后者形成的一个三角形（图 15.6，图 15.7）。这些是主要的工作 trocar，通过其使用剪刀和双极电凝进行解剖分离，或使用持针器缝合。第 3 个 8mm 达·芬奇 trocar 沿脐水平放置于髂前上棘内侧约 5cm 处。

两个辅助 trocar 放置于下腹部右侧（5×100mm 355 LD，和 10/12×150，512 XD）。5mm trocar 主要用于放置吸引或冲洗装置。150mm trocar 用于钳夹、回缩及缝合针进入腹膜外空间。长 trocar 有助于避免意外创伤或助手递送器械进入腹腔。长 trocar 足够长可以跨过腹膜，可跨过髂血管到达腹股沟管内环处（图 15.8，图 15.9）。所有助手 trocar 都沿脐水平线放置。10mm trocar 放置于髂前上棘内侧约 5cm。应避免过于侧向的位置，

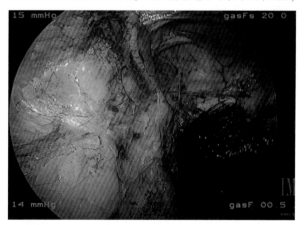

图 15.6　移除球囊扩张器之后所见的左侧腹壁上血管

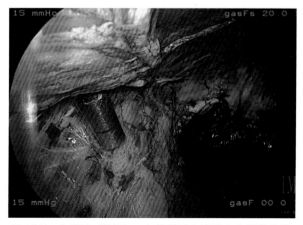

图 15.7　左侧达·芬奇 trocar 放置于左腹壁上血管的外侧

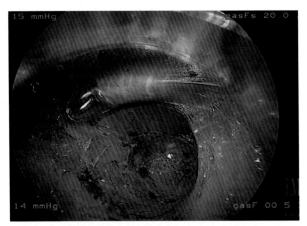

图 15.8　右下部放置 10mm 的助手 trocar。腹膜在疏松结缔组织的下方（视野底部）

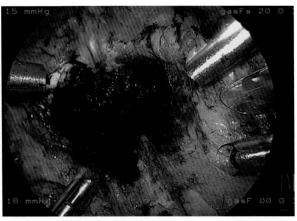

图 15.10　3 个 8mm 达·芬奇 trocar 和 2 个助手 trocar 内部视图

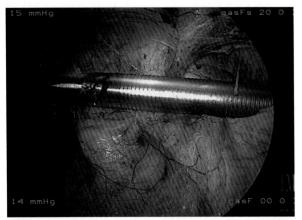

图 15.9　右侧视野。长 trocar 跨过腹膜指向 Retzius 间隙

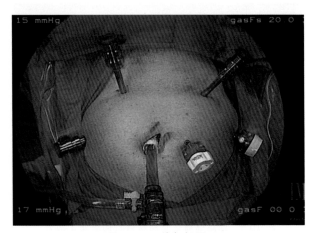

图 15.11　外部视图

因为会难以到达骨盆边沿下方的区域。5mm trocar 放置于脐旁约 5cm。Trocar 配置如图 15.10 和图 15.11 所示。一旦 trocar 放置好，机器人车可入位开始手术。

器械使用

　　左、右手使用双极电凝和单极剪刀。Prograsp™ 放置于左下腹的 8mm 达·芬奇 trocar，用于抓持和回拉组织。缝合时，两个持针器使用置于较低的腹部达·芬奇套管端口。当使用缝合线切割装置时，它被放置在左侧，并允许缝合后切割。除了吸引或冲洗装置，助手一般使用抓钳、扇形牵引器（Karl Storz, Germany）或施夹器。整个手术过程都要用到 0° 镜。

切开盆内筋膜和结扎背深静脉丛

　　在腹膜外方式中，与机器人对接后的第一步是切开盆内筋膜（图 15.12）。疏松的脂肪组织很容易从筋膜分离，注意电凝所有的血管以确保止

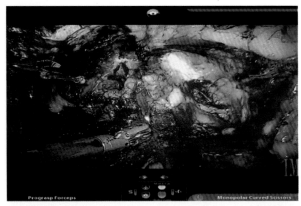

图 15.12　机器人入位后前列腺全景图。左手为双极钳，右手为单极剪刀。Prosgrasp 放置于膀胱颈

血。沿前列腺中部切开筋膜。这里一般是无血管的，可以不进行电凝。切口从耻骨前列腺韧带延伸向下到前列腺的尖部（图 15.13，图 15.14）。

　　一旦背深静脉暴露，以带有 2-0 Polygalactin 线的 SH 针缝扎。该针平行于尿道从右侧向左侧进针（图 15.15）。

大多数患者的背深静脉与尿道之间有一可视的出入针的平面。出入针位置过于向后将导致导尿管被缝住。如果静脉被结扎后无法打结,应该怀疑导尿管被缝住。

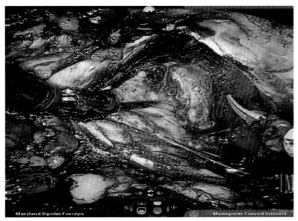

图 15.13　盆内筋膜切开后的前列腺右侧

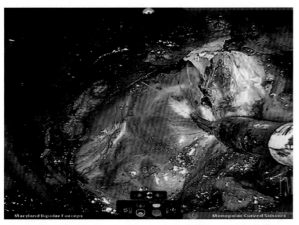

图 15.14　前列腺左侧视图,神经血管束经过其后外侧

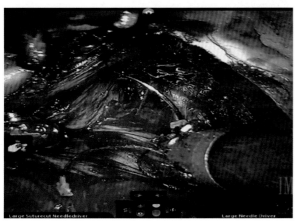

图 15.15　背深静脉结扎。带有 2-0 vicryl 线的 SH 针从右到左穿过 DVC 和尿道之间的凹陷

分离膀胱颈

用剪刀和双极钳将膀胱颈部从前列腺分离开。利用脐尿管将膀胱向前牵引,注意保留脐尿管与脐相连。用第四机械臂将膀胱颈牵向头侧,以暴露膀胱和前列腺间的平面。松散的脂肪组织覆盖在膀胱颈表面,可容易地除去以方便查看膀胱颈界面,将 Foley 球囊充到 30mL 并试牵拉对此有所帮助。我们倾向于从膀胱颈侧面开始切开,此处容易看到纵向的膀胱颈纤维。同时钝性分离并选择性电凝以控制遇到的出血。应随着膀胱颈的漏斗状切除,切断膀胱颈前部和后部,以维持合适的层面(图 15.16)。保留神经的手术,不应太向侧方解剖,因为可能损伤相关的神经血管束。

可沿膀胱颈和前列腺之间的平面向后切开膀胱颈后方。注意不要损伤膀胱后壁,以免损伤输尿管口。可用第四臂将膀胱牵向头侧或将导尿管牵向前上方。

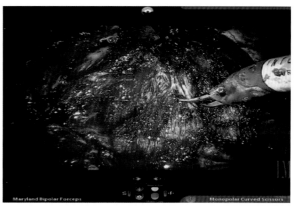

图 15.16　横断前,漏斗状膀胱颈

分离精囊

膀胱颈回缩后,可以很容易看到纵向肌纤维交叉向后的膀胱。应在中线横断以暴露精囊。抓住输精管并向头侧解剖,直到其横向走行。在这里将输精管及相邻的输精管动脉整块钳夹 (图 15.17)。输精管剪断后,精囊将向上回缩。由于精囊后方没有韧带,可用双极钳来推开 Denonvilliers 筋膜,使精囊完全暴露。第四臂可以用来牵拉输精管以帮助暴露精囊。助手可以使用吸引器或抓钳,以帮助牵拉膀胱。在保留神经的情况下,精囊的末端避免使用电刀,以避免损伤相邻的神经血管束。

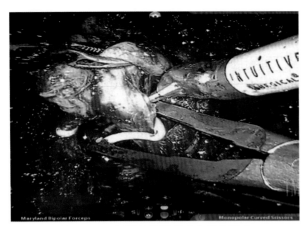

图 15.17　将输精管及其动脉整块钳夹

前列腺尖部和神经血管束的解剖

用第四机械臂将双侧精囊提起，暴露后方的Denonvilliers筋膜。横向切开后者，露出直肠周围黄色脂肪（图 15.18）。紧贴前列腺后方将直肠从前列腺的底部推开直至分离到前列腺尖部。Denonvilliers筋膜和前列腺筋膜之间的平面很容易用双极钳钝性分离，切开并将其从前列腺后方推开。该解剖有助于确立要进行筋膜切开的类型。在保留神经的情况下，我们使用筋膜间切除以限制切缘阳性的风险。神经血管束分布于盆内筋膜和前列腺周围筋膜间。相反，筋膜内切除会直接作用于前列腺包膜，保留前列腺周围和Denonvilliers筋膜。在筋膜外切除或需要广泛切除时，将Denonvilliers筋膜随前列腺一起切除。

行保留神经的方法时，予顺行和逆行结合分离神经血管束。解剖首先从前列腺基底向后，以确定在前列腺周围的筋膜。保持后者在视野中并将所有其他结构推向后方。用第四机械臂将前列

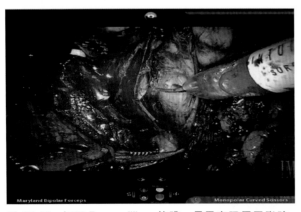

图 15.18　打开Denonvilliers筋膜，暴露直肠周围脂肪。第四机械臂将精囊壶腹部及前列腺提起

腺向内侧推压，与被解剖的神经血管束方向相反。视野中可见血管由前列腺后外侧进入盆膈。进入血管与列腺周围筋膜之间的平面，小心注意不要切开前列腺包膜。血管被压后外侧，直到进入先前解剖的直肠上方的前列腺后部平面。在这一点上可将进入前列腺的血管和神经选择性地夹住，同时保留其向后形成的海绵状血管和神经（图 15.19，图 15.20）。

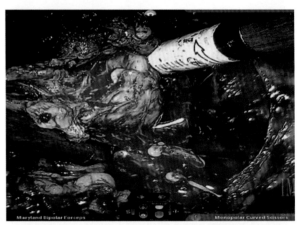

图 15.19　解剖右侧NVB。第四机械臂将精囊壶腹部及前列腺牵向左侧。NVB松解使用顺行和逆行相结合的技术

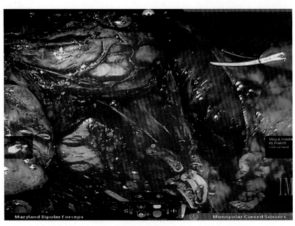

图 15.20　右侧前列腺后的NVB松解

分离前列腺尖部和尿道

使用第四臂，将前列腺牵拉向头侧及下方。助手将导尿管插过前列腺。将结扎的背深静脉横断后，解剖层面可迅速到达尿道的纵向纤维。偶尔，背深静脉的缝扎可因后期的牵引而脱落。但背深静脉可以毫无困难地再次缝合。为便于操作并限制出血，腹内压力可以暂时升高至 20mmHg。保留缝合的背深静脉不应该影响前列腺尖部的横断，或增加尖部切缘阳性的风险。

一旦背深静脉横断，非常容易见到尿道与支撑的导尿管。锐性横断尿道，留下清晰的前列腺边缘。应根据前列腺的形状来切断。助手应牵拉导尿管，以帮助辨认尿道。前列腺的后叶往往比前叶更向尾端延伸。因此横断不应横向进行。如果保留神经血管束，应仔细检查，或进一步解剖前列腺尖部，以避免其损伤。其余附着组织从括约肌处锐性切除。将前列腺放置于标本袋，经助手 trocar 收紧袋口，并拉出术野。

尿路重建和膀胱尿道吻合术

一旦检查完前列腺窝，确保止血后，即开始重建阶段。将尿道外括约肌的后板拉近 Denonvilliers 筋膜。我们将膀胱后侧的纵向纤维（其以前覆盖精囊）同时缝合（图 15.21）。使用 2-0 Polygalactin 线间断缝合 2~3 针。此步骤有助于将膀胱颈拉近尿道以便行膀胱尿道吻合术。

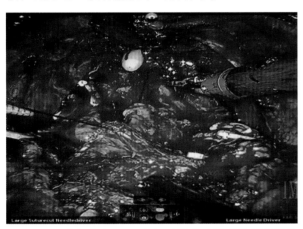

图 15.21 后方重建：2-0 Vicryl 线穿过尿道外括约肌的后部、Denonvilliers 筋膜和膀胱后方

吻合可以行间断、连续或半连续缝合。我们喜欢使用两条单独的缝线，一个完成后层，另一个完成前层。后层沿顺时针方向从 5 点方向到 11 点。前层沿相反的方向完成。每次缝针通过尿道前，助手将导尿管退出尿道吻合口（图15.22）。一旦吻合完成后，在前层缝合前，将20 Fr 导管在直视下插至膀胱（图 15.23）。我们喜欢使用两条单独的缝线，以避免依赖于一个结。

上述的步骤中，我们建议降低压力到 8~10mmHg，以方便打紧最初的结。这也有助于识别被较高压力压迫的潜在的出血点。

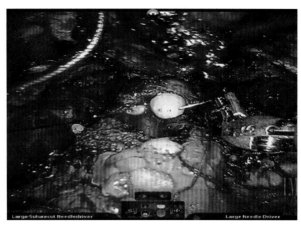

图 15.22 当术者将针缝过尿道全层时，助手将气囊导尿管后撤

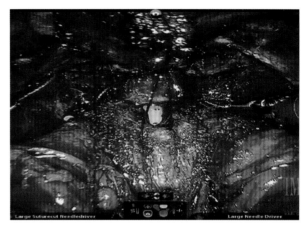

图 15.23 膀胱尿道吻合完成。直视下将导尿管置入膀胱

取出标本和完成手术

吻合术完成后，机器人从患者身上移除。首先在直视下拔除，靠近腹壁血管的工作 trocar，检查其进入的位置，确保止血。偶尔，可见腹壁上血管分支出血；这些可以电凝或用夹子来控制。剩下的侧面 trocar 也将被拔除。只有中线脐 trocar 的端口需关闭。我们使用 0 号 Polygalactin 线间断缝合重建筋膜解剖。扩大腹直肌前鞘开口以顺利取出标本。皮肤切口用 4-0 monocryl 线进行皮内缝合。生物黏合剂也可使用。

腹膜外入路的好处

避免了极度头低脚高位

除了建立通道阶段，腹膜外前列腺切除术与经腹途径类似。但是，有几个步骤腹膜外途径会更有益处。利用这种技术，手术台保持接近水平。随着经验的增加，当腹膜外的完整性空间可维持时，我们没有将头低脚高位的角度超过10°，特别对于肥胖患者这是非常有利的。沉重的重量转移到躯干上部可导致臂丛神经损伤及相关的并发症。从麻醉的角度来看，取极度头低脚高位将导致膈肌被压迫，从而损害通气。如在学习曲线的早期阶段，手术时间过长，此位置可导致额外的并发症，如面部及喉头水肿，从而导致延迟拔管，延长住院时间。

缩短操作时间

腹膜外入路可以快速直接到达前列腺和淋巴结。初始扩张时球囊扩张器即可暴露前列腺、膀胱前壁和髂血管。它省略了"翻下"膀胱的步骤。一旦机器人入位，可以立即开始前列腺切除术。对于严重肥胖的患者，"翻下"膀胱的步骤可能会非常耗时，显著增加整体的手术时间。

在操作结束时，快速缝合皮肤也减少了手术时间。如前所述，只有腹直肌前筋膜切开取标本是类似的。由于筋膜边缘视野清晰，其距腹腔远，闭合时也无损伤肠管的额外风险。当进入腹腔时，大于5mm的筋膜开口通常需要闭合，以减少网膜或肠疝的风险，特别是对于体型较瘦的患者。为安全地达到这一目的，额外的时间和设备是必要的。腹膜外入路腹膜或筋膜闭合是不必要的。我们常规用可吸收缝线缝合皮肤切口。也可以使用生物黏合剂，进一步缩短手术时间。

腹膜可用作天然的牵引结构和屏障

脂肪非常多的膀胱将影响视野，并可能需要额外的trocar置入以改善牵引。乙状结肠或其他腹腔内容物可能会进入手术视野。完整的腹膜可使腹腔内容物自然回缩并保持在工作区域之外。这种自然回缩省去了极度头高脚低位，从而避免了此前讨论的潜在并发症。

除了作为牵引器外，腹膜也可作为术野中血、尿或冲洗液的天然屏障。还消除了因血液或尿液与肠接触导致肠梗阻的风险。同样，术后出血或尿漏仍局限在腹膜外空间。这可能减少了大出血的风险，如在广阔的腹腔则有可能出现。有限的空间可以让小出血点自行止血，减少了后续干预的风险。腹膜外间隙的尿漏也可方便地引流

处理。腹膜表面常不能吸收漏出的尿液，可导致尿毒症。

避免腹腔内脏器损伤

考虑到未触及腹膜腔，腹膜炎和肠损伤的风险减少。在经腹入路时，助手将器械和针移进、移出腹腔，有时没有trocar或器械进入腹腔的足够视野。这可能导致肠道损伤，并可能无法立即发现，导致明显的术后并发症。

用这种方法可消除输尿管在髂血管水平的损伤。然而，腹膜内入路行广泛膀胱分离时可发生输尿管损伤，特别是向脐内侧韧带横向切开时，应将输尿管作为标志进行保护。

因各种原因有时可能中转开放，特别是在学习曲线的早期阶段。腹膜外入路允许外科医生在熟悉的腹膜外间隙工作，其具有相似的标志。值得注意的是，如果确实需要的话，不应该把中转看作是一种失败。可能在某些情况下，这是对患者最好的选择。及时认识到需要中转是非常重要的，如果这对患者有利的话。然而，随着训练和熟练，中转为开放的风险目前已几乎为零。

腹膜外入路的缺陷

与广阔的腹腔相比，腹膜外空间是有限的。如果创建空间时没有切开腹膜，一般足以迅速地进行前列腺切除术和淋巴结清扫术。如果腹膜被切开，渗入腹部的气体可导致膀胱膨出和腹膜进入Retzius空间。可由助手使用扇形拉钩将膀胱和腹膜牵向头侧。也可选择将腹膜开口扩大，以平衡两个腔之间的压力。

腹膜所提供的保护屏障有利有弊。这种方法的淋巴囊肿风险更高。腹膜表面很容易吸收淋巴液，减少淋巴囊肿形成的风险。腹膜外入路则需细致钳夹以减少该风险。根据我们的经验，扩大淋巴结清扫术可以很容易的经腹膜外入路进行。我们建议使用30°角向下的内镜以便于清扫头侧区域。考虑到淋巴漏时，可行腹膜开窗以便腹膜吸收。

膀胱尿道吻合困难已作为腹膜外入路的缺点进行了报道。根据我们的经验，没有发现任何显著张力影响到膀胱尿道吻合术。如上所述，减少

充气压力至 8~10mmHg，同时通过助手吸引，可使膀胱毫无困难的接触到尿道。

结 论

腹膜外入路是前列腺癌根治术行之有效的方法。任何技术都有它的好处和局限性。该方法具有许多的优点，这使其成为我们手术治疗局限性前列腺癌的首选技术，可以快速施行手术。随着经验的积累，上述讨论的感知局限性可被克服。它仍然是有腹部手术史患者的最佳方法。它消除了与进入腹腔相关的潜在并发症，还避免了粘连松解及为到达目标器官附加的必要步骤。如患者需要进行后续的手术时，腹膜外入路也对患者有好处，因为在行前列腺切除术时未触及腹腔。

腹膜外入路没有广泛普及的原因有很多。相比许多外科医生采用经腹入路的方法，也有许多手术量大的外科医生常规采用这一入路。迄今为止，还没有开发专门用于此途径的器械。目前已有普外科医生通过腹膜外间隙行疝气修补的专门器械。前列腺癌根治术需要更大空间才能放置机器人和助手端口。进一步在横向和头侧方向的解剖是必要的，以创建端口之间足够的距离来避免机械手臂碰撞。随着实施此技术外科医生的增加，用于该入路的器械进一步开发，更多的外科医生将可能喜欢采用腹膜外入路。避免进入腹腔有其好处，它减少了机器人前列腺癌根治术的侵入性。

参考文献

[1] Raboy A, Ferzli G, Albert P. Initial experience with extraperitoneal endoscopic radical retropubic prostatectomy. Urology, 1997,50:849–853.

[2] Schuessler WW, Schulam PG, Dayman RV, et al. Laparoscopic radical prostatectomy: initial short-term experience. Urology, 1997,50(6):854–7.

[3] Bollens R, Vanden Bossche M, Roumeguere T, et al. Extraperitoneal laparoscopic radical prostatectomy. Results after 50 cases. Eur Urol, 2001,40(1):65–69.

[4] Stolzenburg JU, Do M, Pfeiffer H, et al. The endoscopic extraperitoneal radical prostatectomy (EERPE): technique and initial experience. World J Urol, 2002,20:48–55.

[5] Stolzenburg JU, McNeill A, Liatsikos EN. Nervesparing endoscopic extraperitoneal radical prostatectomy. BJU Int, 2008,101:909–928.

[6] Gettman MT, Hoznek A, Salomon L, et al. Laparoscopic radical prostatectomy: description of the extraperitoneal approach using the da Vinci robotic system. J Urol, 2003, 170:416.

[7] Joseph JV, Rosenbaum R, Madeb R, et al. Robotic extraperitoneal radical prostatectomy: an alternative approach. J Urol, 2006,175:945–951.

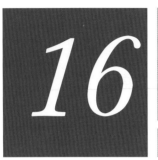

机器人辅助腹腔镜根治性前列腺切除术手术效果的影响因素：如何实现"三连胜"

Rafael Ferreira Coelho, Vipul R. Patel

关 键 词

- 前列腺癌
- 前列腺切除术
- 治疗结果
- 手术机器人
- 预后

引 言

目前，在所有男性新发癌症中，前列腺癌占了近33%。对于局限期前列腺癌患者而言，已有若干替代治疗方案可供选择[1]。然而，根治性前列腺切除术（RP）仍然是长期治愈的标准疗法[2]，它可以带来良好的肿瘤学结果，术后15年癌症特异生存率接近95%。因此，对长期预后的研究越来越多的集中在其他两个主要结果：尿控和勃起功能的恢复。但这些结果并非相互独立，其中一项的改善可能会以其他两项的结果为代价。导致可能同时实现3种结果（无癌，尿控和性功能）的报道，即所谓的"三连胜"。此术语源自于赛马，其中"三连胜"是指在比赛中正确预测一、二、三名的赌注[3]。

"三连胜"

目前，已有少数开放性前列腺切除术（RP）术后结果"三连胜"的系列报道，仅有两项研究报道了机器人辅助腹腔镜根治性前列腺切除术（RARP）术后的"三连胜"概率。然而，大约在推出RARP后的十年里，文献中已能提供大型及成熟的系列研究，且关于"三连胜"结果的进一步报道可在短期内得到。当前RP术后可提供的关于"三连胜"结果的文献如下描述（图16.1）。

Salomon等[4]报道了他们在205例患者中经开放、腹腔镜以及经会阴前列腺切除术术后1年的"三连胜"结果。每个患者根据有无生化复发（BCR）给出0~4分，有无尿失禁给出0~2分，有无性功能障碍给出0~1分。因此，患者被分为0~7分8个不同的类别。平均值±标准差得分为5.05±1.78（中位数6）。这些患者中大约有20%评分为7分，意味着无BCR及留有完整的尿控能力及性功能。分开来看，无BCR、保留尿控和性功能的概率各自为85%，66%和33%。

与之相反，Bianco等[5]评估了758例接受开放RP的男性患者，分别有544（71.8%）和210（27.7%）例患者进行了保留单侧和双侧神经的操作。这些患者中位数年龄和随访期分别为58岁和4年。在24个月时，60%的患者是有性能力的，能控尿且无生化复发（"三连胜"率），而12%的患者出现复发。在5年、10年、15年时分别有82%、77%和75%的患者是无生化复发的。勃起功能恢复的中位时间为12个月；有性功能的比率在18个月为63%，24个月为70%。

同样的，Pierorazio等[3]报道了他们由同一外科医生对416例患者施行开放RP术后的"三连胜"结果。根据D'Amico标准对患者分层。低风

表 16.1　RP 术后的"三连胜"

作者	N("三连胜"例数)	方法	保留神经	对 BCR,尿控和性功能的定义	BCR	尿控率	性功能恢复率	"三连胜"率
Salomon 等[4]	205	开放,腹腔镜和经会阴RP	N/A	PSA>0.2ng/mL 不使用尿垫 充分勃起性交	1 年 85%	1 年 66%	1 年 33%	1 年 20%
Bianco 等[5]	758	开放 RP	BNS72% UNS28%	PSA>0.4mg/dL(1983—1996) PSA>0.2mg/dL 每日用 0~1 片 充分勃起性交	6 年 83%	1.5 年 91% 2 年 95%	1 年 63% 2 年 70%	2 年 60%
Pierorazio 等[3]	416	开放 RP	BNS83% UNS13% NNS4%	PSA>0.2mg/dL 0~1 安全尿垫 充分勃起性交	低风险: 96.4% 中风险: 90.3% 高风险: 70.7%	低风险: 93.8% 中风险: 94.4% 高风险: 93.3%	低风险: 81.3% 中风险: 67.7% 高风险: 69.6%	低风险: 72.6% 中风险: 58.1% 高风险: 40%
Eastham 等[6]	1577	开放 RP	BNS80 UNS19% NNS1%	PSA>0.2mg/dL 不使用尿垫 充分勃起性交	5 年 91%	1 年 79% 总体 94%	1 年 39% 2 年 56% 3 年 67%	2 年 62%
Shikanov 等[7]	380	RARP	BNS100%	主观定义 尿控–包括完全排尿控制或偶然使用安全尿垫 性功能–使用或不用 PDE-5s 性交 客观定义 (UCLA-PCI)自填问卷调查	3 个月 99% 6 个月 97% 12 个月 96% 24 个月 91%	主观定义 3 个月 57% 6 个月 80% 12 个月 92% 24 个月 98% 客观定义 3 个月 33% 6 个月 50% 12 个月 73% 24 个月 80%	主观定义 3 个月 57% 6 个月 63% 12 个月 82% 24 个月 93% 客观定义 3 个月 44% 6 个月 50% 12 个月 62% 24 个月 69%	主观定义 3 个月 34% 6 个月 52% 12 个月 71% 24 个月 76% 客观定义 3 个月 16% 6 个月 31% 12 个月 44% 24 个月 44%
Patel 等[8]	404	RARP	BNS100%	PSA>0.2ng/mL 自填问卷调查 尿控–不使用尿垫 性功能:使用或不用 PDE-5s,实现并维持勃起的能力以达到>50%的性交时间	6 周 98.2% 3 个月 96.9% 6 个月 96.1% 12个月94.1% 18个月91.3%	6 周 67.7% 3 个月 85.4% 6 个月 95.7% 12个月97.4% 18个月97.9%	6 周 53.5% 3 个月 68.8% 6 个月 81.7% 12个月91.5% 18个月96.6%	6 周 42.8% 3 个月 65.3% 6 个月 80.8% 12 个月 86% 18 个月 91%

BCR:无生化复发率;RP:根治性前列腺切除术;NNS:未保留神经;BNS:保留双侧神经;UNS:保留单侧神经;PSA:前列腺特异性抗原

险组、中风险组和高风险组在中位随访期分别为 4.4、4.8 和 7.1 年时,BCR 各自为 96.4%、90.3%和 78.7%。相应的尿控率分别为 93.8%、94.4%和 93.3%,性功能率分别为 81.35、67.7%和 69.6%。

最后,各组"三连胜"率分别为低风险组 72.6%,中风险组 58.1%,高风险组 40.0%。"三连胜"率在低风险组和中风险组 (P=0.04) 及低风险组和高风险组(P=0.01)间存在显著差异。

近来，Eastham 等[6] 对 2000—2006 年 1577例临床分期为 $T_1c \sim T_3a$ 的前列腺癌患者，接受根治性前列腺切除术后的"三连胜"结果进行了评估。在 48 个月时，有 62% 的患者达到"三连胜"。5 年之内 BCR 的概率为 9%。79% 的男性患者在 12 个月时能够控尿，其恢复尿控的中位时间为 3.4 个月。总体恢复尿控的概率为 94%。在不考虑年龄及神经血管束（NVB）情况的条件下，性功能恢复的概率在 12 个月、24 个月、36 个月分别为 39%、56% 和 67%。性功能恢复的中位时间为 18 个月。

最近，Shikanov 等[7] 首次对 RARP 患者的"三连胜"结果做出系列报道。他们分析了 380 例在接受保留双侧神经手术术前有尿控和性能力的患者，并至少随访 1 年以上。由主治医生记录并主观定义术后尿控和性功能情况，包括完全控尿或偶尔使用安全尿垫，以及在使用或不使用磷酸二酯酶-5（PDE-5）抑制剂的条件下有实现性交的能力。对尿控和性能力的客观定义是基于洛杉矶加利福尼亚大学的前列腺癌指数（UCLA-PCI）自查问卷。满足主观定义的尿控和性功能的"三连胜"率在 3 个月为 34%，6 个月为 52%，12 个月为 71%，24 个月为 76%。而采用对尿控和性功能的客观定义时，3 个月"三连胜"率下降至 16%，6 个月为 31%，12 个月及 24 个月均为 44%。

近期，笔者报道了所做 RARP 术后的短期"三连胜"结果[8]。笔者前瞻性的评估了由同一外科医生施行 RARP 术的连续 1100 例患者。541 例患者在 RARP 术前被认为是有性能力的；在这些患者中，有 404 例接受了完全保留双侧神经的手术并纳入分析。分别采用扩展前列腺癌复合指数（EPIC）问卷和男性性健康量表（SHIM）自查评分以评估基线水平和尿控及性功能情况。术后尿控定义为不使用尿垫；性功能定义为在使用或不使用口服 PDE-5 抑制剂的前提下，有实现并维持勃起以达到 >50% 的满意性交时间；BCR 定义为 RARP 术后连续两次的 PSA>0.2ng/mL。笔者还在 3 个年龄组间对结果进行了比较：组 1 为 55 岁及以下，组 2 为 56~65 岁，组 3 为超过 65 岁。在 RARP 术后 6 周、3 个月、6 个月、12 个月、18 个月的"三连胜"概率分别为 42.8%、65.3%、80.3%、86% 和 91%（图 16.1a，b）。在对术后所有的时间间隔予以分析后，发现在 3 个年龄组间

尿控及无 BCR 概率并无显著统计学差异（图 16.2a，b）。然而，当与年长患者进行比较时，年轻患者在 RARP 术后 6 周、3 个月、6 个月、12 个月均表现出更短的性功能恢复时间和更高的尿控概率（在所有时间点 $P<0.01$）（图 16.2c）。与之相似，年轻患者在与年长患者的比较中，在 RARP 术后 6 周、3 个月、6 个月、12 个月也表现出更短的达到"三连胜"结果的时间和更高的"三连胜"率（在所有时间点 $P<0.01$）（图16.2d）。

虽然对于 RARP 术后可靠的"三连胜"结果仍缺乏相关的文献，但多个大型系列研究已证实了该操作的安全、有效及可重复性，在独立分析时均表现出极好的肿瘤学、尿控及性功能结果。RARP 自首次被描述以来，也发生了显著的创新和改进，使得外科医生可以在施行该操作时更有效且得到更好的结果。

笔者将对影响 RARP 术后肿瘤学、尿控及性功能结果的临床因素和技术的改进做出介绍。

RARP 术后结果的影响因素

肿瘤控制效果

切缘阳性（PSM）是根治性前列腺切除术后生化复发、局部复发和进展为远处转移的一个独立预测因素[9]。PSM 还能给患者带来明显的心理困扰，因为切缘阳性的男性患者与那些切缘阴性的患者相比，在术后几年里都更为恐惧[10,11]。因此，在任何为前列腺癌的手术治疗提出的创新中，手术切缘的情况都是最重要的结果之一。

在过去的 20 年间，随着前列腺特异抗原（PSA）检测的普及和手术技术的改进，PSM 的风险已经大大降低。尽管如此，PSM 仍然是一个突出著的临床问题，在一项开放 RP 的大型系列研究报道中，PSM 已上升至 11%~37.6%[12-15]。RARP 因其具备 10 倍放大、双目、三维可视化的优势，从而能够更精确地直视解剖尖部和对 NVB 进行划定，从而具有减少 PSM 发生率的潜在可能。最近的一些研究表明，RARP 与 RRP 相比有更低的总体及特定阶段的 PSM 发生率[12,16,17]。但是，除了手术方式之外，不同的术前、术中和术后因素也被认为与 RARP 术后 PSM 的发生率相关。特此笔者将对 RARP 术后 PSM 的相关影响因素进行一描述。

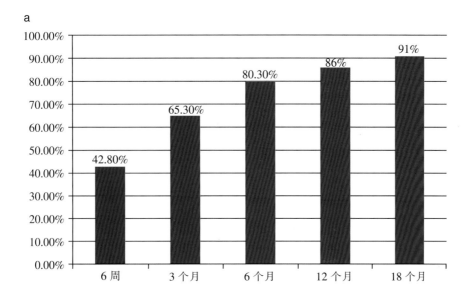

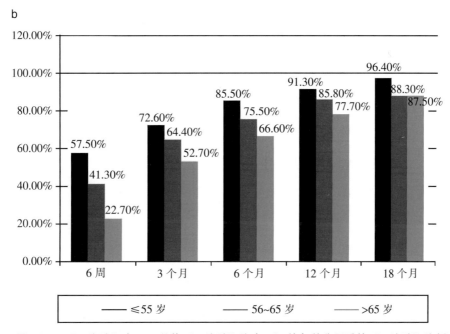

图 16.1   "三连胜"率。a. 总体"三连胜"比率。b. 按年龄分层后的"三连胜"比例

学习曲线

随着机器人技术的引入，外科医生需要一段时间来提升知识和技能，以有效地利用该技术。这段时间一般被称作学习曲线。关于 RARP 学习曲线的初步报告表明，外科医生在该操作中大约需要 20 例手术以达到基本熟练的水平。然而，随着经验的增加和操作的规范化，外科医生需要更多的经验以使得自己足够自信并提供优良的功能及肿瘤学结果，这一点越来越明显。

以往的研究表明，外科医生的经验和学习曲线可能会影响 RALP 术后的肿瘤学结果。

Atug 等[18] 评估了连续 140 例由同一手术小组施行 RARP 术的患者。根据患者的手术时间将其分为 3 组：组 I 包括首先的 33 例患者，组 II 包括其次的 33 例患者，组 III 包含了剩余的 34 例患者。3 组的切缘阳性率各自分别为 45.4%，21.2% 和 11.7%。各组间有显著统计学差异（$P=0.005\,3$），表明随着外科医生经验的增加，PSM 率有所降低。类似的，Patel 等[19] 评估了由单一手术医生施行的连续 1500 例 RALP 病例，显示出在该系列中的前 300 例患者的 PSM 率为 13%，而最后 300 例患者的 PSM 率则低于 2%（图 16.3）。同样的，

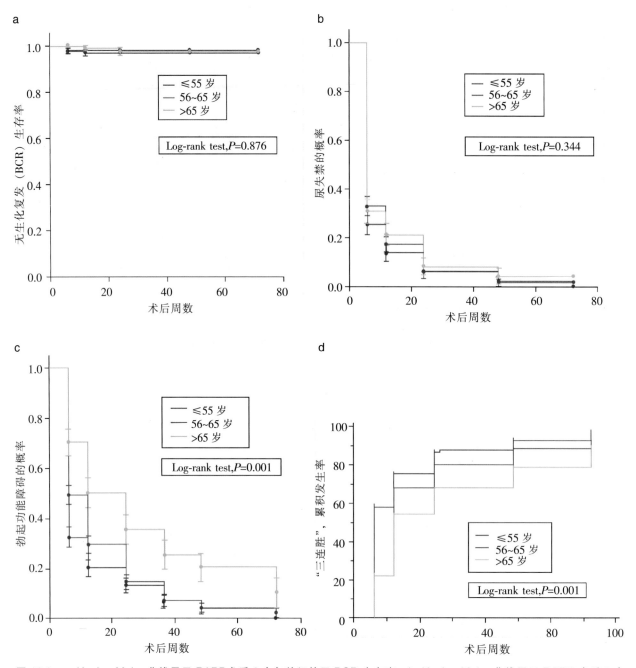

图 16.2 a. Kaplan-Meier 曲线显示 RARP术后 3 个年龄组的无 BCR 生存率。b. Kaplan-Meier 曲线显示 RARP 术后 3 个年龄组的尿失禁概率。c. Kaplan-Meier 曲线显示 RARP 术后 3 个年龄组的勃起功能障碍的概率。d. RARP 术后 3 个年龄组的"三连胜"比例–累及发生率

Liss 等[20] 分析了连续 216 例接受由同一泌尿系肿瘤医生施行 RARP 的患者中学习曲线的影响。有这样一个独立的"学习曲线"效应指出，每增加 25 例患者即相应表现出更低的 PSM 率（比值比 0.8，0.6~1.0），随着时间的推移，对 pT$_3$ 期肿瘤来说 PSM 有显著减少的趋势（$P=0.031$）。

经验丰富的外科医生做手术时切缘阳性率低，这说明经验、重视手术细节和根据待治疗肿瘤的特性做出适当调整可降低手术切缘阳性率，并改善 RARP 的局控率。随着新技术和外科手术的发展，笔者相信手术方法必然会随着经验而不断变化，这将可能进一步解释手术经验在改善手术结果中扮演的重要角色，例如降低切缘阳性率。

手术方法和肿瘤负荷

鉴于 RP 中采用保留神经的方法，笔者认为腺体周围切除范围更广将可能使 PSM 率更低。然

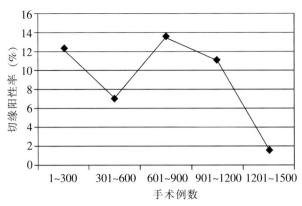

图 16.3 手术切缘阳性率–学习曲线[19]

而，文献报道的结果仍存在争议。Villers 等[21] 在对 pT_2 期的前列腺癌患者进行 RRP 手术时通过切除神经血管束外的筋膜来降低 PSM 率。总 PSM 率从 32% 降至 25%，对肿瘤 <2cm³ 的患者而言，PSM 率从 21% 降至 6%，具有显著的统计学差异。类似地，Liss 等[20] 进行 RARP 手术的结果显示，手术时保留神经的患者相对不保留患者而言，其 PSM 率更高。对于 pT_2 期肿瘤，保留神经术后的 PSM 为 5.9%，不保留神经的 PSM 率为 3.3%；对于 pT_3 期肿瘤而言，PSM 则分别为 39.5% 和 21.7%。多变量回归分析结果显示，调整分期、年龄和病理上 Gleason 评分后发现手术时保留神经显著增加 PSM（P=0.030；相对危险度5.5，1.17~26.46）。同样地，Potdevin 等评估对比了 RARP 手术中保留筋膜内神经和保留筋膜间神经，结果显示 pT_3 期肿瘤保留筋膜内神经时具有更高的 PSM 率（保留筋膜内神经与保留筋膜间神经之比为 41.8% vs 22.2%，P<0.05）。对 pT_2 期肿瘤而言，两种方式的 PSM 率相当（保留筋膜外神经 PSM 为5.88%，保留筋膜内神经 PSM 为 7.55%，无统计学差异）。最后，Secin 等[23] 还发现，LRP 手术后PSM 于保留神经方法之间存在统计学上相关性。但与预期相反，筋膜间分离 NVB 是增加切缘阳性率的一项独立的风险因素（18%），与筋膜内分离 NVB 相比（5%）具有显著的统计学差异（P=0.01）。但筋膜外分离 NVB（8%）和筋膜内分离 NVB（5%）之间造成切缘阳性的概率却无显著差异（P=0.7）。可能的解释是，进行筋膜间和筋膜外分离 NVB 的患者组中，包含更多的高危患者（活检 Gleason 评分 7~10；临床病理分期更高）。作者还特别指出，在进行筋膜间分离 NVB 时，手术操作的失误更可能导致切缘阳性的发生。

Ward 等[24] 评估了 7 268 例开放性 RPs 后得出与上述研究相反的结果，即 NVB 的广泛切除相对于保留神经的手术具有更高的 PSM 率（42% vs 34%；P<0.001）。年龄、肿瘤临床分期、活检分级、手术年份以及 PSA 调整后结果表明，患者行保留神经的 RP 手术 PSM 率的风险为 0.86（95% CI：0.76~0.97，P=0.012）。作者认为，保留神经的手术不是 PSM 或无进展生存期的一个独立风险因素。肿瘤生物学特性似乎是预测 NVB 广泛切除或保留神经的手术方式 PSM 率的一个独立预测因素。类似地，我们分析了由单一手术医生施行的连续 876 例 RALP 患者，该医生之前对 1500 例以上的患者施行过此类手术。回归分析用于区分出 PSM 的潜在预测因素。多元统计分析因素包括术前（年龄、体重指数、PSA 水平、肿瘤临床分期、阳性病变数、阳性病变比例、活检 Gleason 分级、AUA–症状分数），肿瘤临床分期是 PSM 的一个独立预测因素，T_3 期比 T_{1c} 期 PSM 率更高（优势比10.7，2.6~43.8），T_2 期比 T_{1c} 期 PSM 率更高（优势比 2.9，1.9~4.6），见图 16.4a。综合术前、术中及术后各种因素在内进行单变量分析结果显示，肿

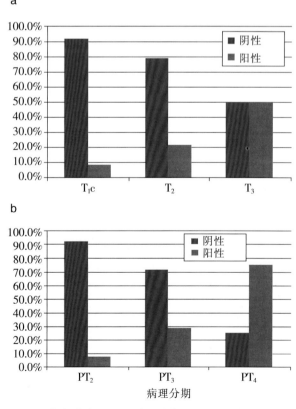

图 16.4 根据临床（a）和病理分期（b）进行分层分析后的 PSM 率

瘤占总腺体比例、肿瘤侵犯是否已超出腺体外、病理分期和病理Gleason评分都与PSM风险增加有关（所有变量$P<0.001$）。然而，多元分析结果则表明，仅有肿瘤的病理分期（$P<0.000\,1$）和手术切除标本的肿瘤成分所占比例（$P=0.002\,2$）是PSM的独立预测因子（图16.4b和图16.5）。pT$_2$期的肿瘤采用双侧切除、单侧切除或不保留神经的手术，PSM率分别为8.15%、6.14%和8.51%；pT$_3$期肿瘤上述3种手术方式的PSM率则分别为27.7%、26.66%和30.76%（图16.6）。pT$_2$期和pT$_3$期肿瘤采用上述3种手术方式的PSM率均无统计学差异。笔者认为外科医生的经验和针对每个采取保留神经手术的合适计划可解释我们中心双侧切除、单侧切除或不保留神经的PSM率无显著差异。笔者会根据患者术前临床和活检的指标

对一些特定患者进行保留神经的手术，对于极有可能侵犯前列腺腺体的患者会采用尽可能保留或保留部分神经的手术。上述这些结果表明，肿瘤生物学特性和肿瘤负荷似乎比由经验丰富的外科医生采取预期的保留神经的手术类型对RALP术后PSM率的影响更为重要。

尿控恢复情况

多数大型、单中心前瞻性研究的结果显示，与RRP术相当[25-28]，RARP术后1年尿控率达90%以上。然而，RP术后尿控的早期恢复仍是一个需要克服的挑战。不同中心报道的早期尿控情况千差万别，例如标准手术的方式和尿控评估的定义都缺乏一定的标准。因此，现已诞生了一些试图改善RP术后尿控早期恢复的改良术式。

我们近期报道了两种改善RARP术后尿控早期恢复的改量术式，即进行尿道周围悬吊缝合[29]和后尿道横纹括约肌的改良重建[30]。

尿道周围悬吊缝合

Walsh[31]等之前报道了一项RRP改良术式，即在保证最小失血量的同时避免切断或损伤尿道括约肌的情况下分离前列腺背深静脉丛（DVC）。具体操作包括穿过DVC和耻骨联合软骨膜进行反向缝合，将DVC悬吊起来。Walsh认为这种操作有助于控制静脉出血，可为支撑尿道括约肌的耻骨前列腺韧带提供帮助。笔者近期报告了在RARP术中尝试进行尿道周围悬吊缝合，结果显示这种

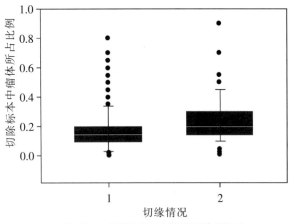

图16.5 PSM率-手术切除肿瘤标本

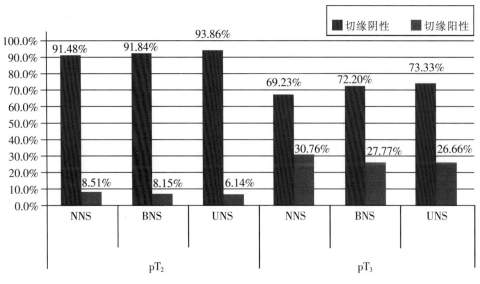

图16.6 保留神经手术与PSM的关系

改良术式尿控恢复的时间显著缩短。

尿道周围悬吊缝合是用 1 根 12 号单股缝线穿入 1 根 CT-1 针后对 DVC 进行结扎。缝线从尿道和 DVC 之间穿过,然后穿过耻骨骨膜,从右侧至左侧进行缝合。接下来缝线继续逐步穿过 DVC 和耻骨做"8"字缝合,最后打结(图 16.7)。

笔者分析了连续 331 名行 RALP 的患者,其中 94 名未进行尿道周围悬吊缝合,237 名予以尿道周围悬吊缝合(图 16.8)。在术后 1 个、3 个、6 个和 12 个月时对患者采用一种自填式认证问卷调查(扩展前列腺癌复合指数 EPIC)[10]对尿控率进行评估。根据患者反馈 EPIC 问题的答案将尿控定义为"无尿漏"。笔者发现,RALP 时进行尿道周围悬吊缝合与未进行尿道周围悬吊缝合相

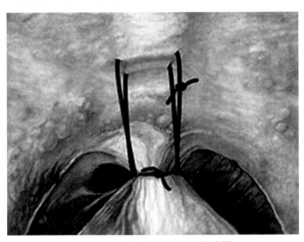

图 16.7 尿道周围悬吊缝合[29]

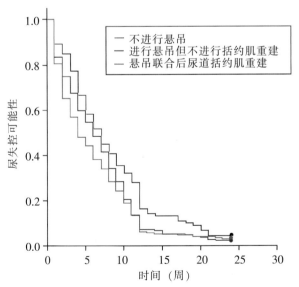

图 16.8 Kaplan-Meier 曲线显示 RARP 时进行和不进行尿道周围悬吊缝合以及联合后尿道括约肌重建的尿道周围悬吊缝合时尿失控可能性。Log-rank 检验,P=0.001

比,术后尿控恢复时间明显缩短(平均 7.338 周,95%CI:6.387~8.288 vs 9.585 周,95%CI:7.558~11.612;Log-rank 检验,P=0.02),且术后 3 月尿控率更高(92.8% vs 83%;P=0.013)[29]。

尿道括约肌能稳定骨盆底中后尿路在正确的解剖位置上,进行尿道周围复合体悬吊后可为尿道横纹括约肌提供额外的前部支撑。这种加强稳固的作用有助于在切除前列腺尖部时保留一定长度的尿道,易于进行膀胱尿道吻合。此外,尿道周围悬吊缝合有助于控制 DVC 的静脉出血,使外科医生在前列腺顶部的前方和 DVC 之间的视野更清楚,Walsh 等在此之前特别强调了这一点。

后尿道横纹括约肌重建

Rocco 等[32]之前已报道了 RRP 和腹腔镜 RP 时进行后尿道括约肌重建,结果显示这种改良术式的尿控恢复时间缩短。这种手术包括 Denonvilliers(男性直肠与精囊和前列腺之间存在的一层膜性结构)筋膜游离缘、尿道横纹括约肌后方的膀胱后部以及中缝后部的对合双层重建。Rocco 等报道了采用尿道横纹括约肌的背部结构连接 Denonvilliers 筋膜和中缝后,可在骨盆内形成一个重要的支撑结构,即一个特别的肌筋膜平面。重建是为了使尿道括约肌在骨盆底维持其正常的解剖位置和功能。RARP 的这种改良术式现已被普遍采纳。

最近,笔者报道了 RARP 的一种改良后尿路重建术[30]。重建术是采用两根 3-0 聚卡普隆缝线绑在一起(每根缝线长 12cm)。用缝线的一端将 Denonvilliers 筋膜的游离缘与尿道括约肌后方和中缝后方进行缝合,然后用缝线的另一端进行第二次缝合,并将后方的膀胱颈缝合至后尿道括约肌与后尿道边缘的初始缝合处。

笔者对 803 例行 RARP 的患者进行了回顾性分析,其中 330 例患者未进行后尿道括约肌重建(第 1 组),473 例患者接受了后尿道括约肌重建(第 2 组)。两组患者都接受了之前所述的尿道周围悬吊缝合。根据患者反馈 EPIC 问题的答案将尿控定义为"无尿漏"。在第 1 组患者中,术后 4 周、12 周和 24 周的尿控率分别为 42.7%、91.8% 和 96.3%,第 2 组患者则分别为 51.6%、91.7% 和 97%。RALP 时进行后尿道横纹括约肌重建,术后 4 周尿控率显著提高(重建与未重建的比较为 51.6% vs 42.7%;P=0.016),吻合口瘘的发生率也

降低（0.4% *vs* 2.1%；*P*=0.036）。

近期，笔者分析了这两种改良术式联合应用对 RALP 术后尿控早期恢复的影响。对 768 例连续行 RARP 患者的尿控率进行比较，其中有 94 例患者未接受尿道周围悬吊缝合或后尿道横纹括约肌重建（第 1 组），237 例患者只给予尿道周围悬吊缝合（第 2 组），437 例患者同时接受上述两种改良术（第 3 组）。结果表明，与第 1 组（平均为 9.585 周；95%CI：7.558~11.612；*P*<0.01）和第 2 组（平均为 7.338 周；95%CI：6.387~8.288）相比，第 3 组尿控恢复的平均时间最短（平均为 5.941 周；95%CI：5.459~6.422）（图 16.6）。与 RARP 时不进行尿道周围悬吊缝合和不进行后尿道括约肌重建以及仅选择尿道周围悬吊缝合相比，后尿道括约肌重建联合尿道周围悬吊缝合的尿控恢复时间明显缩短。

类似地，Tewari 等[27] 报道中，将 RARP 时进行前、后尿道联合重建组与不重建组（对照组）以及仅进行后尿道重建组进行比较。所有的重建方法包括保留耻骨前列腺韧带和腱弓，"Pagano 原理"加强膀胱颈后方的逼尿肌皮瓣，"Rocco 原理"将皮瓣缝合至 Denonvilliers 筋膜远端并靠近尿道支柱以及吻合完成后将腱弓和耻骨前列腺层附于膀胱颈上。全部重建组的患者在术后 1 周、6 周、12 周和 24 周的尿控率分别为 38%、83%、91% 和 97%。所有随访间隔时间内，对照组的尿控率显著低于前尿道重建组和前、后尿道联合重建组（*P*<0.01）。作者认为，前、后尿道联合重建是 RARP 术后早期恢复尿控的一种安全、有效的方式。

Menon 等的报道与上述结果相反，他们的研究结果显示前列腺周围组织的重建并未改善尿控率。采用双层重建法，第一次缝合穿过 Denonvilliers 筋膜的后层，然后穿过后尿道括约肌进行缝合。完成尿道膀胱吻合（内层）后进行外层缝合，将耻骨前列腺韧带缝合至耻骨膀胱连接处。116 例连续行 RARP 的患者随机行伴有或不伴有前列腺周围重建的尿道膀胱吻合术。他们发现手术 1d、2d、7d 和 30d 尿控率无统计学差异。但结果显示前列腺周围组织的重建术尿漏的发生率下降，而尿漏是膀胱颈挛缩和尿失控常见的风险因素。

RARP 术中进行后尿道重建方法的不同可以

部分解释文献报道中结果的不一致。各种手术方式都是手术医生个人排除对尿控有明确影响后进行的一些改良。例如，Rocco 等认为 Menon 等报道的手术方式与他们在 2006 年初次采用的手术方式有些雷同。Denonvilliers 筋膜和横纹括约肌后壁进行重建后（括约肌后部重建），我们还会将重建后的括约肌缝合至膀胱后部，并将括约肌背面 1~2cm 缝合至新膀胱颈边缘。作者认为这一步最为重要，因为这会增加尿道括约肌复合体的功能性长度，并使尿道括约肌复合体位于腹腔内。

影响 RARP 术后性功能的因素

性功能是 RP 术后最难评估的结果之一。除外科医生或手术方法之外，一些因素对性功能的恢复都有着重大影响，这些因素包括患者的年龄、保留神经的类型和质量以及使用的药物种类。另外，术后性功能的评估方式尚无明确的标准，包括不具备法律效力的问卷调查和公开采访。因此，直接进行比较不同中心的结果会产生很大差错，这会将一些决定性结论排除。

各种研究都已显示 RALP 后切除 NVB 的手术方法对性功能的保存起着重要作用。例如，切除 NVB 过程中的热损伤与 RP 术后性功能的恢复率更低有关。Ong 等[34] 提出的犬模型表明使用热能切除 NVB 与传统方法切除（无热能）相比，其手术后性功能的恢复明显下降。同样地，Ahlering 等在一项前瞻性临床非随机研究中证实不采用电凝刀烧灼的手术方法切除 NVB 会使术后保存的性功能明显更多。不采用电凝刀烧灼的 RARP 术后 3 个月性功能有效率为 47%（24/51），而双极电凝刀烧灼手术组为 8.3%（3/36）（*P*<0.001）。此外，不采用电凝刀烧灼组中 25 名患者仅有 9 名（36%）达零勃起，双极电凝刀烧灼手术组 22 名患者中就有 15 名（68%）达零勃起（*P*=0.03）。

一些学者已报道了在 RARP 中采用无热力顺行性保留神经的方法。这种手术方式是从前列腺基底部逐渐至腺体顶部松解前列腺 NVB，在此松解 NVB 之前采用夹子或腹腔镜血管夹夹闭控制血管蒂[36,37]（图 16.9）。尽管这种方式可避免热能损伤血管丛，但可能具有诱导神经组织损伤的潜在可能。紧贴前列腺基底部的神经血管丛在进行这种顺行性手术期间存在无意间损伤的风险。据

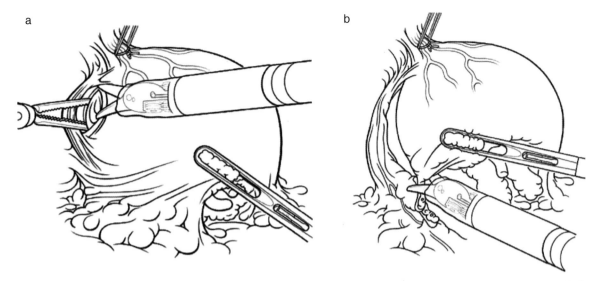

图 16.9　a. 侧方的神经血管丛和中间的前列腺筋膜之间形成筋膜间层面。b. 用 1 把 Hem-o-lok 夹结扎血管蒂。Hem-o-lok 夹置于血管神经丛走形的上方。先松解血管丛，然后在进行游离血管丛走形路线时注意避免损伤血管[38]

此，笔者找到一种在 RARP 时进行无热力逆行性松解 NVB 的方式，这种方式将传统开放手术时的优势之处和腹腔镜顺行性方式联合起来[38]。这种手术是在进行顺行性 RARP 时，从前列腺尖部向前列腺基底部逆行性松解 NVB。这样做的目的是在控制前列腺蒂时游离出血管丛的走行路线以免血管受到意外损伤。从前列腺尖部的中央开始切开，因为此处神经血管丛和前列腺筋膜之间几乎是无血管的层面。从这个层面继续向后切开，直至看见前列腺和直肠之间后方的切开部分。切除血管丛或悬吊的血管蒂时采用无热力的方式，这样可以避免海绵体神经受到热力损伤。当神经血管丛走行路线清晰可见后，用 1 把已置于暴露的血管丛上方的 Hem-o-lok® （Teleflex Medical, Research Triangle Park，NC）夹夹闭血管蒂。

笔者对在 RARP 时采用逆行性松解 NVB 的手术方法进行中期结果分析，结果显示相对顺行性保留神经来说，该方法具有总体性功能保存更多、性功能恢复更早的优势。对术前 SHIM 分数>21 的 346 例连续行双侧神经保留的 RARP 患者进行评估，其中有 200 例（57.8%）患者是采用逆行性保留神经的手术方式，146 例（42.2%）患者则采用顺行性方式。这两组患者均采用 Hem-o-lok 夹结扎椎弓根后进行完全无热力的保留神经手术。结果表明，两组间后外侧的 PSM 无差别（3.4% vs 3%；P=0.78）。逆行性保留神经的手术

组在术后 4 周（32.1% vs 37.4%）、6 周（50.9% vs 58.7%）、3 个月（75.8% vs 82.6%）、6 个月（82.2% vs 92.5%）和 12 个月（89.7% vs 96.3%）勃起功能明显恢复更佳（P<0.05）。

RARP 术后性功能保存的另一种重要方法是采用无热力且无损伤的方式切割精囊腺。海绵体神经从盆丛一直向上走行至正好在精囊腺侧方的直肠远端。精囊腺的侧部和顶部最靠近盆丛和海绵体神经。因此，在进行这部分手术时使用热力切割方式会有损伤海绵体神经的风险，甚至可能在手术开始进行保留神经时也可能会对海绵体神经造成损伤。笔者采用了这种针对精囊腺传统切割方式的改良手术，以最小的牵拉和无热力的方式进行精囊腺的完整切除[39]。从输精管的中间向两端切开，这有助于辨认其中一个精囊腺表面的中间。精囊腺表面的中间是无血管区，可采用钝性分离的方式沿着腺体走形进行分离。当看到精囊腺中间时，两侧的精囊、输精管一起向上走行、且位于两个输精管之间的即为精囊腺顶部。将精囊腺顶部向中间抬高至远离盆丛和海绵体神经的位置，留置 Hem-o-lok 夹后可避免这些神经受到意外损伤。夹住同侧血管后在抬高后的精囊腺平面以下进行分离。精囊腺的血供可清晰辨认，接着将 1 把 Hem-o-lok 夹直接置于精囊腺顶部的下方。剩余组织的分离则采用锐器分离。这种手术方式是以最小的牵拉和无热力的方式将精囊腺完整切除。

结　论

手术经验和手术方法是决定患者 RARP 术后结果的关键因素。随着累积的经验逐渐增多，一些改良术式的不断涌现，手术会变得更加高效且效果更好。然而，就目前而言，让所有的患者都达到"三连胜"几乎是不可能的，因为我们只能根据患者术前的一些指标决定患者的最佳治疗方式。此外，笔者认为大多数的研究都忽略了手术的并发症和所使用的药物，这极有可能会影响术后性功能的恢复，降低"三连胜"率。最后，目前仍面临一个复杂的难题，即一些尽管是手术很成功且术后恢复正常的患者，术后仍可能面临性功能恢复以及尿控的一些挑战。遗憾的是，距离使所有患者在 RP 术后都达到"三连胜"还很遥远。但是，RP 手术不断的改进革新已在很大程度上增加了患者在肿瘤的影响下手术后达到基本生活质量的可能性。

参考文献

[1] Hayat HJ, Howlander N, Reichman ME, et al. Cancer statistics, trends and multiple primary cancer analyses from the Surveillance, Epidemiology and End Results (SEER) Program. Oncologist, 2007,12:20–37.

[2] Bill-Axelson A, Holmberg L, Ruutu M, et al. Scandinavian prostate cancer group study, 4. Radical prostatectomy versus watchful waiting in early prostate cancer. N Engl J Med, 2005,12:1977–1984.

[3] Pierorazio PM, Spencer BA, McCann TR, et al. Preoperative risk stratification predicts likelihood of concurrent PSA-free survival, continence, and potency (the trifecta analysis) after radical retropubic prostatectomy. Urology, 2007,70:717–722.

[4] Salomon L, Saint F, Anastasiadis AG, et al. Combined reporting of cancer control and functional results of radical prostatectomy. Eur Urol. 2003;44:656–660.

[5] Bianco FJ, Scardino PT, Eastham JA. Radical prostatectomy: longterm cancer control and recovery of sexual and urinary function ("trifecta"). Urology, 2005,66:83–94.

[6] Eastham JA, Scardino PT, Kattan MW. Predicting an optimal outcome after radical prostatectomy: the trifecta nomogram. J Urol, 2008,179:2207–2210.

[7] Shikanov SA, Zorn KV, Shalhav AL. Trifecta outcomes after robotic-assisted laparoscopic prostatectomy. Urology, 2009,74(3):619–623.

[8] Patel VR, Coelho RF, Chauhan S, et al. Continence, potency and oncologic outcomes after roboticassisted radical prostatectomy: early trifecta results of a high-volume surgeon. BJU Int, 2010,106(5):696–702.

[9] Pfitzenmaier J, Pahernik S, Tremmel T, et al. Positive surgical margins after radical prostatectomy: do they have an impact on biochemical or clinical progression? BJU Int, 2008,102(10):1413–1418.

[10] Hong YM, Hu JC, Paciorek AT, et al. Impact of radical prostatectomy positive surgical margins on fear of cancer recurrence: results from CaPSURE™. Urol Oncol, 2010,28(3):268–273.

[11] Swindle P, Eastham JA, Ohori M, et al. Do margins matter? The prognostic significance of positive surgical margins in radical prostatectomy specimens. J Urol, 2005,174:903–907.

[12] Ficarra V, Novara G, Artibani W, et al. Retropubic, laparoscopic, robot-assisted radical prostatectomy: a systematic review and cumulative analysis of comparative studies. Eur Urol, 2009,55(5):1037–1063.

[13] Wieder JA, Soloway MS. Incidence, etiology, location, prevention and treatment of positive surgical margins after radical prostatectomy for prostate cancer. J Urol, 1998,160:299–315.

[14] Brown JA, Garlitz C, Gomella LG, et al. Pathologic comparison of laparoscopic versus open radical retropubic prostatectomy specimens. Urology, 2003,62:481–486.

[15] Sofer M, Hamilton-Nelson KL, Civantos F, et al. Positive surgical margins after radical retropubic prostatectomy: the influence of site and number on progression. J Urol, 2002,167:2453–2456.

[16] Smith RC, Partin AW, Epstein JI, et al. Extended follow-up of the influence of wide excision of the neurovascular bundle (s) on prognosis in men with clinically localized prostate cancer and extensive capsular perforation. J Urol, 1996,156:454–458.

[17] White MA, De Haan AP, Stephens DD, et al. Comparative analysis of surgical margins between radical retropubic prostatectomy and RALP: are patients sacrificed during initiation of robotics program? Urology, 2009,73(3):567–571.

[18] Atug F, Castle EP, Srivastav SK, et al. Positive surgical margins in roboticassisted radical prostatectomy: impact of learning curve on oncologic outcomes. Eur Urol, 2006, 49(5):866–871. discussion 871–872.

[19] Patel VR, Palmer KJ, Coughlin G, et al. Robotassisted laparoscopic radical prostatectomy: perioperative outcomes

of 1500 cases. J Endourol, 2008,22:2299–2305.

[20] Liss M, Osann K, Ornstein D. Positive surgical margins during robotic radical prostatectomy: a contemporary analysis of risk factors. BJU Int, 2008,102:603–607.

[21] Villers A, Stamey TA, Yemoto C, et al. Modified extrafascial radical retropubic prostatectomy technique decreases frequency of positive surgical margins in T2 cancers <2 cm(3). Eur Urol, 2000,38(1):64–73.

[22] Potdevin L, Ercolani M, Jeong J, et al. Functional and oncologic outcomes comparing interfascial and intrafascial nerve sparing in robot-assisted laparoscopic radical prostatectomies. J Endourol, 2009,23(9):1479–1484.

[23] Secin FP, Serio A, Bianco FJ Jr, et al. Preoperative and intraoperative risk factors for side-specific positive surgical margins in laparoscopic radical prostatectomy for prostate cancer. Eur Urol, 2007,51(3):764–771.

[24] Ward JF, Zincke H, Bergstralh EJ, et al. The impact of surgical approach (nerve bundle preservation versus wide local excision) on surgical margins and biochemical recurrence following radical prostatectomy. J Urol, 2004,172:1328–1332.

[25] Patel VR, Palmer KJ, Coughlin G, et al. Robotic-assisted laparoscopic radical prostatectomy: perioperative outcomes of 1500 cases. J Endourol, 2008,22:1–7.

[26] Badani KK, Kaul S, Menon M. Evolution of robotic radical prostatectomy assessment after 2766 procedures. Cancer, 2007,110:1951–1958.

[27] Tewari A, Jhaveri J, Rao S, et al. Total reconstruction of the vesico-urethral junction. BJU Int, 2008,101 (7):871–877.

[28] Ficarra V, Novara G, Artibani W, et al. Retropubic, laparoscopic, robot-assisted radical prostatectomy: a systematic review and cumulative analysis of comparative studies. Eur Urol, 2009,55:1037–1063.

[29] Patel VR, Coelho RF, Palmer KJ, et al. Periurethral suspension stitch during robot-assisted laparoscopic radical prostatectomy: description of the technique and conti-

nence outcomes. Eur Urol, 2009,56(3):472–478.

[30] Coughlin G, Dangle PP, Patil NN, et al. Surgery Illustrated–focus on details. Modified posterior reconstruction of the rhabdosphincter: application to robotic-assisted laparoscopic prostatectomy. BJU Int, 2008,102(10):1482.

[31] Walsh PC. Anatomical radical prostatectomy: evolution of the surgical technique. J Urol, 1998,160:2418–2424.

[32] Rocco F, Carmignani L, Acquati P, et al. Restoration of posterior aspect of rhabdosphincter shortens continence time after radical retropubic prostatectomy. J Urol, 2006,175(6):2201–2206.

[33] Menon M, Muhletaler F, Campos M, et al. Assessment of early continence after reconstruction of the periprostatic tissues in patients undergoing computer assisted (robotic) prostatectomy: results of a 2 group parallel randomized controlled trial. J Urol, 2008,180:1018–1023.

[34] Ong AM, Su LM, Varkarakis I, et al. Nerve sparing radical prostatectomy: effects of hemostatic energy sources on the recovery of cavernous nerve function in a canine model. J Urol, 2004,172(4 Pt 1):1318–1322.

[35] Ahlering TE, Eichel L, Skarecky D. Evaluation of longterm thermal injury using cautery during nerve sparing robotic prostatectomy. Urology, 2008,72(6):1371–1374.

[36] Ahlering TE, Eichel L, Chou D, et al. Feasibility study for robotic radical prostatectomy cautery-free neurovascular bundle preservation. Urology, 2005,65:994–997.

[37] Gill IS, Ukimura O, Rubinstein M, et al. Lateral pedicle control during laparoscopic radical prostatectomy: reWned technique. Urology, 2005,65:23–27.

[38] Coughlin G, Dangle P, Palmer KJ, et al. Athermal early retrograde release of the neurovascular bundle during nerve-sparing roboticassisted laparoscopic radical prostatectomy. J Robotic Surg, 2009,3:13–17.

[39] Kalan S, Coughlin G, Palmer KJ, et al. Robotassisted laparoscopic radical prostatectomy: an athermal anterior approach to the seminal vesicle dissection. J Robotic Surg, 2008,2:223–226.

17 如何促进尿控的早期恢复

Bernardo M. Rocco, Gabriele Cozzi, Sara Melegari,
Vipul R. Patel

关 键 词

- 前列腺癌
- 机器人前列腺切除术
- 手术结果
- 手术技巧
- 尿控

引 言

尿失禁和勃起功能障碍是根治性耻骨后前列腺切除术（radical retropubic prostatectomy，RRP）的两个主要手术风险[1]。虽然尿失禁的发生率低于勃起功能障碍，但是它对患者生活质量的影响更为严重。

为了更多的了解相关知识，预防 RRP 术后尿失禁的发生，首先需要明确尿失禁的定义。大多数尿控失禁的临床定义从完全漏尿到每天需要一片安全尿垫，各有不同。

此外，研究报道尿失禁发生率为 2%~87%[2]。这一情况的发生不仅仅是由于尿控定义缺乏一致性，而且与尿控的评估方法的不同有关。由经治医生报道的直接尿控评估，外部观察员的尿控评估，患者的自我问卷评估，这 3 种评估方式对最终结果的确定有明显差异。

由于外部观察者对患者缺乏细致的观察，转诊中心给出的经常是较为乐观的结果：报道称超过 90% 患者尿控良好[3]，但实际上有时尿失禁的比例超过 70%[4]。

评估尿控最好的方式是，在根治性前列腺切除术后，采用患者特异性疾病结局自我管理工具：如问卷调查表。报道称术后 24 个月达到最佳尿控[5]。

RRP 术后压力尿失禁的病因可归因于括约肌功能障碍或膀胱功能障碍，术前下尿路症状（lower urinary tract symptoms，LUTS）的严重程度与尿控早期恢复无明显相关性[5]。最近 Bentzon 等研究证实：虽然使相当数量的患者表现出急迫性和压力性症状，但压力性尿失禁是根治性前列腺切除术后最常见的尿失禁类型[6]。

使用尿流动力学检查的前瞻性研究显示：仅部分有限的患者单纯受到尿失禁的困扰。尿流动力学检查显示存在膀胱功能障碍时，无法确定尿失禁[2]，并且尿失禁经常与括约肌障碍有关：膀胱功能障碍可以不作为尿失禁的原因而单独存在。

括约肌功能障碍主要是由于前列腺术中括约肌机制的损伤；考虑到这样的情况，尿失禁常与腹部压力增加有关。在大多数重度患者中，腹部压力可能是主要原因[2]。

主要手术原则

Tan 等学者[7]认为，膀胱尿道吻合过程中与生物学稳定性相关的有 4 点：

1. 从尿道残端至盆底的膀胱尿道吻合的张力。
2. 成形后缺乏后方尿道括约肌的支持，损害括约肌的有效收缩。

3. 切除精囊后，在膀胱三角区右方形成陷凹，使得膀胱颈后侧缺乏支撑。

4. 膀胱颈前后均缺乏组织支撑。

为使得大多数病例获得尿控重建，自从 Walsh 首次描述 RRP 技术之后 [8]，许多学者尝试进行技术改良，希望能更多患者术后尿控情况得以改善。还有部分作者试图缩短尿控恢复时间，而不是为了改善总体治愈率。

考虑到后尿道与尿控机制相关，术者确定两项独立的功能区域：近端区域和远端区域。前者即膀胱颈，后者即尿道括约肌复合体（urethrosphincteric complex，USC）。

文献显示，关于原 Walsh 手术的改良技术集中于近端区域（表 17.1）：

- 膀胱颈保留技术
- 膀胱颈重建或套叠技术

下面对远端功能区域改良技术进行了描述（表 17.2）。

- 耻骨前列腺韧带或尿道附件的保护，USC 的前悬吊或重建
- USC 术后重建和括约肌悬吊

进一步的技术改良，目的是为了改善尿控，但并不直接于近端或远端功能区域有关：如精囊保留技术或提肛筋膜保留术，这些技术将在后文进行介绍。

近端区域：保留膀胱颈

膀胱颈的破坏在大多数前列腺切除术中常见（图 17.1）。一些学者认为：为了缩短前列腺切除术后尿失禁的时间，需要保护膀胱颈[9]，保留或不保留近段尿道，必要时膀胱颈成管化。

这些改良使得对膀胱颈位置光滑的括约肌纤维损伤达到最小，并且从理论上保护了这一结构的功能，改善了尿控。

1996 年 Lowe 描述了保留膀胱颈的技术，要求仔细解剖，保留膀胱颈的环状纤维。将前列腺组织钝性从膀胱颈分离开，一直分离到前列腺部位的尿道黏膜呈游离状。尿道与前列腺交界处的横断面上保留一小口，在与膜部尿道吻合前无须重建。

在机器人部分，Freire 等进行了一项涉及 619 例患者的前瞻性对比研究，结果发现膀胱颈保留的患者明显优于标准术式[12]。

对于经尿道前列腺切除术后（TURP）或前列腺中叶凸向膀胱的患者，则很难成功实施这一手术方式。

之前未接受 TURP 治疗的患者，吻合口狭窄的发生率少于 1%[10]。

部分作者认为：这一技术似乎导致了尿控的早期恢复，而且并未影响切缘阳性率[11]。

然而，这些结果未得到广泛认可。回顾性分析[28] 和前瞻性随机试验[29] 显示：在保留膀胱颈

表 17.1　近端区域

手术技巧	作者	年份	研究	患者	方式	尿控定义	尿控评估	尿控率	3月尿控	结果
膀胱颈保留	Lowe[9]	1996	对照	91 + 99	开放	0 片	I+Q	95.1% vs 88.4%	62.4% vs 44.3%	总体无改善
	Shelfo 等[10]	1998	非对照	365	开放	0 片	Q	84%	–	可能早期尿控
	Deliveliotis 等[11]	2002	对照	48 + 51 + 50	开放	0 片	Q	92% vs 92% vs 94%	69% vs 45% vs 68%	早期尿控、总体无改善
	Freire 等[12]	2009	对照	348 vs 271	机器人	0 片	Q	100% vs 96.1%	65.6% vs 26.5%（4月）	早期尿控、总体无改善
膀胱颈套叠	Walsh 与 Marschke[13]	2002	非对照	45	开放	0~1 片	Q	–	82% vs 53%（历史上）	
	Sakai 等[14]	2005	对照	24 + 48	开放	0 片	I	95.8% vs 95.8%	62.5% vs 67%	总体无改善

I:尿控评分；Q:问卷调查

表 17.2 远端区域

手术技巧	作者	年份	研究	患者	方式	尿控定义	尿控评估	尿控率	3月尿控	结果
保留耻骨前列腺韧带	Lowe[15]	1997	对照	51 vs 70 vs 5 vs 14	开放	无定义	Q+I	96.1% (P < 0,05	80.4%	整体改善,早期尿控
	Poore 等[16]	1998	对照	18 vs 25	开放	0~1片	Q+I	94%	4周 vs 8周	整体无改善,早期尿控
前端悬浮	Stolzenburg 等[17]	2006	对照	50 vs 50	腹腔镜	0~1片	SelfQ	–	76% vs 48%	早期尿控
	Walsh[18]	1998	描述性		开放					早期尿控、总体改善
	Patel 等[19]		对照	237 vs 94	机器人	0片	SelfQ	97.9% vs 95.7%	92.8% vs 83.0% (P<0.05)	早期尿控、总体无改善
后端重建	Rocco 等[20]	2006	对照	161 + 50	开放	0~1片	I	94% vs 90%	86.3% vs 46%	早期尿控、总体无改善
	Rocco 等[21]	2007	对照	31 + 31	腹腔镜	0~1片	I		92.3% vs 76.9%	早期尿控
	Nguyen 等[22]	2008	对照	32 + 30	腹腔镜	0片	I	–	56% vs 17% (45d)	早期尿控
	Coughlin 等[23]	2008	非对照	N.A.	机器人	0~1片	Q+I	NA	72% (1周) vs 40% (4周) 历史性的数据	NA
	Rocco 等[24]	2008	非对照	120	机器人	0~1片	Q+I	97%	70% (3个月)	NA
	Patel 等[25]	2009	对照	330 vs 473	机器人	0片	Q	96.3% vs 97%	42.7% vs 51.6% (1个月)	减少解剖性尿瘘,早期尿控
全段重建	Tewari 等[26]	2008	对照	182 + 304 + 214	机器人	0~1片	Q+I	NA vs 91.28% vs 82.16%	91.3% vs 76.6% vs 50.23%	早期尿控
	Menon 等[27]	2008		59 + 57	机器人	0~1片	Q+I	NA	80% vs 74% (4周)	减少解剖性尿瘘,无早期尿控

Q:问卷调查;I:尿控年分;selfQ:自我问卷调查;NA:没有数据报道

手术和网球拍状切除或膀胱颈管状重建手术之间,尿控恢复和膀胱颈重建的时间没有明显差异性。这些研究认为:对根治性前列腺切除术后尿控功能而已,保护外括约肌功能比保留膀胱颈方式更有意义。

近端区域:膀胱颈重建或膀胱颈套叠

在膀胱颈管状成形术[30] 中,膀胱颈被重构成网球拍状,并外翻膀胱黏膜覆盖重建的膀胱颈(图 17.2)。然后,长 1~1.5cm 的膀胱瓣被卷成管状,成为新尿道。最后,新尿道与尿道残端解剖缝合。如前描述的一样,这一过程的目的在于缩

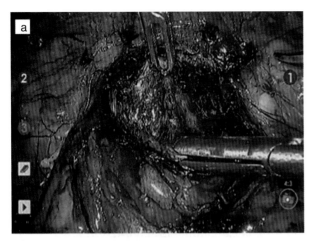

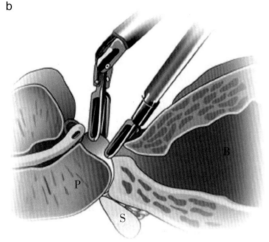

图 17.1　保留膀胱颈手术。a. 四臂在前列腺底部提供向上的力，同时助手抓住膀胱颈后缘向下拉。b. 矢状面图。P：前列腺；B：膀胱；S：精囊（经 Freire 等学者允许[12]）

短尿控完全恢复的时间。

2002 年，Walsh 提出了肠代膀胱颈技术[13]。采用标准的网球拍闭合尿道，重建膀胱颈之后，使用 6 根肠线间断缝合膀胱颈，增强黏膜在膀胱肌再生的能力。接着，使用支持缝合线套叠膀胱颈。这种方式可以防止当膀胱充盈时膀胱颈被拉开；也可以防止从尿道残端近端被拉开，从而可以增加功能尿道残端的长度。据来自原始试验的数据显示：患者通过使用 UCLA（洛杉矶加州大学）前列腺癌指数质量生存问卷表（QOL）进行自我评估。评估的尿控恢复时间得到明显改善，时间为 3 个月。2005 年的一项前瞻性试验，对 272 例接受 RRP 治疗的局限性前列腺癌的患者进行调查，结果显示膀胱颈部套叠术明显改善患者节制尿控的时间，时间为 3 个月，但对完全尿控恢复需要时间（12 个月）没有改善。

另一方面，一项包含 72 例[14]接受无神经保留的 RRP 手术的研究显示：膀胱颈套叠对于患者尿控的早期恢复无明显提高，但对于保护膀胱颈很有重要。

远端区域：保留耻骨前列腺韧带和尿道附件

保护耻骨前列腺韧带[16] 和前尿道韧带[15] 的目的在于尽可能地保留尿道长度，从而获得前段支撑（图 17.3）。耻骨前列腺韧带可以帮助尿道保

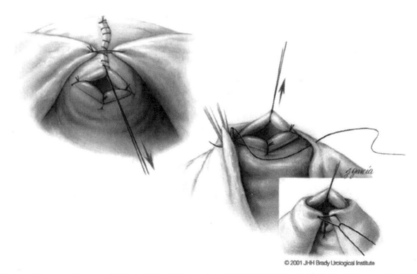

图 17.2　膀胱颈部套叠。用 2-0 Maxon 线缝合膀胱后壁，也就是膀胱原附着前列腺的部位，自重建的膀胱颈缝合约 2cm 长，线结打在中线上，缝合组织无张力。第 2 根 2-0 Maxon 自膀胱颈两侧 2cm 组织进行 "8" 字缝合，同样无张力。缝合过程中，需小心谨慎确保组织不产生衣领状套环，使得膀胱颈突出；因为这会造成局部缺血，导致膀胱颈挛缩（Brady Urological Institute. 经 Walsh and Marschke[13] 允许，2001）

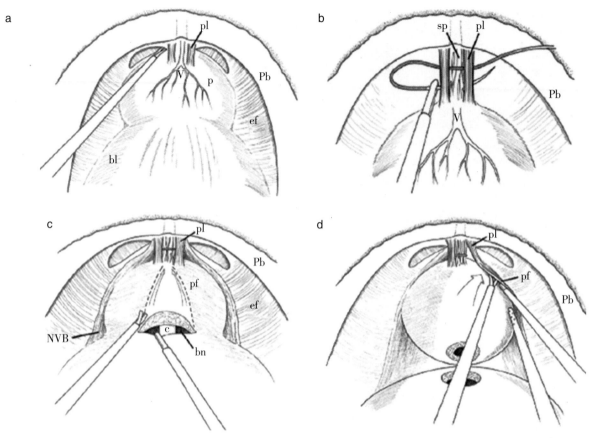

图 17.3　a. 保留耻骨前韧带 EERPE 示意图。盆腔筋膜切一小切口，"开窗"有利于 Santorini 丛结扎。不像 nsEERPE 方式那样完全切断盆腔内筋膜。b. 这种方式结扎神经血管丛，而不结扎耻骨前列腺韧带。c. 呈三角状双侧锐性切开前列腺周围筋膜，底部朝向膀胱颈、顶部朝向前列腺尖部，在两前列腺韧带中间分离，扩展成恰当平面。d. 切除前列腺，保留完整的前列腺周围筋膜和耻骨前列腺韧带，使神经束保持结构连续。Pb：耻骨；p：前列腺；bn：膀胱颈；NVB：神经血管束；pl：耻骨前列腺韧带；pf：前列腺周围筋膜；v：静脉丛；bl：膀胱；ef：盆腔内筋膜；sp：Santorini 丛（经 Stolzenburg 等学者允许[17]）

持在盆腔底部，在维持正常尿控中起到很重要的作用。如 Lowe 所述，为了保护耻骨前列腺韧带，尽量在膀胱颈水平和紧贴神经血管束侧壁，缝合远端区域内的背深静脉复合体。然后，在前列腺中前壁，紧贴耻骨前列腺韧带，断开背深静脉复合体，暴露前列腺的前表面。继续解剖尾端，直至近端尿道和前列腺尖部。然后，在这一水平分离尿道。

这一技术同样应用于腔镜下耻骨后根治性前列腺切除术。Stolzenburg 等学者[17] 认为：这一技术可以有效的改善 RRP 术后尿控的恢复速度，但对于增强整体尿控或干预治疗过程疗效没有明显影响。此外，保护前尿道附件会减少术中出血量[15]。

远端区域：尿道括约肌重建

尿道括约肌是圆柱形结构，围绕尿道周围，从会阴膜部垂直延伸到膀胱基底部[32]。

圆柱形的尿道括约肌肌环与尿道壁非同轴，形状犹如马蹄或"ω"形状的，外侧壁包有大量的横纹肌纤维，后壁有少量的肌纤维和薄而韧的结缔组织层构成。括约肌后壁与后纤维层融合。

前外侧壁肌肉朝向固定的后壁方向收缩，从而关闭括约肌：这可能就是括约肌控制尿控的机制。

括约肌尾端插入会阴部的中央腱和会阴筋膜。头端的插入方式，与前列腺尖部的前端和后端插入方式不同。前端：肌纤维插入前列腺尖部和前壁，融合入逼尿肌纤维。后端：括约肌插入到前列腺尖部前段直至尿道 1~2cm 后衍生为尿道、黏附与前列腺筋膜，融合入前列腺部 De-nonvilliers 筋膜。

中心腱、后侧纤维性隔膜、后侧前列腺包膜和 Denonvilliers 筋膜构成了骨盆背侧的肌纤维筋膜层，即男性骨盆的韧带悬吊系统[33]。

根治性前列腺术中，Douglas 窝腹膜向会阴筋膜和腹膜中心腱扩展的肌筋膜层的切断，是导致尿道括约肌复合体后颅式插入前列腺尖部和 De-nonvilliers 筋膜缺失的原因。这造成可对抗前外侧壁收缩以关闭尿道的相对坚韧的背外侧面缺失，缩短或回拉尿道括约肌复合体最后，引致会阴脱垂、尿道括约肌复合体远端下垂。

因此，根治性前列腺切除术后早期尿失禁，主要是由于因远端回缩导致的尿道括约肌解剖和功能长度缩短导致的。

为恢复满意的尿控，在充分解剖概念下进行上述结构的手术重建，是必需的[34]。

尿道外括约肌前部重建

这一目的是稳定尿道避免尿道回缩，利于尿道分离。1998 年，Walsh 描述了一项手术策略：缝线穿过深静脉复合体（deep venous complex，DVC），反向穿过耻骨联合处软骨膜（图 17.4），系紧缝合线，悬吊 DVC。作者认为这种方式可以帮助控制静脉出血，重建耻骨前列腺韧带功能，支持尿道外括约肌[18]。Campenni 等在进行膀胱尿道吻合时，采用双缝线耻骨尿道悬吊法可以达到相似的目的[35]。在 1 点钟和 11 点钟位置进行缝合固定于包括深静脉和耻骨前列腺韧带的复合体上，有助于悬吊起膀胱尿道吻合口。术中可以使用放大效果帮助术者手术。这正是机器人辅助手术的重要特点。

这些技术的尿动力学评估显示：预防性将耻骨前列腺韧带前端缝合附着耻骨以及通过悬吊膀胱尿道吻合口固定尿道，可以改善 RRP 术后尿控的恢复进度[36]。

一项 2008 年的临床随机研究显示：前端尿道重建固定，患者术后尿控恢复，在第 1、3、6 个月时分别是：53%、73% 和 100%。而未接受此固定术的对照组分别为 20%、47% 和 83%[37]。最近，Patel 等学者在一项前瞻性对比研究中，纳入近 400 例接受机器人前列腺切除术的患者，结果发现：单独的前端悬吊缝至耻骨方式，3 个月

时尿控早期恢复与未悬吊相比有明显优势（92.9% vs 83%，P = 0.013）[19]。

尿道外括约肌后部重建

根治性前列腺切除术中，前列腺切除导致尿道括约肌复合体的缩短和肌筋膜后端中断及会阴部远端滑动。为了重建一长而存在后端支持的尿道，Rocco 等[20] 使用两根单独缝线，把后正中脊与 Denonvilliers 筋膜残端缝合（图 17.5）。这一操作即重建恢复了后方的肌腱膜层。

最后，通过悬吊连接 Denonvilliers 筋膜于膀胱的后正中脊，尿道括约肌复合体位于盆腔内正确的位置。

为了这一目的，采用相同方式缝两针将纤维层和 Denonvilliers 筋膜连接，为膀胱颈提供 1~2cm 头侧和背侧后端支持，从而可以后端延长尿道括约肌复合体和尿道固定。最后将尿道膀胱进行解剖性吻合。尿道横纹括约肌单独层面缝合，与尿道膀胱缝合分开。这一技术最初是作为开放手术中 Walsh 耻骨后根治性前列腺切除术的改良来描述的。

一项 250 例患者的研究，评估术后、术后 1 个月、3 个月的尿控率（定义为每天 0~1 片尿护片）分别为：62.4%，74% 和 85.2%；对照组未接受尿道外括约肌后端重建，其尿控率分别为：14%，30% 和 46%[34]。相反，两组的长期恢复率和勃起功能相似。该技术同样用于腹腔镜根治性前列腺切除术。

B. Rocco 进行了一项前瞻性研究，纳入 62 例接受 LRP 的患者：31 例采用常规方式（B 组），31 例接受后尿道横括约肌重建（A 组）。在拔除导尿管时、第 30 天、第 90 天时，A 组分别有 74.2%、83.8% 和 92.3% 的患者达到尿控。B 组患者未接受尿道外括约肌重建，尿控率分别是 25%，32.3 和 76.9%[21]。

此后的一些研究支持这一结果。

Nguyen 等评估了机器人和腹腔镜前列腺切除术尿道外括约肌后方重建的效果[22]。结果确定，尿道后方重建优于不重建手术，但完全尿控率较低。尿道横括约肌后方重建患者与未行重建患者的尿控率在导尿管拔除后 3d 时，分别是 34% vs 3%（P=0.007），在 6 周时分别是 56% vs 17%（P=0.006）。Nguyen 等[38] 强调了短尿道括约肌患

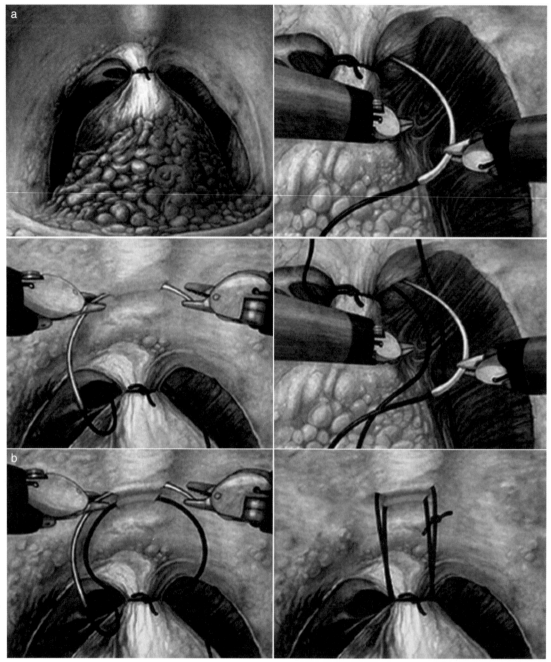

图 17.4　前方悬吊缝合。a. 顶部左图为打开盆腔内筋膜，结扎深静脉复合体；顶部右图为 90°角持 CT-1
针，在尿道和深静脉复合体之间从右向左穿过；底部左图为缝合穿过耻骨骨膜；底部右图为第二针穿过深静
脉复合体。b. 左图：第二针穿过深静脉复合体和耻骨骨膜；右图：最后将缝线打结（Patel 等[19]）

者（术前采用核磁共振或经直肠彩超评估）尿道
外括约肌重建后可取得好的效果。

　　除了尿控的优势，这一技术的更令人感兴趣
的是：在膀胱尿道吻合前拉紧肌腱膜层，可以达
到无张力吻合[34]。

　　此外，肌腱膜平面重建可以减少吻合口漏尿
的风险[27]。

　　最后，Coughlin 等针对机器人手术将此技术
进行了小改良，实现了标准化。他们将两根 3/0
聚卡普隆线（RBI 肠线）缚在一起。用线的一头
将 Denonvilliers 筋膜游离缘缝合靠近尿道横括约
肌后方和后正中脊。线的另一头缝合重建的第二
层。这层使膀胱后方（膀胱颈后上方 2cm）靠近
后方的最初重建层，使尿道外括约肌后方和 De-
nonvilliers 复合体与膀胱底部靠拢[23]。Van Velthoven
对膀胱尿道吻合进行了持续的改良[39]。早期尿

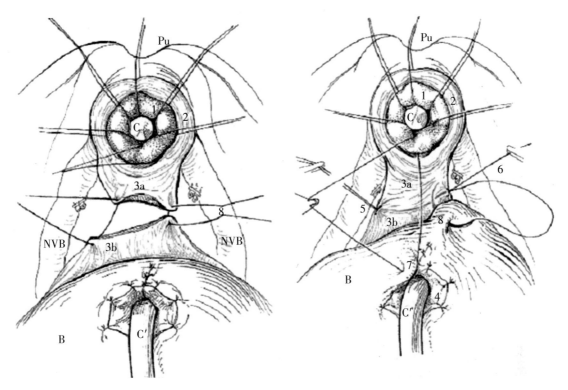

图 17.5 后方重建。左图：将尿道外括约肌和正中纤维脊与 Denonvilliers 筋膜残留缘缝合。Pu：耻骨；C：膜部尿道导尿管；C′：膀胱导尿管；B：膀胱；NVB：神经血管束；1：膜部尿道；2：尿道外括约肌（RS）的前外侧壁；3a：切断的 RS 和 MFR 后壁；3b：切断的 Denonvilliers 筋膜；4：膀胱颈外翻。右图：将 RS 和 DV（5）缝合固定在距膀胱颈约 2cm 的膀胱后壁上（6）。Pu：耻骨；C：膜部尿道导尿管；C′：膀胱导尿管；B：膀胱；1：膜部尿道；2：RS 前外侧壁；3a：切断的 RS 和 MFR 后壁；3b：切断的 Denonvilliers 筋膜；4：膀胱颈外翻；7：后尿道膀胱吻合（经 Rocco 等[34]允许）

控（0 片护垫 1 周）率为 58%。Coughlin 等[23] 研究采用 1 周内每天 0~1 片的标准，其尿控率为 72%。

V. R. Patel 最近对后方重建的第二层进行了进一步改良，将膀胱颈后部与尿道横括约肌和尿道后方重建层直接缝合靠拢[39]。Patel 等进行的一项前瞻性研究，纳入 803 例接受 RARP 患者，将最新的改良技术和没有重建的简单 Van Velthoven 缝合比较，发现术后 1 月时早期尿控存在明显优势（P=0.016）。B. Rocco 等进行的一项比较 RARP 和 RRP 手术的研究，同样确认了这一满意效果[24]。

根据 Rocco 和 Patel 的经验，这一技术并无特殊并发症，据笔者所知其他术者也没发表相关情况[26]。

尿道外括约肌整体重建

可以汇总尿道括约肌复合体的前方和后主重

建的主要原则，从而可以使尿道括约肌得到完整重建。

2007 年，Tewari 等[40] 进行尸体研究，开发了一项手术方法，使韧带与尿道膀胱吻合部重新融合，将两端肌肉拉近，远端膀胱与腱状弓固定。此方法应用于 700 例机器人根治性前列腺切除术[26]。

这一保留尿控的技术，基于以下 7 个重要原则。

1. 保护耻骨前列腺韧带和腱状弓。

2. 创建膀胱颈后方肌肉翼，用于与括约肌后方的 Denonvilliers 筋膜远端缝合。

3. 采用保留耻骨前列腺韧带的方式，控制背深静脉复合体。

4. 前列腺尖部分离时，预留厚而长的尿道残端。

5. 加固膀胱颈后的侧翼，缝合膀胱颈后的左、右两侧逼尿肌翼，以制造厚的膀胱颈，如

147

Pagono 描述的那样[41]。

6. 把侧翼缝合在 Denonvilliers 筋膜远端，接近尿道残端，以防止中心腱的远处回缩。因此可以提供后壁支持。如 Rocco 所述（图 17.6）[34]

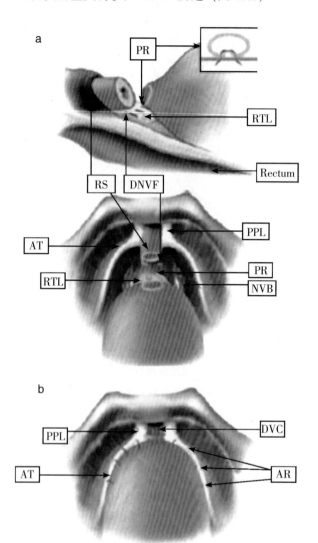

图 17.6 全重建。a. "Rocco 原则"，把肌翼缝合到靠近尿道残端的 Denonvilliers' 筋膜远侧缘。PR：术后重建；RTL：三角区；RS：尿道外括约肌；DNVF：Denonvilliers 筋膜；Rectum：直肠；AT：腱弓；PPL：耻骨前列腺韧带；NVB：神经血管束。b. 一旦完成尿道膀胱颈吻合，将腱弓和耻骨前列腺重新固定在膀胱颈部。PPL：耻骨前列腺韧带，AT：腱弓；DVC：背深静脉复合体；AR：前段重建（经 Tewari 等允许[26]）

7. 在完成尿道膀胱颈吻合后，将腱弓和耻骨前列腺重新固定在膀胱颈部。

一项术前使用核磁共振（magnetic resonance imaging，MRI）评估尿道括约肌长度技术为短尿道括约肌的患者提供了令人鼓舞的结果。

Tewari 等[26,40]的研究得到了很好的结果。接受了膀胱尿道连接部全重建患者的尿控率在 1 周、6 周、12 周、24 周时分别是：38%、83%、91%、97%。而仅接受后尿道重建患者的尿控率分别是：27%、59%、77% 和 91%。在对照组，膀胱尿道连接部未接受其他处理的患者，显示了较差的尿控率：1 周时为 13%，6 周时为 35%，12 周时为 50%，24 周时为 62%，52 周时为 82%。这一结果也印证了技术改良效果。

Menon 等进行的一项随机对照研究显示，在肌筋膜重建组和双层吻合组两组之间早期尿控不存在明显差异[27]。即使早期尿控尚无明显改善，Menon 等继续使用双层吻合技术，因为减少了放射和临床上膀胱造影显示尿瘘的比例[42]。

保留神经和尿控

尿道外括约肌是由平滑肌和骨骼肌组成[43]。基于这一事实，自主神经损伤会导致压力性尿失禁。Donker 和 Walsh 等研究显示，海绵体神经有部分分支支配尿道外括约肌[44]。

曾经有报道显示：保留神经手术可改善勃起功能，但对于尿控的影响尚不清楚。

Nandipati 等的一项纳入 156 例长期前瞻性研究显示：保留神经（nerve-sparing，NS）根治性前列腺切除术改善了尿控恢复的时间间隔和长期尿控率，但单侧和双侧 NS 无明显差异[45]。术前 PSA 水平无明显统计学差异，但存在一个趋势，尿失禁患者 PSA 值较高。

Burkhard[46] 和 Sacco[47] 等研究得到相同结论。

但他们的结果并未得到下面的文章肯定：Marien 等研究了连贯 1110 例尿控患者，显示 NS 手术的患者并未获得更好的尿控[43]，性功能与尿控无关。因此，这一研究显示，对于无勃起功能障碍的患者，保留神经血管束对于改善尿控是没有意义的。

Catarin 等的确认了这一发现，他们认为：支配骨盆区域的感觉和运动神经，在保留神经的耻骨后前列腺切除术后并没有得到改变。另一方面，他们发现大多数患者术后膜部尿道黏膜传入神经缺乏，这可能导致尿失禁的原因之一。

保留精囊和尿控

2000年，John和Hauri建议把保留精囊RRP（SV-RRP）作为保留盆腔神经和维持尿控的可选手术方式[49]。

该研究纳入的RRP病例中，均结扎了输精管。对不存在精囊梗阻或硬化者，则有直角钳先夹闭，再离断精囊。术中未对精囊顶端进行牵引或分离，意在保护支配三角区、膀胱颈和后尿道的盆神经分支。

2007年实施的一项前瞻性研究，Albers[50]等认为SV-RRP是减少RRP术中和术后并发症的一种很好的手术方式。这些患者中不存在短期PSA复发率，恢复明显加快且更好。无论如何，需要等待长期肿瘤控制数据确定这一方式的有效性。

选择性结扎背深静脉复合体和尿控

Porpiglia等研究了腹腔镜根治性前列腺切除术中选择性结扎DVC的效果。他们的结果显示：选择性结扎DVC有助于尿控的早期恢复，但未对手术的安全性和肿瘤控制效果进行比较。

保留肛提肌筋膜和前列腺外侧筋膜

Takenaka等在固定后和新鲜尸体上进行解剖研究显示：保留肛提肌筋膜是有益的，可以保护肛提肌、尿道横括约肌、支配尿道横括约肌的阴部神经支。通过骨盆内筋膜解剖可以达到此效果，并有利于缩短RRP术后尿失禁的时间[52]。

在他们2009年的一项研究中，van der Poel HG等观察到保留前列腺外侧筋膜，而不是背外侧筋膜，是RALP术后尿控的结果优良的预测指标。这一事实可能是因为对尿控非常重要的神经和血管组织得到保护所致[53]。

结　论

尿失禁和勃起功能障碍是RRP的两个主要并发症。尿失禁与大多数患者最相关。压力性尿失禁是观察到最常见的类型。尿失禁与多种因素有关，最可能的影响因素是膀胱尿道吻合相关的外科损伤和生物力学的不稳定性。尿失禁的发生率和定义存在很大的差异性。

后尿道是尿控的主要机制。其中有两个功能相对独立的区域：近端和远端。近端即膀胱颈，远端即尿道横纹括约肌。

RRP术中保留前端括约肌，需要保留部分膀胱颈，卷曲成管或摄取。至于远端功能区域，可以采用两种方式：保留耻骨前列腺韧带和尿道附件，以及尿道外括约肌重建，前方、后方或全重建。

表17.1给出了前端区域大多数相关技术的概括性比较，表17.2则是远端区域的比较。

可以选择Vipul Patel描述的前方悬吊缝合法，或Rocco记述Patel等改良的后方重建法。

其他方法包括：保留神经、保留精囊、选择性结扎DVC以及保留肛提肌筋膜和前列腺侧筋膜。

尽管在努力开展新技术，但是尿控，特别是恢复的时间，仍然是前列腺手术需要关注的一个方面。

参考文献

[1] Penson DF, McLerran D, Feng Z, et al. 5-year urinary and sexual outcomes after radical prostatectomy: results from the prostate cancer outcomes study. J Urol, 2005,173（5）:1701–1705.

[2] Ficazzola MA, Nitti VW. The etiology of post-radical prostatectomy incontinence and correlation of symptoms with urodynamic findings. J Urol, 1998, 160 （4）:1317–1320.

[3] Catalona WJ, Carvalhal GF, Mager DE, et al. Potency, continence and complication rates in 1870 consecutive radical retropubic prostatectomies. J Urol, 1999,162（2）: 433–438.

[4] Stanford JL, Feng Z, Hamilton AS, et al. Urinary and sexual function after radical prostatectomy for clinically localized prostate cancer: the Prostate Cancer Outcomes Study. JAMA, 2000,283（3）:354–360.

[5] Lepor H, Kaci L. The impact of open radical retropubic prostatectomy on continence and lower urinary tract symptoms: a prospective assessment using validated self-administered outcome instruments. J Urol, 2004,171 （3）:1216–1219.

[6] Bentzon DN, Graugaard-Jensen C, Borre M. Urethral pressure profile 6 months after radical prostatectomy may be diagnostic of sphincteric incontinence: preliminary data after 12 months' follow-up. Scand J Urol Nephrol, 2009,

43(2):114–118.

[7] Tan GY, Jhaveri JK, Tewari AK. Anatomic restoration technique: a biomechanics-based approach for early continence recovery after minimally invasive radical prostatectomy. Urology, 2009,74(3):492–496.

[8] Walsh PC. Radical prostatectomy for the treatment of localized prostatic carcinoma. Urol Clin North Am, 1980,7 (3):583–591.

[9] Lowe BA. Comparison of bladder neck preservation to bladder neck resection in maintaining postprostatectomy urinary continence. Urology, 1996,48(6):889–893.

[10] Shelfo SW, Obek C, Soloway MS. Update on bladder neck preservation during radical retropubic prostatectomy: impact on pathologic outcome, anastomotic strictures, and continence. Urology, 1998,51(1):73–78.

[11] Deliveliotis C, Protogerou V, Alargof E, et al. Radical prostatectomy: bladder neck preservation and puboprostatic ligament sparing-effects on continence and positive margins. Urology, 2002,60(5):855–858.

[12] Freire MP, Weinberg AC, Lei Y, et al. Anatomic bladder neck preservation during robotic-assisted laparocopic radical prostatectomy: description of technique and outcomes. Eur Urol, 2009,56(6):972–980.

[13] Walsh PC, Marschke PL. Intussusception of the reconstructed bladder neck leads to earlier continence after radical prostatectomy. Urology, 2002,59(6):934–938.

[14] Sakai I, Harada K, Hara I, et al. Intussusception of the bladder neck does not promote early restoration to urinary continence after non-nerve-sparing radical retropubic prostatectomy. Int J Urol, 2005,12(3):275–279.

[15] Lowe BA. Preservation of the anterior urethral ligamentous attachments in maintaining post-prostatectomy urinary continence: a comparative study. J Urol, 1997,158 (6):2137–2141.

[16] Poore RE, McCullough DL, Jarow JP. Puboprostatic ligament sparing improves urinary continence after radical retropubic prostatectomy. Urology, 1998, 51(1):67–72.

[17] Stolzenburg JU, Liatsikos EN, Rabenalt R, et al. Nerve sparing endoscopic extraperitoneal radical prostatectomy – effect of puboprostatic ligament preservation on early continence and positive margins. Eur Urol, 2006,49(1):103–111.

[18] Walsh PC. Anatomical radical prostatectomy: evolution of the surgical technique. J Urol, 1998,160: 2418–2424.

[19] Patel VR, Coelho RF, Palmer KJ, et al. Periurethral suspension stitch during robot-assisted laparoscopic radical prostatectomy: description of the technique and continence outcomes. Eur Urol, 2009,56 (3):472–478. Epub 2009 Jun 16.

[20] Rocco F, Carmignani L, Acquati P, et al. Restoration of posterior aspect of rhabdosphincter shortens continence time after radical retropubic prostatectomy. J Urol, 2006, 175(6):2201–2206.

[21] Rocco B, Gregori A, Stener S, et al. Posterior reconstruction of the rhabdosphincter allows a rapid recovery of continence after transperitoneal videolaparoscopic radical prostatectomy. Eur Urol, 2007,51(4):996–1003.

[22] Nguyen MM, Kamoi K, Stein RJ, et al. Early conticence outcomes of posterior musculofascial plate reconstruction during robotic and laparoscopic prostatectomy. BJU Int, 2008,101(9):1135–1139.

[23] Coughlin G, Dangle PP, Patil NN, et al. Surgery illustrated-focus on details. Modified posterior reconstruction of the rhabdosphincter: application to robotic-assisted laparoscopic prostatectomy. BJU Int, 2008,102(10):1482–1485.

[24] Rocco B, Matei DV, Melegari S, et al. Robotic vs open prostatectomy in a laparoscopically naive centre: a matched-pair analysis. BJU Int, 2009,104(7):991–995.

[25] Coelho RF, Chauhan S, Orvieto M, et al. Influence of modified posterior reconstruction of the rhabdosphincter on early recovery of continence and anastomotic leak rates after robotic-assisted laparoscopic radical prostatectomy. Eur Urol, 2010,57:941–942.

[26] Tewari A, Jhaveri J, Rao S, et al. Total reconstruction of the vesico-urethral junction. BJU Int, 2008,101(7): 871–877.

[27] Menon M, Muhletaler F, Campos M, et al. Assessment of early continence after reconstruction of the periprostatic tissues in patients undergoing computer assisted (robotic) prostatectomy: results of a 2 group parallel randomized controlled trial. J Urol, 2008,180(3):1018–1023.

[28] Poon M, Ruckle H, Bamshad BR, et al. Radical retropubic prostatectomy: bladder neck preservation versus reconstruction. J Urol, 2000,163(1):194–198.

[29] Srougi M, Nesrallah LJ, Kauffmann JR, et al. Urinary continence and pathological outcome after bladder neck preservation during radical retropubic prostatectomy: a randomized prospective trial. J Urol, 2001,165 (3):815–818.

[30] Seaman EK, Benson MC. Improved continence with tabularized bladder neck reconstruction following radical retropubic prostatectomy. Urology, 1996, 47(4):532–535.

[31] Wille S, Varga Z, von Knobloch R, et al. Intussusception of bladder neck improves early continence after radical prostatectomy: results of a prospective trial. Urology, 2005,65(3):524–527.

[32] Rocco F, Rocco B. Anatomical reconstruction of the rhab-

dosphincter after radical prostatectomy. BJU Int, 2009,104 (2):274–281.

[33] Burnett AL, Mostwin JL. In situ anatomical study of the male urethral sphincteric complex: relevance to continence preservation following major pelvic surgery. J Urol, 1998,160(4):1301–1306.

[34] Rocco F, Carmignani L, Acquati P, et al. Early continence recovery after open radical prostatectomy with restoration of the posterior aspect of the rhabdosphincter. Eur Urol, 2007,52:376–383.

[35] Campenni MA, Harmon JD, Ginsberg PC, et al. Improved continence after radical retropubic prostatectomy using two pubo-urethral suspension stitches. Urol Int, 2002,68 (2):109–112.

[36] Noguchi M, Shimada A, Nakashima O, et al. Urodynamic evaluation of a suspension technique for rapid recovery of continence after radical retropubic prostatectomy. Int J Urol, 2006,13(4):373–378.

[37] Noguchi M, Kakuma T, Suekane S, et al. A randomized clinical trial of suspension technique for improving early recovery of urinary continence after radical retropubic prostatectomy. BJU Int, 2008,102(8):958–963.

[38] Nguyen L, Jhaveri J, Tewari A. Surgical technique to overcome anatomical shortcoming: balancing postprostatectomy continence outcomes of urethral sphincter lengths on preoperative magnetic resonance imaging. J Urol, 2008,179(5):1907–1911.

[39] Van Velthoven RF, Ahlering TE, Peltier A, et al. Technique for laparoscopic running urethrovesical anastomosis: the single knot method. Urology, 2003,61:699–702.

[40] Tewari AK, Bigelow K, Rao S, et al. Anatomic restoration technique of continence mechanism and preservation of puboprostatic collar: a novel modification to achieve early urinary continence in men undergoing robotic prostatectomy. Urology, 2007,69(4):726–731.

[41] Pagano F, Prayer-Galetti T, D'Arrigo L, Altavilla G, Gardiman M, Zattoni F. Radical surgery for clinically confined prostate cancer. Ann NY Acad Sci, 1996,784: 85–92.

[42] Rocco B, Rocco F. Re: Assessment of early continence after reconstruction of the periprostatic tissues in patients undergoing computer assisted (robotic) prostatectomy: results of a 2 group parallel randomized controlled trial. J Urol, 2009,181(3):1500–1501.

[43] Marien TP, Lepor H. Does a nerve-sparing technique or potency affect continence after open radical retropubic prostatectomy? BJU Int, 2008,102(11): 1581–1584.

[44] Walsh PC, Donker PJ. Impotence following radical prostatectomy: insight into etiology and prevention. J Urol, 1982,128(3):492–497.

[45] Nandipati KC, Raina R, Agarwal A, et al. Nervesparing surgery significantly affects long-term continence after radical prostatectomy. Urology, 2007,70(6):1127–1130.

[46] Burkhard FC, Kessler TM, Fleischmann A, et al. Nerve sparing open radical retropubic prostatectomy-does it have an impact on urinary continence? J Urol, 2006,176(1): 189–195.

[47] Sacco E, Prayer-Galetti T, Pinto F, et al. Urinary incontinence after radical prostatectomy: incidence by definition, risk factors and temporal trend in a large series with a long-term follow-up. BJU Int, 2006,97(6):1234–1241.

[48] Catarin MV, Manzano GM, Nóbrega JA, et al. The role of membranous urethral afferent autonomic innervation in the continence mechanism after nerve sparing radical prostatectomy: a clinical and prospective study. J Urol, 2008,180(6):2527–2531.

[49] John H, Hauri D. Seminal vesicle-sparing radical prostatectomy: a novel concept to restore early urinary continence. Urology, 2000,55(6):820–824.

[50] Albers P, Schäfers S, Löhmer H, et al. Seminal vesicle-sparing perineal radical prostatectomy improves early functional results in patients with low-risk prostate cancer. BJU Int, 2007,100(5):1050–1054.

[51] Porpiglia F, Fiori C, Grande S, et al. Selective versus standard ligature of the deep venous complex during laparoscopic radical prostatectomy: effects on continence, blood loss, and margin status. Eur Urol, 2009,55 (6): 1377–1383.

[52] Takenaka A, Hara R, Soga H, et al. A novel technique for approaching the endopelvic fascia in retropubic radical prostatectomy, based on an anatomical study of fixed and fresh cadavers. BJU Int, 2005,95(6):766–771.

[53] van der Poel HG, de Blok W, Joshi N, et al. Preservation of lateral prostatic fascia is associated with urine continence after robotic-assisted prostatectomy. Eur Urol, 2009, 55(4):892–900.

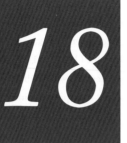

18 如何促进勃起功能的早期恢复

Marcelo A. Orvieto, Vipul R. Patel

关键词

· 勃起功能障碍　　　　· 前列腺癌
· 性交能力　　　　　　· 根治性前列腺切除术

引 言

世界范围内，前列腺癌（Prostate cancer，PCa）是最常见的肿瘤之一。在欧洲，估计目前有超过 200 万的前列腺癌患者[1]。在美国，来源于监测、流行病学及预后（Surveillance, Epidemiology and End Results，SEER）的注册数据显示，新诊断为局限性前列腺癌的年轻、健康男性患者的数量以每年 9.5%的速度增长[2]。对于这部分患者，有一些治疗方案可供选择，但是根治性前列腺癌切除术（radical prostatectomy，RP）仍是获得长期治愈的标准治疗方案。这部分群体为泌尿外科肿瘤医生提供了挑战：由于年轻患者通常会对任何治理方案都有较高期望，希望得到最佳的肿瘤控制，而不影响术后功能效果，如尿控和勃起。

RP 最初于 1900 年代初期由 Young 等提出[3]。而 Walsh 和 Donker 等学者[4] 关于前列腺外科解剖的早期研究，推进了现代 RP 技术。现代 RP 技术旨在完整切除前列腺，使得在保留尿控和性功能时也能获得良好肿瘤控制。从那时起，开始进行手术技巧改良[5,6]，同时开展大量研究为了很好地理解前列腺根治性切术后勃起功能障碍（erectile dysfunction，ED）的病因和病理因素[5-8]。但是，RP 术后 ED 发病率很高，这对于大多数泌尿外科医生而言仍是一个主要挑战。

前列腺根治性切除术后 ED 的病因和病理生理学因素尚未完全理解。但是，RP 术中神经血管束（neurovascular bundles，NVBs）的损伤常继发于某些因素，如：过度牵拉，热能量的使用或切除过程中的直接损伤[9]。后者的发生多是由于术中认识和辨认 NVB 的困难，导致了 NVB 的直接断开或止血缝合或夹闭中的损伤等。的确，大量开放手术的数据显示，耻骨后前列腺切除术（retropubic radical prostatectomy，RRP）中使用微型放大镜可以改善勃起功能的恢复和时间[10,11]。

开放手术相关的潜在并发症，更年轻患者对于良好肿瘤控制且不损伤术后生活质量的越来越强烈的寻求，这些都使得需要一种侵入性更小的手术方式。其中的一种方法就是，达·芬奇手术系统实施（daVinci® system, Intuitive Surgical, Sunnyvale，CA）的机器人辅助腹腔镜根治性前列腺切除术（robot-assisted radical prostatectomy，RARP）。达·芬奇手术系统综合了腹腔镜优势如：高度放大视野，接近手术区域，相对于开放手术明显减少术中出血[12,13]，同时还有一些特殊特质，如：三维视觉（3D）和机械臂的可操作性，达到了标准开放手术的动作标准。这些特点的综合，改善了视觉并使得处理和切割组织变得更精确；当由有经验的术者操作时，可以改善治理效果。

自从 2000 年 Binder 和 Kramer[14] 等学者实施首例 RARP 之后，为了改善术后结局，许多技术改良和保护神经的手术入路被阐述[5-8]。本章中，笔者将讨论这些技术，并描述一些当前文献中所发表的机器人辅助腹腔镜前列腺切除术（robotic assisted laparoscopic prostatectomy，RALP）术后的勃起功能结果。

神经血管束的解剖

NVB 的当代概念来自于 Walsh 和 Donker[4] 的研究。他们首先研究了男性胎儿和新生儿，然后研究了百具 60 岁以上尸体。他们认为，阴茎海绵体束是来自于直肠和尿道之间的腹下神经丛的分支，通过尿道生殖膈后由外侧壁进入尿道。NVB 是腹下神经丛向下的延伸，从后外侧壁进入前列腺的管状结构。基于这一发现，Quinlan，Walsh 等对根治性前列腺切除术提出了改良：在切断 NVBs 之前，断开盆腔后筋膜；紧贴前列腺分离前列腺两侧蒂以避免 NVB 的损伤，因为 NVB 在前列腺的底部呈篷状改变。这是前列腺癌治疗过程中的一个新的标识，在前列腺癌根治术这种高度侵入性手术中，这一方法带来的益处大于风险。

最近，Costello 等在 2004 年[17] 通过对人尸体研究发现：大多数 NVB 从远侧、背外侧进入精囊（后部神经）；同时，前部神经沿着精囊后外侧界顺行。NVB 的前后神经向远处进入前列腺顶部，在前列腺中部融合，然后在接近前列腺顶部再次分开，在此处的变异多见于走形和形态变化。另外，Costello 认为 NVB 是一功能性组织，其前部包括大多数支配前列腺的纤维，其后部纤维支配直肠和中间部分，即真正的海绵体神经。Tewari 等[18] 研究发现了与 Costello 等相类似的结果。他们研究了 10 例新鲜的和 2 例固定标本（并收集了 200 例 RALP 患者的录像和影像资料），描绘了一项三维的机器人前列腺切除术的神经解剖图。他们描述了近端神经血管层（proximal neurovascular plate，PNP），主要神经血管束（predominant neurovascular bundle，PNB）和辅助性神经通路（accessory neural pathways，ANPs）。PNP 包括盆腔神经丛的膀胱和前列腺部分，由神经节和之间的神经纤维组成，起到处理和传递勃起神经信号的作用。PNB 是经典的神经束，传递神经冲动到海绵体组织。他包绕在盆腔后侧壁和（或）提肛筋膜之间，由后外侧进入前列腺。ANPs 是假定的辅助通路，通常在盆侧筋膜和（或）提肛筋膜之间，由前列腺后侧面或前侧面进入前列腺。

保留神经时筋膜层的重要性

盆腔内筋膜是覆盖前列腺和膀胱的多层筋膜，通过胶原纤维与前列腺包膜相连，最后进入耻骨前列腺韧带与骨盆相连[19]。在侧面，盆腔内筋膜分成与前列腺真包膜相连的前列腺筋膜和外层或侧面的盆腔筋膜。在接近精囊尖部位置，自主神经纤维源于盆腔神经丛的尾部，称为海绵体支，形成密集的神经网，从盆腔神经丛直行至前列腺外侧部，在前列腺水平逐渐形成近 6mm 宽更为紧密的神经束[20]。此处，这些分支沿着前列腺后外侧面，进入前列腺尖部和膜部尿道，嵌入前列腺侧面筋膜之间。Kiyoshima 等研究显示，仅有 48% 的患者，NVB 在后外侧区域[21]；剩余 52% 的患者，NVB 分布于前列腺整个侧面，而没有任何具体的定位或神经束形成。另外，Kiyoshima 描述：NVB 的位置与前列腺包膜和盆侧筋膜的融合度相关[21]。

但是，NVB 嵌入多层筋膜并不是新的知识，如 10 年前开放性 RP 手术，就描述过筋膜外和筋膜内神经保留术[22]。首先腹腔镜高度放大视野，其后机器人平台为术者提供了更好的手术视野，并使用之前的解剖知识实施更精确的神经保留手术。的确，筋膜内、筋膜间和筋膜外神经保留术不同的技术和改良[19,23,24] 被广泛采纳，得到了实施 RP 手术术者的接受。

筋膜内区域是前列腺包膜和前列腺筋膜内层之间的区域。筋膜内前列腺切除术，盆腔内筋膜仅在前侧、耻骨前列腺韧带内侧切开[23]。筋膜间区域是前列腺筋膜和后盆腔筋膜之间区域。后来，筋膜间区域成为前列腺筋膜和 Denonvilliers 筋膜之间，前列腺筋膜和 Denonvilliers 筋膜前延伸部位的无血管层。大多数 NVB 在 Denonvilliers 筋膜前衍生部位和肛提肌之间的区域。因此，完整保留 NVBs 可以在筋膜内或筋膜间切除[25,26]。沿着筋膜外层面切除，是 NVB 的正确方式，可能保护神经组织。

手术方法

保留 NVB 手术中，充分的手术技巧不仅可以使术前勃起功能良好的患者成功的恢复勃起，还与改善整体尿控效果有关 [27,28]。因此，为了保留 NVBs 可以进行任何尝试。困难的是，过度的保留神经（nerve sparing，NS）可能增加手术切缘阳性（positive surgical margin，PSM）的概率，特别是后外侧和顶部切缘。因此，基于个体不同的术前情况[29] 和术中发现，每例患者都需有特定的 NS 步骤。除了辨别正确的手术切除层面，一些解剖手术技巧也是 RARP 术后获得良好勃起效果的关键。

非热能分离的重要性

NS 步骤中非常重要的一项是能力应用。切除过程不可有任何形式的热能存在，以避免因直接烧灼或后期传导导致的损伤。因为这些神经是无髓鞘的，极易受到热损伤。Ong 等采用犬齿模式，表明切除神经血管束时，在前列腺周围使用单极或双极，会明显减低海绵体神经刺激所引起的勃起反应[30]。一项关于接受 RARP 手术的临床研究中，Ahlering 等比较 NS 中使用电烧灼和未接受烧灼两组患者的勃起效果。烧灼组中，接受双侧 NS 患者 9 月和 24 月后有勃起功能患者的比例分别是 16.7% 和 67.9%，而未使用烧灼组数据分别是 72.8% 和 92%[15]。

神经的损伤也可能是因为术中处理前列腺蒂导致的，因为前列腺蒂与 NVBs 特别邻近。前列腺蒂可以通过钳、剪和缝合方式来处理。在这点上，Ahlering 等阐明了一种保留神经手术中采用钳夹和缝合处理前列腺蒂的方法[31]。然后进行分离，前列腺与其后组织相分离时使用腹腔镜哈巴狗夹处理血管束。用 3-0 可吸收线连续缝合前列腺蒂，而后去除哈巴狗夹。继续顺行切除，此点严格执行冷切除，缝合控制并保留部分 NVBs。采用这一技术，作者报道接受保留单侧神经（unilateral nerve sparing，UNS）的患者 3 月勃起功能恢复率为 40%，2 年恢复率 80%；而 BNS 的比例分别为 29.3% 和 93%[32]。克利夫兰医院研究组报道了相似的结果，在腹腔镜根治性前列腺切除术（laparo-scopic radical prostatectomy，LRP）中，他们采用"哈巴狗技术"[33]。最近，Ahelring 等提出了最新的改良，对 50 位连续患者采用了低温保留神经方式。可以通过采用 4℃ 的生理盐水进行冷灌注和直肠内留置球囊的方式进行盆腔降温。润滑后的球囊通过肛门置入，使用腔内电极观察体内温度，直接从直肠前壁或 NVBs 表面读取。这一方式明显改善术后勃起情况。但勃起的最终效果还需要等到报道。

Gianduzzo 等最近评估了磷酸氧钛钾激光（potassium titanyl phosphate，KTP）切割后的海绵体功能，并比较了超声刀切除和冷冻切除的效果。通过平均动脉压的百分比，来显示达到海绵体神经兴奋的海绵体内压力峰值。通过体外腹膜组织评估，从 KTP 和超声刀扩散的热气流。急性激光损伤的平均深度是 600μm，而超声是 1.2mm，由冷切割技术导致的挤压伤则是 405μm。温度记录显示，激光释放的热气流少于超声切割(中值大于 60C，气流扩散分别是 1.07 vs 6.42mm，P<0.01)。因此，KTP 激光对海绵体神经功能保护与冷切割技术结果相似，优于超声切割。

逆行分离的保留神经血管束技术

可以从前列腺基底部到尖部（顺行）或从尖部到基底部（逆行）分离 NVB，单侧或双侧、部分或全部。传统上，开放性 RP 术中，在切除背深静脉复合体（dorsal venous complex，DVC）和膜部尿道之后，NS 常用逆行方式进行。这种方式可以早期辨认 NVB，精确看到其到前列腺蒂的走形[6,19]。腹腔镜和 RARP 术中，通常采用顺行方式分离 NVB。这种方式可以早期控制前列腺蒂，可以减少出血。另外，在断开膀胱颈后分离 NVB，这种方式为手术设备提供了一个更自然的工作角度。这一技术的缺点是，无法看清 NVB 在前列腺基底部的走行。这就存在过度牵拉、损伤和无意识切断 NVB 的潜在风险。

Patel 等研究了一项混合技术，混合了开放逆行分离 NVBs 的优点和微创手术的优势，如：组织放大十倍和减少出血。采用此种混合技术时，在切断前列腺尖部之前，采用逆行方式早期暴露 NVB，使得 NVB 的走形清晰可见。完成之后，用顺行方式继续。

这项技术中，作者强调了精囊冷切除的重要性，同时术后平面的发展也由于 NS。SVs 的冷切除是最重要的部分，因为 NVB 的走形极度接近精囊角。因此，这一区域内过度使用热能量会导致海绵体神经的直接损伤或由于热能扩散导致的间接损伤（图 18.1）。

对于左侧 NVB 的逆行剥离，助手抓住前列腺基底部的侧缘，立即向右侧旋转。采用四臂在膀胱处轻轻地从头端拉，把前列腺蒂与 NVB 拉成一线。助手保持前列腺往中间旋转并稳定，术者可以辨认并在前列腺侧壁切断盆腔侧筋膜（图 18.2）。同时，左侧机器臂使用 Maryland 分离钳，右臂使用剪刀，术者可以打开筋膜间切割面；即盆腔侧筋膜和前列腺筋膜之间。正确的分离层是相对的无血管区域，前列腺血管紧贴 NVB，会同前列腺筋膜一起被剥离（图 18.3）。这一平面持续保留，直至凹槽与之前的后面汇合。关键是保持该区域切割过程中的清晰和无出血。当达到前

列腺后侧缘时，此区域显得特别重要。前列腺的清晰轮廓使得术者可以在正确的平面进行剥离，可以避免因切得太侧面而损伤 NVB，切得太居中而破坏前列腺筋膜将增加切缘阳性的风险。

由于横向的筋膜间切除与后平面向关联，NVB 的走行变得明显，可用 Hem-o-lok 夹闭并切断前列腺蒂而无损伤 NVB 的风险。分离前列腺蒂之后，继续采用顺行方式进行分离（图 18.4）。当分离达到前列腺顶部时，可使用 Maryland 分离钳小心的固定 NVB，避免剪刀划过时导致的过度牵拉。完全分离 NVB 很重要，越远越好，可以避免顶部分离时导致损伤。

分离右侧 NVB 时，遵循与左侧相同的原则。但是，此处前列腺往中间旋转，并使用四臂固定（图 18.5）。助手保持吸引器头足够靠近，保证手术区域无血污染。随着侧面的筋膜间平面打开，助手可以把吸引器放在侧沟内，以利于视野暴露并提供 NVB 的侧固定。还有，在达到后平面之

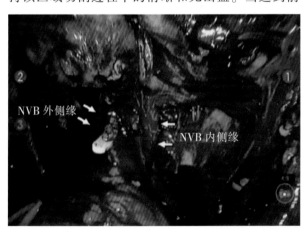

图 18.1　后面全部形成后，NVB 的侧面和中间完全显露

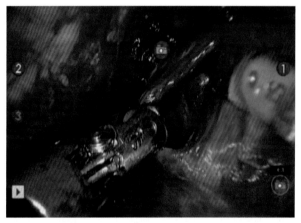

图 18.3　筋膜间层面形成。采用 Marlyland 分离钳固定 NVB 已避免牵拉。这一层面是相关无血管区域

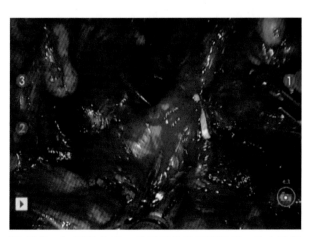

图 18.2　左 RNS 入路，助手抓住前列腺侧缘，往中间旋转。使用四臂轻轻地往 NVB 方向牵拉前列腺蒂

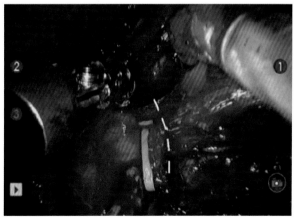

图 18.4　此处，侧面与后面相汇合。NVB 的走形变得明显，此区域内可以使用 Hem-o-lok 断开（虚线处）前列腺蒂

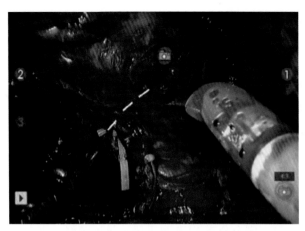

图 18.5 右侧 RNS 方式与左侧相似。此处侧凹完全形成，达到了后平面的分离。可以清晰地辨认前列腺蒂，进行夹闭和断开（虚线处）

后，NVB 走行清晰，可以安全的夹闭切割前列腺蒂。NS 过程中，轻微牵拉 NVB 但不使用热能量。

采用这一技术，作者分析了 200 例术前男性性功能问卷评分大于 21 分的连续患者。他们接受保留双侧 NS 的 RARP 治疗。性功能存在定义为：在使用或不使用 PDE-5 的情况下，勃起充分可以完成插入。该研究将 146 例顺行保留神经（antegrade nerve sparing，ANS）的 RARP 术患者[36]与之前的 200 名患者进行比较。通过自我问卷的形式评估术后勃起功能。其中，对勃起功能恢复的定义为超过半数情况下，患者能够在服用或不服用 PDE-5 抑制剂的情况下，达到足以插入阴道的勃起硬度（SHIM 调查问卷中的第 2 和第 3 问）。两组患者在年龄、体重指数（body mass index，BMI）、术前 PSA、临床分期、Gleason 评分、腺体大小和术前活检估算肿瘤占腺体比例方面均无显著差异。顺行保留神经组（ANS）和逆行保留神经（RNS）组相比，失血量更大（137mL *vs* 114mL，$P<0.001$），手术时间更长（84min *vs* 79min，$P<0.001$）。两组间后外侧切缘阳性率无显著差异。但有趣的是，RNS 组术后勃起功能恢复情况显著优于 ANS 组。具体表现：RNS 组和 ANS 组勃起恢复情况在术后 6 周分别为 58.7% 和 50.9%；术后 3 个月为 82.6% 和 75.8%；术后 6 个月为 92.5% 和 82.2%；以及术后 12 个月位 96.3% 和 89.7%（所有 $P<0.05$）。作者认为：RARP 术中 RNS 是可行的，可以改善总体勃起比例并缩短性功能恢复时间。

"阿弗洛狄特面纱" 技术（又称为高前位分离或地毯式分离）

阿弗洛狄特是希腊爱、美和性的女神。面纱是指海绵体神经的区域，该区域如窗帘一样在前列腺表面从后外侧进入前外侧[37,38]。前列腺后筋膜和 Denonvilliers 筋膜之间的无血管层面，尽可能的朝向尖部，横向暴露靠近盆腔神经丛和 NVBs 的前列腺蒂。恰当的牵拉后，采用剪刀或双极烧灼断开前列腺蒂，在前侧断开前列腺筋膜，进入筋膜间层面。在筋膜层上小心分割、钝性分离，直至整个前列腺筋膜完全释放，如悬挂在耻骨尿道韧带上的"面纱"。因此，"面纱"需要保留，它包含了重要的勃起相关的神经血管束结构。

在 2007 年发布的研究中，Menon 等在他们机构中接受 RALP 治疗且随访期最少为 1 年的 2652 例患者中选出来 1142 例患者。性交能力定义为：勃起充分能插入阴道。术前有性交能力（SHIM >2）并接受了 BNS 的患者中，有 70% 患者在使用或不使用 PDE-5 抑制剂的情况下，获得了性生活[39]。

最近，这些作者改良了"面纱"技术，他们尝试去保留耻骨膀胱韧带和 DVC。技术的改良包括：在 11 点和 1 点钟之间的位置，向前和筋膜内进行筋膜间分离（超"面纱"保留）。当前列腺筋膜粘到包膜上时，采用冷切或单极热电钩分离。85 例使用 PDE-5 抑制剂的患者尝试进行性生活，在中位随访 18 个月的时间内，其中 94% 勃起充分可以完成插入[40]。

不使用血管夹、顺行分离保留神经血管束技术

Chien[8] 等描绘了无血管夹、顺向手术保留神经的手术方式。他们在术中采用冷刀联合单极和双极电刀。在前列腺后部制造筋膜间间隙，从与直肠相连的后部附件开始分离。这一层面是在中线上朝向前列腺尖部的。采用冷刀进行钝性和锐性分离，从中线往侧壁将血管蒂从前列腺的血管蒂破离。在前部直接松动血管束直至远端终点，此处可见小血管进入前列腺组织。这些终末血管很小直径小于 1mm，采用双极电凝阻断血管以避免使用血管夹。由于减少了热能，理论上减少了

神经损伤，因为 NVBs 和前列腺包膜之间的距离增加了。通过电凝前列腺的血管蒂，可以进一步游离 NVBs。因此，前列腺筋膜、NVBs 和前列腺蒂从前列腺上剥离下来，保留了 NVB。

一项随访研究中，Zorn 等预期随访 300 例患者超过 24 个月[23]。79 例患者接受了单侧 NS 治疗（UNS 组），其中 66 例术前有性交能力（SHIM score > 20）；179 例接受了 BNS 治疗，其中 161 例术前有性交能力。性交能力定义为：在使用或不使用口服 PDE-5 抑制剂的情况下，勃起充分可以插入阴道。UNS 组中，52 的患者在 6 个月时有性交能力，6 个月时比例达 62%。BNS 组，这一数据分别是：53% 和 83%。

不使用血管夹和电刀的分离

Ahlering 等描述一种 NS 的方式，采用血管钳和缝线完成对前列腺蒂的结扎，声称可以避免 NVBs 受到机械和热损伤[31]。后部分离后，从后侧附件开始松解前列腺，可辨认血管蒂。使用 30mm 腹腔镜哈巴狗夹并与前列腺保持最少 1cm 的距离。分离过程中严格无热损伤。使用 3-0 可吸收线缝合结扎前列腺蒂。然后移去血管夹，缝合剩余的血管。在 NVBs 出现任何搏动的出血，使用缝合止血。然后分离前列腺蒂，断开盆后筋膜，以逆行方式 NVBs 被逐步与前列腺分离直至尿道。

最近一项 2009 年由 Ahlering 等发表的文献，选择了 58 例小于 64 岁、IIEF-5 评分超过 21 分、随访预期超过 2 年的患者[32]。性交能力定义为：使用或不使用 PDE-5 抑制剂的情况下，勃起充分可以插入阴道。作者报道，UNS 患者 3 个月性交能力达 40%，2 年达 80%；而 BNS 分别为 29.3% 和 93%。

其他可能改善术后勃起功能的技术

除了上诉描述的技术，一些其他模式中描述的一些技术也可以用于 RALP。Gill[33] 等学者报道了在的腹腔镜前列腺切除术中采用"超声引导下夹闭和缝合技术"。他们使用 25mm 防损伤腹腔镜哈巴狗夹，4-0 可吸收线，使用哈巴狗夹之前、使用时和完整切除前列腺时的术中经直肠超声影像。因此，他们评估 NVB 的直径、可视血管的数目及 NVBs 内血流阻抗指数。这一技术完全摆脱

了所有电器、超声能量平台，血管夹和生物胶。

Guru 等描述了一项技术，成功采用水分离的方式分离神经血管束。他们用生理盐水把肾上腺素稀释成 1:10 000 液体，然后用注射套管针把液体注射入双侧前列腺蒂。他们实施了 10 例机器人 BNS，这一系列研究显示有利的围术期结果，但是性交能力数据仍需观察[41]。

术后勃起功能数据统计

性交能力是 RP 术后最难比较的数据之一。首先，术后性交能力的评估不标准，包括：肯定和否定的文件调查 [国际勃起功能指数，International Index of Erectile Function；扩张的前列腺综合指数，Expanded Prostate Cancer Index Composite (EPIC)] 以及开放随访（电话，个人访问等）。另外，性交能力是受多因素影响的，并随着手术方式不同而改变，是否保留神经会明显影响勃起功能的恢复。其他因素包括：年龄、NS 术者经验的质量以及其他药物的使用。最后，RP 术后性交能力的恢复缺乏标准定义，不同研究采用不同的参数，使得比较几乎不能实现。文献中应用性交能力最常见的定义是：在使用或不使用口服药物（PDE-5 抑制剂）的帮助下，勃起充分可以插入阴道[8,33,35,39]。

ORP、LRP 和 RARP 术后性交能力的比例是否存在差异尚不清楚。但 RARP 可以防止 NVB 的损伤是得到证明的，因为达·芬奇系统提供的 3D 影像使得解剖更精确，阻止了无意识的切割损伤，或错误缝合和夹闭 NVB。仅有少量的数据直接比较了机器人手术和开放或腹腔镜手术的结果（表 18.1）。这些研究使得手术技巧之间的比较更为可信，因为比较组间的患者及使用的定义更为标准。但是，这些研究的主要缺点是：报道的结果并不能反应这一领域最有经验的手术医生的最近研究结果；或仅仅反应手术医生在其从开放或腹腔镜手术向机器人手术转换期间的手术经验[12,13,42-44]。这些研究表明机器人手术的勃起效果要优于开放或腹腔镜手术。Tewari 等比较了 100 例术前可以性交能力接受 RRP 和 BNS 的患者以及 200 例接受 RALP 和 BNS[12] 的患者。性交能力定义为：勃起充分能完成插入。RALP 组勃起功能的恢复

表 18.1 机器人手术和开放手术或腹腔镜手术的结果比较

研究	手术方式	例数 N	纳入患者	BNU 数目	纳入标准	平均年龄	随访月	性交能力定义	有效BNS(%)	整体有效(%)
Joseph	LRP	50	50	24	所有	61.8	3			22
	RALP	50	50	46		59.6				40
Hakimi	LRP	75	63	45	术前性交能力	59.6	12	勃起充分可以插入的次数大于50%	71.1	57.1
	RALP	75	60	51		59.8			76.5	71.7
Krambeck	RRP	588	–	–	–	61	12	勃起充分可以完成性交	–	62.8
	RALP	294				61				70
Ficarra	RRP	105	–	41	BNS	65	12	IIEF > 17	49	–
	RALP	103		64		61			81	
Rocco	RRP	240	–	–	所有	63	12	可以完成整个性交过程	–	41
	RALP	120				63				61
重量均数	RRP					62				56.5
	LRP					–				–
	RALP					61.1				68.1

明显早：RALP 组 50%于平均随访 180d 内勃起功能恢复，RRP 组则为 440d。Krambeck 等比较了 588 例 RRPs 和 294 例 RALPs，其采用的定义与 Tewari 等相似[13]。术后 12 个月，RRP 组 62.8%的患者获得性交能力，而 RALP 组为 70.5%。Rocco 等比较了 120 例接受 RALP 和 240 例接受 RRP 的疗效。术后 12 个月，73%的RALP 患者得到性交能力，而RRP 组为 48%（P<0.001）[42]。

Hakimi[43] 等对 63 例 LRP 术前有性交能力的患者和 60 例 RALP 患者进行了比较。性交能力定义为：勃起充分能够插入的次数超过 50%。患者中接受 BNS 的，术后 12 月获得性交能力的比例分别为 LRPs：76.5%；RALPs76.5%。

非比较有效勃起的数据的 RARP 术后大样本也是需要的。Coelho 等综述分析了一项大样本的 RALP 术后结果，研究显示均数性交能力率，3 个月，6 个月，12 个月，18 个月分别是38.4%、61.1%、71.2%、94%[45]。

性交能力的早期恢复和整体性交能力改善率存在差异。Mendiola 等研究显示：相比老年患者，年轻患者更有可能获得早期性交能力的恢复[46]。年轻患者（<50 岁）获得主观性交能力的时间

（平均 88d）早于老年组（50~59 岁，107d；>60 岁，105d。P<0.01）。年轻患者 3 个月、6 个月的性交能力率也明显较高（两个 P=0.04），且持续到术后 12 个月的时间。另一项研究中，Ahlering 等分析了 139 例为连续患者的性交能力的恢复与前列腺重量的关系。这些患者平均年龄≤65 岁、IIEF-5 评分>21，由同一术者实施 RALP[47]。他们发现性交能力的恢复与前列腺体积成反比：前列腺重量≤35g 的 3 个月有效恢复为 65.5%，前列腺重量>80g 的为 14.3%。他们假设，小前列腺的手术视野更好，可以获得更好的 NVB 保护，减少因便于操作而牵拉前列腺导致的损伤。

Madeb 等使用性交能力恢复的不同定义（SHIM>22），分析了 150 例术前性功能正常患者，RALP 术后随访最少 6 个月的资料。性交能力率，UNS 组和 BNS 组分别是 33.3%和 35.6%[48]。另一项研究中，Van der Poel 和 de Blok 确认 107 例接受 RALP 患者，填写入选标准：少或无勃起功能损害和/或 IIEF 大于 19[49]。6 个月的随访期内，性交能力率为 53%。Murphy 等定义性交能力为，使用或不使用 PDE5 抑制剂的情况下 SHIM score>21[50]。一项 400 例的大样本研究中，62%的

患者接受了保留神经手术，术后获得了有效的勃起功能恢复。

结 论

预防和治疗根治性前列腺切除术后勃起功能障碍，仍是实施 RP 泌尿外科医师值得高度探讨的主题。预测术后勃起功能恢复最重要的指标是患者术前性功能水平。但是，累积数据显示：小心地切除 NVB 和充分的外科经验对患者术后勃起功能的保护起到重要作用。

由于年轻健康的男性患者被诊断为临床局限性前列腺并接受治疗，根治性前列腺切除术后 ED 成为一个重要的问题。回顾文献资料，与开放性 RRP 相比，由有经验的医师进行 RALP，即使没有改善总体性交能力率也会缩短性交能力的恢复时间。

随着数据积累，医生对机器人手术的真实影响会有更清晰的认识。另外，虽然手术技术越来越标准，但关于 NVB 的哪种手术方式会提供最好的结局仍有争议。希望术式有不断的改良，从而可以不断改善性交能力的结局。

需要一些前瞻性的多中心研究来评估不同手术技术的效果，并由第三方进行效果评价。在此之前，实施 NS 时，需要进行小心的患者选择和明智的术中判断。

参考文献

[1] Ferlay J, Autier P, Boniol M, et al. Estimates of the cancer incidence and mortality in Europe in 2006. Ann Oncol, 2007,18(3): 581–592.

[2] Stephenson RA. Prostate cancer trends in the era of prostate-specific antigen. An update of incidence, mortality, and clinical factors from the SEER database. Urol Clin North Am, 2002,29:173–181.

[3] Young HH. Conservative perineal prostatectomy: the results of two years' experience and report of seventy-five cases. Ann Surg, 1905,41(4):549–557.

[4] Walsh PC, Donker PJ. Impotence following radical prostatectomy: insight into etiology and prevention. J Urol, 1982, 128:492–497.

[5] Ahlering TE, Rodriguez E, Skarecky DW. Overcoming obstacles: nerve-sparing issues in radical prostatectomy. J Endourol, 2008,22(4):745–750.

[6] Orvieto MA, Patel VR. Evolution of robot-assisted radical prostatecomy. Scand J Surg, 2009,98(2):76–88.

[7] Finley DS, Rodriguez E Jr, Skarecky DW, et al. Quantitative and qualitative analysis of the recovery of potency after radical prostatectomy: effect of unilateral vs bilateral nerve sparing. BJU Int, 2009,104(10):1484–1489.

[8] Chien GW, Mikhail AA, Orvieto MA, et al. Modified clipless antegrade nerve preservation in roboticassisted laparoscopic radical prostatectomy with validated sexual function evaluation. Urology, 2005,66(2):419–423.

[9] Finley DS, Osann K, Skarecky D, et al. Hypothermic nerve-sparing radical prostatectomy: rationale, feasibility, and effect on early continence. Urology, 2009,73(4):691–696.

[10] Chuang MS, O'Connor RC, Laven BA, et al. Early release of the neurovascular bundles and optical loupe magnification lead to improved and earlier return of potency following radical retropubic prostatectomy. J Urol, 2005,173(2): 537–539.

[11] Magera JS Jr, Inman BA, Slezak JM, et al. Increased optical magnification from 2.5× to 4.3× with technical modification lowers the positive margin rate in open radical retropubic prostatectomy. J Urol, 2008,179(1):130–135.

[12] Tewari A, Srivasatava A, Menon M, Members of the VIP Team. A prospective comparison of radical retropubic and robot-assisted prostatectomy: experience in one institution. BJU Int, 2003,92(3):205–210.

[13] Krambeck AE, DiMarco DS, Rangel LJ, et al. Radical prostatectomy for prostatic adenocarcinoma: a matched comparison of open retropubic and robotassisted techniques. BJU Int, 2009,103(4):448–453.

[14] Binder J, Kramer W. Robotically-assisted laparoscopic radical prostatectomy. BJU Int, 2001,87(4): 408–410.

[15] Lepor H, Gregerman M, Crosby R, et al. Precise localization of the autonomic nerves from the pelvic plexus to the corpora cavernosa: a detailed anatomical study of the adult male pelvis. J Urol, 1985,133(2):207–212.

[16] Quinlan DM, Epstein JI, Carter BS, et al. Sexual function following radical prostatectomy: influence of preservation of neurovascular bundles. J Urol, 1991,145(5):998–1002.

[17] Costello AJ, Brooks M, Cole OJ. Anatomical studies of the neurovascular bundle and cavernosal nerves. BJU Int, 2004,94(7):1071–1076.

[18] Tewari A, Takenaka A, Mtui E, et al. The proximal neurovascular plate and the tri-zonal neural architecture around the prostate gland: importance in the athermal

robotic technique of nerve-sparing prostatectomy. BJU Int, 2006,98(2):314-323.

[19] Martïnez-Piñeiro L, Cansino JR, Sanchez C, et al. Laparoscopic radical prostatectomy. Differences between interfascial and intrafascial technique. Eur Urol, 2006,5 (suppl):331.

[20] Stolzenburg JU, Schwalenberg T, Horn LC, et al. Anatomical landmarks of radical prostatecomy. Eur Urol, 2007,51(3): 629-639.

[21] Kiyoshima K, Yokomizo A, Yoshida T, et al. Anatomical features of periprostatic tissue and its surroundings: a histological analysis of 79 radical retropubic prostatectomy specimens. Jpn J Clin Oncol, 2004,34(8): 463-468.

[22] Villers A, Stamey TA, Yemoto C, et al. Modified extrafascial radical retropubic prostatectomy technique decreases frequency of positive surgical margins in T2 cancers <2 cm(3). Eur Urol, 2000,38(1):64-73.

[23] Zorn KC, Gofrit ON, Orvieto MA, et al. Robotic-assisted laparoscopic prostatectomy: functional and pathologic outcomes with interfascial nerve preservation. Eur Urol, 2007,51(3):755-762.

[24] Stolzenburg JU, Kallidonis P, Do M, et al. A comparison of outcomes for interfascial and intrafascial nerve-sparing radical prostatectomy. Urology, 2010,76(3):743-748.

[25] Orvieto MA, Coelho RF, Chauhan S, et al. Erectile dysfunction after robotassisted radical prostatectomy. Expert Rev Anticancer Ther, 2010,10(5):747-754.

[26] Chauhan S, Coelho RF, Rocco B, et al. Techniques of nerve-sparing and potency outcomes following robot-assisted laparoscopic prostatectomy. Int Braz J Urol, 2010, 36(3): 259-272.

[27] Patel VR, Coelho RF, Chauhan S, et al. Continence, potency and oncological outcomes after roboticassisted radical prostatectomy: early trifecta results of a high-volume surgeon. BJU Int, 2010,106(5):696-702.

[28] Van der Poel HG, de Blok W, Joshi N, et al. Preservation of lateral prostatic fascia is associated with urine continence after robotic-assisted prostatectomy. Eur Urol, 2009, 55(4):892-900.

[29] Zorn KC, Gofrit ON, Steinberg GP, et al. Planned nerve preservation to reduce positive surgical margins during robot-assisted laparoscopic radical prostatectomy. J Endourol, 2008,22:1303-1309.

[30] Ong AM, Su LM, Varkarakis I, et al. Nerve sparing radical prostatectomy: effects of hemostatic energy sources on the recovery of cavernous nerve function in a canine model. J Urol, 2004,172:1318-1322.

[31] Ahlering TE, Eichel L, Chou D, et al. Feasibility study for robotic radical prostatectomy cautery-free neurovascular bundle preservation. Urology, 2005,65(5):994-997.

[32] Rodriguez E Jr, Finley DS, Skarecky D, et al. Single institution 2-year patient reported validated sexual function outcomes after nerve sparing robot assisted radical prostatectomy. J Urol, 2009,181(1): 259-263.

[33] Gill IS, Ukimura O, Rubinstein M, et al. Lateral pedicle control during laparoscopic radical prostatectomy: refined technique. Urology, 2005,65(1):23-27.

[34] Gianduzzo TR, Colombo JR Jr, Haber GP, et al. KTP laser nerve sparing radical prostatectomy: comparison of ultrasonic and cold scissor dissection on cavernous nerve function. J Urol, 2009,181:2760-2766.

[35] Patel VR, Shah K, Palmer KJ, et al. Robotic-assisted laparoscopic radical prostatectomy: a report of the current state. Expert Rev Anticancer Ther, 2007,7:1269-1278.

[36] Orvieto MA, Coelho RF, Chauhan S, et al. Early retrograde release of the neurovascular bundles during robotic assisted radical prostatectomy improves early return of potency. J Endourol. (In press)

[37] Kaul S, Bhandari A, Hemal A, et al. Robotic radical prostatectomy with preservation of the prostatic fascia: a feasibility study. Urology, 2005,66:1261-1265.

[38] Menon M, Tewari A, Peabody J. VIP Team: Vattikuti Institute prostatectomy: technique. J Urol, 2003,169: 2289-2292.

[39] Menon M, Shrivastava A, Kaul S, et al. Vattikuti Institute prostatectomy: contemporary technique and analysis of results. Eur Urol, 2007,51:648-657; discussion 657-658.

[40] Menon M, Shrivastava A, Bhandari M, et al. Vattikuti Institute prostatectomy: technical modifications in 2009. Eur Urol, 2009,56: 89-96.

[41] Guru KA, Perlmutter AE, Butt ZM, et al. Hydrodissection for preservation of neurovascular bundle during robot-assisted radical prostatectomy. Can J Urol, 2008,15:4000-4003.

[42] Rocco B, Matei DV, Melegari S, et al. Robotic vs open prostatectomy in a laparoscopically naive centre: a matched-pair analysis. BJU Int, 2009,104(7): 991-995.

[43] Hakimi AA, Blitstein J, Feder M, et al. Direct comparison of surgical and functional outcomes of robotic-assisted versus pure laparoscopic radical prostatectomy: single-surgeon experience. Urology, 2009,73(1):119-123.

[44] Bentas W, Wolfram M, Jones J, et al. Robotic technology and the translation of open radical prostatectomy to laparoscopy: the early Frankfurt experience with robotic

radical prostatectomy and one year follow-up. Eur Urol, 2003,44(2):175-181.

[45] Coelho RF, Chauhan S, Palmer KJ, et al. Robotic-assisted laparoscopic prostatectomy. A review of current outcomes. BJU Int, 2009,104(10):1428-1435.

[46] Mendiola FP, Zorn KC, Mikhail AA, et al. Urinary and sexual function outcomes among different age groups after robot-assisted laparoscopic prostatec-tomy. J Endourol, 2008,22(3):519-524.

[47] Ahlering TE, Kaplan AG, Yee DS, et al. Prostate weight and early potency in robot-assisted radical prostatectomy. Urology, 2008,72(6):1263-1268.

[48] Madeb R, Golijanin D, Knopf J, et al. Patientreported validated functional outcome after extraperitoneal robotic-assisted nerve-sparing radical prostatectomy. JSLS, 2007,11 (4):443-448.

[49] Van der Poel HG, de Blok W. Role of extent of fascia preservation and erectile function after robotassisted laparoscopic prostatectomy. Urology, 2009,73(4):816-821.

[50] Murphy DG, Kerger M, Crowe H, et al. Operative details and oncological and functional outcome of robotic-assisted laparoscopic radical prostatectomy: 400 cases with a minimum of 12 months follow-up. Eur Urol, 2009,55 (6): 1367.

19 如何提高机器人根治性前列腺切除术的肿瘤控制效果

Joseph A. Smith Jr.

关键词

- 手术技术
- 肿瘤结局
- 机器人手术
- 根治性前列腺切除术
- 学习曲线

引 言

相对于开放手术，机器人辅助腹腔镜前列腺癌根治术（RALP）有一些已被证实的优点。其中大多数归因于腹腔镜的微小创伤和气腹的益处[1,2]。机器人前列腺切除术至少可达到与开放性手术一样的效果。然而，根治性前列腺切除术考虑更多的是控制肿瘤效果，而不是考虑手术入路因素。如果这项或其他项技术在切除肿瘤方面有优势，获得长期生存，那么其他的考虑就变得并不重要。

机器人前列腺切除术的肿瘤效果，成为最近的讨论热点。支持者认为这项技术可以提升精细分离前列腺、切除肿瘤的可能性，反对者认为由于缺乏力反馈而影响肿瘤控制。这一问题是由于比较不同系列手术的困难和局限性造成的。本章将回顾影响根治性前列腺切除术肿瘤切除的理论条件、改善结局的技术步骤及机器人手术与开放性前列腺切除手术比较的结果。

机器人手术为什么更优越

根治性前列腺切除手术的目的是切除整个前列腺及精囊及与之紧密连接的筋膜，从而可以完整切除局部肿瘤。为了达到这一目标，术者根据预后特点，在术前决定切除的范围，如：血清PSA、肿瘤分期及经直肠指诊的情况。当然，优势术中可能会发生变化。在开放手术中，术者术中触诊的情况有利于肿瘤的完整切除。

开放手术的保护者声称，前列腺的术中指诊是指导切除范围的必需条件[3]。然而，这并不是一个可以支持的观点。对于低风险患者，任何包膜外的侵犯有可能仅仅是微观的改变，而非触诊所能发现的。即使开放手术，主要的术中评估是视觉判定前列腺周围组织的界限。还有，一定程度的组织硬化是机器人手术可以捕捉的。即使没有触觉反馈，组织的紧密程度和张力可以反映硬化的信息。最后，认为开放手术更有优势是因为组织触诊的能力被夸大了。

另一方面，机器人手术支持者声称机器人优势得益于手术视野的改善。达·芬奇手术系统（Intuitive Surgical, Sunnyvale, CA），采用三维影像，把手术区域放大接近了10倍。机器人手术方式最典型的优势是：出血少，而出血会模糊手术视野。令人相信的是，改善的视觉效果使前列腺周围筋膜切除更为精确，从而可以改善功能和肿瘤结局。

还存在另外的一些思考。通常，机器人手术遵循顺行切除前列腺，早期分离直肠前列腺间隙、断离前列腺后侧蒂，分离神经血管束和周围组织。大多数开放手术术者采用逆行方式行前列腺切除术：早期切除尿道。两种方式都会发生前列腺周围神经的牵拉伤，都无明显优势。尚无确定的证据证明顺行或逆行方式在控制肿瘤指标方面有优势。

术者经验的重要性

大量研究显示术后结局与术者的手术经验存在相关性。这可能特别适合根治性前列腺切除术。手术过程存在许多技术上的细节，这会显著影响手术效果，而对这些细节的掌握往往只能靠经验的积累。这同样适用机器人或开放性前列腺切除术。经验因素混淆了许多样本的比较。许多人会讨论机器人前列腺切除术的"学习曲线"及其对结局的影响。这特别适用于手术切缘的情况[4,5]。事实上，所有术者接受这一观点：有经验的术者进行机器人前列腺切除术会改善切缘情况。虽然，手术的学习曲线不会停滞，但有关在哪一点之后术者就能称为专家尚无统一结论。毋庸置疑，在术者实施几百例机器人前列腺切除术后，结果会得到明显改善。

一个关键问题是，发表文献的结果都是最富有经验手术医生做出的最完美的手术结果[6-9]。对于经验不丰富的术者，在其他情况下是否能得到相同的结局？通常，只具备早期经验的机器人手术术者会与那些拥有几十年开放性前列腺切除的开放手术医生相比较。随着手术熟练的机器人术者增多，关乎术者的经验不足和学习曲线的问题显得不那么重要。然而，这不适用于所有术者，无论他喜欢开放手术或机器人手术。他们为了不给患者的肿瘤结局带来不利的影响，而会尽可能多的进行训练和积累经验。

提高肿瘤控制效果的要点

如之前讨论的，随着术者的经验增加会改善肿瘤结局。这证明这一事实：术者的技术步骤很重要。大量的练习可以改善肿瘤结局。

患者的选择

虽然术者的经验和技巧对肿瘤结局有影响，

但是需要强调的是，肿瘤本身的特性有很大影响。术者必须清楚术前预后列表的信息，从而可以选择最佳的手术方式。早期，大多数术者避免为高级别或临床进展的患者实施机器人手术，而开放手术是可取的。随着经验增加，机器人术者同样能解决此问题。机器人手术可以进行广泛的前列腺切除，可与开放手术达到类似的结果。机器人手术可以完成：在直肠前壁的精确解剖、广泛的血管神经束切除和操作延伸至狭小的骨盆侧壁。

这一问题的另一方面是，基于肿瘤特点，在术前确定合适的保留性神经方式很重要。经过正确选择患者和手术方式，可以保护性神经，而对肿瘤不产生影响或影响很小。然而，前列腺肿瘤外侵犯存在很明确的危险因素，术者必须确定合适的切除边缘。

机器人前列腺切除方式的视觉放大效果便于确定和切除前列腺融合筋膜层。前列腺由周围筋膜所覆盖，而非真实包膜[10]。切除前列腺和前列腺融合筋膜被称为"筋膜内"切除。不过，大多数情况下"筋膜内切除"有残留肿瘤细胞的风险，肿瘤细胞常残留在筋膜内。更为常见的是在前列腺筋膜和盆侧筋膜之间进行筋膜间切除（图19.1）。前列腺周围神经在前列腺筋膜外，即使前列腺筋膜紧贴前列腺也可以保留神经。筋膜外切除，就是在盆侧筋膜和提肛肌筋膜之间广泛切除神经血管束。

术中经常会调整前列腺的切除范围。有时，组织间隙无法分开。这可能说明切除范围不合适，或是提示肿瘤扩散。很难直接区别肿瘤扩散

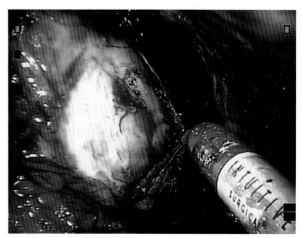

图 19.1 筋膜间切除。前列腺筋膜暴露在前列腺表面。计划在前列腺和盆腔侧筋膜之间切除右侧前列腺

和前列腺周围筋膜的关系，有可能只能通过前列腺活检。手术切除范围的确定有时需要辨认前列腺周围的组织关系状态（是否很好分离），从而确切获得足够的切除边缘。

膀胱颈的分离

膀胱颈很少是单一的阳性边缘[11]。膀胱基底部延伸至膀胱颈，它是不同于其他局部肿瘤的位置。还有，术者可以切除足够的膀胱组织以保证完整切除肿瘤。术者不能为了保护膀胱颈肌肉纤维，而冒风险残留膀胱颈阳性边缘。膀胱颈的保留可能对术后尿控的恢复不起作用或起很小的作用。明确膀胱颈和前列腺之间的界限有时很困难。周围脂肪是典型的前列腺膀胱连接的结束标记，同时一些术者会拉导尿管进行解剖定位。更为有用的是裁剪试验，右侧机械臂器械牵拉膀胱，左侧机械臂器械捏压暴露前列腺膀胱连接部。切除过程中如出现前列腺包膜破裂时，前列腺组织其特殊的外观可给予提示。出血就提示可能进入了前列腺组织，前列腺组织自身有比肌肉更多的物质。前列腺组织还有一特征，筋膜内会释放一些白泡状外观分泌物。如果担心误切开前列腺，可更贴近膀胱进行分离。

一旦打开膀胱前壁，即可看到前列腺突入膀胱段和膀胱三角区。需要小心确认和切除前列腺中叶。膀胱颈的厚度在后部逐渐接近膀胱侧壁。切除需要直接进入膀胱后壁，但必须小心避免损伤膀胱颈和输尿管。

精 囊

前列腺癌侵犯精囊发生于：前列腺内肿瘤扩散并侵犯精囊，或前列腺外肿瘤的直接侵犯。精囊的切除是根治性前列腺切除的一个重要部分。但整个精囊角是否切除仍存在争论。典型的精囊侵犯见于精囊前列腺连接部，且很少扩散至这个精囊角的全层。为了避免过度切除精囊角，部分术者保留。机器人手术可以快速精确的辨别和在动脉旁切除精囊角。一般而言，需要切除整个精囊，虽然肉眼辨别精囊角存在困难，但小部分残留对肿瘤结局的影响也是有限的。

前列腺血管蒂

控制前列腺蒂的一个重要步骤是，在结扎前列腺蒂之前，解剖确认神经血管束。特别是顺行方式前列腺根治性切除术，此时的解剖关系不是特别明显。一项手术技巧很有用：一开始，先沿着前列腺后侧壁解剖分离，以获得神经血管束的部分分离。当把直肠与前列腺后壁分离后，前列腺蒂成为单独的解剖标志，可以准确地辨别。可用 Weck 夹夹闭前列腺蒂，但术者必须小心，确保前列腺蒂的切除远离后壁，以避免进入前列腺组织内（图 19.2）。

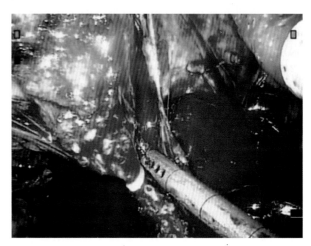

图 19.2　Weck 夹夹闭右侧前列腺蒂

神经血管束

不小心切破前列腺包膜最常发生于术者尝试去保留血管神经束的时候。切得太近，会导致直接进入前列腺组织；同时，尽管是前列腺内肿瘤，也会出现手术切缘阳性。普遍认为，在切除神经血管束时，要避免使用能量平台。

如前所述，在要保护重要的神经纤维的前提下，保证肿瘤全部切除最好的方式仍是在前列腺筋膜和盆侧壁筋膜之间切除前列腺。前列腺血管神经束位于前列腺筋膜外，前列腺筋膜可以帮助保护前列腺组织不易被切破（图 19.3）。

前列腺尖部的分离

前列腺顶部是手术切缘阳性最常见的一个位置。这是因为，尖部是肿瘤侵犯的常见位置，且尖部前列腺的筋膜最薄弱，同时术者常为了尽可能保留尿道长度可能会误入前列腺内。对前列腺尖部进行合适的解剖定位，是避免手术切缘阳性的关键（图 19.4）。首先控制背深静脉复合体。缝合和结扎背深筋膜复合体的方法之前已描述。

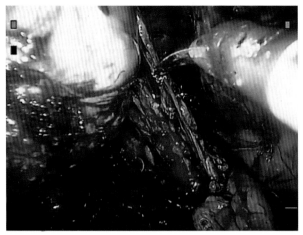

图 19.3　神经血管束从前列腺右侧的筋膜反折而来

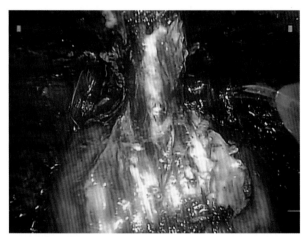

图 19.4　极少的出血和手术区域的放大，使得前列腺尖部和前列腺尿道连接部明显

理论上，需要切断部分耻骨前列腺韧带，使得前列腺尖部从耻骨分离。需要特别小心，避免切割前列腺前部组织，保留切割和缝扎线。在机器人前列腺手术中，气腹会减少出血，缝合也变得简单且容易。

分离缝扎背深静脉复合体之后，在切开前列腺尖部之前，需要有好的止血方法。前列腺尿道连接部暴露出来后，需要保留一小段尿道在前列腺部以方便切除。有时前列腺尖部形状会发生很大改变。术者必须警惕侧面或尖部前列腺组织的遭癌侵犯。另外，一旦尿道断开，需小心探查手术区域以确定不存在前列腺后部侵犯，不需要另外的组织切除。

机器人前列腺切除术的肿瘤控制效果

虽然肿瘤无病生存率是肿瘤是否有效的最终

指标，但是也常用手术切缘情况和生化复发来进行评价。毋庸置疑，患者的选择也是重要的因素，也被认为是增加手术切缘阳性的风险。另外，组织评估的方法和细节及病理结果的报告也是重要因素。这使得比较不同手术之间的手术切缘阳性率变得极为困难。

一些研究评估 T_2 阳性切缘率以评估术者相关结局[12,13]。如之前讨论的，即使在同种环境下，不同研究也难以比较。但是，在机器人前列腺切除术的早期报告和术者缺乏经验的时候，手术切缘阳性的结果是不能让人接受的。随着经验增加，这些数值在减少。同时期的研究显示，手术切缘阳性率与开放性根治性前列腺切除手术的结果相匹配的，甚至更低。Vanderbilt 采用同样的病理方法和经验丰富的开放性或机器人手术医生，进行了一项对比研究。研究结果显示机器人手术方式的阳性切缘率明显减低[9]。

不是所有的切缘阳性患者出现疾病进展，特别是微观阳性切缘或前列腺尖部的阳性切缘患者。至少有一部分的患者即使在长期的随访期内，也未出现生化复发。由于这一原因，生化复发成为预测患者长期结局的精确指标。另外，生化复发比手术切缘的情况更易观察。

问题是生化复发不是即刻现象。术后 10 年或更长时间内，患者都有检测出血清 PSA 变化的风险。由于机器人前列腺切除术最近才进入到广泛的临床实践中，尚无充分随访时间来完整评估生化复发的数据。当然，大多数患者在术后 2~3 年内复发，所以可以进行一些初步的比较。

范德堡大学医院有超过 3000 例机器人辅助的腹腔镜前列腺切除术，在生化复发方面，尚无明显的统计学差异[14]。少于 10% 的患者出现了生化复发，开放手术和机器人手术之间，在任何时间点，两者也没有明显的统计学差异。

另一种更为柔和的评价肿瘤结局的方式是，是否需要额外的治疗。一项研究显示，与耻骨后根治性前列腺切除术相比，在机器人前列腺切除术后很大一部分患者接受了另外的治疗，如：外离子束放疗或激素治疗[15]。但从中获得结论是有限的。首先，大量接受单纯腹腔镜手术而非机器人辅助腹腔镜前列腺切除的患者被纳入研究。其次，此项研究的时间周期是腹腔镜前列腺切除术后很短的时间，且包含了缺乏经验甚至是初学者的术者资料。使用相同的分析方法，但用不同的数据的一项研究并未显示：两组间在继发性肿瘤治疗方面存在任何不同[16]。

结 论

总体来说，机器人辅助腹腔镜前列腺切除术在肿瘤控制方面的效果是肯定的，在切缘阳性率和生化复发率方面均与开放手术相当。在肿瘤控制方面，尽管目前的数据没办法证明机器人手术要优于开放手术，但至少可以明确，机器人手术并不比开放手术差。

参考文献

[1] Farnham SB, Webster TM, Herrell SD, et al. Intraoperative blood loss and transfusion requirements for robotic-assisted radical prostatectomy versus radical retropubic prostatectomy. Urology, 2006,67:360–363.

[2] Webster TM, Herrell SD, Chang SS, et al. Robotic assisted laparoscopic radical prostatectomy versus retropubic radical prostatectomy: a prospec tive assessment of postoperative pain. J Urol, 2005,174: 912–914.

[3] Krambeck AE, DiMarco DS, Rangel LJ, et al. Radical prostatectomy for prostatic adenocarcino ma: a matched comparison of open retropubic and robotassisted techniques. BJU Int, 2009,103:448–452.

[4] Herrell SD, Smith JA Jr. Robotic-assisted laparoscopic prostatectomy: what is the learning curve? Urology, 2005, 66:105–107.

[5] Patel VR, Tully AS, Holmes R, et al. Robotic radical prostatectomy in the community setting the learning curve and beyond: initial 200 cases. J Urol, 2005,174:269–272.

[6] Catalona WJ, Carvalhal GF, Mager DE, et al. Potency, continence and complication rates in 1870 consecutive radical retropubic prostatectomies. J Urol, 1999,162:433–438.

[7] Badani KK, Kaul S, Menon M. Evolution of robotic radical prostatectomy: assessment after 2766 procedures. Cancer, 2007,110:1951–1958.

[8] Patel VR, Palmer KJ, Coughlin G, et al. Robotassisted laparoscopic radical prostatectomy: perioperative outcomes of 1500 cases. J Endourol, 2008,22:2299–2305.

[9] Jr Smith JA, Chan RC, Chang SS, et al. A comparison of the incidence and location of positive surgical margins in robotic assisted laparoscopic radical prostatectomy and open retropubic radical prostatectomy. J Urol, 2007,178: 2385–2390.

[10] Costello AJ, Brooks M, Cole OJ. Anatomical studies of the neurovascular bundle and cavernosal nerves. BJU Int, 2004,94:1071–1976.

[11] Msezane LP, Reynolds WS, Gofrit ON, et al. Bladder neck contracture after robot-assisted laparoscopic radical prostatectomy: evaluation of incidence and risk fac tors and impact on urinary function. J Endourol, 2008;22: 377–383.

[12] Ficarra V, Novara G, Artibani W, et al. Retropubic, laparoscopic, and robot-assisted radical prostatectomy: a systematic review and cumulative analysis of comparative studies. Eur Urol, 2009,55:1037–1063.

[13] Zorn KC, Gofrit ON, Orvieto MA, et al. Robotic-assisted laparoscopic prostatectomy: functional and pathologic outcomes with interfascial nerve preservation. Eur Urol, 2007,51: 755–763.

[14] Barocas DA, Salem S, Kordan Y, et al. Robot-assisted laparoscopic prostatectomy versus radical retropubic prostatectomy for clinically localized prostate cancer: comparison of short-term biochemical recurrence-free survival. J Urol, 2010,183(3): 990–996.

[15] Hu JC, Wang Q, Pashos CL, et al. Utilization and outcomes of minimally invasive radical prostatectomy. J Clin Oncol, 2008,26:2278–2284.

[16] Hu JC, Gu X, Lipsitz SR, et al. Comparative effectiveness of minimally invasive vs open radical prostatectomy. JAMA, 2009,14:1557–1564.

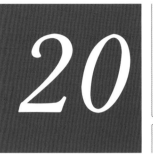

20 根治性前列腺癌术后手术切缘阳性的处理

Miguel Srougi, Rafael Ferreira Coelho, Vipul R. Patel

关 键 词

- 前列腺肿瘤
- 机器人
- 治疗结果
- 前列腺切除术
- 手术切缘

引 言

由于前列腺癌特异性抗原（prostate specific antigen，PSA）广泛应用于前列腺癌筛查，诊断为前列腺癌的患者数量明显增加。现在，约 50 岁以上的前列腺患者中 90% 处于临床局限期[1]。虽然，这些患者有多种治疗方案选择（如：外放射治疗，近距离放射治疗，冷冻治疗等），但根治性前列腺切除术（radical prostatectomy，RP）仍是治疗此类前列腺癌患者的金标准；RP 术在肿瘤控制和患者预期寿命方面均显著优于其他保守治疗。

根治性前列腺切除术后，发现 6%~41% 的手术样本中存在阳性手术切缘（positive surgical margins，PSM)[2]，之前的回顾性研究发现平均总体发生率达 29%[3]。然而，最近十年 PSM 率明显降低;最近的 RP 研究表明，临床局限性前列腺癌的 PSM 发生率少于 15%[2,4,5]。PSM 率逐年降低主要得益于 3 个方面（图 20.1）：①肿瘤分期迁移，目前诊断为器官局限性肿瘤（T_1c 和 T_2a）的患者比例越来越高；②手术技术的进步；③大量经验丰富的外科医生致力于实施前列腺根治性切除术[2,6-8]。

存在 PSM 并不一定会影响患者的预后，因为

有 35%~86% 存在 PSM 的患者在 5 年以上的随访期内未出现生化复发[2,3,9-12]。然而，PSM 的确是 RP 术后生化复发、局部复发和远处转移的一项独立的危险因素。另外，PSM 会给患者造成明显的心理压力，因为与切缘阴性患者相比，PSM 患者在术后长期存在恐惧心理[4,9]。这一事实迫使外科医师需要有一致的关于 RP 术后 PSM 的发生率和治疗方案选择的相关知识。本章将回顾相关定义、危险因素、自然病程和当前 RP 术后 PSM 的可选治疗方案。

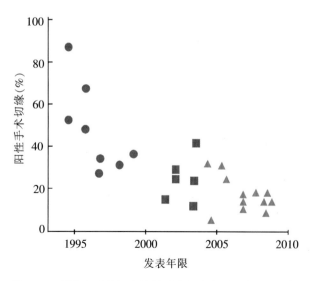

图 20.1 近期和以往根治性前列腺切除术后阳性手术切缘的发生率

167

切缘阳性的定义、发生原因和位置

PSM 定义为：所切除标本的表面可找到肿瘤组织。PSM 可以发生在 3 种情况：当肿瘤组织侵及前列腺包膜和达到其外部表面（图 20.2a）；外科医生不小心切割前列腺包膜或薄壁组织，达到肿瘤组织，实际上肿瘤局限于前列腺（图 20.2b）；发生了肿瘤组织的前列腺外侵犯（图 20.2c）[2,3,14]。尽管一些作者建议肿瘤组织与手术切缘的距离达到 1mm，定义为 PSM[15]，但当前的共识认为这个概念是不合适的，因为这些患者临床预后良好，类似于那些切缘阴性患者[11,16]。

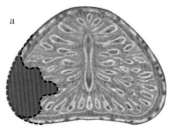
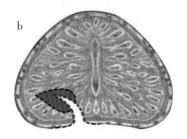
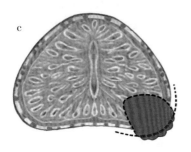

图 20.2 手术切缘阳性的原因。a. 前列腺的边缘存在肿瘤。b. 医源性切口，穿透肿瘤外周组织。c. 切口局限，肿瘤延伸到前列腺周围脂肪（获得 Yossepowitch 等学者[13]的同意并调整）

RP 后 PSM 的存在通常是与生物学进展有关。当然，其他因素可能与此结果有关，包括一些解剖，手术和病理方面因素[3,9,13]。

从解剖学角度来看，值得注意的是，前列腺包膜与直肠、膀胱、神经血管束和远端括约肌复合体密切联系[13]。这一特殊性使得术者在切除过程中会有一个广泛的手术切缘，这一因素正是导致与其他肿瘤手术过程相比，RP 术后的 PSM 发生率偏高的原因。在前列腺尖部，清楚的手术切除计划显得尤为重要，因为前列腺尖部没有解剖上的前列腺包膜，前列腺的界限变得朦胧，而且此处前列腺与远端尿道括约肌复合体紧密相连。因此，由于缺少"机械壁垒"及因此容易导致的前列腺包膜的破坏，导致前列腺尖部是 RP 术后 PSM 最常出现的位置（图 20.3b）。

手术因素如手术技巧和手术入路，同时手术医生的技巧和经验也会影响 PSM 的发生率。虽然一些作者报道，经会阴部的前列腺切除术后 PSM 的发生率更高[17]，但是大量研究[13,14,17,18]显示：耻骨后、经会阴、腹腔镜或机器人手术的 PSM 发生率无差异（图 20.3c）。PSM 发生部位受到手术入路的影响。尖部 PSM 多见于耻骨后手术，然而膀胱颈 PSM 多见于经会阴 RP，后外侧 PSM 多见于机器人和腹腔镜手术[19]。

手术技术也与 PSM 的发生有关。尝试最大限度地保护神经血管束可以增加肿瘤侵犯和 PSM 的风险。另一方面，可以理性的相信前列腺周围组织的广泛切除可以降低 PSM 的风险，但会增加神经血管束的损伤，增加尿失禁和勃起功能障碍的概率。然而，既往研究比较接受或不接受神经保护的 RP 手术术后 PSM 发病率，结果显示：两组间 PSM 发生率相似（图 20.3 d）。肿瘤侵犯相关因素，如临床分期、病理分级和肿瘤体积，是 PSM 最重要的预测因素（图 20.3a）。这些研究结果表明，保留神经的手术不影响患者预后[20,21]。先前的研究已经支持这一概念，在 pT2 期前列腺患者中，RP 术中医源性破坏前列腺包膜，不会增加生化复发的概率[3,22,23]。

个别医生经验在 RP 术后 PSM 的发生中也扮演着一个重要的角色。既往研究显示，有经验的外科医生更有可能完整切除 pT3 肿瘤而不发生 PSM[3,13]。此外，有经验的外科医生可以更精确地解剖前列腺尖部，识别此区域可能的解剖变异。Myers 等[24]解剖研究表明，前列腺尖部有两种外形结构，称为"圆拱"和"环形"（图 20.4）。"圆拱形"前列腺可以在接近前列腺尖部切除尿道，保存一段尿道残端而不影响手术切缘（图 20.4）。环形的前列腺患者，尿道位于一个更前的位置，前列腺尖部延伸至盆底（图 20.4 b）。这种情况

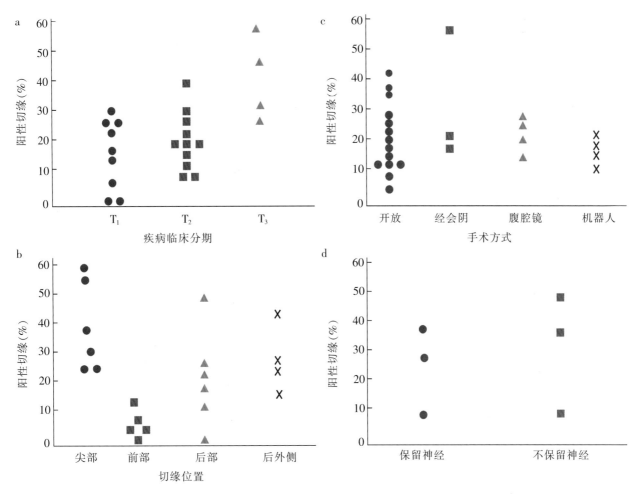

图 20.3　PSM 发生率。a. 疾病临床分期。b. 切缘位置。c. 手术方式。d. 是否保留神经

下，如果外科医生紧贴前列腺切除断开尿道，他可能会无意识通过隐藏于尿道后的前列腺尖部切除尿道，而导致后尖部的 PSM。

　　RP 术中实施保留膀胱颈（BN）术式，PSM 的发生率较高。如表 20.1 所示：我中心一项的比较 RP 保留或不保留膀胱颈的前瞻性研究显示，两组间PSM 的发生率相似[25]。然而，31 例膀胱颈保留的患者中有 3（10%）例患者出现了 PSM，而对照组中无一例出现 PSM；这表明保留膀胱颈手术不利于肿瘤控制。当标本切割由 4~6mm 替代 2~3mm 时，PSM 的漏诊率会增加至 12%。同样，如果病理医师的诊断局限于肿瘤组织的包膜外侵犯，而不是整个切缘表面，会有 16% 的 PSM 漏诊。此外，标本的外围组织收缩，特别是在前列腺尖部，有时可能会暴露手术切缘尖部的肿瘤组织，产生假阳性 PSM。

　　值得强调的是，外科医生的触诊和术中冰冻切片检查，不是判定 PSM 的精确方式。先前

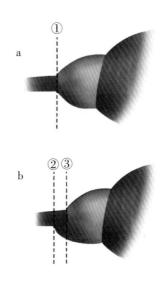

图 20.4　前列腺尖部形态和 PAM 的风险。a. 圆 "拱形" 前列腺尖。b. "环形" 前列腺尖（概念得到 Myers 等学者[24]调整）

①：长尿道残端（好的情况）+低危前列腺破坏

②：短尿道残端（不好的情况）+低危前列腺破坏

③：长尿道残端（好的情况）+高危前列腺破坏

表 20.1 保留或不保留膀胱颈根治性前列腺切除术患者切缘阳性的发生率

膀胱颈	患者数量	切缘阳性			尿控(%)		
		BN	BN+其他	BN 全部	2d	2 个月	6 个月
保留	31	3(10%)	1(3%)	4(13%)	21(68%)	27(87%)	30(97%)
切除	38	0	2(5%)	2(5%)	30(79%)	33(87%)	36(95%)
P		0.08	0.99	0.40	0.29	0.99	0.99

数据来自 Srougi 等学者[25]。BN:膀胱颈

Tsuboi 等研究显示，术中冰冻切片在判定 RP 术后 PSM 的灵敏度不高，不超过 42%[27]。另外，在这些手术样本中，经会阴组织切除术有时在前列腺尖部切缘会暴露肿瘤组织，特别是前列腺尖部水平，导致 PSM 假阳性出现。

导致 PSM 的危险因素和如何预测 PSM

RP 术后 PSM 率与临床分期、活检 Gleason 评分、PSA 水平、前列腺外病灶的体积和术者经验有关[2,4,9,28–32]。然而，切缘阳性的危险因素与手术方式（开放、经会阴、腹腔镜和机器人）[19,33–35]或是否保留神经无关[20,26]。

前列腺外存在病灶和活检 Gleason 评分大于 6 分，分别使得 PSM 的发生率会增加 2.2 和 5.4 倍[4]。另外，当首次 PSA 水平小于 10 时，PSM 的发生率为 24%~30%；高于 10 时，PSM 的发生率为 33%~43%[3]。前列腺外病灶的体积同样与 PSM 发生率有关[3]。Hernandea 等评估了 204 例 RP 术后的手术样本，确定 PSM 患者中，接近 9% 的患者存在前列腺外肿瘤侵犯；然而，没有一例微病灶患者存在 PSM[30]。

术者仅仅代表 PSM 的一项危险因素，但不独立于肿瘤的生物学指标[2,7]。如果术者可以准确判定前列腺范围和前列腺尖部的解剖（图 20.4），他切除了前列腺周可确定的肿瘤侵及组织，和避免保留膀胱颈，PSM 的发生率可以明显降低。然而，保留神经手术不会增加 PSM 的发生率[20,21,30]和生化学复发的风险。Safer 等的研究显示，RP 保留或不保留神经的 5 年复发率分别是 14.4% 和 21.1%（无显著差异）[36]。显然，前列腺包膜和神经血管束之间存在足够的组织，允许进行完整的前列腺切除而不影响手术切缘和功能的结局。

一些调查试图将包括影像学资料在内的一些术前检查与 RP 术后 PSM 率联系起来，包括经直肠超声（TRVS）、CT、核磁共振（MRI）、经直肠指诊（DRE）和临床诺模图。然而，DRE 并不是预测 PSM 的精确方法，这是因为活检或术前新辅助激素治疗将可能导致局部组织纤维化，继而可能使肿瘤向前列腺包膜外推挤。同样，TRUS 和 CT 等影像学检查，用于术前预测 PSM 率的灵敏度也不高 [37,38]。相对于其他影像学检查，经直肠 MRI（直肠内线圈）或光谱检查，对超出前列腺包膜外的病灶检测准确性较高，但假阴性率仍高达 27%~33%[39–41]。

各项检查的固有技术限制和前列腺癌的特有特征可以解释这些术前检查术前预测 PSM 的低准确率：①RP 术后 PSM 通常是微观的，因此不能被触诊或影像学检查所发现；②由于前列腺尖部没有明确的前列腺包膜，影像学检查不能确定次部位的前列腺外转移；③大多数患者 PSM 是由于手术造成，由于 RP 术中意外破坏前列腺包膜。

使用基于术前相关数据的列表图，如 Partin 列线图[42]，同样可以帮助预测前列腺外病灶，然而报道的灵敏度只有 61%，远低于理想水平[43]。最近多伦多大学一项研究，共纳入 1268 例 RP 患者，根据术前 PSA 水平和活检 Gleason 评分，将患者分为 3 组[44]。低危（PSA<10 和 Gleason≤6）、中危（PSA：10~20 或 Gleason =7）和高危（PSA>20 或 Gleason≥8）患者的 PSM 比例分别为 12.3%，21.8% 和 34.8%（表 20.2）。作者认为：PSA>20 或 Gleason≥8 的患者，RP 术中应该广泛切除神经血管束。

切缘阳性患者的自然病程

RP 术后 PSM 阳性患者 5 年内生化复发的风

表 20.2　术前血清 PSA 水平和病理 Gleason 评分预测 PSM 阳性的风险分组

危险分组	确定		患者人数	阳性率
	PSA(ng/mL)	病理 Gleason		
低危	<10	≤6	317(25.0%)	39(12.3%)
中危	10~20	7	809(63.8%)	176(21.8%)
高危	>20	≥8	142(11.2%)	49(34.8%)

数据来自 Alkhateeb 等[44]

险，是切缘阴性患者的 2.3~3.4 倍[4,9,44]。然而，接近 2/3 的 PSM 患者（表 20.3）在长期的随访中既没有临床复发也没有生化复发[9,14,48,49]，这可能是由于以下现象：①残留的细胞由于缺血或局部纤维化所破坏；②PSM 可能是由于认为导致的意外前列腺包膜破坏或由于病理医生对标本进行了不恰当的处理；③或大多数提示 RP 术后存在 PSM 患者肿瘤复发率低研究，其随访时间过短[3,8,9,13]。

表 20.3　手术切缘情况和肿瘤边缘数目与疾病无进展的关系

作者	PSM 患者	随访	无疾病进展			
			手术切缘		数目	
			阴性	阳性	单一	多个
Stephenson 等[9]	1501	7 年	88%	60%	62%	49%
Obek 等[45]	151	25.3 个月	93%	72%	43%	24%
Godoy 等[4]	128	5 年	–	–	67%	65%
Blute 等[46]	253	5 年	86%	75%	77%	68%
Grossfeld 等[47]	465	3 年	–	–	27%	20%
Swindle 等[2]	179	10 年	81%	58%	–	–
Alkhateeb 等[44]	264	79 个月	94%	80%	–	–

　　PSM 患者的临床结局收到肿瘤病理分期，Gleason 评分，术前 PSA 水平和 PSM 位置和侵犯有关[9,13,50]。

　　一些研究表明：膀胱颈和后外侧 PSM 患者疾病复发和进展的风险较高（图 20.5），仅发生在前列腺尖部的 PSM 的临床结局更好[4,5,45,46,51-53]。广泛或多处 PSM 比显微镜下或单一 PSM 生化复发的比例大 2.1~2.5 倍[45,54]。

　　Swindle 等和 Stephenson 等[2,9]研究了 PSM 患者病理分期的进展。7~10 年的随访显示，pT2 和 pT3 患者无进展生存率分别为 76%~84.1% 和 42%~67%。既往研究[13,44,46,55]同样表明相对于切缘状况而言，肿瘤范围（是否是器官局限性）是复发的一个重要危险因素（图 20.6）。

　　除了病理学分期与疾病进展的关系，组织分级对 PSM 发生更为重要[56-58]。对于这一发现可能的解释是，大多数病例中，PSM 出现仅仅是人工技术原因，而高分级或不确定的肿瘤与进展的肿瘤细胞有关，而且和局部或系统扩散的潜在风险更高有关[13]。

　　为了预测 PSM 患者的疾病进展，Alkhateeb 等分析了 RP 术后生化进展的临床和病理特征[44]。共评估了 RP 术后 264 例 PSM 患者，通过术前 PSA 水平和 Gleason 评分将患者分为 3 个风险级别（图 20.2）。平均随访期为 79 个月。相对于低

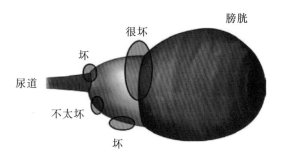

图 20.5　根据 RP 术后阳性切缘出现位置推测的临床结局

危组，中危和高危的生化进展的危险比分别是6.27 和 15.42（表 20.4）。低危组中，阳性和阴性患者的生化无进展生存率相似；然而，中危和高危组中，生化无进展比例明显低于 PSM（表20.4）。基于这项研究，在 PSA 处于低水平和低肿瘤分级患者中，手术切缘的情况不受临床结局的影响；但在中危和高危患者中，手术切缘的情况促进肿瘤进展。

阳性切缘的处理

切缘阳性患者是否需要治疗仍有争议的原因：①35%~86%PSM 患者无临床复发 [3,8,9,59]，因

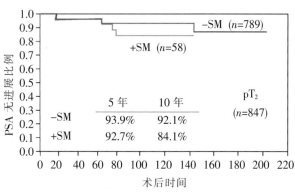

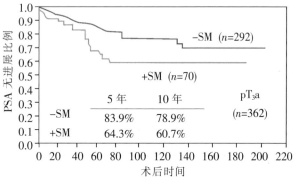

图 20.6　阴性（−SM）或阳性（+SM）手术切缘患者病理分期的无生化复发生存率

表 20.4　不同风险分组中的无生化复发生存率（对风险分组的定义请参考表 20.2）

风险分组	复发危险比	生化学	疾病无进展	
		阴性	阳性	P 值
低危	1	99.6%	94.9%	0.53
中危	6.27	93.5%	83.0%	<0.001
高危	15.42	78.5%	57.1%	0.003

数据来源于 Alkhateeb 等[44]

此任何辅助治疗对这些患者无意义；②目前辅助治疗的内在因素性可以显著影响患者生存质量；③没有明确证据显示，相对于延迟治疗辅助治疗可以延长患者总体生存率；④术后血清 PSA 随访是确定复发的敏感因素，容许实现"补救"治疗。

然而，相对于阴性切缘患者，RP 术后 PSM 患者的局部复发和肿瘤进展的风险较高，在部分选择病例中，需要辅助治疗。基于此，PSM 患者有 3 种可能的治疗方案：①主动监测，延迟放疗或内分泌治疗（仅复发时），②辅助外离子束放疗和③辅助抗雄激素治疗。

动态监测

单一或微病灶 PSM、pT₂ 期、PSA 小于 10 和 Gleason 评分 ≤6 的患者，生化和临床复发比例低。因此，这部分患者或预期寿命短的老年患者，可以考虑主动监测（复发时延迟外离子束放疗或抗雄激素）（图 20.7）。主动监测同样适用与 PSM 和中或高危但极度关注性功能的患者，因为目前可选的辅助治疗方法可能部分或全部危害到勃起功能的恢复。

大多数实施主动监测、但疾病进展的患者可以接受外离子束放疗（RT）。大多数东方人，接近 70%患者 RT 治疗后 PSA 维持在测不到的水平，但在长期随访中，仅有 30%~40%的患者生化缓解（图 20.8）[60]。还有，对于 PSA 水平延迟（长于 3 年）或缓慢增长（图 20.9）、Gleason<7 分的患者，大多数补救性 RT 治疗有效，如局部肿瘤复发相似[4,6]。

需要强调的是，关于主动监测患者实施补救性 RT 的时机仍存在争论。一些研究显示：当 PSA 低于 1.5ng/mL，最好低于 0.5ng/mL 时，RT 治疗可以获得最好的效果[7,62-65]。

PSM 患者中有部分除了表现为局部复发高风险外，还存在系统疾病进展的概率。包括那些病理学研究显示：精囊侵犯、Gleason 评分 ≥7，PSA 复发发生在术后 2 年内（图 20.9），以及 PSA 倍增长时间小于 3 个月[3,14,61,63]。有些情况中，体外 RT 不足以促进长期肿瘤控制（图 20.10），另外的抗雄激素治疗可能有利于这些患者的临床结局。需要强调的是：联合治疗的角色尚未被很好大的评估，因为没有高质量的前瞻性研究提供证

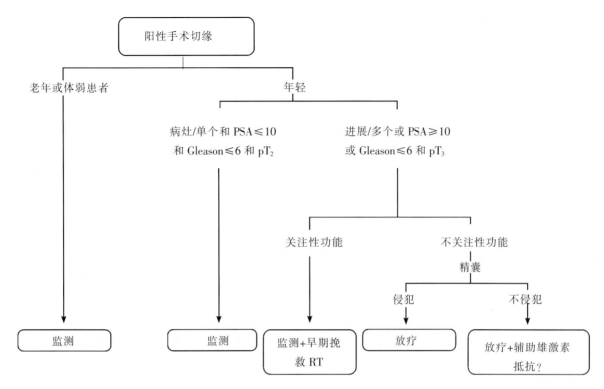

图 20.7　根治性前列腺切除术后 PSM 患者的术后控制方案

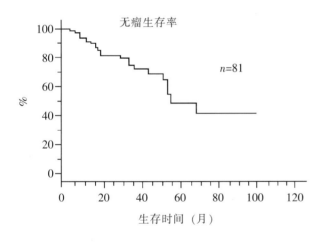

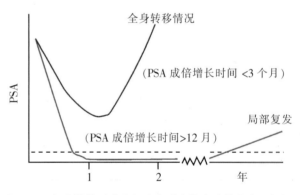

图 20.9　根治性前列腺癌切除术后生化失败的患者，根据其血清 PSA 升高的间隔和速率预测肿瘤局部或全身复发

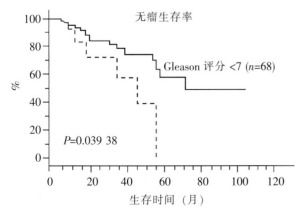

图 20.8　根治性前列腺切除术后临床或生化复发后接受挽救性治疗患者的无病生存率 (数据引自 Mac Donald 等[60])

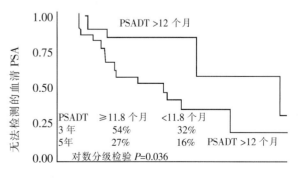

图 20.10　根治性前列腺癌切除术后生化失败的患者经挽救性放疗后的无进展生存期。PSADT:PSA 成倍增长时间

据证明：雄激素抵抗治疗联合放射治疗会增加患者的生存率[67,68]。另外，抗雄激素治疗不能免除副作用，包括：潮热、男子女性型乳房、性欲减退、勃起功能障碍、疲劳骨折和抑郁[69,70]。

辅助外放射治疗

Wieder 和 Soloway 进行的一项回顾性研究认为：PSM 未接受辅助 RT 治疗患者 RP 术后 5 和 10 年的无疾病生存分别是 50% 和 46%，然而接受辅助 RT 治疗患者的无病生存率分别是 70% 和 91%[3]。理论上，这些结果符合逻辑，正如我们希望的接受早期辅助 RT 治疗的微肿瘤患者复发率低。但正如之前讨论的，大量 PSM 患者即使不接受任何辅助治疗也无肿瘤复发。另外，肿瘤复发或进展的高风险患者可以通过临床和病理数据确

定：广泛或多处 PSM，术前 PSA 高于 10ng/mL，Gleason 评分≥7，pT_3 分期[3,4,9,29,45]。因此，对于希望增加治疗机会的高风险患者可以考虑辅助 RT 治疗。但接受辅助 RT 治疗的患者需要被告知性功能、尿道和肠道并发症（图 20.7）[69,71,72]。

RT 在前列腺癌进展方面的影响到目前尚未可知，因为这仅仅是从低质量的回顾性研究得到的结果。3 项前瞻性研究，通过将患者随机分为辅助或挽救性 RP 术后外离子束治疗，对此进行研究（表 20.5）。

第一项由欧洲肿瘤研究和治疗研究中心（EORTC 22911）进行的研究评估了 968 例 PSM 或 pT_3 期的患者[73]，其中接受和不接受辅助性 RT 治疗的患者，5 年生化无复发的比例分别是 74.8% 和 52.6%。然而两组中总生存率类似。

表 20.5　随机对照试验，对 pT3 期和(或)行根治性前列腺癌切除术后手术切缘阳性的患者，比较其经辅助放疗与挽救性放疗的治疗效果

研究	入选患者	选择标准	中位随访期	无进展生存期[a]	总生存期[a]	GI/GU 毒性反应（≥3 级）[a]
EORTC 22911[73]	968	pT_3 或 M+	5 年	52.67%×74.8% HR=048	HR=1.09 ñs	2.6%×4.2%
SWOG 8794[74]	425	pT_3 或 M+	10.6 年	48%×67% HR=0.42	HR=0.80 ñs	NR
ARO 96 –02/AUOAP09/95[75]	268	pT_3(M+或 M-)	53.7 月	54%×72% HR=0.53	95%×96% ñs	NR

ñ：无显著差异；NR：未报道；M+：有远处转移；M-：无远处转移；a：动态监测；HR：风险比

第二项研究由西南肿瘤组（SWOG 8794）进行，把 425 例 pT_3 期或 PSM 患者随机分成接受或不接受早期辅助 RT 治疗两组，结果发布时平均随访时间 10.6 年[74]。平均随访 10.6 年的时间内，于未接受立即治疗的患者相比，接受早期辅助 RT 治疗组的无病生存率较高（67%vs48%，HR＝0.43）。但两组的总共生存率无差异。

第三项也是最近的一项研究，包含了 22 个德国组织机构（ARO 96–02/AUO AP 09/95），评估了 268 例 pT_3 期前列腺癌患者[75]。PSM（197例）患者组，接受辅助 RT 治疗的疾病进展率为 25%，未接受治疗组为 48%。与其他前瞻性研究相似，两组间总生存率无明显差异。另外，两组间 RT 相关并发症的发生率相类似（3 度和 4 度毒性发

生率均小于0.5%）。

这 3 项前瞻性研究显示：与主动监测相比，辅助性 RT 治疗增加 pT_3 前列腺癌和 RP 术后PSM 患者的生化无复发生存期；然而，并不增加总体生存率。需要进行更长期随访的研究，以分析辅助性 RT 治疗和挽救性 RT 治疗对于总体生存率的影响[76]。

术后辅助雄激素去势治疗

尚未发觉的系统性疾病或存在临床上不明显的手术切缘位置[69]。在这些病例中，阻断雄激素的治疗比局部控制治疗更为合理。

既往研究显示：对于 RP 术后疾病进展的患

者，辅助性雄激素剥夺治疗可以增加无进展生存期，但不影响总生存率[48,77]。然而，最近的一项由Messing等进行的一项随机对照研究显示：淋巴结阳性患者术后立即接受雄激素阻断治疗，10年随访期内，疾病特异性死亡率从43%降至13%[78]。因此，辅助性雄激素阻断治疗可以推荐用于PSM和疾病进展的高风险患者，因为真实数据证明这一治疗可以延长此类患者生存期。

结 论

RP术后PSM患者接受辅助性治疗，需有一合理的基础：可以消除残留肿瘤。但是，大量的PSM患者，在长期随访内仍存在肿瘤。由于不同辅助治疗导致不良反应的可能性和确定性，证实了对于某些患者进行主动监控的实用性，这些患者为低风险患者，包括微病灶和单一阳性切缘、低Gleason评分、术前低PSA水平以及T_2病例分期。

存在PSM和高风险患者，是否接受辅助性治疗，需要进行个体化讨论。患者需被告知：尽管疾病无复发生存率得到改善，但目前文献显示：早期辅助性治疗和挽救性辅助性治疗患者的总体生存率类似。对于非常担心肿瘤进展，并可耐受术后辅助治疗的患者，推荐接收术后辅助治疗。

参考文献

[1] Jemal A, Siegel R, Ward E, et al. Cancer statistics, 2009. CA Cancer J Clin, 2009,59:225–249.

[2] Swindle P, Eastham JA, Ohori M, et al. Do margins matter? The prognostic significance of positive surgical margins in radical prostatectomy specimens. J Urol, 2005,174:903–907.

[3] Wieder JA, Soloway MS. Incidence, etiology, location, prevention and treatment of positive surgical margins after radical prostatectomy for prostate cancer. J Urol, 1998,160: 299–315.

[4] Godoy G, Tareen BU, Lepor H. Site of positive surgical margins influences biochemical recurrence after radical prostatectomy. BJU Int, 2009,104:1610–1614.

[5] Eastham JA, Kuriowa K, Ohori M, et al. Prognostic significance of location of positive margins in radical prostatectomy specimens. Urology, 2007,70: 965–969.

[6] Han M, Partin AW, Chan DY, et al. An evaluation of decreasing incidence of positive surgical margins in a large retropubic prostatectomy series. J Urol, 2004,171: 23–26.

[7] Eastham JA, Kattan MW, Riedel E, et al. Variations among individual surgeons in the rate of positive surgical margins in radical prostatectomy specimens. J Urol, 2003,170: 2292–2295.

[8] Nielsen ME. How bad are positive margins after radical prostatectomy and how are they best managed? J Urol, 2009,182:1257–1258.

[9] Stephenson AJ, Wood DP, Kattan MW, et al. Location, extent and number of positive surgical margins do not improve accuracy of predicting prostate cancer recurrence after radical prostatectomy. J Urol, 2009, 182:1357–1363.

[10] Badani KK, Kaul S, Menon M. Evolution of robotic radical prostatectomy: assessment after 2766 procedures. Cancer, 2007,110:1951–1958.

[11] Epstein JI, Sauvageot J. Does close but negative margins in radical prostatectomy specimens increase the risk of postoperative progression. J Urol, 1997,157:241–243.

[12] Bolla M, Collette L, Blank L, et al. Long–term results with immediate androgen suppression and external irradiation in patients with locally advanced prostate cancer (an EORTC study): a phase III randomized trial. Lancet, 2002,360:103-106.

[13] Yossepowitch O, Bjartell A, Eastham JA, et al. Positive surgical margins in radical prostatectomy: outlining the problem and its long-term consequences. Eur Urol, 2009,55:87–99.

[14] Thurairaja R, Osborn J, Mc Farlane J, et al. Radical prostatectomy with positive margins: how are patients managed. BJU Int, 2006,97:445–450.

[15] Zietman AL, Coen JJ, Shipley WU, et al. Adjuvant irradiation after radical prostatectomy for adenocarcinoma of prostate: analysis of freedom from PSA failure. Urology, 1993,42:292–298.

[16] Shikanov S, Song J, Royce C, et al. Length of positive surgical margin after radical prostatectomy as a predictor of biochemical recurrence. J Urol, 2009, 182:139–144.

[17] Kwak KW, Lee HM, Choi HY. Impact of capsular incision on biochemical recurrence after radical perineal prostatectomy. Prostate Cancer Prostatic Dis, 2009,12:1–9.

[18] Yee DS, Narula N, Amin MB, et al. Robot-assisted radical prostatectomy: current evaluation of surgical margins in clinically low-intermediate-, and high-risk prostate cancer. J Endourol, 2009,23:1461–1465.

[19] Salomon L, Anastasiadis AG, Levrel O, et al. Location of positive margins after retropubic, perineal and laparoscopic radical prostatectomy for organ-confined prostate cancer. Urology, 2003,61:386-390.

[20] Palisaar RJ, Nadus J, Graefen M, et al. Influence of nerve-sparing (NS) procedure during radical prostatectomy (RP) on margin status and biochemical failure. Eur Urol, 2005,47:176-184.

[21] Ward JF, Zincke H, Bergstralh EJ, et al. The impact of surgical approach (nerve bundle preservation versus wide local excision) on surgical margins and biochemical recurrence following radical prostatectomy. J Urol, 2004,172:1328-1332.

[22] Ohori M, Wheeler TM, Kattan MW, et al. Prognostic significance of positive surgical margins in radical prostatectomy specimens. J Urol, 1995,154:1818-1824.

[23] Barrocas DA, Han M, Epstein JI, et al. Does capsular incision at retropubic radical prostatectomy affect disease-free survival in otherwise organ-confined prostate cancer? Urology, 2001,58:746-751.

[24] Myers RP, Goellner JR, Cahill DR. Prostate shape, external striated urethral sphincter and radical prostatectomy: the apical dissection. J Urol, 1987,138:543-550.

[25] Srougi M, Nesrallah LJ, Kauffmann JR, et al. Urinary continence and pathological outcome after bladder neck preservation during radical retropubic prostatectomy: a randomized prospective trial. J Urol, 2001,165:815-818.

[26] Hall GS, Kramer CE, Epstein JI. Evaluation of radical prostatectomy specimens. A comparative analysis of sampling methods. Am J Surg Pathol, 1992,16: 315-324.

[27] Tsuboi T, Ohori M, Kuroiwa K, et al. Is intraoperative frozen section analysis an efficient way to reduce positive surgical margins? Urology, 2005,66:1287.

[28] Eggener SE, Roehl KA, Smith ND, et al. Contemporary survival results and the role of radiation therapy in patients with negative seminal vesicle invasion following radical prostatectomy. J Urol, 2005,173:1150-1155.

[29] Watson RB, Civantos F, Soloway MS. Positive surgical margins with radical prostatectomy: detailed pathological analysis and prognosis. Urology, 1996,40:80-90.

[30] Hernandez DJ, Epstein JI, Trock BJ, et al. Radical retropubic prostatectomy. How often do experienced surgeons have positive margins when there is extraprostatic extension in the region of the neurovascular bundle? J Urol, 2005,173:446-449.

[31] Vis AN, Schroeder FH, Van der Kwast TH. The actual value of the surgical margins status as a predictor of disease progression in men with early prostate cancer. Eur Urol, 2006,50:258-265.

[32] Touijer K, Kuroiwa K, Eastham JA, et al. Risk-adjusted analysis of positive surgical margins following laparoscopic and retropubic radical prostatectomy. Eur Urol, 2007,52:1090-1096.

[33] Boccon-Gibod L, Rovery V, Vordos D, et al. Radical prostatectomy for prostate cancer: the perineal approach increases the risk of surgically induced positive margins and capsular incisions. J Urol, 1998,160:1383-1385.

[34] Brown JA, Garlitz C, Gomella LG, et al. Pathologic comparison of laparoscopic versus open radical retropubic prostatectomy specimens. Urology, 2003,62: 482-486.

[35] Salomon L, Anastasiadis AG, Levrel O, et al. Outcome and complications of radical prostatectomy in patients with PSA < 10 ng/ml: comparison between the retropubic, perineal and laparoscopic approach. Prostate Cancer Prostatic Dis, 2002,5:285-290.

[36] Sofer M, Hamilton-Nelson KL, Schlesselman J, et al. Risk of positive margins and biochemical recurrence in relation to nerve-sparing radical prostatectomy. J Clin Oncol, 2002,20:1853-1858.

[37] Rees MA, Resnick MI, Oesterling JE. Use of prostatespecific antigen, Gleason score, and digital rectal examination in staging patients with newly diagnosed prostate cancer. Urol Clin North Am, 1997, 24:379-386.

[38] Rifkin MD, Zerhouni EA, Gatsonis CA, et al. Comparison of magnetic resonance imaging and ultrasonography in staging early prostate cancer. Results of a multi-institucional cooperative trial. N Engl J Med, 1990,323:621-626.

[39] Augustin H, Fritz GA, Fhammer T, et al. Accuracy of 3-Tesla magnetic resonance imaging for staging of prostate cancer in comparison to the Partin tables. Acta Radiol, 2009,50:562-569.

[40] Brown JA, Rodin DM, Harisinghani M, et al. Impact of preoperative endorectal MRI stage classification on neurovascular bundle sparing aggressiveness and the radical prostatectomy positive margin rate. Urol Oncol, 2009,27:174-179.

[41] Zhang J, Hricak H, Shukla Dave A, et al. Clinical stage T1a prostate cancer: evaluation with endorectal MR imaging and MR spectroscopic imaging. Radiology, 2009,253:425-434.

[42] Makarov DV, Trock BJ, Humphreys EB, et al. Updated nomogram to predict pathologic stage of prostate cancer given prostate-specific antigen level, clinical stage, and biopsy Gleason score (Partin tables) based on cases 2000

to 2005. Urology, 2007,69:1095-1101.

[43] Bhojani N, Salomon L, Capitanco U, et al. External validation of the updated Partin tables in a cohort of French and Italian men. Int J Radiat Oncol Biol Phys, 2009,73:347-352.

[44] Alkhateeb S, Alibhai S, Fleshner N, et al. Impact of positive surgical margins after radical prostatectomy differs by disease risk group. J Urol, 2010,183:145-150.

[45] Obek C, Sadek S, Lai S, et al. Positive surgical margins with radical retropubic prostatectomy: anatomic site-specific pathologic analysis and impact on prognosis. Urology, 1999,54:682-688.

[46] Blute ML, Bostwick DG, Bergstralh EJ, et al. Anatomic site-specific positive margins in organconfined prostate cancer and its impact on outcome after radical prostatectomy. Urology, 1997,50:733-739.

[47] Grossfeld GD, Chang JJ, Broering JM, et al. Impact of positive margins of prostate cancer recurrence and use of secondary cancer treatment: data from CAPSURE database. J Urol, 2000,163:1171-1177

[48] D'Amico AV, Whittingt on R, Malkowicz SB, et al. A multivariate analysis of clinical and pathological factors that predict for prostate specific antigen failure after radical prostatectomy for prostate cancer. J Urol, 1995,154:131-138.

[49] Pfitzenmaier J, Pahernick S, Tremmel T, et al. Positive surgical margins after radical prostatectomy: do they have an impact on biochemical or clinical progression? BJU Int, 2008,102:1413-1418.

[50] Hricak H, Wang L, Wei DC, et al. The role of preoperative endorected magnetic resonance imaging in the decision regarding whether to preserve or resect neurovascular bundles during radical retropubic prostatectomy. Cancer, 2004,100:2655-2663.

[51] Ohori M, Abbas F, Wheeler TM, et al. Pathological features and prognostic significance of prostate cancer in the apical section determined by whole mount histology. J Urol, 1999,162:1391-1392.

[52] Connolly SS, O'Toole GC, O'Malley KJ, et al. Positive apical margins after radical retropubic prostatectomy, truth or artifacts. Scand J Urol Nephrol, 2004,38:26-31.

[53] Epstein JI, Pizov G, Walsh PC. Correlation of pathologic findings with progression after radical retropubic prostatectomy. Cancer, 1993,71:3582-3593.

[54] Sofer M, Hamilton-Nelson KL, Civantos F, et al. Positive surgical margins after radical retropubic prostatectomy: the influence of site and number on progression. J Urol, 2002,167:2453-2456.

[55] Rabbani F, Vora KC, Yunis LH, et al. Biochemical recurrence rates in patients with positive surgical margin at radical prostatectomy with further negative resected tissue. BJU Int, 2009,104:605-610.

[56] Graefen M, Noldus J, Pichlmeier U, et al. Early prostate specific antigen relapse after radical prostatectomy: prediction on the basis of preoperative and postoperative tumor characteristics. Eur Urol, 1999,36:21-30.

[57] Karakiewicz PI, Eastham JA, Graefen M, et al. Prognostic impact of positive surgical margins in surgically treated prostate cancer: multi-institutional assessment of 5831 patients. Urology, 2005,66: 1245-1250.

[58] Simon MA, Kim S, Soloway M. Prostate specific antigen recurrence rates are low after radical retropubic prostatectomy and positive margins. J Urol, 2006,175: 140-144.

[59] Kausik SJ, Blute ML, Sebo TJ, et al. Prognostic significance of positive surgical margins in patients with extraprostatic carcinoma after radical prostatectomy. Cancer, 2002,95:1215-1219.

[60] Mac Donald OK, Schild SE, Vora SA, et al. Radiotherapy for men with isolated increase in serum prostate specific antigen after radical prostatecomy. J Urol, 2003,170: 1833-1837.

[61] Freedland S, Humphreys EB, Mangold LA, et al. Risk of prostate cancer-specific mortality following biochemical recurrence after radical prostatectomy. JAMA, 2005,294: 433-439.

[62] Stephenson AJ, Scardino PT, Kattan MW, et al. Predicting the outcome of salvage radiation therapy for recurrent prostate cancer after radical prostatectomy. J Clin Oncol, 2007,25:2035-2041.

[63] Stephenson AJ, Shariat SF, Zelefsky MJ, et al. Salvage radiotherapy for recurrent prostate cancer after radical prostatectomy. JAMA, 2004,291:1325-1332.

[64] Loeb S, Roehl KA, Viprakasit DP, et al. Longterm rates of undetectable PSA with initial observation and delayed salvage radiotherapy after radical prostatectomy. Eur Urol, 2008,54:88-96.

[65] Swanson GP, Hussey MA, Tangen CM, et al. Predominant treatment failure in postprostatectomy patients is local: analysis of patterns of treatment failure in SWOG 8794. J Clin Oncol, 2007,25: 2225-2229.

[66] Leventis AK, Shahrokh FS, Kattan MW, et al. Prediction of response to salvage radiation therapy in patients with prostate cancer recurrence after radical prostatectomy. J Clin Oncol, 2001,19:1030-1039.

[67] Pasquier D, Ballerean C. Adjuvant and salvage radiotherapy after radical prostatectomy for prostate cancer: a liter-

ature review. Int J Radiat Oncol Biol Phys, 2008,72: 972–979.

[68] Trock BJ, Han M, Freedland SJ, et al. Prostate cancer specific survival following salvage radiotherapy vs. observation in men with biochemical recurrence after radical prostatectomy. JAMA, 2008,299: 2760–2769.

[69] Takayma TK, Lange PH. Radiotherapy for local recurrence of prostate cancer after radical prostatectomy. Urol Clin North Am, 1994,21:687–700.

[70] Coetzee LJ, Hars V, Paulson DF. Postoperative prostate-specific androgen as a prognostic indicator in patients with margin-positive prostate cancer undergoing adjuvant radiotherapy after radical prostatectomy. Urology, 1996,47:232–235.

[71] Wilt TJ, Mac Donald R, Rutks I, et al. Systematic review: comparative effectiveness and harms of treatment for clinically localized prostate cancer. Ann Intern Med, 2008,148: 435–448.

[72] Graham SM, Holzbeierlein JM. Adjuvant radiation therapy after radical prostatectomy: when is it indicated? Curr Urol Rep, 2009,10:194–198.

[73] Bolla M, Von Poppel H, Collete L, et al. Postoperative radiotherapy after radical prostatectomy: a randomized controlled trial （EORTC trial 22911）. Lancet, 2005,366: 572–578.

[74] Thompson IM Jr., Tangen CM, Paradelo J, et al. Adjuvent radiotherapy for pathologically advanced prostate cancer: A randomized clinical trial, JAMA, 2006,15;296（19）: 2329–2335.

[75] Wiegel T, Battker D, Steiner U, et al. Phase III postoperative adjuvant radiotherapy after radical prostatectomy compared with radical prostatectomy alone in pT3 prostate cancer with postoperative undetectable prostate-specific antigen: ARO 96–02/AUO AP 09/95. J Clin Oncol, 2009,27:2928–2930.

[76] Morgan SC, Waldron TS, Eapen L, et al. Adjuvant radiotherapy following radical prostatectomy for pathological T3 or margin-positive prostate cancer: a systematic review and meta-analysis. Radiother Oncol, 2008,88:1–9.

[77] Zincke H, Utz DC, Taylor WF. Bilateral pelvic lymphadenectomy and radical prostatectomy for clinical stage C prostatic cancer: role of adjuvant treatment for residual cancer and in disease progression. J Urol, 1986,135: 1199–1205.

[78] Messing EM, Manola J, Yao J, et al. Immediate versus deferred androgen deprivation treatment in patients with node-positive cancer after radical prostatectomy and pelvic lymphadenectomy. Lancet Oncol, 2006,7:472 – 479.

21 机器人辅助腹腔镜根治性前列腺切除术并发症的预防和处理

Rafael Ferreira Coelho, Kenneth J. Palmer, René Javier Sotelo Noguera,
Vipul R. Patel

关 键 词

- 前列腺切除术
- 并发症
- 机器人
- 前列腺肿瘤
- 手术预后

引 言

自 Reinerand Walsh[1] 首次在根治性耻骨后前列腺切除术（RRP）中引入解剖学上保留神经的技术之后，这种手术方式便成为临床上治疗局限性前列腺癌最常采用的治疗方式和金标准[2]。然而，尽管已在最初的技术上添加了一些改良方式，且现今大多数泌尿外科医生熟悉了这种手术，但 RRP 仍存在其固有的并发症。

为了进一步努力降低 RRP 的并发症，Schuessler 等[3] 在 1997 年首次介绍了采用腹腔镜微创手术方式治疗前列腺癌。尽管腹腔镜根治性前列腺切除术（LRP）治疗前列腺癌的疗效被认为堪比开放手术，但手术的技术要求和持久的学习曲线令大多数泌尿外科医生对广泛采用 LRP 望而却步。将当代达·芬奇® 机器人系统（Intuitive Surgical, Inc.,Sunnyvale, CA）引入泌尿外科手术领域，这为降低并发症发生率和改进由微创前列腺切除技术的独特性所致的学习过程带来新的希望，例如三维（3D）成像，7 个自由度以及放大效应[4]。然而，正如预期的那样，任何创新技术或手术的引入都将涉及初始的学习曲线以及诱发潜在的新风险和手术并发症[5]。

迄今为止，尽管一些已发表的研究报道了手术相关的围术期资料、早期肾脏功能和肿瘤预后的情况，但几乎没有研究评估机器人辅助根治性前列腺切除术（RARP）术后的并发症风险。甚至没有任何研究使用标准化体系对手术并发症做出分级，这将阻碍人们在不同组或手术方式之间进行准确的比较。

本章将讨论 RARP 术后的并发症以及如何预防并发症的发生，解决患者体位、切口放置以及术中和术后并发症的问题。另外，采用标准分级系统记录了单一医生 [VRP] 的连续 2500 例RARP 手术的早期并发症。还对当前可参考的 RARP 系列文献中的并发症发生率做了分析。

患者体位

手术台上患者合适的体位对达到预期手术视野的理想暴露十分关键，同时也能防止神经肌肉损伤。患者的体位必须满足机器人镜头和操作臂工作的手术位置。一旦机器人安装就位，患者的体位就不能再做调整，因为机器人手术车锁定于毗邻患者的固定位置。这同样给麻醉师带来了困难，因为一旦手术机器人部分启动后将会使静脉通道受限，所以麻醉师必须在患者摆好体位前仔细地留置好静脉通道[6]。

在 RARP 中，患者取大角度的头低脚高位（Trendelenburg 卧位），下肢位于截石位马镫状挂腿架上。小腿纵轴部应在马镫上处于舒适的休息位，腘窝部应无任何直接压力或接触，且小腿应无任何的内或外旋转。这将有助于避免腓神经损伤。足部应处于休息位且足趾应与胫骨脊处于同一平面。这将减轻膝盖与踝关节中间或侧面的压力。患者处于截石位特别是 Trendelenburg 头低脚高位时，马镫不应向下放置过低，避免由于腿部过度伸展导致股骨外侧皮神经损伤。也有研究显示在髋关节外展大于 30°的标本模型中，可能因过度牵拉闭孔神经从而导致神经损伤[6,7]。髋关节屈曲 45°以上可缓解这种牵拉。

因此，在 RARP 术中，我们尝试在既能调节机器人机械臂的前提下，使髋关节外展最小化和屈曲最大化。

我们使用兜袋（VacuPad）来防止患者在极度的头低脚高位时发生滑脱。由于肩架可能会导致臂丛损害，我们建议避免使用。凝胶靠垫放置在皮肤和兜袋之间以保护上肩和手腕周围，直接横跨过胸部可为压力点提供足够的压力缓存和极好的稳定性。然后，我们用低过敏性的医用胶带从手术台的一侧至另一侧固定胸部靠垫，以防止兜袋滑脱。

一系列研究报道了腹腔镜泌尿外科手术中神经肌肉损伤的发生率为 2.7%[8]。可能有 0.4% 的患者出现临床横纹肌溶解症，其危险因素包括肥胖、手术时间过长（>5h）以及老年患者。回顾上述患者体位摆放的原则，包括垫好手臂、手以及腿部的适当摆放，将有助于避免这些并发症的发生。

与建立手术路径和放置套管相关的并发症

施行机器人手术的外科医生必须了解建立气腹和放置 trocar 的潜在并发症。进入腹腔有许多安全有效的方法。外科医生的个人喜好可导致一种舒适且可重复的技术得到发展[6]。

气腹针（Veress 针）能快速建立气腹，尽管这是一种依赖于主观感知穿刺针穿入腹膜的盲操作。使用 Veress 针时必须特别小心，因为它可能会导致腹膜后血肿（血管损伤）和小肠或肝脏的损伤。应抽吸穿刺针以确保在注入生理盐水后无内脏液体回流。悬滴试验将证实生理盐水可自由

流入腹膜腔。如果出现任何问题，需重复上述步骤或置换气腹针。当开始注入气体时，低腹膜内压说明气腹针位置正确[6]。

尽管在首次放置 trocar 套管过程中出现大血管损伤的概率非常小（0.05%~0.26%），但其致死率较高，在既往的一些研究中约占 17%[9,10]。对于偏瘦和肥胖患者要特别小心，因为脐孔和主动脉分叉之间的角度和距离存在差异。在血管损伤的情况下，外科医生需要在短时间内判断自己是否可尝试腹腔镜处理或是否有必要中转开放手术（表 21.1）。手术室应始终备有开放手术设备且手术医生必须动作迅速。麻醉医生也应行动迅速，恢复患者的血流动力学，必要时要给患者输血。这种情况下手术切口应大一些，因为这通常是抢救生命的过程。在实施切口时，可用腹腔镜压迫出血点。

表 21.1　血管损伤——操作链

·增加气腹压力至 20mmHg，尝试机械手压迫止血，抽吸设备（辅助），或使用第 4 只机械臂

·麻醉医生应警觉并迅速恢复患者的血流动力学，必要时要求输血

·如果暂时控制住出血且患者血流动力学稳定，可尝试机器人辅助修复血管

·如果出血量大或患者血流动力学不稳定，那么立即进行中转开放手术。记住打开腹腔后出血将更严重。需要迅速压迫出血点

如果患者之前有过开放性腹部手术史，外科医生应选择远离手术瘢痕的切口以便最大限度地降低肠道损伤的风险。使用可视 trocar 可看清楚组织界面且可防止肠道穿孔。另外可选择 Hasson 技术，在直视下将 trocar 插入腹膜以减少损伤。但此过程可能比较繁琐，且在手术过程中可能导致气体泄漏[6]。

Trocar 插入过程中上腹部血管损伤的发生率在 0.3%~2.5%，常发生于插入 8mm 的机器人套管的过程中[9,10]。插入 trocar 时应始终考虑到上腹部血管的位置。这些血管常常难以看见，应该在腹直肌鞘的侧面辨认出这些血管。如果确实出现上腹部血管损伤，采用 Carter Thomason 闭合器进行全层缝合通常能够止血。在准备处理血管损伤时可临时用带有气囊的 Foley 导管压迫止血。

术中并发症

不管是机器人手术还是腹腔镜手术都需要谨记一些基本的概念。血管和非血管损伤的发生主要是由于：

1. 切开过程中出错
2. 无意中移动
3. 解剖结构辨认错误
4. 器械故障

早期判识术中"意外事故"是简化治疗和避免继发性并发症的关键。例如，如果能迅速辨认出肠道损伤就通常可采用机器人辅助修复为主的处理。然而，如果发现有大量粪便溢出，尤其是术前没有肠道准备的话，可能需要进行临时的结肠造瘘术并可能中转开放手术。

直肠损伤

大量研究显示 RARP 中直肠损伤的发生率为 0~1.25%[6,11-13]。直肠损伤的诱因包括前列腺纤维化、先前有过前列腺或直肠手术史、放疗、局部晚期肿瘤、有过激素治疗史、前列腺感染以及不保留神经的 RARP 手术史（切缘靠近直肠壁）。可通过在充满水的盆腔中经直肠注入空气（产生气泡），经直肠置入球囊或数字化直肠检查等方式证实术中诊断。如果术中辨认出直肠损伤，则应做直肠壁的三层缝合以闭合缺口。机器人系统可做到精密缝合，而且可通过向直肠内注入生理盐水或空气后在直视下证实缺口关闭的完整性。盆腔中充满灭菌生理盐水有助于辨认是否有气泡出现[6]。手术区域应用灭菌生理盐水充分冲洗并保证术后引流良好。以下情况需要进行结肠造瘘术：缝合线张力大、大量粪便溢出、以前进行过放疗或延误诊断。推荐术后拔除导管之前使用粪便软化剂、广谱抗生素以及行膀胱尿道造影检查。

一些研究还报道了其他肠段损伤的发生率为 1%~0.7%[6,11-13]。这可能与进入腹腔困难（例如 trocar 损伤），既往有过腹部手术或感染所致的粘连，或电刀损伤相关。由于热能会不可控地向周围的内脏播散，故使用单极电刀时应特别小心。这种损伤可能难以察觉，存在一个发热和腹膜炎的滞后表现。如果术中发现肠道损伤，首要的是进行修复，尽管可能需要清创以保证伤口边缘组织健康。

输尿管损伤

经后入路方式（French 法）切除精囊腺时很容易损伤输尿管。这种情况下，输尿管会被误认为是输精管。在切除膀胱颈后唇时，另一个可能损伤的区域是膀胱三角。因此，建议在膀胱颈切除和吻合时，注意辨认输尿管口。当术中没有辨认出输尿管损伤时，临床上最常见的表现为发热和腰痛。CT 扫描（显示集合管道或肾盂积水）、静脉尿路造影（IVU）或能显示造影剂溢出和（或）输尿管梗阻的逆行性肾盂造影等能证实诊断。如果输尿管损伤在术中得以诊断，输尿管的小穿孔可仅植入支架即可处理。小的部分损伤主要是进行修复，完全横断则一般需要进行输尿管再植。假如延误了诊断，则通常需要行开放、腹腔镜或机器人辅助输尿管重建（包括伴或不伴腰大肌悬吊或 Boari 皮瓣的再植）。

闭孔神经损伤

腹腔镜和机器人手术发生闭孔神经损伤的概率为 0~0.3%[13]。临床表现包括步态异常（大腿内收不足）和以大腿中部下延至膝盖的区域都出现疼痛（Howship-Romberg 征）。步态失调的发生率各不相同，因为这些患者中 13%~40%的人存在副闭孔神经，且耻骨肌和内收肌接受双重神经支配。如果术中发现闭孔神经损伤的话，可采取显微外科或机器人辅助神经修复治疗。倘若丧失闭孔神经，必要时可在后期施行神经移植手术。已知内收肌群中两块肌肉常受双重神经支配，其中副闭孔神经不一定但可能存在，研究报道认为经单纯神经修复术后良好的预后似乎意味着不再需要进一步行神经束的广泛修复手术[14]。

术后并发症

尿 瘘

尿瘘是术后立即出现的最麻烦且最复杂的并发症之一。放置外科引流管通常会提醒外科医生立即注意到术后出现的尿液溢出增加。常见的一种情形是患者在手术后的监护病房立即出现引流管内液体流出增多。两种常见的原因是出血或尿瘘。出血相对容易诊断，因为血液持续渗出会导致血红蛋白减少，可能出现血流动力学不稳定，尤其是在手术医生处于学习曲线早期时。更为常见的情况是引流管中流出的液体由最初的浑浊变清亮，这表明存在尿瘘。在初期采用机器人前列腺切除术时，吻合口可能达不到水密性闭合，因此出现引流管里有大量尿液漏出而导尿管无尿液流出的现象并不罕见。术后立即出现尿瘘最可能是由于膀胱尿道的吻合口裂开或是不愈合[15]。可采取一些基本的步骤来解决这些问题：

·第 1 步：冲洗导尿管以确保其位于膀胱内并冲洗出任何潜在的阻塞性血凝块。

·第 2 步：捏住 Jackson-Pratt （JP）引流管球部抽吸液体，当液体充满时立即排空引流管。没有迅速排空引流管将导致患者下腹部不适。如果 50% 以上的尿液经引流管流出，那么这种情况将会持续很久，从引流管和导尿管流出的尿液量的比值将逐渐减少，最终尿液会完全从导尿管流出。这种情况下最好给予患者适当的安抚。

·第 3 步：超过术后初始一段时期（24h）后，引流管仍持续有液体流出时，应启动一些基本的诊断步骤。首先，应检查液体的肌酐水平以证实是否来源于尿液。其次，应行肾、输尿管和膀胱的腹部尿路平片（KUB）以确保引流管没有直接放置在吻合口的上方，因为这会形成瘘管。如果不小心将引流管放置在吻合口处，应当将引流管拖出一些使之远离吻合口。

·第 4 步：如果尿瘘持续超过了几天，则必须考虑使用广谱抗生素。另外，非吻合口处的潜在损伤必须加以处理，例如远离吻合口的输尿管损伤或膀胱损伤，静脉尿路造影通常就能诊断出这些损伤。大多数情况下，漏出源于吻合口的不愈合。导尿管引流膀胱内尿液以及迅速排空引流管将会是有效的治疗方式。这种情况下应安抚患者明白这种现象需要一些时间，但通常会自然愈合。完全好转通常需要 4~7d；然而，笔者推荐早期施行上述诊断操作。

尿潴留和膀胱造影发现的吻合口漏尿

尿潴留和膀胱造影发现的吻合口瘘是 RARP 的另一常见术后并发症。手术后一般在 4~10d 拔除导尿管。随着手术医生经验的增加，趋于更早地拔除导尿管。然而，尤其是在外科医生处于学习曲线早期时，继发于非水密性缝合或缝线迟发性断裂的吻合口延迟愈合是很常见的现象。我们推荐采取顺行膀胱造影去证实导尿管在拔除之前吻合口处有没有尿液溢出。在放射学检查中膀胱造影属于常规检查项目，放射学专家可以评估出是否有漏液。如果未发生溢出，则应进行排尿试验，该试验是在拔除导尿管前向膀胱内注入约 200mL 的生理盐水，且应在预计排尿至少能达到较好尿流率的患者中进行。不能完全排空或尿流率差就意味着患者应在离开前再次排尿并用膀胱扫描证实已排空尿液。出现源于吻合口的术后尿瘘表明吻合口处愈合不良。溢出物可能使患者产生会阴区不适感。治疗通常是用导尿管持续引流尿液和安抚患者。如果瘘口较小，可能只需几天就恢复正常；但大的瘘口可能需要 4 周愈合。通常每周进行膀胱造影检查可显示随着溢出物开始减少、吻合口完全愈合前，漏口逐渐缩小的逐渐愈合过程。如果在这期间出现明显的血尿，建议最好让患者活动适度和保持正常的排尿。

肠梗阻和深静脉血栓

RARP 术后出现肠梗阻是不寻常的，这可能会延长患者的住院时间并导致患者严重不适。研究表明 RARP 术后肠梗阻的发生率为 0.7%~2.8%[6,11-13,16-18]。Bhandari 等[16] 注意到由经历过学习曲线早期的外科医生实施 RARP 的 300 例患者中有 5 例出现肠梗阻。专家认为术后肠梗阻与尿道膀胱吻合口瘘或盆腔血肿有关。这可能是经腹腔手术的弊端，因为尿液和血液进入后会直接接触肠道。

盆腔肿瘤手术、气腹以及持续截石位等结合在一起使得患者在 RARP 术后出现血栓事件的风险增加。据大量 RARP 研究报道，肺栓塞和（或）深静脉血栓形成的发生率为 0~7.5%[6,13,16-18]。这是威胁生命的事件，需要及时的诊断和治疗。对此是否需采取最佳的预防性治疗仍存有争议。美国胸科医师协会推荐皮下注射肝素作为 RARP 的一线预防治疗。其他一些治疗方式包括穿弹力袜、循序的压力设备以及早期行走以减少血栓事件的发生。我们[19] 用于防止静脉血栓事件的方案包括皮下注射肝素联合循序的压力设备和早期行走。

单一术者进行的 2500 例 RARP 的并发症的统计

RARP 术后的并发症在最近的一些研究中已有报道。然而，少有研究采用标准化系统将手术的并发症分级，这已阻碍了不同系列的研究或手术方式的比较。基于这些限制因素，Clavien 等在 1992 年提出，并在 2004 年修正了外科并发症的分级系统（表 21.2）[20]。Clavien 分级系统是广泛评估外科手术预后的简单、客观、可重复性好的方法，其在新近的一些关于 RRP、LRP 和 RARP 并发症的报道中运用尤为频繁。

笔者分析了连续 2500 例因临床局限性前列腺癌接受 RARP 治疗的患者术后并发症的发生率。所有手术均由同一医生完成 [VRP][21]。

127 例患者中共观察到 140 次并发症（5.08%）。术中并发症包括两例患者出现直肠损伤，分别发生在第 8 例和第 15 例患者。这两例直肠损伤都在术中被发现，并采取双层缝合方式闭合。这些患者术前都有充分的机械性肠道准备和预防性应用抗生素。这两例患者都在术后第二天出院。没有患者术后出现损伤的副反应。

表 21.2 Clavien 分级系统 *

Clavien 分级	描述
I	术后出现不需要特殊治疗的并发症 药物治疗：如止吐药、退热药、止痛药、利尿药、电解质以及物理治疗。该级别还包括需床边切开引流的切口感染
II	需要不同于 I 级并发症中的药物治疗 包括输血和全肠外营养
III	需要手术、内镜或放射介入治疗（IIIa：不需要全身麻醉，IIIb：需要全身麻醉）
IV	威胁生命的并发症（包括中枢神经系统并发症），需要中级或 ICU 处置 [IVa：一个器官功能不全（包括透析）；IVb：多器官功能障碍]
V	患者死亡

* 如果患者出院时还伴有并发症，后缀 "d"（代表 "残疾"）加到各级并发症中。这一注释表明需要一次随访去充分地评估并发症

表 21.3 和表 21.4 描述了 Clavien 分级系统中并发症的分级。没有患者出现多器官功能障碍或死亡（IVb 级和 V 级）。所有并发症中轻度并发症（I 级和 II 级）占 80.8%。严重并发症（III 级以上）的发生率低于 1%（0.96%）。

表 21.3 2500 例 RARP 患者群体的并发症[21]

并发症(RALP)	发生次数 [a] n	Clavien 分级	发生率 (%)
术中			
直肠损伤	2	–	0.08
围术期(出院前)			
输血	12	II	0.48
心肌梗死	5	IVa	0.20
肺栓塞	5	IVa	0.20
非机械性肠梗阻	18	II	0.72
深静脉血栓形成	3	II	0.12
伤口裂开	5	II、IIIb	0.2
穿过套管的肠疝	1	IIIb	0.04
肠梗阻	2	II、IIIb	0.08
再次手术-出血	2	IIIb	0.08
胆囊炎	1	IIIb	0.04
术后(出院后)			
吻合口瘘	35	I d	1.40
尿潴留	13	I d	0.52
伤口感染	14	II	0.56
切口疝	3	IIIb	0.12
膀胱颈挛缩	3	IIIb	0.12
有症状的淋巴管囊肿	9	I、IIIa	0.36
附睾炎	1	II	0.04
尿道口狭窄	1	IIIa	0.04
尿路感染	4	II	0.16
吻合口钛夹侵蚀	1	IIIa	0.04
总计	140(127 例患者)		

a:患者出现多次并发症时记录多次

I 级并发症中两种最常见的并发症是膀胱造影发现的吻合口瘘（1.4%）和尿潴留（0.52%）。第 3 种常见的 I 级并发症是有症状的淋巴囊肿（0.36%）。淋巴囊肿的临床表现包括 4 例出现骨盆压迫，3 例出现腹胀，1 例出现下肢疼痛或下肢无力以及 1 例肋脊角压痛。这些患者中仅有 1 例需要在 CT 引导下引流治疗感染性淋巴囊肿。最终此并发症被归为 IIIa 级。

表 21.4 2500 例 RARP 患者群体的并发症——
Clavien 分级系统[21]

Clavien 分级	患者数	（%）	发生率（%）
I	56	44.80	2.24
II	45	36	1.8
IIIa	2	1.6	0.08
IIIb	12	9.60	0.48
IVa	10	8.00	0.40
IVb	0	0	0
V	0	0	0
总计	125	100	
I + II	101	80.8	4.04
III+IVa	24	19.2	0.96

持续的肠梗阻是 II 级并发症中最常见的
（0.72%）。可给予这些患者持续静脉输液和禁食
以缓解症状。14 例患者（0.56%）出现伤口感染，
采用口服抗生素和伤口局部处理；3 例患者
（0.12%）出现深静脉血栓形成，采用口服抗凝药
后皮下注射肝素治疗。4 例患者（0.16%）拔除导
尿管后出现尿路感染，给予口服抗生素治疗；1
例患者（0.04%）出现急性附睾炎，给予口服抗
生素缓解症状。输血率为 0.48%（12 例患者）。

IIIa 级并发症包括 1 例（0.04%）出现感染性
淋巴管囊肿；1 例（0.04%）发生尿道狭窄，在局
麻下行尿道切口治疗；和 1 例发生（0.04%）
Hemo-o-lok® 夹侵蚀膀胱尿道吻合口。这例罕见
的患者术后 3 个月出现排尿困难和尿流变细。最
后在膀胱镜下找到此夹并将其取出。

IIIb 级并发症包括 1 例（0.04%）伤口裂开，1
例（0.04%）穿过套管部位的肠疝，1 例（0.04%）
肠梗阻，1 例（0.04%）急性胆囊炎，3 例（0.12%）
切口疝，3 例（0.12%）膀胱颈挛缩以及 2 例
（0.08%）因盆腔出血再次手术。穿过套管处的肠
疝位于 10~12mm 的辅孔。该患者在术后第 4 天因
严重的右腹部疼痛入急诊室。CT 检查证实为肠
疝。患者接受剖腹探查术切除肠段，随后进行了
一次安全的开放手术。至于切口疝，均于 RARP
术后 3~6 个月发生在镜头孔处，最终通过补片修
复。所有的患者均采用尿道内切开术来缓解膀胱
颈挛缩的症状，不附加其他的治疗方式。2 例发
生术后出血，由腹胀、JP 引流管引流出大量血液
以及血红蛋白水平下降等证实。1 例利用 RARP
术中原套管口进行腹腔镜再探查，另一例进行开

放手术再探查。探查过程中去除盆腔内血凝块且
确保没有活动性出血，再次手术后患者恢复好平
静无事。

10 例（0.4%）出现 IVa 级并发症，5 例（0.2%）
在术后 1~4d 发生急性心肌梗死。这些患者最初在
重症监护病房（ICU）监护并接受临床治疗。他们
在治疗后出院回家没有出现进一步的并发症和遗
留的残疾。5 例（0.2%）患者在 RARP 后被诊断出
肺栓塞。他们接受静脉内应用肝素以及出院回家
后服用华法林治疗后没有出现肺功能受限。

当前 RARP 系列研究中的并发症发生率

更新的 Clavien 分级系统在 RARP 并发症的
最新研究中运用更为频繁（表 21.5)[11-13,21-30]。
Badani 等[23] 最近评估了 2766 例连续的 RARP 患者，
结果显示总的并发症发生率为 12.2%（Clavien I
级 8%；Clavien II 级 3.7%；Clavien III 级 13%；
Clavien IV 级 0.01%；Clavien V 级 <0.01%）。I 级
和 II 级并发症占总的并发症的 95% 以上。14 例
（0.5%）患者接受再次手术探查，2 例患者中转为
开放 RRP。最近 Murphy 等在 400 例连续 RARPs
观察到相似的并发症发生率。Clavien I 和 II 是报
道的最常见并发症（占总并发症的 66.7%）。总的
并发症发生率为 15.75%（63 例患者）。21 例发生
Clavien III 级并发症的患者中包括 5 例直肠损伤
（一系列中占 1.25%），1 例因出血再次手术以及
15 例（3.75%）出现吻合口狭窄需要行扩张治疗。
最后，Novara 等最近报道的 415 例连续 RARP 术
后并发症发生率更高。90 例患者中出现 120 次并
发症（21.6%）。依据修订后 Clavien 系统分级，
41 例为 I 级并发症，37 例为 II 级并发症，11 例
为 III 级并发症以及 1 例为 IV 级并发症。作者指出
他们的研究中并发症发生率更高可能反映出这些
数据较之前的研究更严谨。但是，在多元分析
中，纳入的患者人数（P<0.001）是任何一级并
发症的一个独立预测因子，这也可以证明与更
大型的系列研究和经验更丰富的外科医生相比
而言，Novara 等的研究中并发症发生率更高是
合理的。同样地，在我们的研究中心，并发症的
发生率由初始 300 例患者中占 9.3% 降低至最后
300 例中占 3.3%。

表 21.5　RARP 系列研究中术后预后和并发症发生率[21]

作者	年份	患者数(N)	中位数/平均年龄(岁)	平均手术时间(min)	平均术中估计出血量(mL)	输血率(%)	中转开放	平均住院时长(d)	总体并发症发生率	轻度并发症发生率(Ⅰ级和Ⅱ级)	严重并发症发生率(Ⅲ级和Ⅳ级)
Hu 等[13]	2006	322	62.1	186	250	1.60%	0	–	14.60%	12.8%	1.8%
Joseph 等[22]	2006	325	60	130	196	1.30%	0.00	–	8.60%	NA	NA
Badani 等[23]	2007	2766	60.2	154	142	1.50%	0.10%	1.14	12.20%	11.7%	0.51%
Mottrie 等[24]	2007	184	62	171	200	0.5%	0.54%	–	11.9%	NA	NA
Rozet 等[25]	2007	133	62	166	609	3%	0	5.4	19.4%	12.6%	6.8%
Nelson 等[26]	2007	629	59.3	–	–	–	–	1.17	17%	NA	NA
Schroeck 等[27]	2008	362	59.2	–	150	–	1.60%	–	–	NA	NA
Chan 等[28]	2008	660	60	207	140	0.80%	0.90%	1.3	–	NA	NA
Zorn 等[29]	2009	700	59.6	184	216	1.30%	–	–	8.5%	NA	NA
Krambeck 等[30]	2009	294	61	236	–	5.1%	–	–	8%	NA	NA
Murphy 等[11]	2009	400	60.2	186	–	2.50%	0.30%	3.1	15.70%	10.5	5.25%
Novara 等[12]	2009	415	62.3	184	300	5.5%	0.48%	6	21.6%	19%	3.2%
Coelho 等[21]	2010	2500	61	95	113	0.48%	0 (0.08%LRP)	1.25	5.08%	4.04%	0.96%

NA：没有数据报道

几乎没有比较 RRP、LRP 和 RALP 术后并发症的大规模系列研究，研究结果仍存在争议。Hu 等[13] 比较了 358 例连续 LRPs 和 322 例 RARPs 术中和术后的早期并发症，结果显示 RARP 术后总的并发症发生率更低（27.7% *vs* 14.6%）。相比之下，Rozet 等[25] 对 133 例腹膜外 RARPs 和 133 例腹膜外 LRPs 进行配对分析，结果显示 RARP 术后并发症的发生率更高（19.4% *vs* 9.1%，P = 0.01）。随后，Ficarra 等[31] 在对照研究的累积分析中提到 RARP 和 LRP 术后并发症发生率相似（RR1.83，95%CI：0.78~4.31，P = 0.16）。大多数对比 RRP 和 RARP 后的已发表研究显示两者之间并发症的发生率相近。Krambeck 等[30] 最近报道了 RARP 和 RRP 围术期并发症发生率相近（8.0% *vs* 4.8%，P = 0.064）。类似地，Nelson 等[26] 比较了这些手术后因并发症引起的不定期随访率（RRP 10%，RALP 10%，P = 0.95）和再次入院率（ORP 5%，RALP 7%，P = 0.12）均相近。最后，Ficarra 等[31] 在对照研究的累积分析中证实仅存在一个无统计学意义的选择是倾向于 RARP（RR1.33，95%CI：0.64~2.74；P = 0.44）。

结　论

RARP 是临床局限性前列腺癌的一种安全治疗方式。但只能由有经验的外科专家完成。采用分析外科并发症的标准分级系统能更好地在不同外科术式和医生之间做出比较。

参考文献

[1] Reiner WB, Walsh PC. An anatomical approach to the surgical management of the donal vein and Santorini's plexus during radical retropubic surgery. JUrol, 1979,121: 198–200.

[2] Bill-Axelson A, Holmberg L, Ruutu M, et al. Scandinavian prostate cancer group study, 4. Radical prostatectomy versus watchful waiting in early prostate cancer. N EngI J Med, 2005,12:1977–1984.

[3] Schuessler WW, Schulam PG, Clayman RV, et al. Laparoscopic ra.d. icdica prostatectomy: Initiul short-term experience. Urology, 1997,50:854–857.

[4] Binder J,Kramer W. Robotically-assisted laparoscopic radical prostatectomy. BJU Int, 2001,87:408–410.

[5] Vickers AJ, Savage CJ, Hruza M, et al. The surgical learning curve for laparoscopic radical prostatec-tomy: a retro-

spective cohort study. Lancet Oncol, 2009,10:475–480.

[6] Appledorn SV, CosteHo AJ. Complications of robotic surgery and how to prevent them. In: Patel VR, ed. Robotic Urologic Surgery. London: Springer, 2007, Limted.

[7] LitwiUer JP, Wells RE Jr, Halliwill JR, et al. Effect of lithotomy positions on strain of the obturator and lateral femoral cutaneous nerves. Clin Anat, 2004, 17:45–49.

[8] Wolf S Jr, Marcovich R, inderbir S, et al. Survey of neuro-muscular injuries to the patient and surgeon during urologic laparoscopic surgery. Urology, 2000,55(6):831–836.

[9] Gill I, ed. Textbook of Laparoscopic Urology; Section IX, LaparoscopicComplications:Etiology, Preventlon, Management. 1st ed. NY: In&oma Healthcare USA; 2006: chap, 80, 81,82, 83.

[10] Chandler JC, Corson SL. Three spectra of laparo-scopic entry access injuries, l Am Coil Surg, 2001,192:478–491.

[11] Murphy DG, Kerger M, Crowe H, et al. Operative details and oncological and functional outcome of robotic-assisted laparoscopic radical prostatectomy: 400 cases with a minimum of 12 months follow-up. Eur Urol, 2009,55:1358– 1367.

[12] Novara G, Ficarra V, D'Elia C, et al. Prospective evaluation with stan-dardised criteria for postoperative complications after robotic-assisted laparoscopic radical prostatectomy. Eur Urol, 2010,57(3):363–370.

[13] Hu JO, Nelson RA, Wilson TG, et al. Perioperative complications of laparoscopic and robotic assisted laparoscopic radical prostatectomy. JUrol, 2006,175: 541–546.

[14] Vasilev SA. Obturator nerve injury: a review of management options. Gynecol Oncol, 1994,53: 152–155.

[15] Patel VR. Clinical pearls; the approach to the man-agement of difficulty anatomy and common opera-tive and postoperative problems. In: Patal VR, ed. Robotic Urologic Surgery. London: Springer, 2007.

[16] Bhandari A,Mclntire L, Kaul SA, et al. Perioperative complications of robotic radical prostatectomy after the learning curve. JUrol, 2005,174:915–918,

[17] Bentas W, Wol fram M Jones J, et al. Robotic technol-ogy and the translation of open radical prostatec-tomy to laparoscopy: the early Frankfurt experience with robotic radical prostatectomy and one year folinw-up. Eur Urol, 2003,44:175– 181.

[18] CosteUo AJ, Haxhilnolla H,Crowe H,etal. Instillation of telerobotic surgery and initial experience of tel-erobotic prostatectomy. BJU Int, 2005,95:34–38.

[19] Koya MP, Manoharan M, Kim SS, et al. Venous throm-boembolism in radical prostatectomy: is hep-arinoid prophylaxis warranted? BJU Int, 2005,96: 1019–1021,

[20] Dindo D, Demartines lq, Clavien PA. Classification of surgical complications: a new proposal with eval-uation in a cohort of 6336 patients and results of a surly. Ann Surg, 2004,240:205–2t 3,

[21] Coelho RF et al. Early complication ratas in a single- surgeon series of 2500 robotic-assisted radical pros-tatectomies: report applying a standardized grading system. Eur Urol, 2010,57 (6):945 –952. doi:10.1016/j. eururo. 2010.02.001.

[22] Joseph JV, Rosenbaum R, Madeb R, et al. Robotic extraperitoneal radical prostatectomy: an alternative approach. J Urol, 2006,175:945–950.

[23] Badani KK, Kaul S, Menon M. Evolution of robotic radical prostatectomy: assessment after 2766 proce-dures. Cancer, 2007,110:t951–1958.

[24] Mottrie A, Van Migem P, De Naeyer G, et al. Robot-assisted laparo-scopic radical ptostatactomy: oncologic and func-tional results of 184 cases. Eur Urol, 2007,52: 746– 750.

[25] Rozet F, Jaffe J, Brand G, et al. A diract comparison of robotic assisted versus pure laparoscopic radical prostatactomy: a single institution experience. JUroI, 2007,178: 478–482.

[26] Nelson B, Kaufman M, Broughton G, et al. Gomparison of length of hospital stay between rad-ical retropubic prostatectomy and robotic assisted laparoscopic prostatectomy. JUrol, 2007,177: 929–931.

[27] Schroeck FR, Sun L, Freedland SJ, et al. Comparison of prostate-specific antigen recurrence-free survival in a contemporary cohort of patients undergoing either radical retropubic or robot-assisted laparo-scopic radical prostatectomy. BJU Int, 2008,102:28–32.

[28] Chan RG, Barocas DA, Chang SS, et al. Effect of a large prostate gland on open and robotically assisted laparo-scopic radical prostatectomy. BJU Iht, 2008,101:1140 – 1144.

[29] Zorn KG, Wille MA, Thong AE, et al. Continued im-provement of perioperative, pathological and continence outcomes during 700 robot-assisted radical prostatec-tomies. Can J tirol, 2009,16: 4742–4749.

[30] Krambeck AE, DiMarco DS, Rangel LJ, et al. Radical prostatectomy for prostatic adenocarcinoma: a matched comparison of open retropubic and robot-assisted tech-niques. BJU Int, 2008,103:448–453.

[31] Picarra V, Novara G, Artibani W, et al. Retropubic, la-paroscopic, and robot-assisted radical prostatec-tomy; a systematic review and cumulative analysis of comparative studies. Eur Urol, 2009,55:1037–1063.

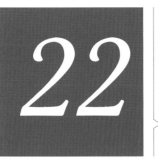

22 机器人单纯前列腺切除术：操作注意事项及手术效果

José R. Colombo Jr, Anuar Ibrahim Mitre

关 键 词

- 前列腺
- 前列腺增生
- 前列腺切除术
- 机器人
- 腹腔镜

引 言

良性前列腺增生是 50 岁以上男性出现下尿路症状的主要原因。当前对临床治疗无效的梗阻性前列腺增生一般采用经尿道前列腺电切术（TURP）。然而，当增生的前列腺重量超过 80g 时，会面临切除不全、出血以及水中毒的风险，一般不再推荐行 TURP 治疗。经尿道或开放手术适用的腺体大小取决于外科医生的经验以及其他支持措施，如施行分阶段 TURP，采用具有连续流动冲洗功能的内镜设备，或在内镜切除时行膀胱造瘘术[1,2]。

尽管钬激光在前列腺中的应用日益普及，且有证据表明该技术可能优于传统治疗方式，但对于过大的前列腺，内镜下不能安全切除，开放式单纯前列腺切除术是可以选择的方式[3,4]。开放式单纯前列腺切除术的其他适应证包括：影响经尿道前列腺切除术体位的严重的髋关节强直、腹股沟疝、伴随膀胱病变（如大憩室或结石)[5]。

开放式手术一直被认为是单纯前列腺切除的首选术式，无论手术时采用需先横向切开前列腺包膜的耻骨后切除（Millin）法，还是经耻骨上膀胱入路。腹腔镜单纯前列腺切除术或因其较少的潜在并发症、出血少、恢复快、住院时间更短以及更早恢复正常活动的优势从而替代开放式单纯

前列腺切除术[6]。2002 年，Mariano 等[7] 首次报道了腹腔镜下单纯前列腺切除技术，随后一些学者通过经腹腔和腹膜外途径对此加以改良[4,8-15]。

随着机器人的出现以及其优于单纯腹腔镜的附加优势——如更好的立体视觉效果，增强的人体工程学设计，更灵巧的手术器械和更短的学习曲线——使得机器人单纯前列腺切除术成为一个有前景、有吸引力的选择，推动了微创技术的普及[16-18]。

手术方法

文献报道中，已对经腹腔和腹膜外途径的机器人辅助根治性前列腺切除术的优势进行了描述：经腹腔途径可有更大的工作空间，而腹膜外途径则有可避免因尿瘘而引起化学性腹膜炎的潜在优点。手术前 10d 必须停用所有的抗血小板和抗凝药物，术前 1d 给予清流质饮食。患者在术前静脉注射第三代头孢菌素并穿着加压袜。在常规放置气管内麻醉之后，患者取仰卧位，使所有的受力点得到充分的保护，固定手臂于患者的两体侧。将患者双腿持续半屈曲分开，在手术过程中保持手术台为头低足高位。

在脐上 1cm 处插入气腹针，固定气腹于 12~15mmHg。随后置入一 12mm 的一次性套管，并置

入机器人镜头进行腹腔或盆腔检查。对于既往有正中线切口的患者，首选开放途径放置最初的套管针（trocar）。经腹膜外途径手术的时候，最初的腹膜外间隙是通过扩张球囊以及在直视下钝性分离建立的。在直视下放置另外的 5 个套管针，其中 3 个 8mm 的达·芬奇® trocar，1 个 12mm 和 1 个 5mm 的用于辅助的常规 trocar。

机器人定位后，连接 0° 镜头，右机械臂安装单向弯剪，左机械臂连接 Maryland 双极钳。利用输精管作为侧面标志，切开脐下 3~5cm 的腹膜壁层，建立腹膜外间隙。第 4 个机械臂连接组织钳（Prograsp），以便在术中协助对抗牵引和暴露。在切开内侧脐韧带和脐尿管之后，进入 Retzius 间隙，辨识及暴露耻骨及髂血管，它们可作为进一步分离的标志，这在机器人根治性前列腺切除术中也是如此。在此操作中，施术者应避免解剖过于靠近腹壁，以防损伤上腹部血管。

所有覆盖在前列腺前表面和膀胱颈区域的脂肪组织必须予以清除，以得到最佳的视野暴露。在靠近膀胱与前列腺连接部的位置水平切开膀胱半周，清楚可见增大的前列腺侧叶和（或）中叶。然后在 12 点方向切开黏膜层，环绕侧叶延长切口并直达中叶下面（图 22.1）。也可以纵向切开膀胱前壁并延长至前列腺前包膜。在这种情况下，膀胱两侧的缝线有助于维持膀胱颈后唇的暴露。

将切口延长至腺瘤部位，采用钝性及锐性联合分离方法，在腺瘤和前列腺包膜之间仔细分离，适当地应用电凝或超声刀止血以保持手术视野的清晰。随着三维成像和关节铰接式手术器械

的应用，腺瘤的摘除不再像在通常纯腹腔镜手术中一样用手指或前列腺剥离器（prostatotome）剥离。在该阶段，可利用第 4 个机械臂牵拉侧叶的缝线，以更好地处理腺瘤。对于较大的前列腺（>150g），横断腺瘤的侧叶有助于为后部的切除提供清晰的手术视野。由于是朝着尿道的方向进行分离，故应在直视下切除腺瘤的尖部，注意避免对外括约肌造成任何的损伤。再者，在腺瘤非常巨大的情况下，纵向切开前列腺包膜有助于暴露腺瘤尖部进而分离。为保持前列腺包膜呈打开状态，可使用单根 2-0 polyglactin 线将其缝合至两侧的耻骨弓。一旦腺瘤被完全切除，必须予以全面检查以再次核查无任何腺瘤残留并确保最佳的止血。用 3-0 polyglactin 缝线将膀胱颈后唇黏膜层与尿道后缘或前列腺包膜缝合靠拢（图 22.2）。取 24Fr 的 Foley 导尿管插入膀胱，并用 2-0 polyglactin 缝线做两次水密性连续缝合关闭膀胱切口。将标本装入 EndoCatch 标本袋，并经外侧戳孔留置引流管。为了方便取出，可在放入回收袋之前或之后对标本分割。利用 Carter Thomason 装置闭合剩余的两个 12mm 的切口。

术后护理包括闭合膀胱后开始用生理盐水进行膀胱冲洗，且至少维持 24h。通常在术后 2d 拔除盆腔引流管后患者即可出院。在术后 4d 拔除导尿管。

点 评

经微创途径单纯前列腺切除术仍处于发展演

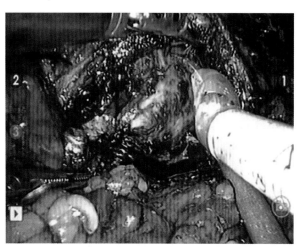

图 22.1 机器人单纯前列腺切除术：从前列腺包膜暴露前列腺腺瘤层面

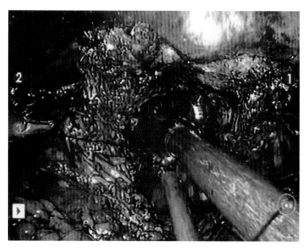

图 22.2 检查前列腺窝以确保腺瘤被完全切除，并检查是否需要再次止血。膀胱颈后部的黏膜层缝合靠尿道后缘或前列腺包膜

变时期，开放途径仍然是此类手术的首选。2002年报道的腹腔镜方法，通过共计超过800例的公开报道获得了泌尿外科学会的认可。与大多数泌尿外科腹腔镜手术一样，纯腹腔镜单纯前列腺切除术与开放手术相比在并发症发生率方面表现出明显的优势，且具有相似的功能预后。

在一项 Serreta 等[19] 报道的欧洲多中心研究中，1800 例接受开放前列腺切除术的良性前列腺增生（BPH）患者，其总的并发症发生率为 29%，其中发生严重出血的占 12%，输血率为 8%。Gratzke 等[20] 对 902 例接受开放手术治疗的研究显示，总的并发症发生率为 17%，输血率占 7.5%，尿路感染占 5%，需再次手术的占 3.7%，以及死亡率为 0.2%。在这一系列研究中，患者的平均最大尿流率从基线水平升高 10~23mL/s，残余尿量显著减少。

Baumert 及其同事[3] 对 30 例腹腔镜单纯前列腺切除术和 30 例开放手术进行了比较，结果显示出血量分别为：367mL，643mL；冲洗时间分别是 0.3d 与 4d；留置导尿时间分别为 4d 与 6.8d；住院时间为 5d 与 8d；结果显示上述各项比较中腹腔镜组有优势。在这一系列研究中，虽然微创途径所需的手术时间更长（115min 与 54min），但两者的功能预后相仿 [国际前列腺症状评分（IPSS）和尿流率]。最近，McCullough 等[4] 也对他们做的 96 例腹腔镜前列腺切除术与 184 例开放手术进行了比较。腹腔镜途径表现出更短的留置导尿时间（腹腔镜前列腺切除术与开放手术分别为 5.2d 和 6.3d）以及住院时间（腹腔镜前列腺切除术与开放手术分别为 6.3d 和 7.7d），腹腔镜前列腺切除术手术时间更长（95min，开放手术 54min），两种手术方法有相同的出血量和冲洗时间。开放途径组与腹腔镜组相比泌尿系感染和尿脓毒症发生率明显更高。

Sotelo 等[16] 于 2008 年首次报道了一组机器人辅助单纯前列腺切除术，该研究报道了 7 例经腹膜机器人前列腺切除，手术平均时长 205min，估计出血量 298mL，平均住院时间 1.4d，留置导尿时间为 7d。在此系列手术中，标本平均重达 50g，其中一位患者需要输血处理。术后观测患者功能改善可见 IPSS 评分由 22 降至 7，最大尿流率从 17 mL/s 增至 55mL/s。

Yuh 等[17] 也报道了他们最初施行的 3 例机器人辅助 Millin 式前列腺切除术。该研究中手术估计出血量、手术时间和住院天数分别是 558mL，211min 和 1.3d。腺瘤平均重量为 301g。

最近，John 等[18] 报道了第一组经腹膜外途径行机器人辅助单纯前列腺切除术的 13 例患者。这组患者的手术时间，出血量和留置导尿时间分别是 210min，500mL 和 6d。有趣的是，用手指行腺瘤摘除时（最后 3 例），手术时间明显减少至 140min，出血量减少至 250mL。该报道中未出现输血或中转开放。

结 论

美国泌尿外科学会（AUA）和欧洲泌尿外科学会（EAU）指南建议，前列腺体积超出 80g 时应采用开放手术治疗。与其他手术一样，一些技术熟练的泌尿外科医生已用腹腔镜方式代替了开放性单纯前列腺切除术。借助机器人更好的成像和关节铰接式手术器械所提供的优势，腹腔镜单纯前列腺切除术中行腺瘤切除不再需要特殊的设备。这也潜在有助于前列腺主要血管的止血缝合，从而减少术中出血。在机器人的辅助下，膀胱和（或）前列腺包膜的关闭变得更为容易。机器人单纯前列腺切除术的学习曲线似乎比纯腹腔镜更短，这将让更多的泌尿外科医生使用微创途径施行此类手术。机器人单纯前列腺切除术的弊端是它的费用和其优先选择经腹腔途径。然而，目前尚缺乏针对此类问题的相关文献。因此，我们期待着大样本多中心的研究对开放前列腺切除术、腹腔镜前列腺切除术和机器人单纯前列腺切除术进行比较。

参考文献

[1] AUA Practice Guidelines Committee. AUA guidelines on management of benign prostatic hyperplasia (2003). Chapter 1: diagnosis and treatment recommendations. J Urol, 2003,170:530.

[2] EAU practice guidelines: management of BPH, 2004, Section 4.4.3.

[3] Baumert H, Ballaro A, Dugardin F, et al. Laparoscopic versus open simple prostatectomy: a comparative study. J Urol, 2006,175:1691.

[4] McCullough TC, Heldwein FL, Soon SJ, et al. Laparoscopic

versus open simple prostatectomy: an evaluation of morbidity. J Endourol,2009,23:129.

[5] Oesterling JE. Retropubic and suprapubic prostatectomy// Walsh PC, Retik AB, Vaughan ED Jr. Campbell's Urology. 7th ed. Philadelphia: Saunders.1998.

[6] Rehman J, Khan SA, Sukkarieh T, et al. Extraperitoneal laparoscopic prostatectomy (adenomectomy) for obstructing benign prostatic hyperplasia: transvesical and transcapsular (Millin) techniques. J Endourol,2005,19:491.

[7] Mariano MB, Graziottin TM, Tefilli MV. Laparoscopic prostatectomy with vascular control for benign prostatic hyperplasia. J Urol, 2002,167:2528.

[8] Mariano MB, Tefilli MV, Graziottin TM, et al. Laparoscopic prostatectomy for benign prostatic hyperplasia: a six-year experience. Eur Urol, 2006, 49:127.

[9] van Velthoven R, Peltier A, Laguna MP, et al. Laparoscopic extraperitoneal adenomectomy (Millin): pilot study on feasibility. Eur Urol, 2004,45:103.

[10] Nadler RB, Blunt LW, User HM, et al. Preperitoneal laparoscopic simple prostatectomy. Urology, 2004,63:778.

[11] Sotelo R, Spaliviero M, Garcia-Segui A, et al. Laparoscopic retropubic simple prostatectomy. J Urol, 2005,173:757.

[12] Sotelo RJ, Garcia AJ, Carmona O, et al. Laparoscopic simple prostatectomy. Experience in 71 cases. J Urol, 2007,177: 578.

[13] Porpiglia F, Terrone C, Renard J, et al. Transcapsular adenomectomy (Millin): a comparative study, extraperitoneal laparoscopy versus open surgery. Eur Urol, 2006, 49:120.

[14] Barret E, Bracq A, Braud G, et al. The morbidity of laparoscopic versus open simple prostatectomy. Eur Urol, 2006,5:274.

[15] Zhou LY, Xiao J, Chen H, et al. Extraperitoneal laparoscopic adenomectomy for benign prostatic hyperplasia. World J Urol, 2009,27:385.

[16] Sotelo R, Clavijo R, Carmona O, et al. Robotic simple prostatectomy. J Urol, 2008,179:513.

[17] Yuh B, Laungani R, Perimutter A, et al. Robot-assisted Millin's retropubic prostatectomy: case series. Can J Urol, 2008,15:4101.

[18] John H, Bucher C, Engel N, et al. Preperitoneal robotic prostate adenomectomy. Urology, 2009,73:811.

[19] Serreta V, Morgia G, Fondacaro L, et al. Open prostatectomy for benign prostatic enlargement in southern Europe in the late 1990's: a contem-porary series of 1800 interventions. Urology, 2002,60:623.

[20] Gratzke C, Schlenker B, Seitz M, et al. Complications and early postoperative outcome after open prostatectomy in patients with benign prostatic enlargement: results of a prospective multicenter study. J Urol, 2007,177:1419.

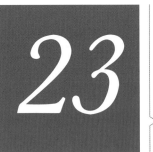

23 挽救性机器人辅助根治性前列腺切除术(SRARP)

George L. Martin, Manoj B. Patel, Mario Gyung Tak Sung, Erik P. Castle

关 键 词

· 挽救性前列腺切除术   · 机器人手术
· 前列腺癌   · 放射治疗

引 言

无论何种手术途径（开放或腹腔镜），前列腺癌复发后的手术处理对泌尿外科医生来说都是一项挑战。在此，我们对前列腺癌经初次放射治疗后复发，手术治疗的作用（开放，腹腔镜和机器人）以及行挽救性机器人辅助根治性前列腺切除术（SRARP）需考虑的技术条件做一文献综述。通过耻骨后或会阴途径的开放性挽救性前列腺癌根治切除术一直以来是外科治疗的标准。随着机器人技术的出现，外科医生有了新的手术途径提供给遭受放射治疗后复发痛苦的前列腺癌患者。本章节将对 SRARP 的适应证、患者选择、术前准备以及技术改进做一综述。

放射治疗后生化复发

有多达 60% 的前列腺癌患者在经放射治疗后出现生化复发，成为治疗中所面临的一项挑战[1]。由于疾病的高发病率和通常采用放射治疗方式，在美国每年有多达 30 000 的患者会出现生化复发[2]。传统上对局部复发的治疗主要集中在雄激素去势；然而，这并非最终的处理，有很大一部分人在某些时间点当症状缓解后需要进行手术干预，如治疗膀胱出口或输尿管梗阻。对前列腺癌放射治疗后复发，预期可选的治疗方式包括挽救性前列腺癌根治术、冷冻疗法[3]、近距离放射治疗[4] 和高强度聚焦超声。虽然各种治疗方式都能对前列腺特异性抗原（PSA）产生影响，但在放疗后大多数患者中，仅仅挽救性前列腺癌根治术显示控制肿瘤可达 10 年或更长时间[6,7]。

患者的选择

选择符合挽救性机器人辅助前列腺癌根治术（SRARP）指征的患者时，首先应从患者的健康评估和治疗目的开始。经考虑适合 SRARP 治疗的患者应当有至少 10 年的预期寿命。其次，相应的检查包括全身系统复发与血清 PSA 变化区域的比较，完整的代谢检查（包括钙离子），肝功能检查（包括碱性磷酸酶），骨扫描，腹部和盆腔的增强计算机断层扫描（CT）以及胸部 X 线片。一些伴有低水平 PSA 的复发肿瘤不太可能有远处转移，这可通过骨扫描和 CT 扫描的阴性结果来明确[8-10]。直肠内磁共振成像有助于直接看到肿瘤的局部浸润。磁共振成像同样有助于术前手术方案的制订。最后，在施行挽救性前列腺癌根治术前必须通过前列腺活检对肿瘤复发予以确诊。

开放式挽救性前列腺癌根治切除术

在长期资料中，挽救性前列腺癌根治术是放

射治疗失败后唯一可有效控制肿瘤进展的治疗方式。在一系列研究中，Bianco 等发现若疾病局限在脏器内，5 年无进展生存期将由 55% 升高至 77%。术前通过 PSA 水平预测疾病进展和癌症特异性生存率是有意义的。报道发现 PSA 水平在 4ng/mL 以下的患者具有最高的无进展生存率。而超过 10ng/mL 的患者与较低的无进展生存率显著相关[6,7]。其他研究还发现，PSA 倍增时间低于 12 个月、异倍体肿瘤和高 Gleason 评分的患者与较差的肿瘤控制相关[11,12]。

虽然开放式挽救性前列腺癌根治切除术是有助于治疗的，但在与标准前列腺癌根治术的对照研究中，它与显著并发症的发生时常相关。在过去 15 年的研究报道中，挽救性前列腺癌根治术是一项能达到局部控制的操作，但该手术的并发症与标准前列腺癌根治术相比有显著的发生率[13]。值得注意的是，主要并发症的发生率高达 33%~35%，直肠损伤的风险是 15%~35%，尿失禁为 30%~65%，膀胱颈挛缩的发生率为 26%~30%[6,14-17]。尽管有着如此之高的并发症发生率，

但如 Stephenson 指出的，人们认为该操作是可行的，伴有可接受的风险[18]。随着机器人的问世，一些小型研究已表明，与该操作相关的一些并发症已显著减少（表 23.1）。

腹腔镜和机器人辅助挽救性根治性前列腺癌根治术

腹腔镜手术

2003 年 Vallancien 等首次报道了腹腔镜下行挽救性前列腺癌根治术的研究[15]。该研究包括 7 例放疗后（两个近距离放疗疗程）生化复发的患者接受"手指辅助腹腔镜手术"，即将一根手指置于直肠的手术。没有一例出现中转开放、输血或术中并发症。两名患者出现继发于长期导尿后的尿路感染，而无其他并发症。两名 T3a 期患者的手术切缘阳性。在平均随访 11 个月后，5 例患者（71.4%）尿控良好且不需要尿垫。

2007 年报道了一项规模最大的腹腔镜下挽救性前列腺癌根治术的研究，该研究是关于 9 例在

表 23.1　开放、腹腔镜以及机器人辅助挽救性前列腺癌根治术的预后

引用/年份	手术方法	患者(# 膀胱前列腺切除)	术中估计出血量(输血率%)	住院时长(d)	并发症概率 %(直肠损伤%)	留置导尿时长(d)	切缘阳性(%)	随访时长(月)	尿失禁(%)	性功能(%)	生化复发(%)
Pontes (1993)[25]	开放	43(8)	–	–	(9)	–	70	–	71	–	60
Stephenson 等 (2004)[18]	开放	100(31)	1000ᵃ (30)	–	51(7)	–	21	–	68	16	–
Ward 等 (2005)[12]	开放	199(61)	(46)	–	35(6)	–	30	84	67	–	–
Vallancien 等 (2003)[15]	腹腔镜	7	387(0)	6.4	29(0)	13	29	11.2	71	0	29
Stolzenburg 等 (2007)[19]	腹腔镜	9	238(0)	–	11(0)	6	22	17	78ᵇ	0	11
Kaouk 等 (2008)[20]	机器人	4	117(0)	2.0	0	15	50	5.0	75	–	25
Boris 等 (2009)[21]	机器人	11	113(0)	1.4	27(0)	10.4	27	20.5	80	20	20
当前的系列	机器人	15	77(0)	1.3	40(0)	10.8	13	7.1	73ᵇ	0	20

a: 平均术中估计出血量

b: 每天 0 张尿垫，其他为每天 0~1 张尿垫

放射治疗（6例）或高强度聚焦超声治疗（3例）失败后接受挽救性腹腔镜腹膜外前列腺切除术的患者[19]。其中无中转开放、输血或术中并发症。平均尿管导尿时间为6d（4~8d），有一例患者因尿潴留需要暂时的耻骨上膀胱引流。此外无其他并发症报道。两名T₃a期患者的手术切缘阳性。在平均17个月的随访期中，7例患者(77.8%)被认为尿控良好，不需要尿垫。

机器人手术

与传统腹腔镜相比，机器人途径的优势包括放大的三维视图和腕关节式的手术器械。这都非常有利于在深部的解剖中避免损伤直肠[20]。据报道，学者们普遍主观认为，与开放或腹腔镜挽救性前列腺癌根治术比较，机器人途径更容易达到手术解剖平面[20]。

2008年首次报道了一组经放疗失败后施行机器人辅助挽救性前列腺癌根治术的病例研究。没有患者出现重大并发症或是中转开放。平均估计失血量为117mL（50~250mL），手术时间为125min，住院时间为48h，平均留置导尿时间为15d。在3例有包膜外侵犯患者中，2例切缘阳性，1例精囊受累。3例患者在1个月时排尿得到控制（每天1片尿垫），1例患者在其随访3星期后每天仍需要2~3片尿垫[20]。

Boris等报道了规模最大的一组SRARP研究。该研究包含了11名接受SRARP并行盆腔淋巴清扫术的患者，术后平均随访53个月。这些病例未发生术中并发症或中转开放，平均估计失血量为113mL（50~300mL），手术时间为183min（160~270min），住院时间为1.4d，平均留置导尿时间为10.4d。其中1例患者淋巴引流时间延长；1例患者出现吻合口瘘；还有1例患者发展为吻合口狭窄，需要行尿道内切开术。手术期间无其他并发症发生。3例患者的手术切缘阳性，他们都是T₃期患者。2例淋巴结阳性患者中1例PSA未达到检测水平。随访至少2个月，10例患者中8例排尿得到控制（达到每天1片尿垫），平均到达控制排尿时间为5个月。2例患者在使用磷酸二酯酶-5抑制剂后足以勃起进行性交[21]。

最近，我们中心的研究包含了15例经放射治疗后复发，进而接受SRARP的前列腺癌患者。他们接受放疗和手术治疗的间期平均为39个月，

平均术前PSA为3.0~19.7ng/mL。无术中并发症、直肠损伤或输血。平均手术时长125min（65~210）min，平均估计失血量为77mL（50~150mL），平均住院时间为1.3d，平均留置导尿时间为10.8d。2例患者的切缘阳性，他们都有前列腺外侵犯。3例患者有深静脉血栓形成，2例出现trocar切口处感染，1例发生吻合口瘘继而狭窄。在平均7.1个月的随访期，3例患者出现生化进展，他们的手术切缘阴性且术后病理确诊淋巴结无转移，而术前PSA倍增时间均少于6个月。到6.9个月时，11例患者可控制排尿，不再需要尿垫。低龄似乎有利于改善尿失禁，如这些64岁以下的患者均可在5个月内控制排尿。所有超过70岁的患者都存在尿失禁（在3.6~5.2个月的随访期）[22]。

虽然机器人辅助挽救性前列腺癌根治术的围术期病例资料日益增多，但对明确放射治疗与SRARP的间隔期和患者其他因素是否会影响手术并发症和手术预后来说，这些研究的规模仍然太小。一项研究报道了冰冻治疗失败后成功施行SRARP的案例[23]。需要更多的研究以明确挽救性前列腺癌切除术是否能和其他的前列腺癌主要治疗方式一样有效。同样需要长期随访和更大规模的研究来明确施行SRARP术后的生化复发率和生存效益。

手术方法和注意事项

术前准备

术前谈话中，患者的知情同意应涉及对直肠损伤、直肠尿道瘘、长期尿漏/引流、血管损伤和出血风险的特殊辅导。外科医生同样应当获得在极少数情况下可能施行结肠造瘘或需要行膀胱前列腺切除术的许可。所有患者应进行术前肠道准备。应采用术前灌肠来排空直肠，这样使小的直肠损伤发生时可自行闭合。我们建议术中邀请普外科医生会诊以明确是否需要行粪便改道手术。出于对肿瘤直接浸润的考虑应采用直肠内螺旋MRI检查。虽然MRI可能无法清楚地辨识前列腺结缔组织增生的程度，但它可用于评估直肠前界面和精囊的情况。

技术方面的考虑

SRARP中的具体问题和技术上的考虑都与放射效应相关。手术的解剖平面可能被完全破坏或

难以辨认。放射后的组织更不易于解剖且放射所致的微血管损伤容易造成伤口愈合不良。在分离过程中需要注意的部位包括盆腔侧壁、膀胱颈、精囊、直肠前平面、尖端后部和直肠尿道肌。解剖尿道及施行膀胱尿道吻合术时，由于增加了吻合口缩窄的风险，因而在进行黏膜层水密性缝合时应当特别留意。对标准机器人辅助前列腺癌根治术（RAPP）的改良需要防止术中（如直肠损伤）及术后并发症的发生。例如，在前列腺外植入近距离放射治疗粒子的病例中，分离应靠近骨盆侧壁以防止损伤前列腺包膜。此外，由于前期的放射治疗可能去除直肠前脂肪，导致直肠黏附到 Denonvillers 筋膜[20]，因此后期应当进行细致的分离。下面对施行 SRARP 时其他潜在改良考虑逐步予以回顾分析评价。

前、后入路的比较

手术方式采取前入路还是后入路取决于医生的偏好。在挽救性病例中，可选择后入路手术方式以评估膀胱颈和下方直肠之间的后间隔及平面的情况。如果外科医生不确定自己有能力可以通过前入路径游离精囊顶部，那么初期的后入路方式可能有所帮助。但应当注意的是，通过初期的后入路手术方式，难以达到前列腺尖部和下方直肠之间的界面。这可能就是许多外科医生在施行 RARP 时首选前入路的原因。

盆内筋膜的切开

推荐的手术器械

- 右臂：单极剪刀
- 左臂：Maryland 双极钳
- 4 号臂：组织钳
- 助手：无创抓钳和吸引冲洗器
- 窥镜：0°双目镜

盆内筋膜切开（EPF）操作中重要的解剖学标志是膀胱颈、前列腺底部、肛提肌和前列腺尖部。在双侧前列腺耻骨韧带反折处快速横向切开 EPF。由于在肛提肌和前列腺包膜之间可能发生显著的促结缔组织增生反应，故外科医生必须牢记"典型的"解剖学特征可能因放射治疗而发生了改变。使用冷剪有助于避免对直肠外侧的不明灼伤。此时对前列腺尖部广泛分离可能导致不必要的出血，此操作可能使手术后期对前列腺进一步游离变得更为容易。

膀胱颈前壁的淋巴清扫

器械或摄像镜头的改良

- 窥镜：0°或方向向下的 30°双目镜

对于在学习曲线早期的医生来说，膀胱颈的解剖分离一直以来是标准 RARP 术中比较困难的环节。这是因为医生不能触及导尿管，所以不能准确地辨别进入膀胱的正确位置，从而与前列腺保持合适的距离。从肿瘤复发的角度考虑，此区域是不允许切缘阳性的。在 SRARP 术中，由于组织的放射反应，即便是对经验丰富的机器人外科医生来说，该区域的分离仍是一项挑战。组织可能变得不再柔韧，医生对肌肉纤维的辨别也变得更为困难。虽然很多外科医生在此操作中使用 0°镜头，然而为向下看以观察膀胱颈后部必然会改变为 30°镜头。也可采取其他的辨识技术如导尿管的活动和"夹捏"的方法。如果对手术部位或所见组织存有疑虑，可采用术中冰冻切片的方法以明确合适的切除范围。

精囊和膀胱颈后壁的淋巴清扫

器械或摄像镜头的改良

- 窥镜：0°或方向向下的 30°双目镜

膀胱颈后部界面的分离至关重要。即便在非挽救性病例中，也可能无法清楚地辨认分离的界面。在挽救性病例中，应当预先考虑到组织界面的破坏。无论是放射反应还是肿瘤的直接浸润，都会影响到精囊的活动度。外科医生应当尝试追踪后部的输精管直达精囊尖部以确保切除完全。

第 4 个机械臂可以很好地牵引输精管。切开两侧的输精管，由助手牵引输精管远端部。接着，沿着输精管后部暴露精囊尖部。小的血管破孔用双极钳烧凝，并用 5mm 施夹钳分离或钳夹。先期的后部解剖有助于手术中此过程的实施。

Denonvillier 筋膜、前列腺后壁和尖部的分离

器械或镜头的改变

- 窥镜：0°或方向向上的 30°双目镜

Denonvillier 筋膜（狄氏筋膜）的辨认及切开可能因顾及对直肠的损伤而富于挑战。通常情况

下，Denonvillier 筋膜和直肠浆膜层之间由脂肪层分开。由于促结缔组织增生反应，该脂肪层可能会被破坏和替代，使得从 Denonvillier 筋膜上分离直肠浆膜层变得困难。首先紧邻精囊底部切开 Denonvillier 筋膜并向中线扩展的方法是非常有用的。我们推荐采取锐性分离方法以避免对直肠造成不必要的热损伤。

直肠尿道肌区域的扩展和解剖分离令人感到焦虑和富有挑战。前列腺尖部与其周围组织紧密相连，即直肠尿道肌、直肠和前列腺尖部常常彼此相连接。此时，将30°镜头转变为向上，可以让外科医生直接地看到前列腺尖部和直肠连接界面情况。此外，在该部分手术过程中采取以下手术步骤可能有助于对直肠的辨认并避免对直肠造成意外损伤：

- 在手术医生使用机器人对患者进行直观地检查时，由助手在直肠内插入一根手指并触诊直肠前壁。
- 插入直肠导管并吹气扩张直肠。可以在盆腔及分离区域注满冲洗液/液体以检查是否有"气泡"逸出（图 23.1 和 23.2）。建议压紧直肠近端部分以确保直肠能够充分膨胀，因为空气可能顺利通过进入结肠。
- 直肠内插入发光的内镜。调暗机器人镜头的光线，直肠透光试验有助于识别可能需要缝合修补的损伤或"变薄"区域（图 23.3）。直肠黏膜的情况也可以由助手通过内镜直接予以评估。这些或许需要由结直肠外科医生来完成。

无论采用何种技术，大多数 RARP 医生施行 SRARP 时建议采取上述或其他措施以识别直肠任意部位的全层损伤。需要注意的一个问题是：在采取这些任一技术时要小心无意间造成直肠的

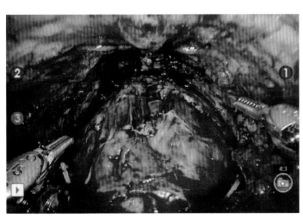

图 23.1　SRARP 术后直肠前壁

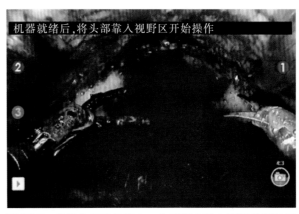

图 23.2　盆腔内充满无菌水，向直肠内注入空气并通过乙状结肠镜检查气泡

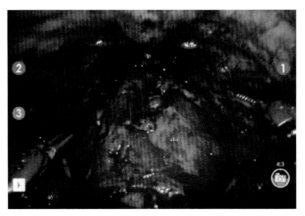

图 23.3　应用乙状结肠镜行直肠透光试验

"穿孔"。直肠前壁毫无疑问会受到放疗以及前列腺切除时造成的损害的影响。

膀胱尿道吻合术

手术器械
- 右臂：机器人持针器
- 左臂：机器人持针器
- 助手：吸引器和剪刀
- 窥镜：0°或方向向下的30°双目镜
- 使用的缝线：2-0 或 3-0 可吸收缝线，系成双股使用

采用 Van Velthoeven[24] 报道的连续缝合技术对尿道和膀胱进行缝合。使用 RB 或 UR6 号针，穿 2 根 8 英寸（1 英寸=2.54 厘米）长、不同颜色的单乔缝线，两根线通过 10 个结系在一起，用以加固吻合。如果膀胱颈需要重建，则可采用 RB-1 号针，穿 8 英寸长单股 3-0 单乔缝线，施以"鱼嘴样"或"网球拍样"缝合完成。虽然该操作与标准 RARP 术中所做类似，但重要的是注意黏膜

层间的对合以及水密性缝合，以降低膀胱颈挛缩的风险。如前所述的连续缝合有助于完成这样的闭合方式。

结 论

机器人辅助挽救性前列腺癌根治术是一项可行的手术技术。早期资料证明与开放性挽救性前列腺癌根治术相比，机器人辅助挽救性前列腺癌根治术出血量更少，并发症发生率相当或更低。虽然还需要更多长期随访的大型研究以评估机器人辅助挽救性前列腺癌根治术在肿瘤学上的疗效；但其切缘阳性概率似乎等同或优于开放手术。能够在放大的视角下直观地看到解剖后部层面终将对医生非常有利。有能力施行黏膜对黏膜的吻合可能同样有益于减少膀胱颈挛缩发生的概率。

参考文献

[1] Zietman AL, Coen JI, Dallow KC, et al. The treatment of prostate cancer by conventional radia-tion therapy: an analysis of long-term outcome. Iht J Radiat Oncol Biol Phys, 1995,32:287–292.

[2] Jamal K, Chalfacombe B, Elhage O, et al. Successful salvage robotic-assisted radical prostatectomy after external beam radiotherapy failure. Urology, 2008,72:1356–1358.

[3] Galosi AB, Lugnani F, Muzzonigro G. Salvage cryo-surgery for recurrent prostate carcinoma after radiotherapy. J En-dourol, 2007,21:1–7.

[4] Grado GL, Collins JM, Kriegshauser JS, et al. Salvage brachytherapy for localized prostate cancer after radiother-apy failure. Urology, 1999,53:2–10.

[5] Gelet A,Chapelon JY, Poissonnier L, et al. Local recur-rence of prostate cancer after external beam radio-therapy: Early experience of salvage therapy using high intensity focused ultrasonography. Urology, 2004,63:629–638.

[6] Amling CL, Lerner SE, Martin SK, et al. Deoxy-ribonucleic acid ploidy and serum prostate spe-cific antigen predict outcome following salvage prostatectomy for radiation re-fractory prostate cancer.] Urol, 1999,161:857 863.

[7] Bianco FI, Scardino PT, Stephenson Al, et al. Long-term onculogic results of salvage radical prostatec-tomy for lo-cally recurrent prostate cancer after radiotherapy. Int J Radiat Oncol Biol Phys, 2005, 62:448–453.

[8] Chef ML, Bianco FJ Jr, Lam JS, et al. Limited role of ra-dionuclide bone scintigraphy in patients with prostate spe-cific antigen elevations after radical prostatectomy. Urol, 1998,160:1387–1391.

[9] Dotan ZA, Bianco FJ Jr, Rabbani F, et al. Pattern of prostate-specific antigen（PGA）failure dictates the proba-bility of a positive bone scan in patients with an increasing PSA after radical prostatectomy. J Clin Oncol, 2005,23: 1962–1968.

[10] Kane CJ, Amling GL, Johnstone PA, et al. Limited value of bone scintigraphy and computed tomography in as-sessing biochemical failure after radical prostatectomy. Urology, 2003,61:607–611.

[11] D'Amico AV, Moul JW, Carroll PR, et al. Surrogate end point for prostate cancer-specific mortality after radical prostatectomy or radiation therapy. J Natl Cancer Inst, 2003,98:1376.

[12] Ward IF, Sebo TI, Blute ML, et al. Salvage surgery for radiorecurrent prostate cancer: contemporary outcomes.] Urol, 2005,173:1156–1160.

[13] Lerner SE, Blute ML, Zincke H. Critical evaluation of salvage surgery for radio-recurrent/resistant pros-tate cancer.] Urol, 1995,154:1103–1109.

[14] Chen BT, Wood DP Jr. Salvage prostatectomy in patients who have failed radiation therapy or cryotherapy as pri-mary treatment for prostate cancer. Urology, 2003,62:69–78.

[15] Vailancien G, Gupta R, Cathelineau X, et al. Initial re-sults of salvage laparoscopic radical prostatectomy after radiation failure.] Urol, 2003,170:1838–1840.

[16] Rogers E, Ohori M, Kassabian VS, et al. Salvage radical prostatectomy: outcome measured by serum prostate spe-cific antigen levels.] Urol, 1995,153:104–110.

[17] Sanderson KM, Penson DF, Cai J, et al. Salvage radical prostatectomy: quality of llfe outcomes and long-term on-cological control of radiorecurrent prostate cancer.] Urol, 2006,176:2025–2031.

[18] StephensonAJ, Scardino PT, Bianco FJ, et al. Morbidity and functional outcomes of salvage radical prostatectomy for locally recurrent prostate cancer after radiation ther-apy.] Urol, 2004, 172:2239–2243.

[19] Stolzenburg IU, Bynens B, Do M, et al. Salvage lap-aroseopic extraperitoneal radical prostatectomy after failed high-intensity focused ultrasound and radiotherapy for localized prostate cancer. Urology, 2007,70:956–960.

[20] Kaouk JH, Hafron J, Goel R, et al. Robotic salvage retropubic prostatectomy after radiation/borachyther-ap),: initial results. BJUlnt, 2008,102:93–96.

[21] Boris RS, Bhandari A, Krane LS, et al. Salvage robotic-assisted radical prostatectomy: initial results and early report of outcomes. BJU Int, 2009,103:952-956.

[22] Patel MB, Coelho RF, Liss M, et al. Preliminary analysis of the feasibility and safety of Salvage Robotic-Assisted Radical Prostatectomy after radiation failure: Multi-Institntional peri-operative and shortterm functional outcomes.] Endourol. In press.

[23] Rodriguez E, Skarecky DW, Ahlering TE, et al. Salvage robotically assisted radical prostatectomy with pelvic lymph node dissection after cryother-ap), failure. j Robot Surg, 2007,1:89-90.

[24] Van Velthoven RF, Ahlering TE, Peltier A, et al. Technique for laparoscopic running urethrovesical anastomosis: the single knot method. Urology, 2003,61:699-702.

[25] Pontes lE, MonteJ, Klein E, et al. Salvage surery for radiation failure in prostate cancer. Cancer, 1993,71:976-980.

第三篇

肾脏和肾上腺
Kidney and Adrenals

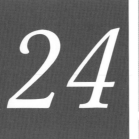

24 机器人辅助根治性肾输尿管切除术

Daniel L. Willis, Sijo J. Parekattil, Hany Atalah, Li-Ming Su

关 键 词

- 根治性肾输尿管切除术
- 机器人辅助手术
- 机器人辅助肾输尿管切除术

引 言

侵犯肾盏和输尿管的上泌尿道尿路上皮肿瘤在所有尿路上皮肿瘤中占5%,在所有肾脏肿瘤中占5%~10%[1,2]。上泌尿道尿路上皮肿瘤常发生在60岁以上的人群,该肿瘤是一种与临床相关的恶性肿瘤并可影响患者的生存率,并不是仅仅在尸检中才能发现[3]。许多研究证明,根据流行病学与预后监测数据库(Surveillance Epidemiology and End Results,SEER)中此类患者5年生存率数据得出,肿瘤分期最能影响上泌尿道肿瘤患者的总体预后[4,5]。该数据库收纳了1973—1996年,9072例上泌尿道尿路上皮肿瘤患者的数据。非浸润性和原位癌患者的5年总体生存率为95.1%,局灶性肿瘤患者生存率为88.9%,局部扩散肿瘤患者生存率为62.6%,远处转移患者生存率为16.5%[6]。SEER数据库中数据显示美国近20年内,当上泌尿道尿路上皮肿瘤发病率有轻微上升时,作为现代诊疗结果,患者总生存率和疾病特异性生存率亦呈现小幅改善。数据库还提示,延误诊断和治疗与不良预后相关。

腔镜技术和外科手术器械的进展使得上泌尿道尿路上皮肿瘤的治疗方式有多种选择。虽然对于孤立肾、双侧肾脏病变和小的、低级别病损的患者,选择内镜手术可能比较适合[7],然而肾输尿管切除伴膀胱袖状部分切除术仍然是治疗上泌尿道尿路上皮肿瘤的标准术式。这是由于该肿瘤具有多灶性、进展性和同侧高复发率,以及对侧低复发率(<5%)等特征。Clayman等于1991年报道了第一例腹腔镜根治性肾输尿管切除术(LRNU)。此后,越来越多的证据表明腹腔镜手术具有出血量少、术后疼痛轻、住院时间短以及术后恢复快的优势,使其得以广泛普及。更为重要的是,根据长达7年的随访数据得知,LRNU术后肿瘤切缘阴性率、局部复发率和疾病特异性生存率等均与开放手术的相关数据相似[11-14]。人们还实施了比较开放手术与腹腔镜手术的前瞻性随机试验[15]。尽管随访时间相对较短,但是开放手术和腹腔镜手术对于局限于某器官疾病的治疗效果是相同的。

最近,机器人辅助根治性肾输尿管切除术(RARNU)已被认为是腹腔镜肾输尿管切除术的一种替代手术方式[16-19]。RARNU的潜在优势体现于可提升外科医生缝合效率、人体工程学效果以及有效去除肿瘤的膀胱袖状切除后膀胱再造的容易程度[16-19]。本章将描述机器人辅助腹腔镜肾输尿管切除术的技术要领。

机器人辅助根治性肾输尿管切除术

从肾脏上极至盆腔深部做膀胱袖状切除需要较大的手术范围,因此RARNU存在一个操作性难题。由于解剖入路欠佳和机器人手术器械之间的碰撞，机器人单一定位（Docking）处理如此大范围的手术操作是困难的。尽管已有报道称，用单一定位技术可以成功完成肾输尿管切除术[16]，但是我们还是倾向于使用双定位技术来优化在盆腔内的操作。我们预留安排好通向深盆腔的单孔，可大大减少重新定位机器人系统（robot cart）所消耗的时间。在此，我们将介绍应用双定位技术的机器人辅助根治性肾输尿管切除术。

手术步骤

机器人定泊

在机器人辅助根治性肾输尿管切除术（RARNU）手术中，常规使用三臂技术。在双定位 RARNU 手术中，肾切除和远端输尿管切除时，机器人系统的摆放位置各有不同。如图 24.1a 显示，肾切除时，机器人系统自患者后方以大约 45°角从手术床头端进入定位。然后，当施行输尿管切除术时，机器人系统自患者髂嵴水平以 45°角从手术床脚端进入定位（图 24.1b）。

患者的体位

术中患者体位类似于传统腹腔镜肾切除术的体位，即与手术床成 45°角的改良侧卧位。为了保持该体位，患者背后会放置一个用于支撑的大凝胶卷垫。由于未采用全侧腹位，所以预防臂丛神经损伤的腋下卷垫也不需要。手术床在髂嵴平面折叠 30°~40°，以抬高和扩展同侧胁部。着力腿膝关节弯曲 90°，用凝胶垫或者海绵垫支撑保护。非着力腿直放，两腿之间用枕头支撑保护。手臂固定于头侧，从而为机械臂和手术助手提供足够的空间。手臂之间一般放置 3~4 个枕头。在患者上部躯干和臀部水平将患者固定于手术床。图 24.2 显示了合适的患者体位。

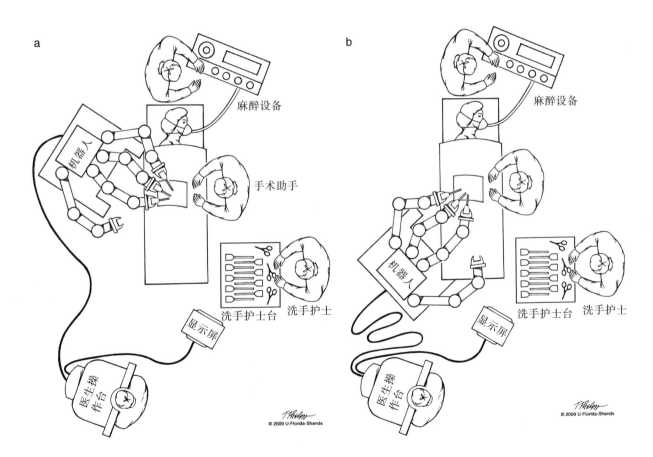

图 24.1 手术室布局。a. 经右腹腔 RARNU，双定位肾脏切除步骤时的手术室布局，机器人系统从手术床头端以 45°角进入定位。b. 经右腹腔 RARNU，双定位输尿管切除步骤时手术室布局，机器人系统于平髂嵴水平，以 45°角从手术床脚端进入重新定位（经允许引自 University of Florida-Shands, 2009）

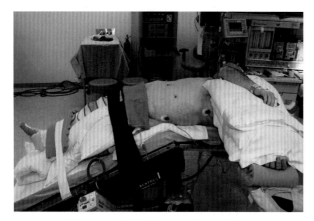

图 24.2 右侧 RARNU 手术的患者体位

套管摆位

尽管是双定位 RARNU 手术，使用一套 trocar 亦足够完成肾脏切除术和输尿管切除术。在图 24.3a 和 b 中，展示了一些必要的微小调整。一共放置 4 个 trocar，第一个 trocar 为脐旁 trocar，直径为 12mm，用于调整腹腔镜。在脐水平稍下，靠近腋前线的腹直肌旁，放置一 8mm 机器人 trocar。另一个对应右机械臂的 8mm 机器人 trocar，放置于腹直肌旁肋缘下 2~3 横指处。另放置一 trocar 于脐至耻骨中点，该 15mm 的 trocar 来自 8/15mm 可转换型混合 trocartrocar 装置（Intuitive Surgical，Inc.，Sunnyvale，CA）。此 trocar 配有一减压帽，以便手术助手进行器械撤换、抽吸和冲洗的操作（图 24.4a，b）。这个 trocar 的放置情况可以根据患者身体体型进行调整，从而得到最佳视野和肾脏的暴露。对于右侧病变，还可附加放置一 5mm 腹腔镜 trocar 用于可锁定无损伤抓钳，从而可以牵引肝脏。当肾脏切除术完成以后，机器人将重新置位并进行两个 trocar 的调整。"杂交型" trocar 是将 8/15mm 转换型杂交 trocartrocar 装置中的 8mm trocar 插入以前作为助手孔的 15mm 外 trocar，以用于为左机器臂提供功能性 trocar。8mm 肋下 trocar 安装上 5mm trocar 阀后，成为新助手 trocar（图 24.3b）。

值得注意的是，8/15mm 转换型杂交 trocartrocar 装置大大降低了由于电容耦合产生的并发症。电容耦合的产生，是起因于从有效电极（例如单极剪刀）通过完整绝缘体到达并无直接接触的邻近组织时的电流传递，当使用的其他类型混合 trocar 既含有金属成分又有塑料成分组件时，这种电容耦合情况可能会发生。例如，虽然绝缘塑

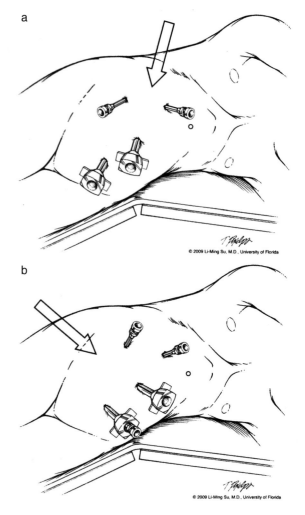

图 24.3 右侧经腹腔入路 RARNU 的 Trocar 摆位
a. 右侧 RARNU 的肾脏切除。在右侧肾切除手术时，剑突下放置第 5 个 5mm trocar（图中圆形所示），用以在手术中牵引肝脏。箭头所指机器人系统于手术床头端以 45°进入的方向（经允许引自 University of Florida -Shands，2009）。b. 右侧 RARNU 输尿管切除。通过将 8mm trocar 插入作为助手孔的 15mm trocar 中，来制作"杂交" trocar（Intuitive Surgical，Inc，Sunnyvale，CA），作为位于脐下的辅助孔。肋下 trocar 作为新辅助孔。箭头所指为机器人系统于手术床脚端以 45°进入的方向（经允许引自 University of Florida-Shands，2009）

料 trocar 可保护腹壁不受电流逸散伤害，但当电流传递至放置于外塑料 trocar 内的金属 trocar 时，可能导致邻近组织的电弧热损伤。

机器人辅助根治性肾输尿管切除术（RARNU）的器械

机器人系统和手术助手所需的器械清单列在表 24.1 中。

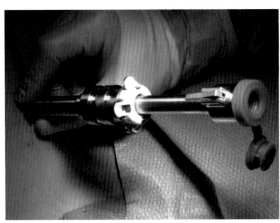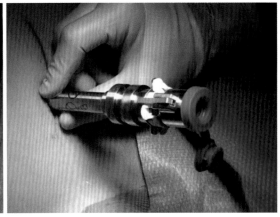

图 24.4　8/15 mm 杂交 trocar Trocar（Intuitive Surgical, Inc., Sunnyvale, CA）包括了一个 8 mm 金属 trocar，该 trocar 可以与一个 15mm 的套管组合成"混合"trocar。该设计是为了防止电容耦合导致的手术电损伤

表 24.1　RARNU 所需手术器械

操作外科医生	手术助手
双极弯钳	吸引器
单极电烙勾	腹腔镜剪
机器人持针器	腹腔镜持针器
	腹腔镜 Weck 夹钳
	血管吻合器
	标本袋
	钝缘抓钳
	无损伤固定抓钳（用于右侧牵拉肝脏）
	Hemovac 或 Jackson-Pratt 封闭式盆腔引流管

机器人辅助肾输尿管切除术详细步骤

机器人手术器械

- 右机械臂：单极弯剪或弯钩（45W）
- 左机械臂：马里兰（Maryland）双极钳（45W）
- 腹腔镜镜头：0°腹腔镜

松解结肠

通常使用具有立体感的 0°腹腔镜。患者肠管扩张或腹膜内脂肪过多会造成肾脏和肾门结构视野不佳，此时需要一 30°镜头。沿着 Toldt 白线锐性切开，将结肠向中线翻转，尽量少用电烙装置（图 24.5）。松解腹膜和结肠系膜，与下衬的 Gerota 筋膜分离。结肠远侧松解至骨盆入口处，以更好地暴露整个肾脏和输尿管。在右侧分离过程中，沿 Toldt 线解剖的范围延伸至肝脏和横结肠之间。切开右侧冠状韧带，使用 5mm 无损伤带锁扣抓钳将肝脏向前上方牵拉，从而暴露肾脏。该操作也可暴露十二指肠第二段，再将柯赫尔钳固定显露下腔静脉。

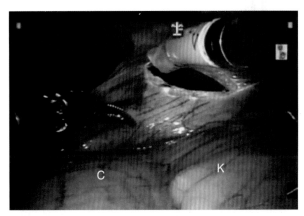

图 24.5　切开 Toldt 白线，以松解升结肠。C：结肠；K：左肾

分离结扎输尿管

打开覆盖肾脏下极的肾筋膜尾端，显露输尿管和生殖静脉（即卵巢静脉或睾丸静脉）。在病灶下方，用一中等大号 Hem-o-ok 夹直接夹闭输尿管但不横断，来防止手术操作中肿瘤细胞迁移。使用钝性分离和锐性分离相结合的方式，在输尿管至腰大肌之间暴露出一视窗，从而作为提起肾脏下极的牵引点。这种牵引有助于分离肾门。对于右侧手术来说，腰大肌视窗创建应在生殖静脉上方，以避免生殖静脉从下腔静脉撕裂。对于左侧手术，腰大肌视窗创建应在输尿管和生殖静脉的下方。

分离肾门

在助手向前轻轻牵拉肾脏下极的帮助下，主刀在平行于肾血管的血管旁组织中，打开一小窗口，小心地解剖肾门（图24.6）。在解剖中，必须十分谨慎鉴别横跨肾动脉和腰血管的附属组织。为暴露肾门，助手同样要向中线牵拉升结肠、腔静脉和十二指肠（对于右侧解剖）以及降结肠、胰腺和脾脏（对于左侧解剖）。通过先解剖肾上腺远离肾上极，以便同时向前外侧牵拉肾的上下极，使肾动静脉保持轻微张力，有助于肾门的解剖。这些步骤有助于解剖出一段2~3cm长的肾动脉，用腔镜切割缝合器结扎（图24.7）。肾静脉也用相同方法结扎。须注意的是，切割缝合器的尖端必须在视野中可视，以免误伤主动脉或腔静脉。还有一点很重要，必须避免切割缝合器横跨封闭夹，因为这会导致切割缝合器失效和不必要的出血。

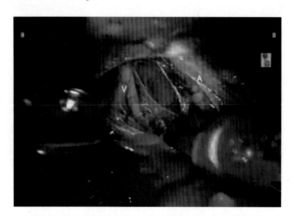

图24.6　解剖左肾门。V：肾静脉；A：肾动脉

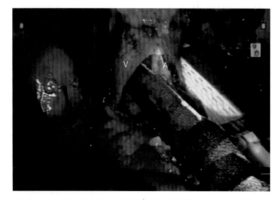

图24.7　结扎左肾门血管。V：肾静脉；A：肾动脉

分离肾脏

在分离了肾脏血管之后，接下来将分离肾脏表面剩余的附着组织。只有影像学或肉眼直视可

见肿瘤直接侵犯肾上腺时才切除肾上腺。在解剖肾上腺过程中，由于肾上腺动脉血流供应丰富和肾上腺静脉较短（尤其是右侧），必须十分小心。助手用10mm LigaSure在肾上极和藏有肾上腺的肾周脂肪组织之间平面进行分离。我们喜欢使用LigaSure是因为它具有止血的功能。用LigaSure结合钝性分离，分离肾脏侧面的附属组织，充分游离肾脏和肾周脂肪。在低压注气下（例如10mmHg），探查肾床以彻底止血。在机器人系统重新定位之前，尽可能地向远侧端分离解剖输尿管，进入真骨盆。

局部淋巴结清扫

在机器人系统重新定位之前，倘若术中看见明显肿大的淋巴结或影像学提示有淋巴结肿大，可行局部淋巴结清扫术（图24.8）。淋巴结清扫主要使用钝性切除，尽量少用电刀，从而降低血管损伤的风险。与淋巴结包膜相连的神经血管束用止血夹夹闭。

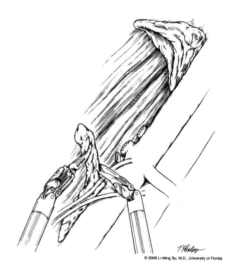

图24.8　右侧肾门旁淋巴结清扫示意图（经允许引自University of Florida-Shands, 2009）

机器人远端输尿管切除和膀胱袖状切除详细步骤

机器人手术器械

· 右机械臂：单极弯剪或弯钩（45W）
· 左机械臂：马里兰（Maryland）双极钳（45W）
· 关闭膀胱切开切口时双机械臂均换成持针器
· 腹腔镜镜头：0°或30°腹腔窥镜

机器人车重新定泊

如之前描述的一样，在双定位 RARNU 手术中，机器人车需要第二次定位，以大约45°角从手术床脚端进入（图 24.1b）。之前描述的“杂交”trocar 也适用于此处左机械臂。虽然大多数情况下，0°腹腔镜足以完成远处输尿管切除和膀胱袖状切除，但是当术中视野暴露不佳的时候，需要使用30°窥镜。

分离远端输尿管和膀胱切除

输尿管从后腹膜与髂血管旁完全游离切除（图 24.9）。在男性患者中，分离输精管有助于切除远端输尿管；在女性患者中，分离子宫悬韧带、阔韧带和圆韧带有助于输尿管切除。同侧的脐韧带也需要分离，从而松解膀胱中部。为了最大程度暴露输尿管膀胱连接部，膀胱外侧需要充分松解，从而需要结扎膀胱上动脉。切开覆盖于膀胱和输尿管上的腹膜，暴露输尿管膀胱连接处的黏膜肌肉纤维。

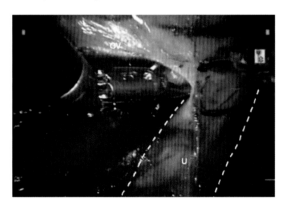

图 24.9 分离左侧中段和末端输尿管。GV：生殖静脉；U：输尿管（输尿管走行由虚线标出）

膀胱袖状切除和膀胱切口缝合

膀胱颈袖状切除采用全膀胱外途径。在切开膀胱输尿管连接部之前，放置 Foley 导尿管行膀胱充分引流，可降低尿液溢出和潜在肿瘤种植的风险。助手将膀胱向中线牵拉，切开逼尿肌，与围绕膀胱输尿管连接部产生一 2cm 切缘（图 24.10）。进入膀胱时，仔细辨认和标记同侧输尿管开口，避免对侧输尿管开口热损伤（图 24.11）。一旦膀胱袖状充分游离，立即用一附加 Hem-o-lok 夹夹闭输尿管远端，以避免尿液溢出和肿瘤种植。然后将切除组织放入标本袋，保存在

腹腔内直至最后将其取出。膀胱关闭分两层，使用 SH 针和 3-0 羟基乳酸聚合物线缝合膀胱黏膜层，使用 2-0 羟基乳酸聚合物线缝合逼尿肌层（图 24.12）。然后通过导尿管向膀胱注入100~200mL 生理盐水，用于检测膀胱切口闭合是否完全。在低压吸引下探查输尿管切除的周围组织是否有出血。

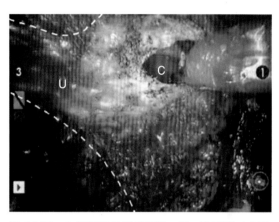

图 24.10 左侧膀胱袖套状切除。U：输尿管（虚线标出输尿管膀胱连接处外展的膀胱组织纤维）；C：膀胱切开处

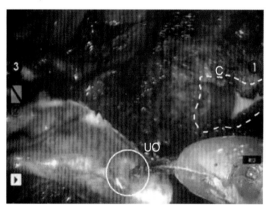

图 24.11 左侧输尿管和膀胱袖套状口分离，显露输尿管口。UO：输尿管口；C：膀胱切开口（由虚线标出）

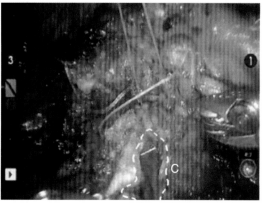

图 24.12 关闭左侧膀胱切开口。C：膀胱切开口（由虚线标出）

盆腔淋巴结清扫

当有切除淋巴结的指征时，可以行局部盆腔淋巴结切除。使用止血夹成束夹闭淋巴结的近端和远端，以防止淋巴液渗漏（图 24.13）。切除的淋巴结可以与肾输尿管切除组织一同放置于标本袋中，在手术结束时取出。

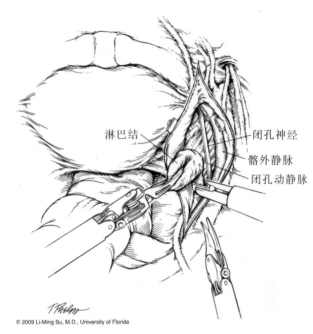

© 2009 Li-Ming Su, M.D., University of Florida

图 24.13 右侧局部盆腔淋巴结清扫示意图（经允许引自 University of Florida-Shands, 2009）

图中标注：淋巴结、闭孔神经、髂外静脉、闭孔动静脉

取出标本

淋巴组织和手术切除标本都装在标本袋中，通过中线下方切口或者横式切口（Pfannenstiel incision）的辅助 trocar 将其取出。取出标本时需要十分小心，以免标本袋破裂导致肿瘤细胞漏出。手术结束时，将 Hemovac 或 Jackson-Pratt 闭式引流管留置在腹腔内，退出 8 mm 的右机械臂 trocar，将引流管头端留置于盆腔内。应用标准方法关闭每个 trocar 处的皮肤和筋膜。

术后处理

虽然一些患者术后 1d 就出院，患者一般住院时间为术后 2d。出院前，如果盆腔引流管引流物不多，则可以移除引流管，导尿管则需放置 7~10d。一般情况下，不需要做膀胱造影，倘若临床上怀疑患者存在尿液渗漏则应做术后膀胱造影。

特殊注意事项

女性患者行 RARNU 手术

在对女性患者进行 RARNU 手术时，盆腔内解剖操作和游离输尿管时应当十分小心，避免损伤周围器官。这些操作包括仔细分离子宫圆韧带和部分子宫阔韧带（子宫悬韧带），从而完全暴露输尿管膀胱连接处。由于远处输尿管和膀胱袖状口紧邻阴道和宫颈，为了避免其损伤，手术助手可以使用附带海绵的短棒置于阴道顶端，凸显其轮廓形态。

Trocar 套管戳孔处肿瘤种植转移

在取标本时没有使用 Endobag（标本袋），或者标本袋撕破的情况下，至少有 11 例 trocar 孔肿瘤转移的病例报道[20]。尽管这种并发症很少见，但是后果很严重。所以在处理和取出标本时需要十分仔细，以免标本外漏。在这种情况下，我们建议尽早将标本装袋。

远端输尿管肿瘤

对于单独远端输尿管肿瘤的患者，可能需要行远端输尿管切除术和输尿管膀胱再植入术，伴或不伴腰大肌悬吊术。对于选择合适的患者，远端输尿管切除术后的随访结果与根治性肾输尿管切除术的随访结果相似[21,22]，尤其是对于肿瘤低分级、低分期的患者。之前描述了机器人辅助远端输尿管切除术[24]。我们采用类似机器人辅助前列腺切除术的标准 trocar 放置方法，取截石位，行机器人辅助远端输尿管切除术。如本章中所讨论的一样，我们使用血管夹夹闭病变输尿管两端，将其游离出来，并与同侧膀胱袖套处一同切除。腰大肌悬吊需要分离脐正中韧带进入耻骨后间隙，充分松解膀胱。结扎对侧膀胱神经血管蒂，用 2–0 聚丙烯缝线（Prolene™ 线）间断缝合两针，将膀胱固定于同侧腰大肌肌腱上。然后在逆行插入双猪尾输尿管支架后，使用 4–0 羟基乳酸聚合物可吸收线，反流式、无张力间断缝合方法将输尿管再植入膀胱顶。输尿管支架一般放置 4 周，导尿管放置 1 周。

结　论

机器人辅助根治性肾输尿管切除术（RAR-NU）是一种以腹腔镜肾输尿管切除术为基础的新技术，该技术仍然需要时间去检验评估其长期围术期和肿瘤学方面的结果。虽然这些结果与腹腔镜手术的结果未必不同，但这项技术对于那些热衷于机器人的腹腔镜外科医生来说是一个自然进步过程。即使对于有兴趣为上尿路肿瘤患者提供微创治疗的腹腔镜外科医生初学者来说这项技术也是一相对容易转换的技术。

参考文献

[1] Fraley EE. // Skinner DG, de Kernion JB, eds. Genitourinary Cancer. Philadelphia: Saunders, 1978.

[2] Jemal A, Tiwari RC, Murray T, et al. Cancer statistics. CA Cancer J Clin, 2004, 54:8–29.

[3] Ressequie LT, Nobrega FT, Farrow GM, et al. Epidemiology of renal and ureteral cancer in Rochester, Minnesota, 1950–1974, with special reference to clinical and pathologic features. Mayo Clin Proc, 1978, 53:503–510.

[4] Hall MC, Womack S, Sagalowsky AI, et al. Prognostic factors, recurrence and survival in transitional cell carcinoma of the upper tract: a 30-year experience in 252 patients. Urology, 1998, 52(4):594–601.

[5] Li WM, Li CC, Ke HL, et al. The prognostic predictors of primary ureteral transitional cell carcinoma after radical nephroureterectomy. J Urol, 2009, 182(2):423–424.

[6] Munoz JJ, Ellison LM. Upper tract urothelial neoplasms: incidence and survival during the last 2 decades. J Urol, 2000, 164(5):1523–1525.

[7] Gerber G, Steinberg G. Endoscopic treatment of renal pelvic and ureteral transitional cell carcinoma. Tech Urol, 1999, 5:77.

[8] Clayman RV, Kavoussi LR, Figenshau RS, et al. Laparoscopic nephroureterectomy: initial clinical case report. J Laparoendosc Surg, 1991, 1(6):343–349.

[9] Shalhav AL, Dunn MD, Portis AJ, et al. Laparoscopic nephroureterectomy for upper tract transitional cell cancer: the Washington University experience. J Urol, 2000, 163(4):1100–1104.

[10] Stifelman MD, Hyman MJ, Shichman S, et al. Hand-assisted laparoscopic nephroureterectomy versus open nephroureterectomy for the treatment of transitional-cell carcinoma of the upper urinary tract. J Endourol, 2001, 15(4):391–395.

[11] Bariol SV, Stewart GD, McNeill SA, et al. Oncological control following laparoscopic nephroureterectomy 7-year outcome. J Urol, 2004, 172(5):1805–1808.

[12] Muntener M, Nielsen ME, Romero FR, et al. Longterm oncologic outcome after laparoscopic radical nephroureterectomy for upper tract transitional cell carcinoma. Eur Urol, 2007, 51:1639–1644.

[13] Capitanio U, Shariat SF, Isbarn H, et al. Comparison of oncologic outcomes for open and laparoscopic nephroureterectomy: a multi-institutional analysis of 1249 cases. Eur Urol, 2009, 56(1):1–9.

[14] Waldert M, Remzi M, Klinger HC, et al. The oncological results of laparoscopic nephroureterectomy for upper urinary tract transitional cell cancer are equal to those of open nephroureterectomy. BJU Int, 2009, 103(1):66–70.

[15] Simone G, Papalia R, Guaglianone S, et al. Laparoscopic versus open nephroureterectomy: perioperative and oncologic outcomes from a randomised prospective study. Eur Urol, 2009, 56(3):520–526.

[16] Park SY, Jeong W, Ham WS, et al. Initial experience of robotic nephroureterectomy: a hybrid-port technique BJU In, 2009, 104(11):1718–1721.

[17] Park SY, Jeong W, Choi YD, et al. Yonsei experience in robotic urologic surgery-application in various urological procedures. Yonsei Med J, 2008, 49(6):897–900.

[18] Eun D, Bhandari A, Boris R, et al. Concurrent upper and lower urinary tract robotic surgery: strategies for success. BJU Int, 2007, 100(5):1121–1125.

[19] Rose K, Khan S, Godbole H, et al. Robotic assisted retroperitoneoscopic nephroureterectomy-first experience and the hybrid port technique. Int J Clin Pract, 2006, 60(1):12–14.

[20] Zigeuner P, Pummer K. Urothelial carcinoma of the upper urinary tract: surgical approach and prognostic factors. Eur Urol, 2008, 53:720–731.

[21] Mazeman E. Tumours of the upper urinary tract calyces, renal pelvis and ureter. Eur Urol, 1976, 2: 120–126.

[22] Raman JD, Scherr DS. Management of patients with upper urinary tract transitional cell carcinoma. Nat Clin Pract Urol, 2007, 4(8):432–443.

[23] Anderstrom C, Johansson SL, Petterson S, et al. Carcinoma of the ureter: a clinicopathologic study of 49 cases. J Urol, 1989, 142:280–283.

[24] Uberoi J, Harnisch B, Sethi AS, et al. Robot-assisted laparoscopic distal ureterectomy and ureteral reimplantation with posas hitch. J Endourol,2007,21:368–373.

25 肾脏解剖、生理及其与肾切除术相关的临床意义

Ugur Boylu, Benjamin R.Lee, Raju Thomas

关键词

· 机器人手术   · 肾脏肿瘤

· 肾部分切除术   · 缺血

· 腹腔镜手术

引 言

肾癌是 2009 年美国男性第七大高发癌症，美国女性第八大高发癌症[1]。此外，每年有 57 760 例新增肾癌患者，约 12 980 例患者死于肾癌。根治性肾切除术是肾脏实质性肿瘤的传统治疗方法之一。随着影像学技术的推广，包括超声（US）、计算机断层扫描（CT）以及核磁共振显像（MRI），肾脏肿瘤的诊断率有了很大提高。目前肾脏小肿瘤的发病率是 20 年前的 3 倍[2]。肾部分切除术原先的手术指征非常严格，包括孤立肾、双肾占位、慢性肾衰竭及伴有其他并发症。数据表明，肾部分切除术和根治性肾切除术在远期肿瘤控制上无明显差异[3-5]。但对于对侧肾脏正常的患者，肾部分切除术后发生肾功能不全和慢性肾脏病的概率较低，而根治性肾切除术后发生蛋白尿和肾小球滤过率（eGFR）降低的风险较高[6,7]。除此之外，研究显示 eGFR 降低与心血管疾病发生率增高、住院率和死亡率上升存在一定的相关性。因此，肾部分切除术的手术指征有所放宽。目前，腹腔镜肾部分切除术（LPN）和机器人辅助肾部分切除术（RAPN）已经能够替代开放手术，其并发症少，患者术后恢复快[8,9]；而单孔腹腔镜手术（LESS）[10,11] 和经自然腔道内镜手术（NOTES）[12] 也在不断完善当中，与传统的多孔腹腔镜手术相比，可进一步降低手术并发症和改善术口外观。为确保肾部分切除手术手术成功，术者必须熟知肾脏解剖、生理以及热缺血时间（WIT）对肾功能的影响。

肾脏基本解剖

肾脏在维持正常人体生理功能上发挥了很重要的作用，包括水电解质平衡，酸碱平衡以及分泌肾素和促红细胞生成素。肾脏是腹膜后器官，上下长 10~12cm，左右宽 5~7cm，厚度为 3cm。每个肾脏的重量在男性大约为 150g，女性大约为 135g。

右肾毗邻肝脏、腰大肌、十二指肠和右结肠。肝肾韧带是壁腹膜的延伸，附着于右肾上极和肝脏后面。右肾上腺也位于右肾上极。十二指肠紧邻右肾中部的肾门。左肾毗邻脾脏、左结肠、胰腺、胃和空肠。胰尾和脾血管紧邻左肾门。左肾上极紧接左肾上腺，上方为脾脏。脾肾韧带附着于左肾上极和脾脏。因此，医生必须熟悉肾脏周边的重要脏器的解剖。

一般来说，肾蒂内有一条肾动脉和一肾静脉。肾静脉在肾动脉前方，肾盂和输尿管在肾蒂后方。肾动脉和肾静脉分别起自主动脉和下腔静脉。肾动脉分出 4 支或更多肾段动脉。由于这些肾段动脉是终末动脉，每个肾段之间没有交通支，所以当肾段动脉损伤会造成对应肾段的缺血。肾段动脉滋养的肾脏前区和后区之间的连接处是一个相对无血管的平面（Brodel line）（图25.1）。肾段动脉进一步分支成小叶动脉，小叶动脉再分支成叶间动脉。弓状动脉由叶间动脉发出，与皮髓质边缘平行。叶间动脉分支成弓状动脉并分支为入球动脉。静脉常常伴随相应动脉。叶间静脉源自肾小球出球毛细血管，收集来自弓状静脉、叶间静脉、小叶静脉以及肾段静脉。静脉系统与动脉系统不同，其血管之间有丰富的交通支。右肾动脉长2~4cm，左肾静脉一般较长，有6~10cm长。左肾静脉收集左肾上腺静脉，腰静脉和生殖静脉，而右肾静脉一般并不收集其他分支静脉的血液。所以肾静脉的解剖变异不常见，多发性肾动脉是最常见的解剖变异，常见于左肾静脉。右侧额外肾下极动脉常常出现于下腔静脉前方。因此，泌尿外科医生必须使用合适的成像技术了解该肾脏的血液供应情况。

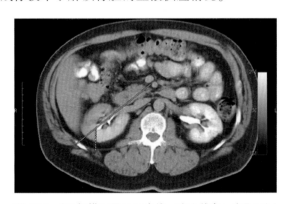

图25.1 CT扫描下显示正中线（实心线条）和Brodel线（虚线）。绿色区域的血供源自后段动脉，前段动脉为红色区域供血

肾缺血

除了一些浅表肿瘤或向外生长的肿瘤，在肾部分切除手术中，暂时性夹闭相应肾脏血管可以减少出血量并获得清晰的手术视野。阻塞肾动脉或肾静脉有很多种方法，例如，完全夹闭肾门、单独夹闭肾动脉或分别夹闭肾动脉和肾静脉。但是不管用什么方式，夹闭血管必定造成肾缺血。限定安全的缺血时间一直存在争议。一般来说，WIT的限制上线时间为30min。这一粗略地时间是从动物实验和以前发表的文献中得出的[14,15]。然

而，在5℃~20℃的条件下肾脏代谢活动将会暂停[16,17]。因此，与热缺血相比，局部暂时降低体温即冷缺血可以更好地保护肾脏功能。尽管人们报道了LPN和RAPN手术中进行安全易行的冷缺血方法，但是由于这些方法十分繁杂，所以很少使用。LPN和RAPN手术处理的肿瘤一般不需要很长的WIT，因此低体温方法没有受到大家的青睐。

缺血再灌注损伤

中断肾动脉的血流导致细胞缺氧。这种从有氧代谢到无氧代谢的转换，以及伴随由于再次灌注引起的多重炎症反应导致的组织损伤，我们称之为缺血再灌注损伤（图25.2）。不同部位的肾实质细胞依靠微环境中氧化作用发挥功能[18,19]。肾皮质细胞的氧气浓度比肾髓质外周区域的氧气浓度高，而肾乳头的氧气压力最低。肾皮质的上皮细胞使用氧气依赖性的方式对脂肪酸、乳酸、酮和氨基酸进行代谢。肾髓质外围细胞主要使用琥珀酸盐代谢，在氧气浓度下降时，它们则会使用乳酸和葡萄糖代谢。肾髓质内侧细胞通过无氧酵解葡萄糖的方式产生三磷腺苷（ATP）。肾皮质细胞由于其较高氧气贮备量，对缺血抵抗性较强，而肾髓质外围细胞的主要依靠有氧代谢，所以受到低氧状态的影响最严重。肾乳头细胞由于本身就依靠无氧代谢，所以在短期缺血情况下能够存活。随着缺血时间的延长，肾脏所有细胞最终都会受到影响[18,20]。松开血管钳后，肾脏缺血组织重新得到血液灌注，继而引起一系列复杂反应，最终导致细胞死亡。缺血再灌注损伤的4个连续时期如下所述[20,21]：

1. 在适应期，ATP浓度下降，电解质发生变化，出现细胞应激反应。ATP降解产物由黄嘌呤脱氢酶转化为尿素（图25.2）。

2. 在延长期，随着血液再灌注，内皮细胞和上皮细胞开始分泌细胞因子并表达黏附分子。在这一时期，细胞产生活性氧自由基并造成组织损伤。黄嘌呤脱氢酶转化为黄嘌呤氧化酶，产生黄嘌呤和一超氧阴离子，也是一种氧自由基。由于氧气再灌注，细胞内出现呼吸爆发现象，导致脂质超氧化和细胞破坏。

3. 在维持期，尽管缺氧情况得到缓解，但是还是出现细胞死亡。因为细胞凋亡需要能量并合成蛋白质，所以这个过程主要出现于再灌注后的

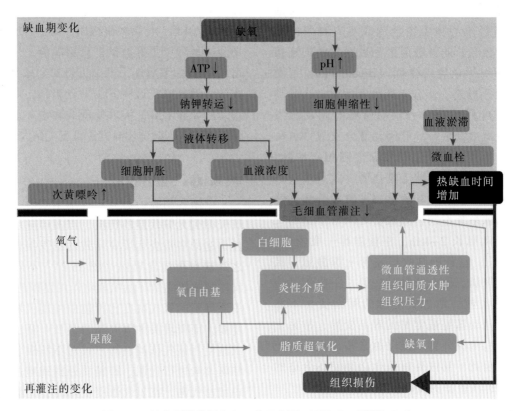

图 25.2　缺血再灌注损伤各环节示意图（Wilhelm 等[40]修改后）

较高氧气浓度下。

4. 修复期以组织修复为主，并恢复到正常细胞功能。

血管收缩、血管平滑肌功能失调以及炎症反应导致内皮细胞损伤，并最终引起实质缺氧和肾小管细胞损伤。死亡的肾小管细胞阻塞集合管道并引起尿液反流。出球小动脉的收缩以及尿液流出受阻导致肾小球滤过率下降。

动物实验

关于肾缺血的大部分数据都来源于动物实验，所以很难将其直接应用于人体。Jablonski 等学者[22]发现在小鼠体内，不可逆性肾损伤的缺血时间在 60~90min。缺血时间为 30min、60min、90min 的小鼠，两周生存率分别为 90%，75% 和 17%。尽管 60min 缺血会产生不良结果，但是其 GFR 在两周后会恢复到基本水平的 94%。啮齿类动物的解剖和生理情况与人类差别很大。小鼠肾脏为单一叶，单一肾乳头并没有肾盏。猪、猴子以及人类的肾脏为多分叶和多肾乳头。因此，我们很难将啮齿类动物的数据运用于人类身上。据报道，狗的热缺血后功能性恢复的时间为 90min，

猪肾脏缺血的时间为 120min[23,24]。在狗体内，由于缺乏大量的肾椎体，肾段动脉相互交通。人类和猪的肾段动脉单一供给某个肾段。这样的解剖构造可能由于不同物种中，肾脏皮支和髓质需氧不同造成的。在孤立肾的猪动物模型中，Laven 等学者检测缺血 30min、60min 和 90min 后，GFR 和血清肌酐的水平变化[25]。他们报道，在许多实验动物体内发现，30min、60min 和 90min 缺血小组之间，GFR 至少下降 25%。在 60min 和 90min 缺血组中，所有的实验动物在第一个 72h 内出现 GFR 下降 25%，而在 30min 缺血组中，只有 43% 的实验动物出现了相同程度的 GFR 下降。有意思的是，在手术 15d 后，所有组动物的 GFR 都恢复到了正常水平。然而，动物的实验的局限在于功能恢复时间的数据难以直接推广于临床。此外，由于小鼠或大鼠与人类相比，不同物种的寿命不同，所以很难据测长期的功能性预后。

临床实验

业内报道的肾部分切除术安全 WIT 时间参差不齐，从 30~55min 都有[26~29]。然而，大部分人体研究的肾功能结果都是基于血清肌酐进行评估

的，由于对侧肾脏可以代偿性维持正常肌酐水平，所以肌酐不是一个理想肾功能指标。此外，只要方法学上可以测量单一肾脏的功能，我们就可以对手术处理的肾脏检测特异性肾功能下降情况。并且，现有文献报道，科学家们无法确定肾功能的下降是由于肿瘤旁正常肾间质组织的丢失还是热缺血影响的。在腹腔镜手术中，气腹对肾静脉和肾间质组织的压迫可能是造成在夹闭肾门之前出现少尿的原因之一。

Bhayani 等学者研究 118 例 LPN 术后患者，WIT 对肾功能的长期影响[26]。在该回顾性研究中，研究人员将患者分为 3 组：无肾缺血组，热缺血时间少于 30min 组以及热缺血时间超过 30min 组。对每组患者术后 6 个月血清肌酐的变化进行测量。文章作者得出结论，WIT 时间上至 55min，都不会对 LPN 术后长期肾功能有显著影响。Shekarriz 等学者对行 LPN 手术患者，肾门夹闭后，使用 MAG-3 肾扫描前瞻性评估对侧肾脏的肾功能[30]。术前平均肾功能差异和手术肾脏的 GFR 分别为 50% 和 76mL/min。3 个月之后，肾功能差异和手术肾脏 GFR 分别为 48% 和 72mL/min。结果发现，肾门夹闭时间，肾功能变化和 GFR 变化，三者之间的相关性无统计学意义。作者总结性地说，对侧肾脏功能正常的患者，暂时性肾门夹闭 WIT 平均时间为 22.5min 可以保留病损肾脏的肾功能，因此可以引申为保持 WIT 时间少于 30min。

在另一个多中心研究中，包含了 1028 例行开放肾部分切除术（OPN）患者和 771 例行腹腔镜肾部分切除术（LPN）患者，长期肾功能只用血清肌酐水平来评估[8]。OPN 手术的 WIT 中位数为 30.7min，LPN 手术的 WIT 中位数为 20min。在 LPN 和 OPN 组中，双肾功能正常并且肌酐水平正常，肌酐为大于或等于 1.5md/dL 的患者比例分别为 8% 和 8.7%。在两组中，需要进行血液透析的急性肾衰竭的患者均为 0.9%。因此，该研究表明 WIT 小于 30min，肾功能结果没有显著差异。有一点必须注意，这些先前引用的研究，仅仅使用血清肌酐水平进行评估，对于拥有正常对侧肾脏的患者而言，对侧肾脏可以代偿，因此会影响总肌酐水平，这样不能评估某个肾脏的功能，尤其是手术侧肾脏的功能。

在这个研究背景之下，另一个研究包括 12 例患者，这些患者在行 LPN 手术一个月之前和一个月之后，使用肾扫描和血清肌酐评估肾功能[28]。WIT 中位数为 39min，术前和术后血清肌酐中位数分别为 1.2 mg/dL，1.4mg/dL。手术侧肾脏肾功能下降 29%，与切除肾脏组织（包括肿瘤）的比重成正比。该研究作者总结，WIT 需要保持在 30min 左右。

相比之下，孤立肾患者伴发肾功能不全的风险更高，原因是血管钳作用且无对侧正常功能肾脏。Fergany 等学者报道了在 1980—2002 年，400 例孤立肾患者行 OPN 手术后的肾功能结果[31]。61% 的患者使用肾蒂夹闭伴表面降温技术。39% 的患者仅行肾蒂夹闭。在这组中，缺血时间的中位数时间为 38±21min，384 例患者（96.5%）术后立即恢复肾功能。83 例患者（21%）肾功能暂时性损伤，4 例患者（3.5%）需要术后血液透析。在 96% 的患者中，长期肾功能保持正常。5% 的患者发展为终末性肾病。作者总结道，孤立肾患者的 WIT 和低温缺血时间超过 30min，也可以完全恢复肾功能。但是，该医疗机构随后发表的其他报告（包括了其他机构的孤立肾肾肿瘤病例），建议将 WIT 时间限制在 20min 之内，低温缺血时间限制于 35min 之内[32]。WIT 时间超过 20min 的患者与不超过 20min 的患者相比，发展成为慢性肾功能不全的比例分别为 41% 和 19%。Gill 等发表文章阐述了其处理 22 例孤立肾患者 LPN 手术的经验[33]。平均 WIT 为 29min，术前 GFR 中位数为 67.5mL/min，术后 GFR 的中位数为 50 mL/min。作者总结道，GFR 降低的程度（33%）与切除的肾实质比重（23%）成正比。总的来说，尽管没有充分的循证数据，但是之前所有的研究表明，少于等于 30min 的 WIT 不会导致明显临床肾功能下降。

气腹的影响

因气腹导致腹腔内压升高对肾功能影响的观点一直存在争议。气腹时肾实质和肾静脉受到压迫，造成肾血流（RBF）减少，这一点有充分的证据[34,35]。腹腔内压力和患者体位直接影响 RBF 的减少，但是体液补充可以缓解 RBF 的减少，并且 RBF 的减少不受气腹内气体类型的影响。虽然文献都记录了 RBF 的减少，但是这并不会严重影响双肾功能正常的人体，而是对肾功能不全的患者有一定影响。此外，尽管肾功能很难精确地测量，但是大多数文献都发现在气腹的情况下，肾功能均下降[34]。但没有文献报道气腹对于人类肾的影响存在远期损害，因此，人们不知道这种急性变化是否存在临床意义。我们建议，腹腔内压一般保持在 12~15 mmHg，应避免 20 mmHg 甚至更高的压力。

间断性阻断肾动脉

有研究发现，在肝脏手术中，间断性夹闭血管对脏器有保护作用[36]。这一现象称为缺血预适应效应，指的是短时间的缺血和再灌注可以防止后续较长时间缺血造成的伤害。但是，没有证据表明这种预适应效应可以减轻缺血再灌注损伤[37]。有一篇综述性文献报道，在肾部分切除术中，间断性夹闭和松开肾血管对肾脏有损伤，但是没有对照人体试验的报道[20]。因此，我们建议避免再次夹闭肾门。目前推荐在肾部分切除中，未完全止血的情况下，早期松开肾门止血钳必须十分小心。

防止肾缺血损伤

为了在肾部分切除术中，防止肾缺血损伤，可以完成几项干预措施：

1. 术中和术后，加大补液量，增加肾血管灌注，增加尿量。

2. 在肾部分切除术中，常规使用呋塞米和甘露醇，帮助血管灌注和利尿。呋塞米抑制髓袢厚壁段升支细胞上的 Na-K-2Cl 同向转运体，从而增加灌注后尿量，并减少细胞所需能量。甘露醇是高渗性利尿剂，通过肾小球进入尿液，但是肾小管无法重吸收甘露醇，通过高渗透压作用使水钠重吸收减少。最终，甘露醇增加水电解质的排出。

3. 在缺血再灌注损伤的延长期和维持期，保持收缩压在 120 mmHg 之上十分重要，从而增加肾脏灌注。

4. 减少 WIT 时间至关重要。根据之前提及的文献和数据以及本书其他部分内容，临床医生应该依据以下两点措施从而降低 WIT，让肾功能损失降至最低。

（1）使用合适的术前影像技术，获得肾脏血管的详细情况。

（2）在夹闭血管之前，检查并确保所有物件和设备均准备齐全。

据文献报道，WIT 小于等于 30min 时对于术后肾功能的影响甚微。早期松开止血钳技术上的改进可以进一步减少 WIT 时间[38,39]。长期研究也表明这些技术在肿瘤控制和保持肾功能方面存在优势。

5. 在肾部分切除的开放手术中，与非低温血管夹闭操作相比，在长时间缺血的情况下，冷缺血有保护作用[31]。但是，在 LPN 和 RAPN 术中，若要使用冷缺血方法，传递和移除物件时十分烦琐，导致手术时间延长。没有文献报道，在 LPN 和 RAPN 手术中，使用冷缺血方法和 WIT 时间少于 30min 相比，有更好的临床结果。但是，冷缺血方法可以作为肾功能下降和长时间缺血的高危患者的处理方式，即使需要转为开放手术。

结　论

在进行肾部分切除术之前，泌尿外科医生必须充分了解病变肾脏的血管供给情况。如果有多条血管，每条血管都要单独或者整体夹闭，从而保证无血视野。在夹闭肾血管之前，所有器械，如血管钳缝线和镊子等器械的功能和止血药物都要检查并准备齐全。血管夹闭后手术医生不能在获取器材上耗费时间。在医生手术学习过程中，仔细挑选患者也十分重要。随着经验的累积，外科医生可以挑战肾脏内部的复杂肿瘤，并降低 WIT。尽管一般教学中，强调 WIT 要限制在30min 之内，实际上我们的目标是尽量降低 WIT。

参考文献

[1] Jemal A, Siegel R, Ward E, et al. Cancer statistics, 2009. CA Cancer J Clin, 2009, 59:225-249.

[2] Hollingsworth JM, Miller DC, Daignault S, et al. Rising incidence of small renal masses: a need to reassess treatment effect. J Natl Cancer Inst, 2006, 98:1331-1334.

[3] Lee CT, Katz J, Shi W, Thaler HT, et al. Surgical management of renal tumors 4 cm. or less in a contemporary cohort. J Urol, 2000, 163:730-736.

[4] Lerner SE, Hawkins CA, Blute ML, et al. Disease outcome in patients with low stage renal cell carcinoma treated with

nephron sparing or radical surgery. 1996. J Urol. 2002; 167:884–889; discussion 889–890.

[5] Hafez KS, Novick AC, Butler BP. Management of small solitary unilateral renal cell carcinomas: impact of central versus peripheral tumor location. J Urol, 1998, 159:1156–1160.

[6] Huang WC, Levey AS, Serio AM, et al. Chronic kidney disease after nephrectomy in patients with renal cortical tumours: a retrospective cohort study. Lancet Oncol, 2006, 7:735–740.

[7] McKiernan J, Simmons R, Katz J, et al. Natural history of chronic renal insufficiency after partial and radical nephrectomy. Urology, 2002, 59:816–820.

[8] Gill IS, Kavoussi LR, Lane BR, et al. Comparison of 1, 800 laparoscopic and open partial nephrectomies for single renal tumors. J Urol, 2007, 178:41–46.

[9] Gettman MT, Blute ML, Chow GK, et al.Robotic-assisted laparoscopic partial nephrectomy: technique and initial clinical experience with DaVinci robotic system. Urology, 2004, 64:914–918.

[10] Aron M, Canes D, Desai MM, et al. Transumbilical single-port laparoscopic partial nephrectomy. BJU Int, 2009, 103(4):516–521.

[11] Boylu U, Oommen M, Thomas R, et al.Transumbilical single-port laparoscopic partial nephrectomy in a pig model. BJU Int, 2010, 105(5):686–690.

[12] Boylu U, Oommen M, Joshi V, et al. Natural orifice translumenal endoscopic surgery (NOTES) partial nephrectomy in a porcine model. Surg Endosc, 2010, 24(2):485–489.

[13] Anderson JK, Kabalin JN, Cadeddu JA. Chapter 1: Surgical anatomy of the retroperitoneum, adrenals, kidneys, and ureters// Wein AJ, ed. Campbell-Walsh Urology. Philadelphia: Saunders Elsevier, 2007

[14] Noble MJ, Magnusson MO, Stowe NT, et al. Preservation of ischemically damaged canine kidneys. Cold storage versus perfusion. Invest Urol, 1980, 17:503–505.

[15] Novick AC. Renal hypothermia: in vivo and ex vivo. Urol Clin North Am, 1983, 10:637–644.

[16] Ward JP. Determination of the Optimum temperature for regional renal hypothermia during temporary renal ischaemia. Br J Urol, 1975, 47:17–24.

[17] Wickham JE, Hanley HG, Joekes AM. Regional renal hypothermia. Br J Urol, 1967, 39:727–743.

[18] Silva P. Energy and fuel substrate metabolism in the kidney. Semin Nephrol, 1990, 10:432–444.

[19] Kosieradzki M, Rowinski W. Ischemia/reperfusion injury in kidney transplantation: mechanisms and prevention. Transplant Proc, 2008, 40:3279–3288.

[20] Simmons MN, Schreiber MJ, Gill IS. Surgical renal ischemia: a contemporary overview. J Urol, 2008, 180: 19–30.

[21] Sheridan AM, Bonventre JV. Cell biology and molecular mechanisms of injury in ischemic acute renal failure. Curr Opin Nephrol Hypertens, 2000, 9:427–434.

[22] Jablonski P, Howden BO, Rae DA, et al. An experimental model for assessment of renal recovery from warm ischemia. Transplantation, 1983, 35:198–204.

[23] Orvieto MA, Tolhurst SR, Chuang MS, et al. Defining maximal renal tolerance to warm ischemia in porcine laparoscopic and open surgery model. Urology, 2005, 66:1111–1115.

[24] Tsuji Y, Ariyoshi A, Sakamoto K. An experimental model for unilateral ischaemic acute renal failure in dog. Int Urol Nephrol, 1993, 25:83–88.

[25] Laven BA, Orvieto MA, Chuang MS, et al. Renal tolerance to prolonged warm ischemia time in a laparoscopic versus open surgery porcine model. J Urol, 2004, 172:2471–2474.

[26] Bhayani SB, Rha KH, Pinto PA, et al. Laparoscopic partial nephrectomy: effect of warm ischemia on serum creatinine. J Urol, 2004, 172:1264–1266.

[27] Lane BR, Gill IS. 5-year outcomes of laparoscopic partial nephrectomy. J Urol, 2007, 177:70–74; discussion 74.

[28] Desai MM, Gill IS, Ramani AP, et al. The impact of warm ischaemia on renal function after laparoscopic partial nephrectomy. BJU Int, 2005, 95:377–383.

[29] Saranchuk JW, Touijer AK, Hakimian P, et al. Partial nephrectomy for patients with a solitary kidney: the Memorial Sloan-Kettering experience. BJU Int, 2004, 94:1323–1328.

[30] Shekarriz B, Shah G, Upadhyay J. Impact of temporary hilar clamping during laparoscopic partial nephrectomy on postoperative renal function: a prospective study. J Urol, 2004, 172:54–57.

[31] Fergany AF, Saad IR, Woo L, et al. Open partial nephrectomy for tumor in a solitary kidney: experience with 400 cases. J Urol, 2006, 175:1630–1633; discussion 1633.

[32] Thompson RH, Frank I, Lohse CM, et al. The impact of ischemia time during open nephron sparing surgery on solitary kidneys: a multi-institutional study. J Urol, 2007, 177:471–476.

[33] Gill IS, Colombo JR, Moinzadeh A, et al. Laparoscopic partial nephrectomy in solitary kidney. J Urol, 2006, 175: 454–458.

[34] Demyttenaere S, Feldman LS, Fried GM. Effect of pneumoperitoneum on renal perfusion and function: a systematic review. Surg Endosc, 2007, 21:152–160.

[35] Chiu AW, Azadzoi KM, Hatzichristou DG, et al. Effects of intra-abdominal pressure on renal tissue perfusion during laparoscopy. J Endourol, 1994, 8:99–103.

[36] Glanemann M, Vollmar B, Nussler AK, et al.Ischemic preconditioning protects from hepatic ischemia/reperfusion-injury by preservation of microcirculation and mitochondrial redox-state. J Hepatol, 2003, 38:59–66.

[37] Hernandez DJ, Roberts WB, Miles-Thomas J, et al. Can ischemic preconditioning ameliorate renal is chemia-reperfusion injury in a single-kidney porcine model? J En-dourol, 2008, 22:2531–2536.

[38] Nguyen MM, Gill IS. Halving ischemia time during laparoscopic partial nephrectomy. J Urol, 2008, 179: 627–632; discussion 632.

[39] Abaza R, Picard J. A novel technique for laparoscopic or robotic partial nephrectomy: feasibility study. J Endourol, 2008, 22:1715–1719.

[40] Wilhelm MJ, Pratcshke J, Laskowski I, et al. Ischemia and reperfusion injury. Transplant Rev, 2003,17:140–157.

肾脏解剖、生理及其与肾部分切除术相关的临床意义

Francesw Rocco, Gabriele Cozzi

关键词

- 肾部分切除术
- 肾功能
- 外科解剖
- 手术切缘
- 热缺血

引 言

如今，肾部分切除术被认为是治疗局限性肾脏肿瘤（肿瘤直径小于等于4cm，即 T_1a 期）的最佳治疗方案[1]。一些学者认为，即使是直径小于等于7cm的 T_1b 期肿瘤，肾部分切除也是很好的手术方式[2]。在绝大多数患者中，保留肾单位手术（NSS）即能控制住局部肿瘤，同时可保留患者的肾功能。

在保留肾单位手术中，为了处理以下4个主要问题，必须记住一些肾脏解剖学知识。

1. 掌握肿瘤的具体情况，切除肿瘤并保证肿瘤切缘阴性。

2. 减少热缺血时间。

3. 在手术过程中，保留尽可能多的正常肾实质。

4. 保留肾内血管，以避免潜在的肾实质损伤，保留肾功能。

保留肾单位手术是机器人辅助的腹腔镜技术中最常进行的肾脏手术。在进行这类手术操作中，解剖学知识显得尤为重要，因为相对于开放性的手术，这类手术的热缺血时间更长、有更难控制潜在的出血。

肾 脏

肾脏位于腹膜后，是双侧对称的器官。肾脏的方位和与毗邻的结构有关，肾脏上极与下极相比较居中偏背侧。肾脏内侧较外侧面稍前倾。

Gerota筋膜包裹了除下极以外的所有肾脏部分。由于它没有完全关闭，所以留下了一个潜在的开放腔隙。

肾实质有两部分组成：肾髓质和肾皮质。肾髓质是由多个不同的圆锥形的区域组成，这些区域在颜色上比肾皮质暗。肾锥体的顶点是肾乳头，每一个肾乳头由一个个小的肾盏形成杯状结构。在颜色上稍暗于肾髓质的肾皮质覆盖了肾锥体的周边，并延伸到了锥体之间。肾锥体之间的肾皮质被称为肾柱。在这些肾柱之间，肾血管从肾窦穿过达到周围的肾皮质。随着肾柱移向周边，它们的直径逐渐减小。

肾 蒂

大部分情况下，肾蒂[3]由1根单独的肾动脉和1根单独肾静脉通过肾门进入肾脏。这些结构从主动脉和下腔静脉发出，注入下腔静脉的部位恰位于肠系膜上动脉下方。静脉位于动脉之前，而肾盂和输尿管在这些血管结构的后方。

右肾动脉位于下腔静脉下方。左肾动脉近乎横向位于左肾旁。两条动脉均沿背侧进入肾脏。

最常见的解剖变异见于额外的肾动脉[3,4]：有报道称可多达 5 条动脉。这些变异多出现在左侧。额外的动脉可通过肾门进入肾脏，或直接进入肾脏实质。

肾动脉通常分出腹侧和背侧段支；从这两处血管再分成 4~5 个节段动脉，供应肾脏相应的部分，称作动脉实质段。

肾静脉回流与动脉供血密切相关。小叶间静脉血管回流肾小球后的毛细血管。这些静脉和肾周围脂肪静脉间星状静脉丛相交通。

小叶间静脉回流弓状静脉的静脉血，其次是回流肾叶间、肾叶和肾段静脉的静脉血。这些分支静脉与各动脉分支一一对应。

肾段静脉分支汇合 2~5 根静脉干，并最终合成肾静脉。肾静脉刚好位于肾动脉前方，位置变异从动脉头端或尾端移位达 1~2cm。左肾静脉较右肾静脉更向头外侧汇至下腔静脉。此外，左肾静脉依次接收上方的左肾上腺静脉、后方的腰静脉和下方的左性腺静脉的回流，而右肾静脉不接收上述分支汇入。

肾动脉节段解剖

解剖学研究上，例如 Graves[6]、Rocco 等[7] 和 Sampaio 等[5,8] 学者在尸体肾上使用树脂管型浇筑，其结果表明动脉在肾脏的分布不是随机的，大多数情况下遵循一致的模式。在不同研究之间，差异极少。我们将会以 Rocco[7] 的研究为例。

所有被引证的作者均认为肾内动脉循环呈终末状并不交通，且不存在侧支循环；因此每根动脉血管病变都会造成末端实质组织梗死。相反，静脉血管广泛互相交通，且很多血管可在不造成肾损害的情况下离断。

在 Rocco 的研究中，使用了 150 例人体尸体肾脏。为完成树脂管型灌注，采用了两种不同颜色的树脂；红色用于填充动脉，黑色用于填充泌尿道。树脂注射 24h 后，注入 37% 的盐酸，直至有机物完全分解，最终得出动脉树状图及它们与泌尿道间的关系。

所有单肾动脉分成前后分支各 1 条；分支往往位于肾门外，位于可进行手术的位置。

前分支通常分成 3 段：上段、中段及下段肾段动脉。

3 条前段动脉供应肾脏前段，上至突出缘部分及部分肾脏下极后方的一部分。

3 条肾段动脉可产生于肾动脉前支的 3 个主要形式，最终分成 3 组类型。第一组类型，下动脉产生于中动脉和上动脉之前的前动脉。第二组的前动脉有其自身管道，而中动脉和下动脉则发自于同一脉干。这是最常见的形式（占研究的 47%）。第三组中，前动脉的 3 条分支有一个共同的起点。

肾动脉的后部分布通常是单一的，并且是肾脏后部唯一的肾段性分支；其末梢部分可称作肾盂后动脉。基于血管终止位置及其拓展的实质组织部分，可分为两组。第一组的后段动脉完全血管化肾脏后部分，尾部延伸至下极中部。第二组中，后动脉终止于肾大盏下端、肾大盏体部或者下极肾盏的上方。这是最常见的一种形式（占研究的 77%）。

关于肾上极内侧顶端血管，仅能在极少的肾脏中发现单一尖段动脉。该动脉直接从肾动脉分叉处或在靠近主动脉的部位发出，或直接来自于主动脉本身。

绝大多数肾脏中，上极的内侧顶部由口径大致相同的两条分支供养，一条源于肾上段动脉的前支，另一条则源于后段动脉。

这些血管形成"音叉"状，由肾动脉、肾段前后分支及亚分段血管组成。沿肾脏内侧一直延伸至顶端。音叉的尖头在直径上相等，普遍有一段前分支或后分支。因此，只有当单一顶端动脉出现时，才是肾顶端节段的结构所在，而有"音叉"存在的部位，不能称为顶端结构。

因此，基于肾动脉分支内部实质部分的描述，即绝大部分肾脏中含有 4 个实质组织分段，而仅在极少数案例中可找到 5 个分段（图 26.1）。

多条肾动脉在相应部位展现出同样的分段分支。

一旦进入肾窦，肾段动脉形成肾叶动脉。这些动脉在肾实质组织中细分，并形成肾叶间动脉。这些叶间动脉围绕肾柱外围前行；它们避开肾锥体，但同肾小盏有密切联系。

叶间动脉在肾锥体附近形成弓状动脉。弓状动脉与皮质髓质交界区外围平行。从弓状动脉发

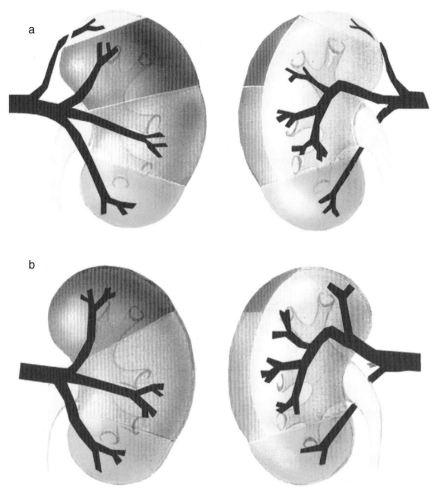

图 26.1　肾实质可能的分段模式图。a. 5 段式。b. 4 段式

出小叶间动脉并呈放射状发散；它们最终形成到达肾小球的入球动脉。

肾内静脉系统

　　肾脏静脉系统铸型的解剖学研究显示，与肾内动脉相比，在主要静脉血管干中有大量纵向和横向交通分支。

　　有 3 种纵向汇合，第一种称之为窦状，第二种是锥状，第三种是末端状；他们与叶间静脉、弓形静脉及星状静脉均有联系。

　　与动脉供给不同的是，静脉系统充分吻合肾段结构，静脉血在围绕肾小盏的环形静脉内充分流通；因此形成了肾静脉回流中宽泛的侧支循环。这是一个外科学的重要问题，因为节段静脉分支闭塞对静脉排血量影响不大[3]。

肾脏集合系统

　　肾乳头位于肾髓质锥体顶部。每个肾中有 7~9

个乳头状突起，但这数量也可以是 4~18 个。

　　乳头按两列纵向垂直排列。前列取决于肾的方向，面向外侧，而后列则直接向后延展。

　　数个肾乳头形成杯状肾小盏。每个肾小盏渐变狭小形成漏斗部。这些漏斗集合形成肾大盏，包括上盏、中盏以及下极肾盏，肾盏再集合形成肾盂。最后，肾盂渐渐变小在输尿管起始处形成肾盂输尿管连接部。

　　正常个体间肾盏数量、漏斗部直径及肾盂大小存在差异。

肾内血管和肾脏集合系统间的解剖关系

　　肾内动脉和肾脏集合系统[9] 之间的解剖关系是手术重要细节的所在。

　　有关上极肾盏组，动脉供血是由两条环绕这些肾盏的动脉完成。最常见的形式即一条源自肾动脉前支的血管和一条源于肾动脉后支的血管。

指向肾中部的动脉分支在肾盂部处呈一水平走向。

在超过半数的病例中，后段动脉同上部漏斗有关联，或同上极肾盏与肾盂交界处有关联，或者说它与肾盂中后段有关联。

肾静脉系统也与集合系统有重要联系。环形大静脉围绕肾盏颈部，肾盏上有水平弓形结构，连接了前后血管。

绝大部分病例中，静脉丛前后围绕上极肾盏组；并平行于漏斗部。在一半病例中，下极肾盏组也被两组静脉丛包绕。

有时，肾静脉下端的一条大分支与输尿管肾盂连接部存有密切联系。

当肾盂后静脉存在时，有两种形式的可能。在第一种情况下，肾盂后静脉同上盏紧连的肾盂连接部有密切联系；另一种情况，则从肾盂后侧表面横跨而过。

与手术有关的解剖要点

对于计划实施保留肾单位的手术来说，为了减少可见或隐藏的血管损伤，肾动脉局部解剖的知识非常珍贵。

肾上极前半部分肿块的切除易于操作，即有选择的结扎源于肾动脉前支的上部血管或顶部动脉。事实上，这些动脉供血有限的实质区域。

另一方面，当肿瘤位于肾上极后方时，外科医生需注意不要结扎肾动脉后部的主要血管，只需要结扎其分支即可。事实上，后部血管几乎贯穿了整个肾脏后部，不恰当的阻断将导致大范围的肾实质组织梗死。

下极肿瘤处理可通过结扎肾动脉前支的下极干血管即可。该血管易于找到，即位于肾窦外部。此外，后部的末端血管亦可结扎。

为实施肾中部切除，必须记住动脉解剖。肾中部前面，由肾动脉前支的中分支血管及上下动脉分支供血。后面，血供来自肾动脉后支的亚段分支。可见的切除范围及由于血管结扎引致的隐性损害直接与所涉及血管的数量和大小成正比关系。在这样的肾肿瘤切除术中，同样需要保护肾动脉后支的主干血管。

此外，肾动脉分布的一致性使得辨认缺乏段动脉分支大口径分支的两个肾实质区域成为可能，这两个区域被认为是"手术无血管区域"。

区域一位于肾的后面，沿下极肾大盏的表面投影分布。在绝大部分情况下，后部血管分布沿肾大盏终止（即后部的"次级血管"）。事实上，当这种形式存在时，便可在肾动脉的后支和前下支之间找到一块无血管区域：后下无血管区域（图 26.2）。在这区域中的实质切开是通往肾脏深层结构的极好途径（肾盂、下盏和中肾盏）。

区域二在上肾盏末端的中部，介于音叉两个尖部之间；即上中部的无血管区域（图 26.3）。这片区域对手术到达上极和中部肾盏途径非常有益。

无血管区的特定排布可用于开创一条经肾实质通往肾窦内结构，而且不损伤主要肾段血管和肾实质的途径。

上述两片区域相当于肾实质后部区域的上下部分；因此，肾脏的后部可被认为是"通往肾窦

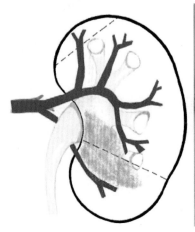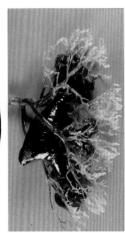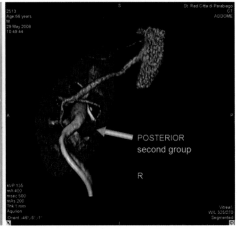

图 26.2　模式图显示肾背侧下端无血管区域以及其解剖血管灌注模型和多排 CT 扫描图

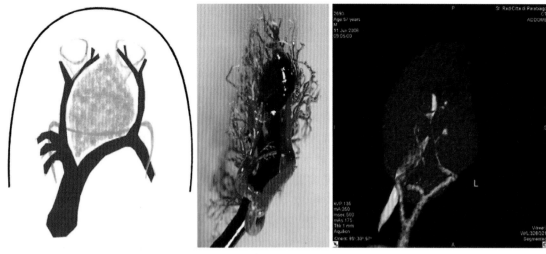

图 26.3　中上侧的无血管区域的模式图，解剖灌注模型和多排 CT 扫描图

的大门"（图 26.4），它从肾上盏延伸至肾下盏，完全覆盖了窦内所含结构。

如果肾下盏被认为是切开实质的参照点，拓宽通往肾窦的门径，其产生的缺血性损伤非常有限且可预见。因为后支动脉的切开几乎都是在其走行末端，所致肾实质梗死比例小。

另一方面，铸型研究并未在 Brodel-Hyrtl-Papin 的"白线区域"发现无血管区域。事实上，在这所谓的非萎缩性肾切开术中，即便没有肾实质被切除，仍会因为术中一定数量血管末端遭到损伤而损失较大量实质。

保留肾单位手术（NSS）中的手术切缘：如何权衡肿瘤根治效果和肾功能的保留

当实施保留肾单位手术时，一些术者仅行肿瘤摘除术，而另一些术者则选择肿瘤剜除术。

肿瘤摘除术是在肿瘤和假包膜之间进行，操作上较为简单，一方面可显著减少出血、肾脏重建和止血时间，另一方面，该操作有切缘阳性的风险。

肿瘤剜除术包括切除肿瘤周围的一些健康组

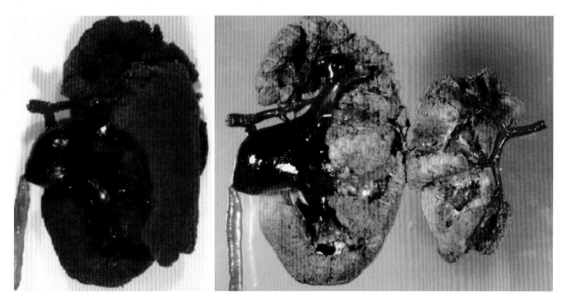

图 26.4　肾背侧节段：肾门至肾窦（解剖灌注模型）

织。一般来说，在局限性肾细胞癌肾部分切除术中，包括至少 5mm[12,13] 厚的正常肾实质组织必须被切除。

这种技术会导致更大的血管损伤，但它保证了更完整的肿瘤切除，降低了切缘阳性的风险。切缘阳性的重要性仍具争议性：即使它们看起来不会影响肿瘤特异性存活率，但它们有增加复发风险的可能[14]。除此之外，虽然中期结果显示，切缘阳性和切缘阴性的患者情况相似，但是需要有更长期的随访来判断切缘阳性患者的最终肿瘤学结果[15]。

单个患者的肾动脉局部解剖的影像学研究，使辨认与肿瘤相关的肾实质段成为可能。这一实践可以减少热缺血时间并降低切缘阳性发生率。

人工肾缺血对肾功能的影响

在实施保留肾单位手术中的另一重要问题是控制热缺血时间。热缺血可被定义为常温条件下细胞和组织缺血[16]。动静脉阻塞或仅仅是动脉夹闭便可导致热缺血[17]。细胞凋亡系列反应的激活在肾脏损伤中担任着重要角色，与自由基类物质[19] 一起，参与诱发缺血后炎症[18]。

对于肾损害出现的准确时间尚无定论。一些作者设定于 20~30min[20,21]，此段时间之后肾损害仅部分可逆。另外一些作者则认为即使热缺血时间长达 55min，也不会对远期功能造成影响，所以最大限度地降低热缺血时间不应该对肿瘤的控制、止血以及缝合集合系统造成影响。最后，在猪模型的研究显示热缺血时间达 90min 会导致初始的肾功能损害，但术后 2 周，肾功能恢复正常[23]。

此外，猪模型动物实验显示，开放手术中，仅夹闭肾动脉较动静脉均夹闭可以更好地保护肾脏。但在腹腔镜手术中，上述现象并不总被观察到。一个可能的解释是，腹腔镜手术中产生的气腹会导致肾静脉部分阻塞，从而造成类似于肾蒂被完全夹闭的效果。总之，其他作者认为腹腔镜手术中单独阻断动脉血管能为肾功能带来显著益处，而这种益处的可能性需要进一步研究证实。

每一项试图减少热缺血时间的想法都值得在 NSS 术中加以实践。通过辨识动脉解剖、肾段实质和无血管区，肾动脉主要分支类型知识和术前

研究患者个体肾动脉解剖，有助于思考和规划保留肾单位手术方案。使得辨认与肿瘤相关的肾段实质动脉血管分布成为可能，从而使得手术医生可以在夹闭肾蒂之前，结扎并切断肿瘤的主要营养血管[25]。

"冷缺血"一词定义为采用低温技术对长时间缺血的肾功能实施保护[20]。而热缺血技术通常用于原位手术，冷缺血则为非原位手术和肾移植手术使用。

冷缺血可在血管夹闭后，在肾脏周围放置无菌冰沙或注入冷溶液[20]。这些保护方案旨在减少冷缺血中的缺血性损伤。主要目的是减少细胞肿胀、控制钙稳态、减少自由基形成及提供高能量反应底物。欧-科保存液（Eurocollins preservation fluid）是一种经典的冷溶液，而另一种 Belzer and Southard 溶液（威斯康星州大学的方案）[27]，特别适用于尸体肾的保存。

冷缺血技术因一些副作用，其推广受到阻碍。其一是急性肾小管坏死。其二是低温时线粒体损伤仍然继续，造成细胞形成凋亡前状态。在缺血期间，细胞新陈代谢仍在继续，从而导致三磷腺苷（ATP）的水平降低和进入线粒体内的二磷酸腺苷（ADP）的量减少。

细胞转换成厌氧新陈代谢后，乳酸增多、pH 下降。除此之外，钠-钾泵失活诱使细胞、线粒体及细胞核肿大，最终导致破裂。

细胞凋亡在血液再灌注后发生：氧自由基是最有可能导致再灌注损伤的因素。肾脏再灌注期间，分子氧再次进入组织，并在组织内与次黄嘌呤和黄嘌呤氧化酶发生作用，产生阴离子和过氧化氢。超氧阴离子和过氧化氢反应后形成高度反应的细胞毒性羟基自由基，从而导致细胞膜脂质过氧反应。

目前可行的保护方案仍不完美，因此，在 20% 的案例中，冷缺血后会出现初期的肾功能障碍[28]。

了解个体肾动脉节段解剖：术前检查

静脉注射含碘显影剂后行多排 CT 扫描，包括三期扫描（动脉期、肾门期及延时期），从而准确呈现出肾脏解剖和泌尿道，这将有助于进行血管间-肾内保留肾单位手术。

CT 扫描可用适当软件编辑，从而获取 3D 体积扫描（volume rendering，VR）和最大信号强度投射重建（maximum intensity projection，MIP）。这些重建图像可以为施行 NSS 手术的医生提供直观以及有利于临床医生观察的组织结构，尤其是肿瘤的血供情况。

对于不能进行多排 CT（MDCT）对比-增强扫描的患者（例如肾衰竭、儿科患者），可使用钆增强磁共振（MRI）血管造影术显示肾动脉解剖。肾磁共振血管造影的 VR 技术可以准确地检测和量化肾动脉，而 MIP 技术可显著增强血管轮廓的显示。

结　论

准确了解肾脏解剖是安全施行 NSS 手术的必要条件，从而获得肿瘤的根治性治疗并保留健康的间质组织。通过充分了解肾脏内动脉血管网络，从而减少热缺血时间，避免损伤肾间质组织。

如今，注射含碘造影剂的多排 CT 扫描是呈现精确肾脏解剖和肿瘤位置图像的最佳方式，因此可以成功运用于实施 NSS 术。对于不能进行 MDCT 扫描的患者来说，钆增强 3D MRI 技术可作为一种有效的替代方法。

参考文献

[1] Uzzo RG, Novick AC. Nephron sparing surgery for renal tumors: indications, techniques and outcomes. J Urol. 2001; 166(1):6-18.

[2] Joniau S, Vander Eeckt K, Srirangam SJ, et al. Outcome of nephron-sparing surgery for T1b renal cell carcinoma. BJU Int, 2009,103(10): 1344-1348.

[3] Wein AJ, Kavoussi LR, Novick AC, et al. Campbell-Walsh Urology. 9th ed. Philadelphia: Saunders Elsevier; 2007.

[4] Harrison LH Jr, Flye MW, Seigler HF. Incidence of anatomical variants in renal vasculature in the presence of normal renal function. Ann Surg, 1978,188(1):83-89.

[5] Mandarim-Lacerda CA, Sampaio FJ, Passos MA, et al. Intrarenal veins. Study of the segmental angioarchitecture and intersegmental anastomoses. J Urol (Paris), 1983,89(5):341-344.

[6] Graves FT. The anatomy of intrarenal arteries. Br J Surg, 1954,42(172):132-139.

[7] Rocco F, Mandressi A, Maggioni A, et al. Anatomia vasco-lare segmentaria del rene. Urologia XLIX, 1982,1:1-22. 12.

[8] Sampaio FJ, Aragão AH. Anatomical relationship between the renal venous arrangement and the kidney collecting system. J Urol, 1990,144(5):1089-1093.

[9] Sampaio FJ, Aragao AH. Anatomical relationship between the intrarenal arteries and the kidney collecting system. J Urol, 1990,143(4):679-681.

[10] Sampaio FJ. Anatomical background for nephronsparing surgery in renal cell carcinoma. J Urol, 1992,147(4): 999-1005.

[11] Kutikov A, Vanarsdalen KN, Gershman B, et al. Enucleation of renal cell carcinoma with ablation of the tumour base. BJU Int, 2008,102(6):688-691.

[12] Sutherland SE, Resnick MI, Maclennan GT, et al. Does the size of the surgical margin in partial nephrectomy for renal cell cancer really matter? J Urol, 2002,167(1):61-64.

[13] Li QL, Guan HW, Wang FP, et al. Significance of margin in nephron sparing surgery for renal cell carcinoma of 4 cm or less. Chin Med J, 2008,121(17):1662-1665.

[14] Bensalah K, Pantuck AJ, Rioux-Leclercq N, et al. Positive surgical margin appears to have negligible impact on survival of renal cell carcinomas treated by nephron-sparing surgery. Eur Urol, 2010,57(3):466-471.

[15] Permpongkosol S, Colombo JR Jr, Gill IS, et al. Positive surgical parenchymal margin after laparoscopic partial nephrectomy for renal cell carcinoma: oncological outcomes. J Urol, 2006,176(6 pt 1):2401-2404.

[16] Halazun KJ, Al-Mukhtar A, Aldouri A, et al. Warm ischemia in transplantation: search for a consensus definition. Transplant Proc, 2007, 39(5):1329-1331.

[17] Orvieto MA, Zorn KC, Mendiola F, et al. Recovery of renal function after complete renal hilar versus artery alone clamping during open and laparoscopic surgery. J Urol, 2007,177(6):2371-2374.

[18] Wolfs TG, de Vries B, Walter SJ, et al. Apoptotic cell death is initiated during normothermic ischemia in human kidneys. Am J Transplant, 2005,5(1):68-75.

[19] Favreau F, Petit-Paris I, Hauet T, et al. Cyclooxygenase 1-dependent production of F2-isoprostane and changes in redox status during warm renal ischemia-reperfusion. Free Radic Biol Med, 2004,36(8):1034-1042.

[20] Thompson RH, Frank I, Lohse CM, et al. The impact of ischemia time during open nephron sparing surgery on solitary kidneys: a multi-institutional study. J Urol, 2007, 177(2):471-476.

[21] Porpiglia F, Renard J, Billia M, et al. Is renal warm ischemia over 30 minutes during laparoscopic partial

nephrectomy possible? One-year results of a prospective study. Eur Urol, 2007,52(4):1170–1178.

[22] Bhayani SB, Rha KH, Pinto PA, et al. Laparoscopic partial nephrectomy: effect of warm ischemia on serum creatinine. J Urol, 2004,172(4 Pt 1):1264–1266.

[23] Laven BA, Orvieto MA, Chuang MS, et al. Renal tolerance to prolonged warm ischemia time in a laparoscopic versus open surgery porcine model. J Urol, 2004,172(6 pt 1):2471–2474.

[24] Gong EM, Zorn KC, Orvieto MA, et al. Artery-only occlusion may provide superior renal preservation during laparoscopic partial nephrectomy. Urology, 2008,72(4):843–846.

[25] Denardi F, Borges GM, Silva W Jr, et al. Nephronsparing surgery for renal tumors using selective renal parenchymal clamping. BJU Int, 2005, 96(7):1036–1039.

[26] Shoskes DA, Halloran PF. Delayed graft function in renal transplantation: etiology, management and long-term significance. J Urol, 1996,155(6):1831–1840.

[27] Ploeg RJ, van Bockel JH, Langendijk PT, et al. Effect of preservation solution on results of cadaveric kidney transplantation. The European Multicentre Study Group. Lancet, 1992,340(8812):129–137.

[28] Lledó García E, Berenguer García I, Rodríguez Martínez D, et al. Recent advances in the comprehension of the effects of cold ischemia in kidney graft. Actas Urol Esp, 2005,29(4):392–400.

[29] Coll DM, Uzzo RG, Herts BR, et al. 3-dimensional volume rendered computerized tomography for preoperative evaluation and intraoperative treatment of patients undergoing nephron sparing surgery. J Urol, 1999,161 (4):1097–1102.

[30] Ueda T, Tobe T, Yamamoto S, et al. Selective intraarterial 3-dimensional computed tomography angiography for preoperative evaluation of nephron-sparing surgery. J Comput Assist Tomogr, 2004,28(4):496–504.

[31] Coll DM, Herts BR, Davros WJ, et al. Preoperative use of 3D volume rendering to demonstrate renal tumors and renal anatomy. Radiographics, 2000,20(2):431–438.

[32] Mallouhi A, Schocke M, Judmaier W, et al. 3D MR angiography of renal arteries: comparison of volume rendering and maximum intensity projection algorithms. Radiology, 2002,223(2):509–516.

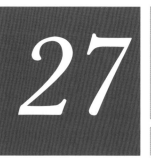

肾蒂的暴露和阻断：技术和技巧

Craig G. Rogers, Firas G. Petros, Surena F. Matin

关 键 词

- 慢性肾衰竭
- 肾癌
- 腹腔镜
- 微创手术
- 保留肾单位手术
- 肾细胞癌
- 机器人手术
- 泌尿外科手术步骤

引 言

肾部分切除术（partial nephrectomy，PN）是对于直径小于 4cm 的肾脏肿块的可靠治疗方案[1,2]，包括开放手术和腹腔镜手术两种。腹腔镜下肾部分切除术（laparoscopic PN，LPN）的肿瘤控制效果和肾功能转归堪比开放手术，还可缩短恢复期和改善围术期预后[3-6]，但其技术挑战性较大、需要较高的腹腔镜手术技能，尤其是在有限的热缺血时间内需完成肿瘤切除和体内缝合重建。机器人肾部分切除术（robotic PN，RPN）的出现有望克服这些限制。达·芬奇机器人手术系统（da Vinci ® surgical system，Intuitive Surgical Inc.，Sunnyvale，CA）提供腕式手术器械和放大的三维可视化手术视野，从而帮助外科医生解决肾部分切除术技术上的难题。多中心研究数据资料表明，RPN 手术可改善热缺血和手术时间[7-15]，并且对复杂肾肿瘤患者（如肾蒂肿瘤、内生型肿瘤、直径较大的肿瘤、多发肿瘤等）具有高度选择性[12,16]。最近的对照研究显示，接受 RPN 和 LPN 的患者结局相似，但 RPN 改善了一些手术参数。一项包含 100 例患者的关于 RPN 和 LPN 的对照研究表明，RPN 手术患者失血更少、热缺血时间较短[17]。类似地，在一项包含 148 例接受 RPN 或 LPN 手术的患者的研究中，RPN 手术患者失血量更少、热缺血时间（warm ischemia time，WIT）更短（RPN：19.7min，LPN：28.4min），但早期肿瘤结局和复发率相同，两种手术方法得到结局相同[15]。多中心研究也发现 RPN 的热缺血时间比 LPN 缩短 30%。在这一章节，我们将主要讨论肾蒂切开和使用达·芬奇机器人手术系统施行肾部分切除术时对于血管的控制。

术前注意事项

机器人肾部分切除术（RPN）技术先进，患者须经过严格筛选，手术操作者必须具有以下特点：经验丰富，常规做开放性肾部分切除术或者腹腔镜下肾部分切除术，熟悉血管解剖并擅于处理血管并发症，熟悉助手的角色和任务以便指导他们配合手术。建议对机器人手术缺乏经验的外科医生先在小的外生型肾肿瘤上完成 RPN，然后逐渐过渡到更加复杂的肿瘤。外科医生助手必须熟练掌握腹腔镜手术基本原则、血管钳的使用，最好能熟悉术中腹腔镜超声探头的使用。患者的筛选需要考虑 PN 的手术指征，如以前同侧肾未做过手术，凝血功能正常以及其他的手术禁忌证。在进行 RPN 之前，手术医生必须确定患者有足够的肾功能储备以承受热缺血，并明确肾肿瘤的复杂性是否会延长缺血时间或者增加术中出血的风险。若患者肾功能很差（孤立肾、肾小球滤过率 GFR 低于 40 mL/min 等）或者肾肿瘤情况复杂，则不能做RPN，而应该考虑施行冷缺血的开放性肾部分切除术。

手术准备

患者体位

患者恰当的体位可以有利于 RPN 术中肾蒂解剖结构的充分暴露和血管控制。经全麻诱导、放置 Foley 导尿管和胃管之后，患者取侧卧位，使肾脏位于手术台边缘侧并将手术台轻度弯曲，大多数外科医生不使用肾脏托架。让患者固定于手术台上，所有的受压点都仔细地填衬护垫。

套管摆位

Trocar 的放置是 RPN 手术成败的关键，因此需要经过仔细考虑。3 臂型需要放置 4 个穿刺套管针（两个 8mm 的机器人孔，一个 12mm 的摄影机孔，另一个 12mm 的孔由助手操作；病灶位于右侧者，还需要增加一个 5mm 的孔用于牵拉肝脏）。4 臂型还需要额外增加一个 8mm 的机器人穿刺孔。RPN 手术中穿刺孔的位置是根据机器人摄影机位于内侧还是外侧来设定的[9,12,18]（图27.1a，b）。当摄影机位于内侧时，机器人孔呈三角形朝向肾蒂，形成宽 "V" 形结构，这种结构可提供类似于传统腹腔镜手术的较宽的手术视野。当摄影机位于外侧时，机器人和助手的孔位置形成菱形结构，能够防止机器人操纵臂之间发生碰撞，并为助手和必要时添加的第四个机器人臂提供更多空间。但置于外侧的摄影机更靠近肾脏，从而导致手术视野变窄小，如果术中需要更宽的视野，术者可暂时将其移向内侧的助手操作孔。如果把摄影机放在中间位置则可同时具备两种位置的优点。不管摄影机如何放置，各套管针孔的位置都是在一条垂直于摄影机孔和肾蒂连线的直线上。弧形的手术台可用于增加放置孔的空间。理想的机器人摄像头，位于内侧时为 0° 或 30° 的下斜面镜头，位于外侧则为 0° 或 30° 的上斜面镜头。第四个机器人操纵臂孔可置于最后一个孔后内侧 4~5cm 处，但可能导致操纵臂的碰撞。机器人在患者肩部上方呈锐角对接（大约与患者头部成 45° 角）。

手术器械

每件机器人手术器械都有各自的优点，尤其是在肾蒂切开过程中，外科医生们可根据自己的习惯来选用。用左手操纵的手术器械，如 Pro-Grasp 钳、Cadiere 钳、或窗孔双极抓钳可用于肾血管的无损伤暴露。Cadiere 钳的形状与 ProGrasp 相似，但是抓握柄要缩短 1/5，这使其在涉及肠管和其他软组织内脏的手术操作中更安全。Maryland 双极钳的尖端细小而锋利，可用于肾蒂解剖过程中准确地烧灼淋巴管和血管，但术者要注意避免损伤肠管和肿瘤包膜。许多外科医生的左手不使用任何烧灼器械，以防意外激活双极电烙器而伤及肠管。由于双极踏板和单极踏板距离很近，即使是经验丰富的机器人手术医生也难免偶尔会踩踏错。在用右手操作的手术器械中，单

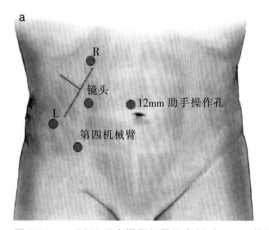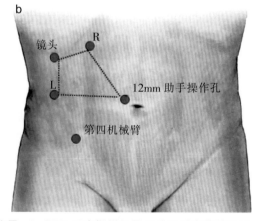

图 27.1　a. RPN 手术摄影机置于内侧时 trocar 的位置。b. RPN 手术摄影机置于外侧时套管针孔位置。R：右侧；L：左侧

极电钩可用于肾蒂血管的钝性无损伤分离，单极手术剪可用于烧灼和切割肾蒂组织以暴露血管，并可用于切除肿瘤。为尽量降低成本，应该有一套器械数量有限但功能多样的机器人手术器械供常规使用，但同时也要备有一些单一功能的器械以应付特殊情况。

为辅助解剖肾蒂，术者可使用第四个机器人操纵臂把肾脏拉向前方以使肾蒂处于拉伸状态，这样有利于术者同时用"两只手"进行肾蒂血管的分离和切割（图27.2）[19]。通过第四个操纵臂，可使用表面长而平整的双叶拉钩置于肾脏下方将其向上牵拉，而双孔拉钩虽长度不如双叶拉钩，但可用于紧抓肾前筋膜以牵拉肾脏或者使肾脏保持在理想位置。使用第四个操纵臂是较为先进的手术方法，由于在术中可能造成操纵臂间相互碰撞，故不推荐在学习曲线初期使用。

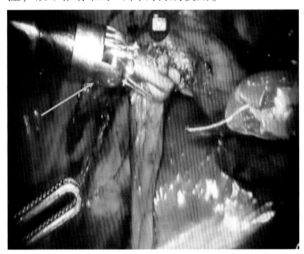

图27.2　RPN术中使用第四个机器人操纵臂（箭头所指）将肾脏拉向前上方以辅助肾蒂切开

肾蒂的分离

肾门解剖中，为保证随后的血管控制成功，手术要点包括充分移开肠管和辨识解剖学标志以改善组织暴露和引导解剖分离。肠管应拉向中间以暴露肾脏和肾蒂。对于左肾肿瘤，尤其是肾上极肿瘤，应移开结肠脾曲，且整个脾膈韧带必须分离，以使脾脏移向中间、离开手术野。为更易于接近肿瘤，可通过12mm的辅助trocar引入腹腔镜海绵以固定肾脏。对于右肾肿瘤，可通过在剑突下方放置5mm的套管针孔、使用带锁扣抓钳上提肝脏边缘、然后将抓钳锚定在横膈或腹壁上而自然暴露肾脏。随后，将输尿管和肾下极牵拉

向腹侧，暴露腰大肌。在牵拉肾脏时要注意避免损伤输尿管。

为了找到肾蒂，一些外科医生建议先找到性腺静脉或输尿管，然后沿其行径分离至肾蒂。一种方法是找到主动脉的侧面（左肾肿瘤）或腔静脉侧面（右肾肿瘤），然后牵拉开包裹着输尿管或性腺静脉的所有侧面组织，从侧面直接分离至肾蒂平面。在右侧，有时只沿性腺静脉侧面分离，可防止在牵拉过程中撕裂静脉。这些方法有助于找到主动脉和腔静脉，提供寻找肾蒂的方向，防止意外损伤过度骨骼化的输尿管或性腺静脉，以减少解剖肾蒂时偏向肾动脉侧支而非主干的风险，这也是初学者常犯的错误。

沿着腰大肌平面向头端分离抵达肾蒂。必要时可分离肾上极。如果左手操作的机器人臂中有烧灼器械，则要注意避免意外踩错控制台上的踏板，以防造成肠管、输尿管或肾蒂血管的灼伤。为了防止出现这种并发症，烧灼器械只能由右手操纵。

沿着性腺静脉、主动脉、下腔静脉朝向头端寻找肾蒂。在右侧，沿着性腺静脉行径分离至其注入下腔静脉处，然后沿着下腔静脉朝头端分离至肾静脉。而在左侧是沿着性腺静脉分离至其注入肾静脉处，然后沿着肾静脉分离以暴露在其后方的肾动脉。必要时可结扎、横断性腺静脉和腰静脉以更充分暴露肾动脉。为充分暴露肾血管以利于钳夹肾蒂，须分离小的静脉属支和淋巴管。肾血管无须过度分离或解剖，只需要能够充分的向中侧方或前后方移位，以易于安全地插入手术钳的尖端。额外的过度解剖会增加血管并发症的风险。

肾蒂断流

在钳夹肾蒂之前，术者必须确保已备好热缺血期间肾脏重建所需的缝线和器械以及有足够的CO_2。至少提前10min静脉注射12.5g甘露醇诱导渗透性利尿可预防钙离子介导的再灌注损伤；也可用呋塞米抑制ATP酶的活性以减缓肾脏代谢。

助手使用腹腔镜哈巴狗夹或Satinsky钳夹闭整个肾蒂（图27.3a，b）。当使用腹腔镜哈巴狗夹时，首先阻断肾动脉，然后肾静脉。对于直径小的或外生型肿瘤，气腹的压力足以阻断静脉血回

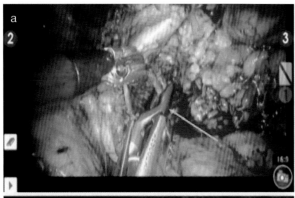

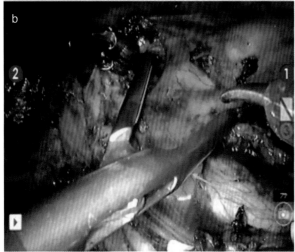

图 27.3　a. RPN 术中使用腹腔镜哈巴狗夹（箭头所指）阻断肾动脉。b. RPN 术中使用 Statinsky 钳（箭头所指）进行肾蒂夹闭阻断

流，因而只需夹闭肾动脉。而对于内生型或肾门肿瘤，则通常需要同时钳夹阻断肾动静脉，因为横断较大的静脉属支会导致大量静脉血回流致使手术视野模糊不清。

使用 Satinsky 钳进行血管控制可缩小肾蒂解剖的范围。在大多数 RPN 手术中 Satinsky 钳都是固定在手术野以外。摄影机置于外侧可尽量避免机器人操纵臂与 Satinsky 钳碰撞，以防损伤肾血管。使用 Satinsky 钳需要额外添加一个专用的套管孔。

在钳夹肾蒂过程中，操纵控制台的医生帮助暴露和牵拉肾血管；如果助手对钳夹肾蒂缺乏经验，操纵控制台的医生应洗手加入手术放置夹钳，然后又迅速回到控制台切除肿瘤。

对于外生型小肿瘤，机器人肾部分切除术可尝试不进行肾蒂钳夹，但建议解剖分离好肾蒂以方便需要时随时控制血管。不推荐外科医生在做 RPN 手术的初始阶段尝试不钳夹肾蒂；当预期肿

瘤切除深度超过 0.5~1cm 时，出血量往往会超出估计值，故应该尽量进行肾蒂钳夹。肿瘤切除和肾脏重建相关内容在本书的其他章节有详细介绍。

恢复肾脏血供

切除肿瘤后应松开钳夹的肾蒂。如果使用的是哈巴狗夹，则先松开静脉钳，再松开动脉钳。可通过降低气腹压力来判断是否已止血。如果仍有出血，可用腹腔镜海绵压迫止血。松开肾蒂钳后可再次给予甘露醇预防肾脏再灌注损伤。

为使助手看清夹钳，操纵控制台的医生可上提肾脏或者稳定住夹钳，然后由助手抽吸干净肾蒂附近的血液和血凝块。

如何控制出血和防治并发症

出血是微创肾部分切除术最常见的严重并发症之一。LPN 术中出血率为 2%~3.5%[4,20]，RPN 术中出血率尚不明确，但应该与 LPN 类似或更低。有很多种技术可用于 RPN 术中止血。在解剖分离过程中可用电凝烧灼小血管止血，但要注意避免肠管和大血管的热损伤。当出现大出血时，可由一旁的手术助手用抓钳暂时阻断血管直至其可用烧灼器、夹子或缝线止血（笔者会随时备好 RB-1 缝针和 4-0 不可吸收聚丙烯缝线用以修复损伤的肾静脉或下腔静脉）。在分离输尿管或性腺静脉、切开肾蒂过程中的出血一般较容易控制，可使用腹腔镜海绵、棉纱或止血纱布等。在出血部位放置吸收性明胶海绵数分钟后即可止血。

RPN 术中，即使钳夹了肾蒂也仍有许多因素可造成出血。若怀疑出血的原因是肾蒂钳夹过程中忽略了肾动脉的某分支，可用直、长的哈巴狗钳在肾蒂处钳住肾动脉的所有分支。肾上腺的附属动脉出血时，可将哈巴狗钳置于肾脏和肾上腺之间的脂肪组织内以阻断其血供。为防止旧的哈巴狗钳钳闭效果差，可再增加使用一个哈巴狗钳。若肾静脉钳夹住后，怀疑出血来自肾动脉，则可松开肾静脉的钳子以减轻肾脏充血、改善手术视野。可暂时提高气腹压力控制静脉出血，但要注意防止注气压力过高导致气体栓塞等并发症。在切除肿瘤过程中常使用氩气刀凝固技术烧灼肿瘤血管床内出血血管，但该技术只能有效阻断皮质小血管的出血，深层大血管的出血仍需要缝合止血。另外，在使用过程中还需考虑到氩气

的输送速度约为 10 L/min。因氩离子凝固技术的作用有限且花费较大,许多外科医生并不使用。

在松开肾蒂钳后,可能会有肾脏重建时未闭塞的小血管出血。在出血止住前,可用哈巴狗钳或 Satinsky 钳快速钳夹肾蒂确定辨认止血点。若找到出血处,则可另加针缝合或系紧 Hemo-lok 夹(Teleflex Medical, Research Triangle Park, NC)阻断所有出血血管。RPN 术后必须密切监测和控制血压,以防血压过高导致出血。

如何缩短肾脏热缺血时间

尽量缩短热缺血时间(WIT)对术后长期保持肾功能至关重要,尤其是对老年患者及原有肾功能不全者。复杂的肾脏肿瘤在切除和肾脏重建时需要更多的时间和手术操作,对控制 RPN 术中出血和缩短热缺血时间带来很大的挑战。肾门肿瘤切除时,需要沿着肾血管仔细分离,使用钝头镊进行分离通常可以在肿瘤组织和重要的肾蒂组织之间形成一个平面。如果能找出供应肿瘤的节段性血管分支,则可在切除肿瘤之前仔细分离出这些血管并将其剪断。切除内生型肿瘤的深部也要避免损伤未受累的重要结构。对于多发性肾脏肿瘤,切除外生型小肿瘤时不钳闭阻断肾蒂血管可缩短热缺血时间。在做肾脏重建之前可用腹腔镜海绵进行填塞[12]。

在 LPN 术中用于缩短 WIT 的一些技巧也可用于 RPN 手术。Benway 等人描述了在动物模型上选择性阻断肾动脉分支缩短热缺血时间的方法[21]。虽然这种方法在动物模型和开放性 PN 中是成功的,但其适用人群是血管解剖情况良好、能早期在肾门外找出供应待切除区域动脉分支的患者。这种方法的一大缺点是未被阻断的动脉分支供血区域的静脉血回流流量较大,术中出血较多,手术视野模糊,而肾部分切除术(PN)的主要原则就是要尽量实现无血手术野以保证能清晰看见满意的无瘤手术切缘,所以这种方法一般不推荐使用。

一些外科医生提出只阻断肾动脉的危害要小于同时阻断肾动静脉。Gong 等的回顾性研究发现,与同时阻断肾动静脉的患者相比,仅阻断肾动脉的患者其术中失血量更少、热缺血时间更短、肾功能恶化更不明显[22]。但是这项研究存在选择偏倚:简单易治肿瘤患者在术中只阻断了肾动脉,而复杂肿瘤患者则同时被阻断了肾动静脉。

前景更好、更容易被接受的观念是肾蒂早期脱钳,这种方法在 LPN 术中可显著缩短热缺血时间[23]。夹闭肾蒂的钳子早期即被移除,然后进行肾脏重建和缝合。虽然早期脱钳后会稍有更多的出血,但 Nguyen 和 Gill 发现总出血量并没有差异,而且并发症发生率还可能降低[23]。考虑到 RPN 的时间动力学特征与 LPN 不同,我们尚不能确定这种方法是否在 RPN 术中也能显著缩短热缺血时间。

如何进行肾脏低温保护

对于更复杂的肾脏肿瘤,或者患者有潜在的肾脏疾病,RPN 术中热缺血时间可能明显延长,超过上限,从而加速肾功能恶化、丧失。开放性 PN 术中使用的传统方法是用冰屑进行表面降温,从而延长缺血的时间限制、减缓肾功能恶化。冷缺血对肾功能的保护作用大于热缺血[24]。在 LPN 术中也使用冰泥实现冷却血,但是如无法通过套管针输送大量冰进入腹腔,很难保持肾脏处于冰泥中等技术难题限制了其使用[25]。LPN 术中用于实现低温的其他方法包括肾动脉灌注和经输尿管导管逆行注射冰冷却的盐水。Janetschek 等报道了经肾动脉注射冷乳酸林格液,然后阻断肾动脉[26]。但是肾动脉灌注的经验有限。由于步骤繁琐,我们认为这种方法不太可能得到推广普及。Landman 等人尝试经内镜逆行注射冰冷盐水,结果肾内温度下降至 21℃~24℃,为 LPN 手术多争取了半个多小时[27]。Landman 等使用的这种技术是临床上最实用的,因其所使用的技术都是泌尿外科医生所熟悉的,且简便易行,但到底有多少人采用了这种方法则尚不清楚。这种方法选择性地用于要求较长热缺血时间的复杂肿瘤似乎是合理的,但是许多外科医生却认为长时间的 WIT 是开放性 PN 的手术指征。目前,在 LPN 术中能被人们普遍认可的冷缺血方法尚无定论,也没有数据资料显示冷缺血方法也同样适用于 RPN。这是微创肾部分切除术的主要技术限制之一。

结 论

施行机器人肾部分切除术(RPN)的外科医生必须熟练掌握腹腔镜下肾蒂解剖技术,必须熟悉减少总缺血时间,尤其是热缺血时间的方法;

必须具备在肾蒂解剖过程中、热缺血期间以及肾蒂脱钳后能预见和预防出血这一基本技能，这样才能保证所做的 RPN 手术始终安全、高质量。

参考文献

[1] Ljungberg B, Hanbury DC, Kuczyk MA, et al. Renal cell carcinoma guideline. Eur Urol, 2007,51(6):1502–1510.

[2] Fergany AF, Hafez KS, Novick AC. Long-term results of nephron sparing surgery for localized renal cell carcinoma: 10-year followup. J Urol, 2000,163(2):442–445.

[3] Allaf ME, Bhayani SB, Rogers C, et al. Laparoscopic partial nephrectomy: evaluation of long-term oncological outcome. J Urol, 2004,172(3):871–873.

[4] Gill IS, Kavoussi LR, Lane BR, et al. Comparison of 1,800 laparoscopic and open partial nephrectomies for single renal tumors. J Urol, 2007,178(1):41–46.

[5] Lane BR, Gill IS. 5-Year outcomes of laparoscopic partial nephrectomy. J Urol, 2007,177(1):70–74; discussion 74.

[6] Porpiglia F, Volpe A, Billia M, et al. Laparoscopic versus open partial nephrectomy: analysis of the current literature. Eur Urol, 2008,53(4):732–742; discussion 742–733.

[7] Caruso RP, Phillips CK, Kau E, et al. Robot assisted laparoscopic partial nephrectomy: initial experience. J Urol, 2006,176(1):36–39.

[8] Gettman MT, Blute ML, Chow GK, et al. Robotic-assisted laparoscopic partial nephrectomy: technique and initial clinical experience with DaVinci robotic system. Urology, 2004,64(5):914–918.

[9] Kaul S, Laungani R, Sarle R, et al. Da Vinci-assisted robotic partial nephrectomy: technique and results at a mean of 15 months of follow-up. Eur Urol, 2007,51(1): 186–192.

[10] Phillips CK, Taneja SS, Stifelman MD. Robot-assisted laparoscopic partial nephrectomy: the NYU technique. J Endourol, 2005,19(4):441–445. discussion 445.

[11] Rogers CG, Menon M, Weise ES, et al. Robotic partial nephrectomy: a multi-institutional analysis. J Robotic Surg, 2008,2(3):141–143.

[12] Rogers CG, Singh A, Blatt AM, et al. Robotic partial nephrectomy for complex renal tumors:surgical technique. Eur Urol, 2008,53(3):514–523.

[13] Stifelman MD, Caruso RP, Nieder AM, et al. Robot-assisted laparoscopic partial nephrectomy. JSLS, 2005,9 (1): 83–86.

[14] Bhayani SB, Das N. Robotic assisted laparoscopic partial nephrectomy for suspected renal cell carcinoma:retrospective review of surgical outcomes of 35 cases. BMC Surg, 2008,8:16.

[15] Benway BM, Bhayani SB, Rogers CG, et al. Robot assisted partial nephrectomy versus laparoscopic partial nephrectomy for renal tumors: a multi-institutional analysis of perioperative outcomes. J Urol, 2009,182(3):866–872.

[16] Rogers CG, Metwalli A, Blatt AM, et al. Robotic partial nephrectomy for renal hilar tumors: a multiinstitutional analysis. J Urol, 2008,180 (6):2353 –2356; discussion 2356.

[17] Wang AJ, Bhayani SB. Robotic partial nephrectomy versus laparoscopic partial nephrectomy for renal cell carcinoma: single-surgeon analysis of >100 consecutive procedures. Urology, 2009,73(2):306–310.

[18] Badani KK, Muhletaler F, Fumo M, et al. Optimizing robotic renal surgery: the lateral camera port placement technique and current results. J Endourol, 2008,22(3): 507–510.

[19] Rogers CG, Laungani R, Bhandari A, et al. Maximizing console surgeon independence during robotassisted renal surgery by using the fourth arm and TileProtrade mark. J Endourol, 2009,23(1):115–122.

[20] Ramani AP, Desai MM, Steinberg AP, et al. Complications of laparoscopic partial nephrectomy in 200 cases. J Urol, 2005,173(1):42–47.

[21] Benway BM, Baca G, Bhayani SB, et al. Selective versus nonselective arterial clamping during laparoscopic partial nephrectomy: impact upon renal function in the setting of a solitary kidney in a porcine model. J Endourol, 2009,23 (7):1127–1133.

[22] Gong EM, Zorn KC, Orvieto MA, et al. Artery-only occlusion may provide superior renal preservation during laparoscopic partial nephrectomy. Urology, 2008,72 (4): 843–846.

[23] Nguyen MM, Gill IS. Halving ischemia time during laparoscopic partial nephrectomy. J Urol, 2008,179 (2): 627–632. discussion 632.

[24] Thompson RH, Frank I, Lohse CM, et al. The impact of ischemia time during open nephron sparing surgery on solitary kidneys: a multi-institutional study. J Urol, 2007, 177(2):471–476.

[25] Gill IS, Abreu SC, Desai MM, et al. Laparoscopic ice slush renal hypothermia for partial nephrectomy:the initial experience. J Urol, 2003,170(1):52–56.

[26] Janetschek G, Abdelmaksoud A, Bagheri F, et al. Laparoscopic partial nephrectomy in cold ischemia: renal artery perfusion. J Urol, 2004,171(1):68–71.

[27] Landman J, Venkatesh R, Lee D, et al. Renal hypothermia achieved by retrograde endoscopic cold saline perfusion: technique and initial clinical application. Urology, 2003,61(5):1023–1025.

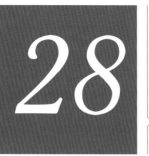

机器人辅助肾部分切除术

Brian M. Benway, Alexandre Mottrie, Sam B. Bhayani

关 键 词

- 保留肾单位手术
- 机器人辅助肾部分切除术
- 肾脏重建
- 机器人
- 肾脏缝合术

引 言

随着高分辨率断层成像技术的使用越来越频繁，肾脏恶性肿瘤的诊断倾向于发现更小的、偶发的肿瘤，其中有许多可以接受保留肾单位的治疗方式[1-4]。然而，在腹腔镜肾脏手术时代，由于技术上的挑战和陡峭的学习曲线，使得腹腔镜肾部分切除术很难推广[2,4-7]。

在 2004 年，Gettman 及其同事首次介绍了机器人辅助下肾部分切除术，该手术大大减少了微创性肾部分切除手术的困难[8]。机器人辅助下手术可以提供放大的立体视野，并且腕式器械操作灵活，克服了传统腹腔镜肾部分切除术的许多技术挑战。事实上，最近的研究指出，机器人辅助下肾部分切除术的学习曲线较短，只需要至多30例手术，而传统腹腔镜手术的学习曲线很长，需要百余例手术来训练手术中的关键操作[6,9,10]。

本章节中，笔者将描述机器人辅助下肾部分切除术的技术要领，并重点强调最新的手术改进以及机器人泌尿外科专家进行该手术的不同技巧。

技术要点

尽管机器人手术系统给手术提供了技术进步，但是尤其是对于初学者肾脏手术医生，机器

人辅助下肾部分切除术无疑是一项挑战性操作。该手术最大的限制在于主刀医师触觉反馈完全消失。这种感觉消失需要手术医生十分熟悉机械臂的力度并且能够主要依靠视觉来判断作用于每个结构上的力度大小。即使是在有阻力的情况下，机械臂也能产生巨大的作用力。所以，解剖靠近肾蒂旁结构，是整个机器人辅助肾脏手术最关键的步骤。

因此，每一位想要完成机器人辅助下肾脏手术的泌尿外科医生首先应该对机器人系统有充分的了解。这包括参加实地教学课程，为外科医生提供的机器人手术系统完整的操作使用说明，理想情况下，在试验性操作环境中提供活体动物模型。同时，笔者建议外科医生首先应该具备机器人辅助下腹腔镜前列腺切除术的经验，然后再进行机器人辅助下肾脏手术的操作。

笔者还建议初次从传统腹腔镜手术过渡至机器人辅助下肾脏手术时应该主要完成肾全切手术。从肾全切手术开始，可以让手术医生熟悉外科解剖标志、工作角度，并且还能为逐渐适应使用机器人系统解剖肾蒂组织提供机会。

患者的选择和其他注意事项

选择适当的患者是机器人辅助下肾脏手术成功的关键，尤其是对于手术新手而言。对于复杂

的中央型以及肾蒂旁肿瘤，若要使用机器人系统将其切除，则需要十分熟练的技术和经验，这种情况就不适合初期手术医生。因此，初次手术最佳的患者是身材较瘦的女性患者，肿瘤为外生型且血供不复杂。这种患者肾周脂肪较少，可以大大降低牵拉和解剖肾蒂的难度。此外，外生型肿瘤相对来说切除和重建都比较容易，这样也可以减少手术初期长时间肾脏缺血的风险。

了解患者的既往史十分重要，尤其要注意患者之前的腹部和后腹腔手术史，以及肾脏疾病和其他并发症包括糖尿病和高血压。接受抗凝治疗的患者一般需要在围术期暂停使用抗凝药物。

患者的知情同意也很重要。必须给患者交代机器人手术的风险，包括出血后输血的风险，术后尿瘘的风险以及无法完全切除肿瘤的情况。此外，还需要告诉患者机器人手术有可能转变为肾脏全切手术或者开放性手术。

由于肾蒂解剖十分复杂，所以笔者建议在可能的情况下，使用 CT 增强扫描确定肾蒂的解剖结构。这样可以让手术医生对多重动静脉和解剖异常有所准备。

患者体位和套管摆位

患者侧卧，与腹腔镜手术和开放手术的体位类似，但是手术台不需要弯曲，因为机器人手术不需要手术台的弯曲。患者手臂需要尽量放在头侧，从而减少与机械臂的碰撞。还需要放置腋下护垫，患者需要以一种方式固定在手术台上，以便于在必要时能够转动手术台。

还需要放置连续加压装置，从而预防深静脉血栓的形成。此外，笔者建议术前分次使用肝素，进一步预防血栓。

考虑到镜头和 trocar 的布局放置，大部分使用机器人肾脏手术的医生普遍接受两种布局方式。第一种也是最常见的方式是，trocar 居中放置，镜头套管孔放置于脐周，30°镜头向下。这种手术方式与标准经腹膜腹腔镜手术极为相似，从而让手术医生有熟悉的操作位置和解剖定位。另一种放置方式，是将镜头放在旁侧，30°镜头向上。这种方式可以更近距离地暴露肾脏，视觉效果类似后腹膜手术方式，而实际上，镜头和器械都在腹膜腔内。两种方式均会有详细的介绍，并且都能提供良好的视野和器械移动性[8,9,13-19]。

然而，根据笔者的经验，鉴于以下几方面的理由，居中放置的方式更加受到欢迎。主要理由是由于镜头和目标结构相对较远的距离，使得视野角度很广。这种方式对于周围结构暴露的更好，从而更有助于进行手术的前几步骤，包括松解结肠和移动十二指肠。此外，居中放置镜头可以使手术助手更好地随着器械活动，从而减少医源性损伤。而且，由于新近机器人系统镜头的数码变焦放大功能，使得外科医生可以更好地探查手术范围而不需要将镜头推入。最后一点，居中放置方式仅需要一名手术助手，而另一种手术方式则需要两名助手。在第二种手术方式中，手术助手的位置不是很方便，助手必须在镜头臂两侧工作。居中式和旁侧式手术的详细介绍以及视野的比较在图 28.1 和图 28.2 中展示。

对于肾周脂肪多的患者，或者当手术医生必须与一名缺乏经验的助手搭档时，可以使用第四个机械臂，以便于让手术医生更好地控制牵引操作[13,20]。但是手术初学者必须注意，该手术不像机器人辅助下前列腺切除术，在使用第四个机械臂的情况下，由于众多器械和机械臂在一个相对狭

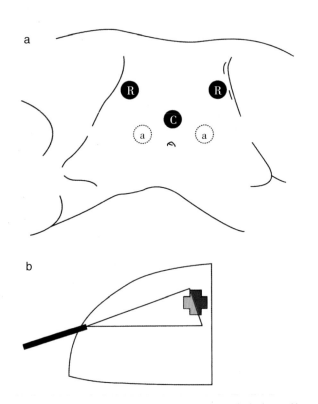

图 28.1 a. 三臂方式 Trocar 摆位。这种手术方式 30°镜头呈向下。C：镜头；R：机器人孔；a：辅助孔。该手术方式，一般需要一名手术助手。b. 居中镜头方式提供的肾脏视野。主要特点为镜头与肾脏距离较远，视野角度广

小的空间内工作，所以对于技术的要求很高。因此，笔者认为使用第四个机械臂是较高级的手术操作，在图28.3中可以看到第四个机械臂的详细介绍。

放置尾端套管孔时，trocar 应该放在髂嵴向

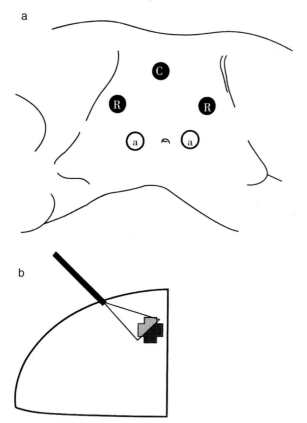

图 28.2 a. 侧三臂方式 Trocar 摆位。一般 30°镜头呈向上。C：镜头；R：机器人孔；a：辅助孔。该手术方式一般需要两名助手。b. 旁侧镜头方式提供的肾脏视野。该手术方式离肾脏更近，但是视野变窄

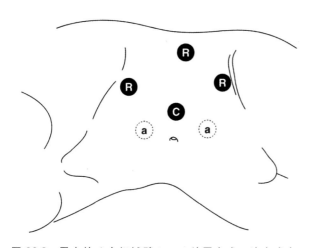

图 28.3 居中的 4 个机械臂 trocar 放置方式。该方式中，30°镜头向下。C：镜头；R：机器人孔；a：辅助孔。一般需要一名手术助手

头端 2cm 处，从而减少机械外臂与臀部的碰撞。如果肿瘤在右侧肾脏上，还需要一个剑突下辅助孔用于牵拉肝脏。这个辅助孔应该尽量靠近正中线，避免与右机械臂相撞。

机器人定泊和手术器械的选择

将预期肾蒂定位点与脐做连线，机器人就在这条线上以一定角度对接定位。工作臂的肘部应该尽量放在器械外侧，从而增加机械臂活动范围并减少外臂的碰撞。

右机械臂应该配备机器人剪刀，可和单极电刀相连。左机械臂应配备 ProGrasp 钳。手术助手使用腹腔镜吸引器提供牵引。在手术视野内助手还能使用的器械包括：Weck 结扎夹（Teleflex，Research Triangle Park，NC USA）、Hem-o-lok 施夹器、LapraTy 夹（Ethicon，Cincinnati，OH USA）施夹器，腹腔镜超声探头，腹腔镜哈巴狗夹钳或 Satinsky 钳。此外，还需要备好血管吻合器，以防手术意外而要进行紧急肾切除术。

若施行滑动夹式缝闭肾脏切口，手术助手应该准备好肾脏缝合线，用来修复缝合集合系统。由于准备这些缝线比较费时，所以必须提前准备就绪。

集合系统的缝线应该由 1~2 根 2-0 羟基乳酸聚合线组成，将其剪成 12cm 的长度。在末端打一个结，并用 LapraTy 夹夹住。在此处，不能使用 Hem-o-lok 夹，因为其不能降解，所以会侵蚀集合系统。至少要准备两条这种缝线。

对于肾脏缝合，把 0 号羟基乳酸聚合线剪成 15cm 长。在末端，打一个结，先用 LapraTy 钳夹住，然后再用 Hem-o-lok 钳。图 28.4 解释了该缝合方法。至少要准备 6 根缝线。

此外，还要立刻准备好填充物质和组织封闭剂，一旦需要即可使用以得到满意的缝合和止血效果。

肾脏的分离

将大肠沿着 Toldt 白线向居中分离翻转，从而暴露后腹膜。对于右侧肿瘤，十二指肠一定要仔细松解，从而能很好地暴露肾蒂。此操作必须十分谨慎，因为下腔静脉紧贴在十二指肠下方，操作不慎容易导致医源性损伤。

下一步是要辨认肾下极，其次是肾下极下方

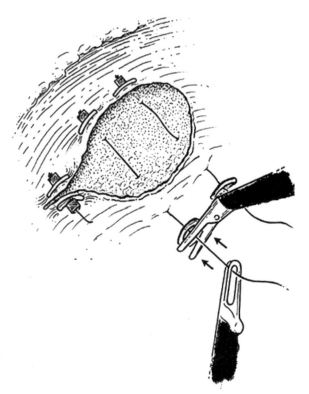

图 28.4 滑动夹式肾脏缝合。将 Hem-o-lock 夹放置于缝线游离末端，医生可以滑动该夹子。用这种方式夹住缝线，使夹子与肾脏筋膜垂直（箭头所指）。这样可以避免剪力撕伤损伤肾包筋膜。将夹子滑向肾表面直至肾包筋膜稍稍凹陷

是，虽然这种方式很适合肾极部的肿瘤，但是该方法也会增加血管损伤的风险，因此该方法也被认为是一种高难度的技术[21,22]。

切除肿瘤前的准备

将肿瘤周围的脂肪翻转，使肿瘤边缘露出 1cm 正常包膜组织。这一步骤可以为后续肾脏重建提供最佳视野。包裹肾脏其他部位的脂肪可不作处理，但是由于部分脂肪已经松解，所以肿瘤表面偶尔会滑落脂肪，如果出现这样的情况，可以把游离的脂肪收集起来，与标本放在一起。

术中超声可以用来评估肿瘤的大小并勾画出需要切除的轮廓，可以在肾包膜上做好标记。若使用选择性夹闭肾段动脉，需要使用彩色多普勒评估暂时性阻断肾段动脉是否阻断血流完全。

在即将完成肿瘤切除之前，需要用 Satinsky 钳或哈巴狗夹仔细夹闭肾蒂。若使用 Satinsky 钳，助手必须紧紧监视 Satinsky 钳，提供保护以防因外臂碰撞而引起血管撕裂。由于 Satinsky 钳的固有风险以及其需要附加套管孔，我们建议使用哈巴狗夹逐一夹闭血管。虽然哈巴狗钳不容易发生碰撞，但是在某些情况下，哈巴狗夹与 Satinsky 钳相比较难放置。因此，若要熟练使用哈巴狗夹，需要一名熟练的助手。此外，因为重复使用的哈巴狗夹的力量可能会减弱，所以笔者建议使用双重哈巴狗钳以确保完全夹闭。是否夹闭肾静脉完全取决于医生的个人习惯，但笔者强烈建议在处理中央型、前侧型和肾蒂型肿瘤时，最好能夹闭肾静脉。

切除肿瘤

使用电刀分离肾皮质，用机器人剪刀切除肿瘤。可以使用 ProGrasp 钳牵拉分离组织，暴露需要切除的肾间质。在沿着计划好的肿瘤边缘做弧线切割时需要十分小心。如果不小心进入肿瘤里面，应该重新追溯肿瘤轮廓以完整切除肿瘤。

解剖分离从近到远，让远端附着部分起到一个链接作用，使得在进行肿瘤切除时可方便牵引。应记住任何进入较大静脉腔或集合系统破口。一旦切除完毕，将肿瘤放置视野外留待以后取出。如有需要，手术助手还可以收集切除创面的活检标本。

的输尿管和性腺血管。尽可能地时刻将性腺静脉居视野中，以完整保留性腺静脉。操作要非常仔细，避免过度骨骼化输尿管从而不引起输尿管血液供应障碍。

通过抬高输尿管而形成的口袋状结构使得肾脏轻微向侧面伸拉。应向头侧仔细进行解剖分离，以暴露肾蒂血管。经验丰富的外科医生可以察觉到静脉的脉流，这也就是肾静脉的标志[13]。动脉应该紧贴在静脉的后方。

因为需要以最佳方式控制肾脏血管，所以对肾蒂解剖的范围必须充分。如果用腹腔镜 Satinsky 钳完全夹闭肾蒂，一般就不需要分别夹闭动脉和静脉。若使用腹腔镜哈巴狗夹，那么需要分别找出动脉和静脉，并且为了让哈巴狗夹充分夹闭，肾蒂后方的脂肪也需要清除。由于 ProGrasp 钳相对圆钝，所以它是最适合在动脉和静脉间进行解剖的工具。

在某些情况下，也可以单独分离出供给肿瘤的肾段动脉分支。选择性夹闭该动脉可以减少缺血损伤，使不受影响的肾段保持原有灌注。但

肾脏重建

在进行肾脏重建时，手术医生应该遵循效率至上的原则。肾皮质可使用电凝止血，而肾髓质的止血却不能使用电刀此时，需要将机器臂剪刀换成持针器。然而，左臂可以继续保留 ProGrasp 钳，因为它也可以作为持针器来使用。若集合系统或大静脉窦在破口时，这些部位需要使用 2-0 羟乙基乳酸聚酯缝合线进行快速缝合。修复部位应该使用 LapraTy 夹将其固定而避免用打结的方法来固定。如果需要使用组织密封胶或支持剂，则应在此时使用，或在完成肾脏缝合后立即使用。

随后进行滑动夹式肾脏缝合[9,13,14,23-25]。准备好的缝线需要放在缺损旁 1cm 处。在缝好第二针时，手术助手需要把 Hem-o-lok 夹放在缝线的游离端。该夹不能与肾包膜并排放置，因为很有可能会在医生的牵拉下，使得 Hem-o-lok 夹滑脱。手术助手必须保证缝线尽量靠近 Hem-o-lok 夹的中部，从而使得 Hem-o-lok 夹在缝线中滑动更方便。

在持针器咬合口的作用下，Hem-o-lok 夹顺缝线滑动横跨在缝合口两侧。用 ProGrasp 钳在垂直包膜的方向夹住缝线游离端，从而尽量减少撕裂包膜的风险。牵拉时使用恰当的力度，使得包膜浅凹。每当 Hem-o-lok 夹稳定滑到所需部位，就用 LapraTy 夹将此处完全锁定。LapraTy 夹也需要随着缝线滑动，但 LapraTy 夹不需要和 Hem-o-lok 钳一样滑动地那么快。当所有缝合都完成时，手术医生可以再次将缝线加固以便确保达到修复所需的缝合张力。

然后，小心地将肾蒂处的夹钳松开，并检查缝合处止血情况。若出现轻微出血，则需要观察一段时间。因为血液重新灌注，会使得肾脏重量增加，增加修复处的牵张力从而压迫出血部位。若出血持续存在，则需要重紧夹子或加针缝合。

取出标本、关腹

确定修复处止血成功后，将标本放入回收袋，并将机器人臂对接处解开。取出标本时，将腹壁切口扩大，避免压迫易碎的肿瘤。如有需要，还可以留置一引流管。

取标本处切口的筋膜应予以修复，而其他组织则因为出现疝的可能性较小，一般是不需要缝合的[26]。当完成腹腔内冲洗之后，将皮肤切口关闭。

术后护理及围术期并发症的处理

术后需要给予患者适当止痛，并在术后几天之内每天都需要检测患者的血生化指标和血细胞检查。虽然大部分患者将在术后第一天进食，但是仍然会有些患者出现轻度的肠梗阻。术后当天即可以下床活动。

术后短期并发症包括，心肌梗死、深静脉血栓、急性肾功能不全或肾衰竭、意外肠道损伤和肾脏出血。出血常常是自限性的，在密切观察和适当的输血下可以恢复。但是，当出现明显出血时，则需要立刻进行干预，比如选择性制动或者再次进入手术室进行肾脏全切。出现肾功能不全的患者需要评估肾功能，很少需要进行血透治疗。对于肾脏缺血，若缺血时间未超过 30min，那么肾功能不全的情况自我恢复的可能性很大[27]。

意外肠道损伤是一种严重并发症，常常与不规范的微创操作有关。与开放手术的并发症不同，微创导致的肠道损伤往往不会出现白细胞升高、腹膜炎和肠梗阻等典型征兆。而是出现白细胞减少、离损伤处最近的腹壁孔出现压痛以及腹泻[28]。若怀疑发生肠道损伤，应立即进行腹部影像学检查并请普外科医生会诊。

术后中期并发症包括尿漏、肾脏动静脉畸形。尿漏的症状常常呈迟发性，当患者出现胁腹部疼痛，腹壁孔引流量增加以及发热时，怀疑存在有尿漏。腹部影像学检查可以确诊。尿漏的治疗需要放置输尿管支架管并对尿性囊肿放置经皮引流管，需要手术修复的可能性很小[29]。动静脉畸形和假性动脉瘤是很罕见的并发症，但在任何时候都有可能出现，患者表现为无痛肉眼血尿。动脉造影术可以明确诊断，治疗主要为选择性制动，需要肾脏全切的可能性很小[30-32]。

远期随访

长期随访需要定期进行影像学和实验室检查，内容包括腹部 CT 检查、胸片检查、全血细胞计数检查、基本代谢水平和肝功能检查。需要注意的是，如果肾脏重建中使用了支持垫，该材料的不足之处是其中含有气体。在影像学检查中，这种情况常与脓肿混淆，所以需要告知放射科医生患者有使用该材料的病史。

结 论

对于恰当选择的患者，机器人辅助性肾部分切除术是一种安全有效的保留肾单位手术。虽然机器人技术提供了许多技术上的优势，可以减少肾部分切除的微小创伤，但尤其是对于机器人手术初学者来说，该技术仍十分具有挑战性。在初期进行机器人辅助肾脏手术时，谨慎的选择患者至关重要。

参考文献

[1] Chow WH, Devesa SS, Warren JL, et al. Rising incidence of renal cell cancer in the United States. JAMA, 1999,281: 1628.

[2] Hollingsworth JM, Miller DC, Daignault S, et al. Rising incidence of small renal masses: a need to reassess treatment effect. J Natl Cancer Inst, 2006, 98:1331.

[3] Jayson M, Sanders H. Increased incidence of serendipitously discovered renal cell carcinoma. Urology, 1998,51: 203.

[4] Shapiro E, Benway BM, Wang AJ, et al. The role of nephron-sparing robotic surgery in the management of renal malignancy. Curr Opin Urol, 2009,19:76.

[5] Hollenbeck BK, Taub DA, Miller DC, et al. National utilization trends of partial nephrectomy for renal cell carcinoma: a case of underutilization? Urology, 2006,67:254.

[6] Link RE, Bhayani SB, Allaf ME, et al. Exploring the learning curve, pathological outcomes and perioperative morbidity of laparoscopic partial nephrectomy performed for renal mass. J Urol, 2005, 173:1690.

[7] Miller DC, Hollingsworth JM, Hafez KS, et al. Partial nephrectomy for small renal masses: an emerging quality of care concern? J Urol, 2006,175:853.

[8] Gettman MT, Blute ML, Chow GK, et al. Roboticassisted laparoscopic partial nephrectomy: technique and initial clinical experience with DaVinci robotic system. Urology, 2004,64:914.

[9] Benway BM, Wang AJ, Cabello JM, et al. Robotic partial nephrectomy with sliding-clip renorrhaphy: technique and outcomes. Eur Urol, 2009,55:592.

[10] Haseebuddin M, Benway BM, Cabello JM, et al. Robot-assisted partial nephrectomy: evaluation of learning curve for an experienced renal surgeon. J Endourol, 2010,24 (1):57-61.

[11] Rogers CG, Metwalli A, Blatt AM, et al. Robotic partial nephrectomy for renal hilar tumors: a multiinstitutional analysis. J Urol, 2008,180:2353.

[12] Rogers CG, Singh A, Blatt AM, et al. Robotic partial nephrectomy for complex renal tumors: surgical technique. Eur Urol, 2008,53:514.

[13] Bhayani SB. da Vinci robotic partial nephrectomy for renal cell carcinoma: an atlas of the four-arm technique. J Robotic Surg, 2008,1:7.

[14] Cabello JM, Benway BM, Bhayani SB. Roboticassisted partial nephrectomy: surgical technique using a 3-arm approach and sliding-clip renorrhaphy. Int Braz J Urol, 2009,35:199.

[15] Cabello JM, Bhayani SB, Figenshau RS, et al. Camera and trocar placement for robot-assisted radical and partial nephrectomy: which configuration provides optimal visualization and instrument mobility. J Robotic Surg, 2009,3: 155-159. doi:10.1007/ s11701-009-0152-8.

[16] Badani KK, Muhletaler F, Fumo M, et al. Optimizing robotic renal surgery: the lateral camera port placement technique and current results. J Endourol, 2008,22:507.

[17] Ho H, Schwentner C, Neururer R, et al. Roboticassisted laparoscopic partial nephrectomy: surgical technique and clinical outcomes at 1 year. BJU Int, 2009,103:663.

[18] Kaul S, Laungani R, Sarle R, et al. da Vinci-assisted robotic partial nephrectomy: technique and results at a mean of 15 months of follow-up. Eur Urol, 2007,51:186.

[19] Phillips CK, Taneja SS, Stifelman MD. Robot-assisted laparoscopic partial nephrectomy: the NYU technique. J Endourol, 2005,19:441.

[20] Rogers CG, Laungani R, Bhandari A, et al. Maximizing console surgeon independence during robot-assisted renal surgery by using the Fourth Arm and TilePro. J Endourol, 2009,23:115.

[21] Figenshau R, Bhayani S, Venkatesh R, et al. Robotic renal hilar control and robotic clip placement for partial nephrectomy. J Endourol, 2008,22:2657.

[22] Benway BM, Baca G, Bhayani SB, et al. Selective versus nonselective arterial clamping during laparoscopic partial nephrectomy: impact upon renal function in the setting of a solitary kidney in a porcine model. J Endourol, 2009, 23:1127.

[23] Benway BM, Bhayani SB, Rogers CG, et al. Robot assist-

ed partial nephrectomy versus laparoscopic partial nephrectomy for renal tumors: a multi-institutional analysis of perioperative outcomes. J Urol, 2009,182(3):866–872.

[24] Bhayani SB, Figenshau RS. The Washington University renorrhaphy for robotic partial nephrectomy: a detailed description of the technique displayed at the 2008 World Robotic Urologic Symposium. J Robotic Surg, 2008,2:2.

[25] Agarwal D, O'Malley P, Clarke D, et al. Modified technique of renal defect closure following laparoscopic partial nephrectomy. BJU Int, 2007,100:967.

[26] Tonouchi H, Ohmori Y, Kobayashi M, et al. Trocar site hernia. Arch Surg, 2004,139:1248.

[27] Simmons MN, Schreiber MJ, Gill IS. Surgical renal ischemia: a contemporary overview. J Urol, 2008,180:19.

[28] Bishoff JT, Allaf ME, Kirkels W, et al. Laparoscopic bowel injury: incidence and clinical presentation. J Urol, 1999,161:887.

[29] Meeks JJ, Zhao LC, Navai N, et al. Risk factors and management of urine leaks after partial nephrectomy. J Urol, 2008,180:2375.

[30] Dzsinich C, Szabo Z, Dlustus B, et al. Arteriovenous fistula after partial nephrectomy-successful surgical repair. Report of a case. Thorac Cardiovasc Surg, 1984,32(5): 325–328.

[31] Negoro H, Kawakita M, Koda Y. Renal artery pseudoaneurysm after laparoscopic partial nephrectomy for renal cell carcinoma in a solitary kidney. Int J Urol, 2005,12: 683.

[32] Albani JM, Novick AC. Renal artery pseudoaneurysm after partial nephrectomy: three case reports and a literature review. Urology, 2003,62:227.

机器人根治性肾切除和肾部分切除术的疗效

James R. Porter, Justin Han, Michael D. Stifelman

关 键 词

· 肾输尿管
· 根治性肾切除术
· 肾部分切除术
· 机器人肾切除术

引 言

在过去的 20 年里，传统的开放性肾部分切除或根治性肾切除术已经被机器人辅助的微创结合腹腔镜技术所取代。当新的技术出现时，它们的疗效要与已经公认的标准相比较才能证实。腹腔镜肾切除术经过了时间的考验，在疗效方面与开放性肾切除术相当，甚至可以说比开放性手术更具优势。机器人辅助手术方式的出现使得腹腔镜技术更进一步，它是通过提供一个抖动更少、放大的、三维（3D）视野和使用比传统的腹腔镜器械有更大运动范围的腕式机器人器械来实现。尽管这些进步可能会使得解剖更精确、内缝合更容易，但这种转变是否能使那些需要做肾脏手术的患者愈后更好还有待证实。鉴于此，笔者回顾了现有的评价机器人根治性和部分性肾切除术疗效的文献，特别关注于这项新技术与传统的腹腔镜技术之间的对比。接下来将从经腹膜和腹膜后两种手术路径来阐述笔者施行的机器人肾部分切除手术，这是基于笔者之前的腹腔镜手术经验和现在正在发展的借助机器人手术平台的新技术。

机器人肾切除术

1990 年，Clayman 等首次使用腹膜手术路径为一名肾肿瘤患者施行了腹腔镜根治性肾切除术（LRN）[1]。接着，1993 年，Gaur 等报道了首例在解剖气囊协助下施行的腹膜后腹腔镜肾切除术[2]。很快，1996 年，首次报道了 3 例活体供肾切除术（LDN）[3]。从此，LRN 成为不宜行肾部分切除术的局限性肾脏肿瘤的标准手术治疗方案。腹腔镜根治性肾切除术可以在传统的腹腔镜技术下实施，也可以在手助腹腔镜（HAL）下实施，这项技术通过使用可以维持气腹状态的装置使得外科医生的非优势手可以进入腹部。

然而，腹腔镜技术具有技术挑战性，同时又需要长时间的学习过程。从开放性手术到腹腔镜手术的转变，外科医生需要适应许多关键性的挑战，比如有限的手术操作视野，体内缝合的困难，以及在一个没有深度的二维空间里操作。机器人外科手术平台具有三维的手术操作视野和微创手术的所有优点，这是因为它额外地具有放大的视野和有 6 个活动度的关节器械，这种器械使得在腹腔镜环境下的解剖更为精确。这些优于传统腹腔镜手术的进步是否能够为那些进行肾切除手术的患者带来更好的疗效，还有待进一步证实。本文介绍了目前所得到的关于评价机器人肾切除术疗效的数据资料。

2000 年，第一例机器人辅助腹腔镜肾切除术被报道。这个手术是在 5 头猪中进行的。这 5 头猪分别进行了双侧肾脏切除术，一例是在机器人的辅助下完成的，而另一例则是施行了传统的腹腔镜手术[4]。通过比较，机器人辅助的手术方法明显需要更多的总手术时间和实际手术时间，但是在出血量、并发症发生率、手术切除程度上两实验组相当。第一例在人体施行的机器人肾脏切除术报道于 2001 年，当时这个手术是在一例 77 岁的因肾盂输尿管连接处梗阻而继发右肾积水、无肾功能的女性患者中实施的[5]。这个手术是在宙斯机器人手术系统的辅助下完成的，手术花费了 200min 累计失血量（EBL）少于 100mL。在首例人体机器人手术报道后，好几个团队也相继报道了他们行机器人肾脏切除术治疗良恶性病变的疗效。

首次报道的机器人根治性肾脏切除术可行性的系列试验性研究是在 5 名男性患者中进行的[6]。这个研究采用了几个可测量的疗效数据，包括平均体重指数（BMI）[28]，平均手术时间（321min），平均失血量（150mL），平均住院时间（3d）以及平均肿瘤大小（66cm³）。其中一例手术因为血管吻合器出现故障而转换成手助腹腔镜完成。

这个团队接着对 4 组患者进行了一项关于围术期疗效的回顾性对照研究，包括采用开放性 18 例、机器人 6 例、手助腹腔镜 21 例和非手助腹腔镜 12 例的根治性肾脏切除术[7]。这四组患者之间没有明显的年龄、性别、体重指数、肿瘤大小差异，他们的平均体重指数为 27.5~29.2，平均肿瘤大小为 3.95~5.5cm。机器人手术方式的手术时间中位数为 345min，明显长于开放性手术报道的 202min；而且，在手术时间上，开放性手术组与腹腔镜手术组没有明显的差异。然而，在手术时间的比较中，总手术时间和实际手术时间上不存在明显的差距，即便腹腔镜手术和机器人手术方式被认为需要更长的准备时间。作者解释说机器人手术组需要更多的手术时间可能是跟需要更长的学习曲线有关。开放性手术组的总失血量高于机器人手术组、手助腹腔镜手术组以及非手助腹腔镜手术组的总失血量（分别是 500mL、125mL、100mL 和 125mL）。在开放性手术组中，术后患者自控镇痛（PCA）的使用量高于机器人手术组和腹腔镜手术组，与此同时，开放性手术组平均住院时间（5d）明显高于机器人手术组（3d）和腹腔镜手术组的（4d）。报道的两例死亡病例，其中 1 例发生在开放性手术组，患者是在术后第

10 天因呼吸相关的并发症而死亡；另一例发生在腹腔镜手术组，患者是在术后第 6 天因急性爆发性胰腺炎而死亡。然而，这四组的并发症概率是相似的，为 17%~19%。机器人组报道的唯一 1 例并发症是因手术过程中吻合器失灵而使得手术需转变成手助腹腔镜手术；肿瘤学的结果指出在机器人组或腹腔镜组中没有复发的证据；但是，平均随访周期非常短，微创手术组的周期为 4~7 个月（机器人手术组为 4 个月）。

最大的、评价机器人肾切除术疗效的回顾性研究涉及了 42 例接受根治性和单纯性肾切除术的患者（分别为 35 例和 7 例）[8]，其中 39 例患者的手术是通过腹膜路径实施的，其余 3 例患者因之前进行过广泛的腹部手术或者正在进行腹膜透析而采取了腹膜后路径实施手术。这 35 例实施了机器人根治性肾切除术的患者，他们的平均总手术时间为 291min，平均手术时间为 153min，平均估计出血量为 221mL，平均肿瘤大小为 5.1cm，平均住院日为 2.5d。在平均 15.7 个月的随访期中，所有手术切缘阴性的患者没有肿瘤复发的证据。他们所有研究对象的平均体重指数为[31]，在数据提取的时候，笔者把一例病态肥胖的患者单独列出，这名患者使得研究中的围术期并发症发生率为 2.6%。虽然他们的目的不是去证明对那些需要接受肾切除手术的患者，机器人手术比传统腹腔镜手术更具优势，但是他们确实提出了机器人手术所特有的几点优势。使用第四机器臂可以提供更多的伸缩性，从而给予了使用双手精细解剖肾门的条件。此外，肾血管的结扎缝合也可以更为简单地在一种类似于开放性手术的模式下进行。同时，他们也指出了机器人手术的显著不足，体现在手术需要更多的有经验的助手和更多的花费，尽管经济效益分析不在这次研究的范围之内。

另外一项研究对比了 15 例机器人和 15 例腹腔镜根治性肾切除术的疗效，手术是在 T_1 和 T_2 期的局限性肿瘤患者中进行[9]。机器人手术组的平均手术时间为 221min，明显长于腹腔镜手术组的 175min。机器人手术组的平均肿瘤大小和平均住院时间分别为 6.7cm 和 3.5d。两实验组在年龄、性别、体重指数、肿瘤大小、累计失血量、术后镇痛的需要量、住院时间、恢复期、并发症发生率等方面没有差别，其中 1 例机器人手术患者在

术中转换为开放性手术，这是因为在术中发现了1个具有异生血管，11cm 的巨大肿瘤，且肾静脉的 1 支分支正在出血。在为期 8.3 个月和 9.1 个月的随访中，机器人手术组和腹腔镜手术组均没有出现复发。

机器人肾输尿管切除术

上尿道尿路上皮肿瘤是一类相对来说比较少见的疾病，占肾脏恶性肿瘤的 5%~7%，约占所有尿路上皮恶性肿瘤的 5%[10,11]。肿瘤的病理分期由浸润深度而定，肿瘤分级则仍然是判断预后的主要指标。与膀胱尿路上皮恶性肿瘤相比，上尿路肿瘤倾向于表现为更高级别的类型。由于不管是单纯的肾切除术还是节段性输尿管切除术都具有很高的复发率，故根治性肾输尿管切除术包括远端输尿管和膀胱颈袖套状切除被视为治疗上尿路肿瘤的金标准，特别是对于那些巨大的、高级别的侵袭性肿瘤和巨大的、多灶性肿瘤以及快速复发的中期非侵袭性肿瘤。

传统的开放性肾输尿管手术通过一个巨大的或者两个分开的腹部切口来完成肾和远端输尿管的切除[12]。自从第一例腹腔镜肾输尿管手术报道以来，即在诸多方面表现出比传统的开放性手术更具优势，如已确定的围术期发病率、更短的住院时间、美观性、总的康复效果等[13-16]。随着越来越多的微创技术的出现，提出了几种关于远端输尿管的创新的处理方式，它的最终目标是在坚持肿瘤学原则的同时尽量减少患者的发病率。

进行微创肾输尿管手术的唯一挑战在于，在坚持肿瘤学原则和应用肾部分切除术切口的同时进行输尿管远端切除和膀胱袖套状切除。尽管已经有许多关于腹腔镜肾输尿管切除术和机器人根治性肾切除术的报道，但机器人肾输尿管切除术的研究仍处在早期阶段。到目前为止，还没有具有说服力的证据表明机器人根治性肾切除术优于传统的腹腔镜手术。关于根治性肾输尿管切除术，传统的腹腔镜手术已经证明了在疾病发病率、美观效果和术后恢复方面比开放性手术具有明显的优势。而且，中期和长期的肿瘤学随访结果似乎具有可比性。尽管已经提出了许多关于远端输尿管的腹腔镜处理方法，但是对腹腔镜外科手术医生来说，适应机器人辅助手术技术仍然是

一项重要挑战。

首次报道的在肾输尿管切除术中使用机器人辅助腹腔镜技术的研究，是对接受腹腔镜肾切除术后的 10 例患者进行了机器人远端输尿管切除[17]。在他们的操作中，首先向膀胱注入 250mL 液体，使得膀胱顶在冠状位隆起，这样远端输尿管切除术就可以通过膀胱进行了。接着，进行输尿管和膀胱顶的双层缝合，这样，这个手术就完成了。相反，Rose 等报道的首例腹膜后腹腔镜机器人肾输尿管切除术中，肾切除术是在机器人操作下进行的，但是远端输尿管切除是在开放手术下完成[18]。

2007 年，Vattikuti 泌尿外科研究所首次报道了第一例完全由机器人完成的肾输尿管切除手术[19]。在他们的技术论文中介绍了几种机器人端口放置的策略，可以在不需改变患者体位或重新放置机器人的情况下联合上尿路和下尿路手术。他们介绍了双端口技术，在该技术中 1 个 8mm 的套管针可以通过 1 个标准的 12mm 的套管针插入，从而转变成"机器人套管针"。这种方式应该可以在机器人手臂安放上有更大的灵活性同时可以使机器人手臂在备用端口上有更有效的活动。通过这样做，应该可以延伸重新对接的机器人器械的手术距离。另外，备用端口镜头的运动可以在观看远景方面提供更大的灵活性。另外一种安放策略提供了进入肾盂的改进方法，这个策略使用了一个被称为旋转三角的概念，在这个策略中，机器人臂是被重新放置的，从而提供了一个备用的机器人镜头手臂三角，这样即提高了远端输尿管切除时进入肾盂深部的深度和路径。

Part 等最近报告了他们在 11 例患者中应用双端口和旋转三角技术进行机器人肾输尿管切除术的研究[20]。前 6 例患者在肾切除术后将侧卧位换成了截石位，并且重新对接了机器人。随后的 5 例患者在术中保持了侧卧位，并且应用双端口和旋转三角技术，不需要重新对接机器人。这使得在不影响围术期结果和病理转归的情况下总的手术时间缩短了 50min。

机器人肾部分切除术

在过去的几十年里，肾肿瘤的发病率逐年增加，2009 年大约有 57 760 例新发病例，其中 12 980 例死亡[10]。如今肾肿瘤是美国第七位最常

诊断的肿瘤，同时在肿瘤相关病死率中排名第十位。在肾脏肿瘤中发病率显著升高的是偶然发现的小的肾脏肿瘤（SRMs）[21]。

虽然传统的治疗肾脏肿瘤的方案是行开放性根治性肾切除术，但近几年，大量的文献证明保留肾单位的肾部分切除术是目前被认可的治疗小的局灶性的肾肿瘤的标准治疗方案[22,23]。对于肾部分切除术来说，微创、腹腔镜手术方式已经被证实除了能改善术后恢复和降低手术并发症外，在肿瘤学疗效上与传统的开放性手术相当[24,25]。然而，由于标准的腹腔镜肾部分切除术中存在的技术难题，美国大部分的肾肿瘤患者都是接受腹腔镜根治性肾切除术[26]。随着达·芬奇® 机器人外科手术系统的到来和广泛传播，机器人肾部分切除术（RPN）得以迅速普及和应用，特别是经验丰富的腹腔镜外科医生之间。

在这一章节中将强调机器人肾部分切除术疗效所带来的人文价值，也将展示机器人肾部分切除术的腹膜（TP）和腹膜后路径（RP），同时探讨治疗小肾脏肿瘤时每一种技术的启示。

经腹膜机器人肾部分切除术

套管摆位

在成功的全身麻醉和常规术前准备后，借助腰部和腋下胶垫的帮助，将患者摆放成标准的半卧位。手术台通常是屈曲的，患者被安全地捆绑在床上，骨性突出和受压的部位都给予细致的垫护。一旦患者的体位摆好，即通过 Hasson 技术完成经腹膜途径端口的摆放。对于经腹膜机器人肾部分切除术，使用的是中间部位的端口安放而不是尾部，这是因为这样与传统的腹腔镜途径更相似，还提供了更为全面的视野（图 29.1）。最大的 12mm 的套管针是从脐上方正中线处插入，此处为镜头孔，同时也是后期标本采集孔。在腹部形成气腹后，剩下的两个或者三个机器人工作孔则在机器人镜头的直视下创建，另外一个 12mm 的辅助孔是在脐下方。机器人位于患者的背部。

肾脏的暴露

一旦孔打好后，检查腹膜是否有粘连，在必要的时候需要把腹膜移除。左手操作 PK 双极钳，右手操作电切刀，沿着 Toldt 线迅速地将腹膜切开，肠管向内侧牵拉。在电切刀的作用下，肾脏和肝脏/脾脏之间的所有附着物均被游离。肝脏在

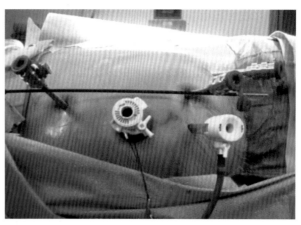

图 29.1 左侧经腹膜机器人辅助肾部分切除术的操作孔放置情况。辅助孔位于镜头孔下方

一个自固定三角拉钩的作用下向上提起。内部结肠的翻折向下延伸到髂血管的分支，向头侧延伸到肝脏或者脾脏。这样腔静脉即被显露，游离从腔静脉右侧发出的性腺静脉，肾静脉在其左侧。接着往内侧提起性腺血管以暴露从腰大肌上游离的输尿管。

接下来的重点集中在解剖肾门和肾血管。在肾门被拉开的状态下，使用腹腔镜超声多普勒探头来鉴别肾动脉及其分支。肾血管被分离和游离以备随后的夹闭。一旦肿瘤的位置确定，即清除肿瘤周围的肾筋膜以及肾周的脂肪组织，同时要特别注意在肿瘤周围留下部分脂肪组织。肿瘤周围至少有 2~3cm 的正常肾被膜被分离出来，以便后续的重建需要。接着超声探头再次应用到观察肿瘤的侧缘，肿瘤的侧缘是在电凝的作用下与被膜相连的。在钳夹肾血管前 20min，静脉注射 12.5g 的甘露醇。对于外生性肾脏病变，仅在肾动脉上夹一个动脉夹，而对于肾门处或内生性病变，肾静脉通常是单独夹闭的，以防止更多的回流出血。

肿瘤的切除和缝合

当血管夹闭后，手术医生使用机器人 Maryland 双极钳和解剖剪快速地解剖和摘除肿瘤。成功的肿瘤切除可以体现在以下几个操作上：切开足够大的被膜以便肿瘤摘除、利用助手提供好的对抗牵引和吸引以利于暴露，使用机器人的第四机械臂来提起肿瘤。肿瘤的切除是在可视的条件下进行，肿瘤切除的方案也是随着为确保肿瘤切缘阴性而不断调整的。如果明显的出血使得视野变得模糊，那么有几种措施可以提高可视度，如

增加气腹的压力、再次钳夹肾血管或缝合以控制出血。通常，瘤床的冰冻切片是不做的，但是，如果考虑有侵犯的可能，则将肿瘤深部边缘的标本送做冰冻切片病理分析。当肿瘤被彻底切除后，瘤体放在肾脏的旁边然后在内镜下通过标本袋取出。

切除肿瘤后的瘤床需仔细地检查并确定修复的深度。当修复工作开始后，使用的是 RB-1 的缝针和 3-0 的 Vicryl 缝线进行修复。根据肿瘤切除的大小和深度，有时候需要采用连续缝合。深部肾脏的修复使用的是 SH 缝针和 2-0 的 Vicryl 缝线。肾皮质的烧灼修复使用的是 TissueLink (Salient Surgical,Portsmouth,NH) 设备，这需要足够的小心以避开缝线。接着，在距离连续缝合 1cm 处沿着肾被膜缺损进行几次间断加强缝合，在缺损下放置 FloSeal (Fusion Medical Technologies,Mountain View,CA) 和氧化纤维素膜。这些缝线都是事先在洗手护士的器械台上准备好的。首先，在长为 15cm 的 2-0 Vicryl 缝线的末端打结，在结的正上方，放置 1 个 10mm 的 Weck Hem-o-lok (Teleflex, Research Triangle Park,NC) 钳和 1 个 LapraTy (Ethicon,Cincinnati,OH) 钳。接着，缝线穿过肾被膜，越过结缔组织，到达肾缺损的另一边。在缝线活动的那端也打结之后，在助手的帮助下放置第二个 Weck Hem-o-lok 钳并滑到肾被膜的边缘，以便采用 Benway 等学者介绍的"滑动钳修复技术"进行缝合[27]。当肾脏表面微凹的时候就形成了合适的张力，这时第二个 LapraTy 钳被用来加固有张力的缝合。在肾被膜完全关闭之后，即可移除静脉夹。再次静脉注射 12.5 g 甘露醇后，移除动脉夹。移除夹钳后直视下确认后止血充分。必要的时候，夹紧 Weck Hem-o-lok 钳和 LapraTy 钳以达到合适的压迫或再次缝合，也可使用止血剂从而达到止血的目的。在气腹的压力减小且平均动脉压高于 90mmHg 的时候，对瘤床进行仔细的检查来发现是否有出血。

当止血成功后，于肾旁放置 1 根 Jackson-Pratt 引流管，如果肾脏侧面的附属物在肾脏暴露和移动过程中被游离，那么肾脏在放回腹壁内侧时需使用 Vicryl 缝线进行连续缝合，或者在肾筋膜上夹 Weck Hem-o-lok 钳。机器人解除对接，并且在直视下移除所有的端口。随后将标本从腹腔镜孔中取出。使用 0 号 Vicryl 线间断缝合闭合肾筋膜切口，皮肤使用 4-0 Monocryl 缝合并贴免缝胶带。

经腹膜后腔入路机器人肾部分切除术
简介和术前

经腹膜后途径非常适合腹后和侧面的病变，但是也适用于那些之前进行过腹部手术有腹内瘢痕和粘连风险的腹前部病变的患者。腹中部的病变最好进行经腹膜路径的手术方式。对于肥胖的患者来说，进行腹膜后手术具有一定的难度，这是因为他们有较多的腹膜后脂肪组织。但是经过训练，也可以对这些患者进行腹膜后手术。体重指数超过 35 的患者应该采用经腹膜途径机器人肾部分切除术。患者常规不需要做肠道准备，并被告知在手术过程中有可能会转变成经腹膜机器人肾部分切除术 (TP-RPN)、传统的腹腔镜肾部分切除术或者开放性手术，同时也被告知如果保留肾单位的手术不能安全地进行或者找不到合适的肿瘤切除边缘的时候有可能要进行根治性肾切除术。

全身麻醉在经腹膜后腔入路机器人肾部分切除术 (RP-RPN) 中是必需的，在笔者的研究中，一些患者可能会在进行腹膜后途径的手术时有较高的呼气末 CO_2 水平，这是因为在皮下组织中充入的气体使得吸入更多的 CO_2。

患者体位以及腹膜后腔的建立

在 RP-RPN 手术中患者被摆放成一个完全侧卧的体位 (图 29.2)，所有的操作都是为了使患者完全屈曲从而增加第 12 肋和髂嵴之间的空间，这样可以在套管针之间留有足够的空间以防机器臂之间互相碰撞。在笔者早期的经验中，可以在膀胱镜下插入输尿管导管，以便通过注入蓝染的盐溶液来辨识开放的集合系统。然而，随着经验的增加以及机器人腔镜可视度的提高，已经没有必要插输尿管导管了。腹膜后空间最初的建立是通过在髂嵴上 2cm 的腋中线上做一个切口。笔者发现第 12 肋的切口太靠近头侧，以致不能到达肾下极 (图 29.3)。接着，使用一个食指穿过腹斜肌进行解剖。进入腹膜后间隙的入口是腰腹筋膜，当进入这个间隙后，在食指的帮助下尽量地扩大间隙以使在腹膜后有足够的空间放置球囊扩张器。

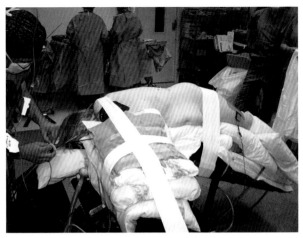

图 29.2 经腹膜后腔入路机器人辅助肾部分切除术的侧卧位

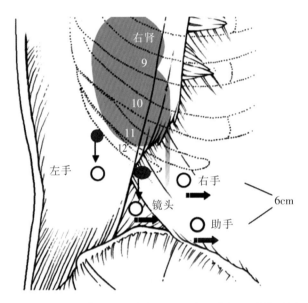

图 29.3 经腹膜后腔入路右侧机器人手术操作孔的放置位置。镜头孔和下侧孔要尽量靠近髂嵴，从而更方便靠近肾脏。辅助孔和右侧孔放在前侧，以使两器械臂之间获得更多的空隙

然后，扩张的球囊（图 29.4，Covidien,Mansfield,Mass）在密闭装置的帮助下被小心地放置在腹膜后。一个 30℃的腹腔镜放在扩张球囊里从而在球囊扩张的过程中可以直视腹膜后腔。在球囊扩张过程中通常可以看到的较为明显的解剖学标志，包括腰大肌、性腺血管、输尿管、右侧腔静脉和左侧搏动的动脉。在球囊扩张过程中最重要的解剖学标志是腹前壁的腹膜反射，这可以作为放置前面的套管针的向导。球囊应扩张到具有足够的操作空间，且能将套管针放置其中。

当膨胀的球囊变小移除后，即插入一个

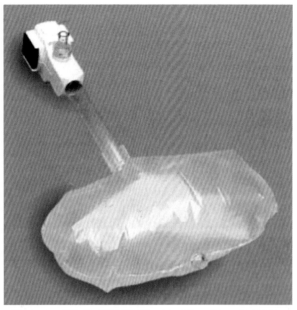

图 29.4 后腹膜球囊扩张器（Covidien, Mansfield,MA）

12mm 的 Hasson 球囊套管针（图 29.5，Covidien, Mansfield,Mass）、，为了安全使用用海绵套圈以防止 CO_2 从手术切口处丢失。CO_2 的压力根据患者的情况维持在 12~15mmHg。我们发现 RP 手术的患者更容易保留 CO_2 和需要更多的通气时间来维持正常的呼气末 CO_2 水平。其余的套管针是在腹腔镜直视的引导下进行安放的。

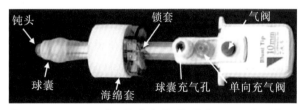

图 29.5 Hasson 气囊孔和海绵锁扣环（Covidien, Mansfield,MA）

在 RP-RPN 患者中最常使用的是四孔组合（图 29.6）。摄像机端口和左机器人端口以及右机器人端口间的距离通常是 7~8cm，但是在必要的情况下可以稍微小些。12mm 的辅助孔位于前孔的下方，它应该在不穿透腹膜的情况下尽可能地靠近腹膜反折处，从而避免 CO_2 泄露进入腹膜腔。通常使用的是 0°机器人腹腔镜，但是有时会使用一个 30°向上的镜头来避免镜头与髂嵴的冲突。

布置好端口后，机器人被安放在患者头部的上方，与脊柱平行（图 29.7）。这就是与经腹膜

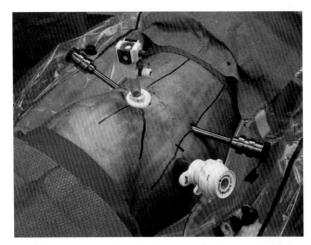

图 29.6　右侧后腹膜各操作端口的布置情况，Hasson 球囊端口紧邻髂嵴，12mm-辅助端口位于腋前线

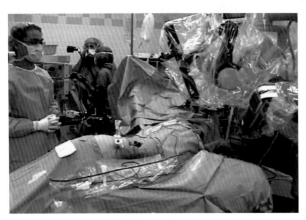

图 29.7　左侧经腹膜后腔入路机器人肾部分切除术，机器人定泊于患者头部，与患者身体纵轴平行

途径手术方式中机器人是安放在患者背后上方的不同之处。摄像臂是安放在 Hasson 球囊孔。笔者通常在右机器人端口使用单极手术剪，在左机器人端口使用窗孔双极钳，同时在辅助端口使用吸引器或冲洗器。笔者更喜欢使用窗孔双极钳而不是 Maryland 双极钳，这是因为它可以提供损伤更小的提抓和回缩。笔者发现标准的达·芬奇系统，包括达·芬奇 S 和达·芬奇 Si 都可以用来进行 RP-RPN。

肾门和肿瘤的暴露

　　手术的第一步是暴露肾门和分离肾动脉。肾动脉要分离足够的长度从而能够放置两个动脉夹（Klein Surgical Systems, San Antonio, TX）。肾静脉也需要分离但是很少需要夹闭。如果肿瘤太大或者肿瘤长在中心部位则肾静脉也需要夹闭，以防更多的静脉回流出血。通过去除肿瘤周围的肾周脂肪组织，将肾肿瘤暴露出来，这些脂肪组织是

放在肿瘤瘤体上。接着通过旁边的辅助孔引入腹腔镜超声来观察肿瘤和判断肿瘤侵袭的深度，这样可以确定需要切除的深度，通常是在肿瘤自身深度的下一个平面。肿瘤切除的边缘围绕着瘤体，然后在腹腔镜超声下再次观察肿瘤。

　　在夹闭肾动脉之前，静脉注射 12.5g 的甘露醇和 20mg 的呋塞米利尿。缝线剪成合适的长度并准备好氧化纤维素垫。所有必须的物品都是在夹闭动脉之前准备好的，所有的这些努力都是为了缩短热缺血时间（WIT）。在整个热缺血时间内整个手术室（OR）团队是维持不变的。

肿瘤的切除和缝合

　　常规来说，在热缺血开始之前需在肾动脉上使用两个动脉夹（图 29.8）。笔者发现一个动脉夹是不足以完全阻断动脉血流的，这是因为随着动脉夹的多次重复使用它的夹闭力量会逐渐减弱。肾静脉在肾门肿瘤或肾部分切除时需要夹闭。肿瘤的切除使用的是冷凝剪而不是电切刀，从而防止烧焦正常的肾实质并保持一个完美的外观。在肿瘤组织的切除过程中，需要足够仔细辨别正常的肾实质和恶性肿瘤，在肿瘤的边缘需要保留一圈正常的肾组织（图 29.9）。当肿瘤完全切除下来后，被放在一个内镜包封囊中以便后期的移除。

　　肾缺损的重建是在肾集合系统受损的时候首先使用 4-0 的可吸收编织缝线来关闭集合系统（图 29.10）。单独的血管是用 4-0 缝线进行缝合。缺损的基部使用的是 3-0 可吸收单纤维缝线进行间断缝合，同时在肾脏的外面用固定夹进行加固。接着使用 2-0 可吸收编织缝线、采用滑行固

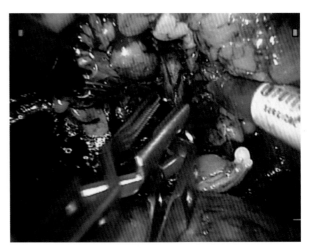

图 29.8　两个动脉夹夹闭肾动脉

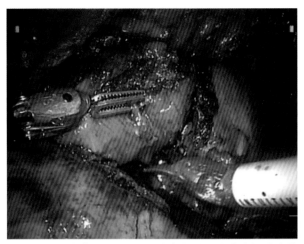

图 29.9　在腹膜后腔入路机器人肾部分切除术中切除肿块

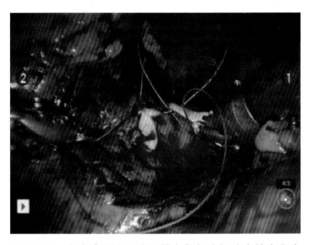

图 29.10　在腹膜后腔入路机器人肾部分切除术缝合集合系统

定钳夹技术来关闭肾皮质[27]。根据肾缺损的大小，在关闭肾皮质之前需在缺损的基底部放置氧化纤维素垫。

当缺损关闭后，移除动脉夹，热缺血时间结束。观察关闭的肾包膜，在必要的时候使用 2-0 可吸收缝线和滑行钳夹技术进行加固。放入引流管，同时取出肾肿瘤并送出进行快速病理分析。肿瘤的切缘送给病理学家进行分析评估，他们通过使用染液覆盖深部肿瘤实质边缘和进行肿瘤连续切片来确定肿瘤边缘的厚度。

机器人肾部分切除术的疗效

早期系列研究

第一例描述机器人肾部分切除术的研究是 2004 年来自于梅奥和奥地利的一个团队发表的。

在他们的系列研究中，Gettman 等报道了 13 例肿瘤大小平均为 3.5cm 的患者，接受了经腹膜或腹膜后路径的机器人肾部分切除术。13 例患者中有 11 例进行了经腹膜路径手术，其余 2 例患者因肿瘤位于后面和侧面而进行的是腹膜后路径手术方式。总的来说，他们的平均手术时间（ORT）是 215min，估计失血量（EBL）为 170mL，他们施行了 8 例在放置动脉内冷却球囊导管完全堵塞肾动脉后的肾部分切除术，在这些患者中，平均冷缺血时间（CIT）是 33min；而其余 5 例接受了传统的肾动脉和静脉夹闭的患者，热缺血时间（WIT）是 22min。Gettman 等报道称，在这些患者中没有明显的术中和术后并发症，除了一例患者发生了较长时间的肠梗阻。没有患者需要从机器人手术转变为其他手术方式。他们的平均住院日期（LOS）为 4.3d。

在随后几年中，其他许多机构发表了他们最早的关于机器人肾部分切除术的研究。随后的这些团队中没有一个使用了 Gettman 提出的在动脉内放置冷却球囊导管的冷缺血技术。Phillips 等在他们的研究中报道了 12 例患者，这些患者肿瘤的平均大小为 1.8cm，平均 ORT 为 265min，平均 EBL 为 240mL，平均 WIT 为 26min，LOS 平均为 2.7d[30]。在他们早期的研究中，Phillips 等人报道了 25% 的手术中转率，分别转变为开放性手术、标准腹腔镜手术和手助腹腔镜手术。在随后报道的研究中，平均手术时间有所缩短，为 83～160min，尽管热缺血时间为 21～33min（表 29.1）[31-35]。平均肿瘤大小为 2.3～3.5cm，平均估计失血量在 92～265mL，平均住院日为 2.5～4.8d，平均手术中转率 0～12.5%，平均输血率为 0～15%，平均并发症发生率为 0～12.5%。总的来说，通过结合这些原始研究的资料数据，在对 118 例患者长达 15 个月的随访中，总共只有 2 例患者的手术切缘是阳性的，且没有一例复发。

多中心研究

继这些早期的研究报告之后，出现了几个大型的或者多机构联合的关于机器人肾部分切除术的研究。Roger 等报道了包含 148 例患者的最大规模的关于 RPN 的系列研究[36]。在这个多机构参与的研究中，平均肿瘤大小为 2.8cm，ORT 平均为 197min，平均 WIT 为 27.8min，EBL 平均为

表 29.1 机器人肾部分切除术初始的研究成果总结

作者	年份	研究所在地	病例数/肿瘤	肿瘤大小 (cm)		手术方式	手术时间 (min)		热缺血时间 (min)		估计失血量 (mL)	
				平均值	范围		平均值	范围	平均值	范围	平均值	范围
Gettman 等[29]	2004	澳大利亚，美国	13	3.5	2.0~6.0	11 例经腹腔，2 例腹膜后	215	130~262	22	15~29，n=8	170	50~300
Phillips 等[30]	2005	美国	12	1.8		经腹腔	265		26		240	
Bhayani 等[31]	2008	美国	35	2.8	1~6	经腹腔	142	69~219	21	0~40	133	25~500
Michli 等[32]	2009	美国	20	2.7		经腹腔	142	65~315	28	19~40，n=12	263	20~1600
Yang 等[33]	2009	中国台湾	8	2.3	1~3	经腹腔	160	120~210	33	26~40	165	20~450
Kaul 等[34]	2007	美国	10	2.3	1~3.5	经腹腔	155	120~185	21	18~27	92	50~150
Ho 等[35]	2009	澳大利亚	20	3.5	2~5.5	经腹腔	82.8	75~95	21.7	12~60	189	50~260
Rogers 等[36]	2008	美国	148	2.9	0.8~7.5	经腹腔	197	63~392	27.8	12~60	183	15~1000
Benway 等[37]	2009	美国	50	2.7	1~10	经腹腔	145	69~219	17.8	0~40	140	25~450

183mL，平均 LOS 为 1.9d，平均输血率为2.7%，平均手术中转率为 1.3%，平均并发症发生率为 7%。在最大的单一手术队列中，Benway 等人描述了 50 例连续使用他们的"滑行钳夹修复"技术的患者的疗效[27]。他们的平均肿瘤大小为2.7cm，平均 ORT 为 145min，平均 WIT 为 17.8min，平均 EBL 为 140mL，平均 LOS 为 2.5d，平均输血率为 4%，平均并发症发生率为 8%。在所有的研究中，没有一例复发，肿瘤切缘阳性率分别为 4% 和 2%。

复杂肿瘤

随着机器人肾部分切除术的推广和经验的累计，肾部分切除术的适应症已逐步拓展到一些较为复杂的肾脏肿瘤。Roger 等报道了一些对复杂肾脏肿瘤（包括肾门部肿瘤，完全内生性肿瘤和多发肿瘤）采用机器人肾部分切除术进行治疗的病例[37]。在他们的系列研究中 Rogers 等仔细检查了 8 例患者的 14 个肿瘤 [肾门区，n=5；内生性，n=4；和（或）多个的，n=3]。平均肿瘤大小为 3.6cm，平均 ORT 为 192min，平均 WIT 为31min，

续表 29.1

住院日期 (d)		RCC 例数 (%)	切缘阳性数 (%)	f/u 时间 (mos)		复发例数	输血率 (%)	中转率 (%)	并发症 (%)	并发症的描述 (包括输血、中转术式)
平均值	范围			平均值	范围					
4.3	2~7	10 (77)	1 (7.6%)		2~11	0	0	0	8	共 1 例肠梗阻
2.7							0	25	0	共 3 例转换为开放、标准腹腔镜和手助腹腔镜
2.5	1~7	23 (66)	0			0	6	6	9	共 7 例：2 例转换术式 (开放，腹腔镜)；1 例深静脉血栓形成；1 例心肌梗死；2 例输血；1 例高血压危象再住院
2.8	1~6	14 (70)	0				15	5	10	共 6 例：3 例输血 (全部因未夹紧肾门)，1 例因留置针中转开放，1 例术区脓肿需行开放式根治性肾切除术，1 例急性肺栓塞
4.3	2~7	5 (62.5)	1 (12.5)			0	0	12.5	12.5	共 2 例：1 例中转开放，1 例尿漏
3.5	1~21	8	0	15	6~28	0	10	0	20	共 3 例：1 例尿漏，1 例输血，1 例因术后出血行再次探查/肾切除术
4.8	4~7	13	0	12	>12	0			0	
1.9	1~7	74	4	7.2	2~54	0	2.7	1.3	7.4	共 17 例：2 例中转开放；4 例输血；1 例血肿需引流；3 例肠梗阻；2 例急性肺栓塞，2 例尿漏，1 例横纹肌溶解症
2.5	1~7	56	2			0	4	4	8	共 8 例：2 例中转开放，消融治疗；1 例手术终止；2 例输血 (血肿，术后贫血)；1 例心肌梗死；1 例深静脉血栓；1 例高血压危象再入院

平均 EBL 为 230mL，平均 LOS 为 2.6d。在为期 3 个月的随访中没有发现肿瘤切缘阳性和复发的病例。而且，没有患者进行了手术方式转变、输血以及发生并发症。Gong 等人随后报道了最大的包含 29 例具有复杂肿瘤（肾门区，n=14；内生性，n=12；多个的，n=3）的患者的系列研究。在他们的研究中，平均肿瘤大小为 3cm，平均 ORT 为 197min，平均 WIT 为 25min，平均 EBL 为 220mL，平均 LOS 为 2.5d。他们没有发现肿瘤切缘阳性的病例，而且在为期 15 个月的随访中没有发现复发。

这些研究都把所有种类的组织病变放在一个

研究队列中，有几个研究还仔细检查了复杂性肿瘤的特征。Rogers 等报道了仅针对肾门区肿瘤的研究[39]。从两个研究机构收集来的肾门区平均肿瘤大小为 3.8cm 的 11 例患者进行了 RPN 手术。他们的平均 ORT 为 202min，平均 WIT 为 28.9min，平均 EBL 为 220mL，平均 LOS 为 2.6d。所有患者的手术切缘都是阴性的，同时没有复发的病例。Rogers 等报道了其中两例患者出现尿漏，这个问题通过放置输尿管支架而得到解决。没有患者进行了手术方式转变、输血以及发生其他明显的并发症。

类似地，Boris 等也报道了他们的关于复杂肾脏病变患者的研究[40]。他们在 8 例具有 24 个肿瘤的患者中成功地进行了机器人肾部分切除术。7 例患者已经发现具有发生肾脏肿瘤倾向的遗传因素。平均肿瘤大小为 2.3cm，所有患者至少有两个肿瘤（平均每个患者有 2.7 个肿瘤），平均 ORT 为 257min，平均和中位 WIT 分别为 19.7min 和 29.8min（其中只有 6/9 的患者需要夹闭血管），平均每个肿瘤的局部缺血时间为 7.4min，平均 EBL 为 360mL，平均 LOS 为 4d。在他们的研究中，作者排除了 1 例因考虑到切除 8 个肿瘤过程中的出血而在 RPN 手术的早期就转变为开放性肾部分切除术的患者。在研究中，没有患者需要输血，其中只有一例发生尿漏并发症并进行了相应的处理。没有患者的手术切缘是阳性的。他们同时评价了肾功能的愈后。他们指出，总的估计的肾小球滤过率以及有差别的功能分别只下降了大约 5mL/min 和 6.5%。他们总结到：RPN 为复杂性肾脏肿瘤患者提供了一个可行的微创手术途径而且不会导致明显延长的热缺血时间或者肾脏损害。

Patel 等观察了患有更大肾脏肿瘤（大于 4cm）的患者。他们的研究是基于一个由 15 例患者组成的平均肿瘤大小在 5cm 的患者组与另一个肿瘤小于 4cm 的患者组之间的比较。他们观测到 ORT 中位数为 275min，WIT 中位数为 25min，E-BL 中位数为 100mL，LOS 中位数为 2d，并且在为期 8 个月的随访中，没有发现手术切缘阳性和复发的病例，其中有 2 例患者需要输血，2 例患者手术后出现尿漏。

在每一个针对复杂肾脏肿瘤的系列研究中，作者们均总结出：RPN 是可行的，并可能是更好的用于治疗复杂肾脏肿瘤的微创技术，能使肾脏依然保留功能（表 29.2）。

表 29.2　机器人肾部分切除术在复杂病变中的预后

作者	年份	研究所在地	病例数/肿瘤	肿瘤大小（cm）		肿瘤位置（数目）	手术方式	手术时间（min）		热缺血时间（min）		估计失血量（mL）	
				平均值	范围			平均值	范围	平均值	范围	平均值	范围
Rogers 等[37]	2008	美国	8/14	3.6	2.6~6.4	肾门 (5) 内生 (4) 多发 (3)	经腹腔	192	165~214	31	24~45	230	100~450
Rogers 等[39]	2008	美国	11	3.8	2.3~6.4	肾门 (11)	经腹腔	202	154~253	28.9	20~39	220	50~750
Boris 等[40]	2009	美国	9/24	2.3	0.5~5.5	中生 (3) 外生 (3) 内生 (11)	未报道	257	195~330	29.6	19~48, n=6	360	100~500
Gong 等[38]	2009	中国，美国	29/32	3	2~4	肾门 (14) 内生 (12) 多发 (3)	经腹腔	197	172~259	25	16~43	220	100~370
Patel 等[41]	2009	美国	15	5	4.1~7.9	肾门 (10) 内生 (13)	经腹腔	275.5 (平均)	IQR 229~344	25 (平均)	IQR 20~30	100 (平均)	IQR 75~200

机器人与腹腔镜肾部分切除术的对比

已有大量有关机器人与腹腔镜肾部分切除术对比的研究被发表。最早的关于两者对比的研究表明这两种治疗方式具有相似的疗效[42-44]。Caruso 等在一项配对队列对比研究中证明，接受 RPN 手术和 LPN 手术的患者，平均肿瘤大小（分别为 1.95cm 和 2.4cm）、总手术时间（279min 和 253min）、热缺血时间（26.3min 和 29.3min）、估计失血量（240mL 和 200mL）、住院日（2.6d 和 2.6d）都很接近同时没有阳性的手术切缘和肿瘤复发[43]。RPN 手术组有两例患者转变为开放性和手助的腹腔镜手术，而与之相比在 LPN 手术组中只有一例转变为开放性手术。每组都存在一种并发症，RPN 组出现尿潴留，而 LPN 组术后出现肠梗阻。两组中均没有患者需要输血或血制品。

Aron 等也在他们的系列研究中表明在手术疗效上在两组配对的 12 例患者的队列研究中没有明显的差异[44]。他们报道了他们"早期松开血管钳夹"的技术，这个技术分别在两实验组中选择了 6 例患者进行应用。然而总的平均热缺血时间在 RPN 和 LPN 组中分别为 23min 和 22min，而各自应用"早期松开血管钳夹"技术的 RPN 组和 LPN 组在平均热缺血时间上具有明显的差异（分别为 21min 和 14min）。他们得出这样的结论，RPN 与 LPN 相比并无优势，事实上，采用"早期松开血管钳夹"技术，LPN 比 RPN 需要更少的 WIT。不过作者承认他们是拿初始期的 RPN 经验与施行了超过 800 例患者的丰富的 LRP 经验做得比较。他们当时也注意到他们的目的不是判断一种方法是否比另一种更优越，而是表现 RPN 和 LPN 都是可行的。最终，他们在比较了肾脏的功能结果，发现两个实验组手术后的 GFR 是一样的（RPN

续表 29.2

住院时间 (d)		RCC 例数与比例 (%)	切缘阳性数 (%)	f/u 时间 (mos)		复发例数	肾盂肾盏修复例数	输血率 (%)	中转率 (%)	并发症 (%)	并发症的描述（包括输血、中转术式)	备注
平均值	范围			平均值	范围							
2.6	2,3	7 (87.5)	0	3		0		0	0	0		
2.6	1~4	11 (100%)	0				0	0	18	共 2 例，2 例尿漏	
4	2~6	22 (92)	0	9.4	0~20	0	9	0	10	10	共 2 例，1 例尿漏，1 例转换手术	所有患者至少有 2 个肿瘤，平均为 2.7 个（1 例有 8 处病变的患者早期即转为开放手术且不包含在数据内）；只有 6/9 的患者经受热缺血/夹闭血管；已报道肾扫描提示肾功能平均差值为 6.5%，术前平均 GFR 为 94，术后平均 GFR 为 89
2.5	2,3	28 (96)	0	15	3~23	0		0	0	0		GFR 平均减少 4.5 (2.7~8.2)，统计学上无显著降低
2 (平均)	IQR 2~4	10 (66.7)	0	7.9	0.7~25	0	10	13	0	13	共 4 例，2 例尿漏，2 例输血	>4cm 肿瘤与 <4cm 肿瘤的对照研究；这里仅涉及 >4cm 的数据；术后 GFR 从 86~74 无显著变化。IQR：四分位间距

和 LPN 的分别为 $75mL/min \cdot 1.73m^2$ 和 $72mL/min \cdot 1.73m^2$)。

机器人外科医生在 RPN 方面更有经验，后来对 RPN 和 LPN 的研究证明在这两个实验组的实验结果有很大的不同 [45-48]。Wang 等通过比较 102 例患者报道了他们的经验，这些患者接受了 LPN 或者 RPN 手术，即腹腔镜/机器人手术[47]。前 62 例患者接受 LPN 手术，后 40 例接受 RPN 手术。Wang 等的报道中，RPN 组和 LPN 组展示

出相近的平均肿瘤尺寸（2.5cm 和 2.4cm），以及相近的 EBL（136mL 和 173mL）和肿瘤切缘阳性率(2.5% 和 1.6%)。在两个实验组中，平均 ORT、WIT 和 LOS 则有明显的统计学差异。RPN 实验组的平均 ORT 短很多（140min 和 156min），WIT（19min 和 25min），LOS（2.5d 和 2.9d）。RPN 组 8 例发生并发症，而 LPN 组 9 例发生并发症（表 29.3）。

在最大的多中心系列研究中比较了 129 例接

表 29.3　机器人肾部分切除术和腹腔镜肾部分切除术预后的比较

作者	年份	研究所在地	病例数/肿瘤		肿瘤大小 (cm)		手术时间 (min)		热缺血时间 (min)		估计失血量 (mL)		住院时长 (d)		RCC 例数 (%)		切缘阳性数 (%)
			RPN	LPN	RPN	LPN	RPN	LPN	RPN	LPN	RPN	LPN	RPN	LPN	RPN	LPN	RPN
Caruso 等[43]	2006	美国	10	10	1.95	2.2	279	253	26.4	29.3	240	200	2.6	2.65	8 (80)	5 (50)	0
Aron 等[44]	2008	美国	12	12	2.4	2.9	242	256	23	22	329	300	4.7	4.4	10 (83)	10 (83)	1 (8)
Deane 等[42]	2008	美国	10/11	11/12	3.1	2.3	228.7	289.5	32.1	35.3	115	198	2*	3.1	9 (90)	7 (63)	0
Wang 等[47]	2009	美国	40	62	2.5	2.4	140*	156	19a	25	136	173	2.5*	2.9	25 (62.5)	37 (60)	1 (2.5)
Kural 等[45]	2009	土耳其	11	20	3.2	3.1	185	226	27.3*	35.8	286	387	3.9	4.3	11 (100)	16 (80)	0
Jeong 等[46]	2009	韩国	31	26	3.4	2.4	170*	139	20.9	17.2	198	208	5.2	5.3	22 (71)	18 (70)	
Benway 等[48]	2009	美国	129	118	2.8	2.5	189	174	19.7*	28.4	155*	196	2.4*	2.7	87 (67)	88 (75)	5 (3.9)

* 两组间数据有统计学差异

受 RPN 的患者和 118 例接受 LPN 的患者，Benway 等的报道显示，平均肿瘤大小（2.8cm 和 2.5cm）、平均 ORT（189min 和 174min）无明显的统计学差异。他们指出在其他的一些手术参数上有明显的不同，如 RPN 比 LPN 表现出更少的 WIT（19.7min 和 28.4min）、EBL（155mL 和 196mL）和 LOS（2.4d 和 2.7d）。RPN 和 LPN 的输血率分别为 1% 和 2%。两组的中转率都较低；RPN 组的中转率为 1.6%，LPN 组为 4.5%。RPN 组中有 11 例并发症，LPN 组有 12 例。在此大规模的系列研究中，他们观察到 RPN 组的肿瘤切缘阳性率为 3.9%，而 LPN 组为 0.8%。对比 Wang 等观察的结果，他们的研究也表明了 RPN 组的肿瘤切缘阳性率稍高。假定机器人系统能够更加精确和易于控制，那么机器人外科医生将会尝试在肿瘤切除时切除更微小的边缘[48]。

续表 29.3

切除阳性率(%)	随诊时间(月)		复发例数		输血率(%)		中转开放率(%)		并发症发生率(%)		并发症，转其他术式、输血	
LPN	RPN	LPN	RPN	LPN	RPN	LPN	RPN	LPN	RPN	LPN	RPN	LPN
0					0	0	20	10	10	10	共4例，其中3例转其他术式（2例转开放，1例转手辅助腹腔镜），1例术后尿潴留	共2例，其中1例转开放，1例假性梗阻
0	7.1	8.5		0	17	25	17	0	33	25	共8例，其中2例转腹腔镜肾部分切除术，2例输血，1例充血性心衰，1例肠梗阻，1例肺栓塞，1例因出血行动脉栓塞处理	共3例，其中2例术后血肿需输血，1例心房纤颤
0	16	4.5	0	0	9	8	9	0	9	8	共2例，其中1例因术后出血再次探查（手辅助腹腔镜），1例输血	1例，输血
1 (1.6)							**	**	20	14	共8例，其中3例心肺并发症，1例栓塞，1例血肿，2例输血，1例漏尿	共9例，其中3例心肺并发症，1例血肿，1例输血，2例假性动脉瘤，1例漏尿，1例因肾脏失活再次探查并切除肾脏
1 (5)	7.5	38	0	0	10	0	15	9	5		1例，假性动脉瘤	共6例，其中3例转其他术式（2例转开放，1例转手辅助腹腔镜），2例输血，1例因术后出血再次探查
			1	1	3	4	0	0	3	0	1例，因术后出血，RPN转机器人根治性肾切除术	无
1 (0.8)			0	0	1	2	1.6	4.5	8.5	10.2	共11例，其中3例漏尿，1例肺栓塞，1例心肌梗死，1例血肿，1例因贫血而输血，2例动静脉瘘，1例艰难梭状芽胞杆菌感染，1例因出血/血肿再次探查并切除肾脏	共12例，其中4例漏尿，1例动静脉瘘并进行动脉栓塞，1例心肌梗死，1例因血肿而输血，1例因贫血而输血，1例肠梗阻，1例发热，1例肩胛骨磨损

** 统计未包含转其他术式者

结 论

虽然机器人根治性肾切除术和肾输尿管切除术的研究几乎没有参考文献，但是达·芬奇手术系统与传统的腹腔镜手术相比提供了很重要的优势，包括放大、3D视图、具有更大活动自由度的腕式手术器械，提高了手术的效率。但是也会有人对用于根治性肾切除术的达·芬奇机器人提出质疑。机器人提供的技术优势可能会给予外科医生一些机会去最小化开放性手术对患者的创伤。机器人能在有限的空间进行复杂的重建，也许在远端的输尿管切除术过程中能更深入盆腔。使机器人辅助的肾输尿管切除术成为一个对上尿路癌有前景的治疗方法。当前所面临的挑战是，如何在维持现有肿瘤学原则的前提下，安全的运用机器人于肾切除术和远端输尿管切除术。

很明显，目前关于机器人辅助的肾切除术和肾输尿管切除术的报道仍处于学习曲线的早期，随着经验的增加，期待其预后能够有所改善。虽然机器人的手术时间可能会更长一些，但是其与腹腔镜手术和其他手术方式的预后相比效果是一样的。根据目前有限的机器人肾切除术的报告和非随机研究评估结果，下结论说机器人手术方式比传统的腹腔镜术式有明显的优势还为时过早。

腹腔镜肾部分切除术是一个技术要求很严格的操作，它需要精确把握肾切除的量和准确的结构重建，所有的这些操作都要控制在热缺血时间的限制内。因此，腹腔镜手术只在有大量手术的中心医院由腹腔镜手术技能娴熟的医生来施行。在满足高效缝合需求这一优点上没有任何其他的手术方式能胜过机器人手术。意识到腹腔镜肾部分切除术和机器人肾部分切除术的对比代表着腹腔镜手术的成熟经验和机器人的早期学习曲线是十分重要的。尽管有这样的不同之处，研究比较机器人肾部分切除术和标准的腹腔镜肾部分切除术的结果显示在大致相同的肿瘤大小和短期肿瘤预后的前提下，施行机器人肾部分切除术的患者热缺血时间更短，估计失血量更少以及住院时间更短。机器人肾部分切除术最引人注目的优势在于它有更短的热缺血时间，这对于肾脏的保护有着重要的意义。随着机器人外科医生对机器人肾部分切除手术的熟练，这些手术的预后将会不断地得到改善。为了更进一步地明确机器人肾部分切除术的地位，需要开展对比机器人和传统的腹腔镜肾部分切除术的随机试验和深入成本分析。

参考文献

[1] Clayman RV, Kavoussi LR, Soper NJ, et al. Laparo-scopic nephrectomy: initial case report. J Urol, 1991,146(2): 278–282.

[2] Gaur DD, Agarwal DK, Purohit KC. Retroperitoneal laparoscopic nephrectomy: initial case report. J Urol, 1993,149(1):103–105.

[3] Schulam PG, Kavoussi LR, Cheriff AD, et al. Laparoscopic live donor nephrectomy: the initial 3 cases. J Urol, 1996,155(6):1857–1859.

[4] Gill IS, Sung GT, Hsu TH, Meraney AM. Robotic remote laparoscopic nephrectomy and adrenalectomy: the initial experience. J Urol, 2000, 164(6):2082–2085.

[5] Guillonneau B, Jayet C, Tewari A, et al. Robot assisted laparoscopic nephrectomy. J Urol, 2001,166 (1):200–201.

[6] Klingler DW, Hemstreet GP, Balaji KC. Feasibility of robotic radical nephrectomy-initial results of single-institution pilot study. Urology, 2005,65(6):1086–1089.

[7] Nazemi T, Galich A, Sterrett S, et al. Radical nephrectomy performed by open, laparoscopy with or without hand-assistance or robotic methods by the same surgeon produces comparable perioperative results. Int Braz J Urol, 2006,32(1):15–22.

[8] Rogers C, Laungani R, Krane LS, et al. Robotic nephrectomy for the treatment of benign and malignant disease. BJU Int, 2008,102(11):1660–1665.

[9] Hemal AK, Kumar A. A prospective comparison of laparoscopic and robotic radical nephrectomy for T1-2N0M0 renal cell carcinoma. World J Urol, 2009,27(1): 89–94.

[10] Jemal A, Siegel R, Ward E, et al. Cancer statistics, 2009. CA Cancer J Clin, 2009,59(4):225–249.

[11] Melamed MR, Reuter VE. Pathology and staging of urothelial tumors of the kidney and ureter. Urol Clin North Am, 1993,20(2):333–347.

[12] McDonald HP, Upchurch WE, Sturdevant CE. Nephroureterectomy: a new technique. J Urol, 1952,67(6): 804–809.

[13] Clayman RV, Kavoussi LR, Figenshau RS, et al. Laparoscopic nephroureterectomy: initial clinical case report. J Laparoendosc Surg, 1991,1(6):343–349.

[14] Shalhav AL, Dunn MD, Portis AJ, et al. Laparoscopic nephroureterectomy for upper tract transitional cell

cancer: the Washington University experience. J Urol, 2000,163(4):1100-1104.

[15] Gill IS, Sung GT, Hobart MG, et al. Laparoscopic radical nephroureterectomy for upper tract transitional cell carcinoma: the Cleveland Clinic experience. J Urol, 2000, 164(5):1513-1522.

[16] Tsujihata M, Nonomura N, Tsujimura A, et al. Laparoscopic nephroureterectomy for upper tract transitional cell carcinoma: comparison of laparoscopic and open surgery. Eur Urol, 2006,49(2):332-336.

[17] Nanigian DK, Smith W, Ellison LM. Robot-assisted laparoscopic nephroureterectomy. J Endourol, 2006,20 (7):463-465; discussion 465-466.

[18] Rose K, Khan S, Godbole H, et al. Robotic assisted retroperitoneoscopic nephroureterectomy-first experience and the hybrid port technique. Int J Clin Pract, 2006, 60(1):12-14.

[19] Eun D, Bhandari A, Boris R, et al. Concurrent upper and lower urinary tract robotic surgery: strategies for success. BJU Int, 2007,100(5):1121-1125.

[20] Park SY, Jeong W, Ham WS, et al. Initial experience of robotic nephroureterectomy: a hybrid-port technique. BJU Int, 2009,104(11):1718-1721.

[21] Hock LM, Lynch J, Blaji KC. Increasing incidence of all stages of kidney cancer in the last 2 decades in the United States: an analysis of Surveillance, Epidemiology and End Results Program data. J Urol, 2002,167: 57-60.

[22] Fergany AF, Hafez KS, Novick AC. Long-term results of nephron sparing surgery for localized renal cell carcinoma: 10-year followup. J Urol, 2000,163(2):442-445.

[23] Dash A, Vickers AJ, Schachter LR, et al. Comparison of outcomes in elective partial vs. radical nephrectomy for clear cell renal cell carcinoma of 4-7 cm. BJU Int, 2006,97(5):939-945.

[24] Lane BR, Gill IS. 7-Year outcomes of laparoscopic partial nephrectomy. J Urol, 2010,183(2):473-480.

[25] Gill IS, Kavoussi LR, Lane BR, et al. Comparison of 1,800 laparoscopic and open partial nephrectomies for single renal tumors. J Urol, 2007,178(1):41-46.

[26] Miller DC, Hollingsworth JM, Hafez KS, et al. Partial nephrectomy for small renal masses: an emerging quality of care concern? J Urol, 2006,175(3):853-857.

[27] Benway BM, Wang AJ, Cabello JM, et al. Robotic partial nephrectomy with sliding-clip renorrhaphy:technique and outcomes. Eur Urol, 2009,55(3):592-599.

[28] Lee HJ, Box GN, Abraham JBA, et al. Laboratory evaluation of laparoscopic vascular clamps using a load-cell device-are all clamps the same? J Urol, 2008,180: 1267-1272.

[29] Gettman MT, Blute ML, Chow GK, et al. Robotic-assisted laparoscopic partial nephrectomy: technique and initial clinical experience with DaVinci robotic system. Urology, 2004,64(5):914-918.

[30] Phillips CK, Taneja SS, Stifelman MD. Robot-assisted laparoscopic partial nephrectomy: the NYU technique. J Endourol, 2005,19(4):441-445.

[31] Bhayani SB, Das N. Robotic assisted laparoscopic partial nephrectomy for suspected renal cell carcinoma: retrospective review of surgical outcomes of 35 cases. BMC Surg, 2008,8:16.

[32] Michli EE, Parra RO. Robotic-assisted laparoscopic partial nephrectomy: initial clinical experience. Urology, 2009,73(2):302-305.

[33] Yang CK, Chiu KY, Su CK, et al. Initial clinical experience with surgical technique of robot-assisted transperitoneal laparoscopic partial nephrectomy. JCMA, 2009, 72(12):634-637.

[34] Kaul S, Laungani R, Sarle R, et al. da Vinci-assisted robotic partial nephrectomy: technique and results at a mean of 15 months of follow-up. Eur Urol, 2007,51(1): 186-191.

[35] Ho H, Schwentner C, Neururer R, et al. Robotic-assisted laparoscopic partial nephrectomy: surgical technique and clinical outcomes at 1 year. BJU Int, 2009,103(5): 663-668.

[36] Rogers CG, Menon M, Weise ES, et al. Robotic partial nephrectomy: a multi-institutional analysis. J Robotic Surg, 2008,2:141-143.

[37] Rogers CG, Singh A, Blatt AM, et al. Robotic partial nephrectomy for complex renal tumors: surgical technique. Eur Urol, 2008,53(3):514-521.

[38] Gong Y, Du C, Josephson DY, et al. Four-arm robotic partial nephrectomy for complex renal cell carcinoma. World J Urol, 2009,28(1):111-115.

[39] Rogers CG, Metwalli A, Blatt AM, et al. Robotic partial nephrectomy for renal hilar tumors: a multiinstitutional analysis. J Urol, 2008,180(6):2353-2356.

[40] Boris R, Proano M, Linehan WM, et al. Initial experience with robot assisted partial nephrectomy for multiple renal masses. J Urol, 2009,182(4):1280-1286.

[41] Patel MN, Krane LS, Bhandari A, et al. Robotic partial nephrectomy for renal tumors larger than 4 cm. Eur Urol, 2009,57(2):310-316.

[42] Deane LA, Lee HJ, Box GN, et al. Robotic versus standard laparoscopic partial/wedge nephrectomy: a comparison of intraoperative and perioperative results from a single institution. J Endourol, 2008,22(5):947-952.

[43] Caruso RP, Phillips CK, Kau E, et al. Robot assisted laparoscopic partial nephrectomy: initial experience. J

Urol, 2006, 176(1):36–39.

[44] Aron M, Koenig P, Kaouk JH, et al. Robotic and laparoscopic partial nephrectomy: a matched-pair comparison from a highvolume centre. BJU Int, 2008, 102(1):86–92.

[45] Kural AR, Atug F, Tufek I, et al. Robot-assisted partial nephrectomy versus laparoscopic partial nephrectomy: comparison of outcomes. J Endourol, 2009, 23(9):1491–1497.

[46] Jeong W, Park SY, Lorenzo EI, et al. Laparoscopic partial nephrectomy versus robot-assisted laparoscopic par-

tial nephrectomy. J Endourol, 2009, 23(9):1457–1460.

[47] Wang AJ, Bhayani SB. Robotic partial nephrectomy versus laparoscopic partial nephrectomy for renal cell carcinoma: single-surgeon analysis of >100 consecutive procedures. Urology, 2009, 73(2):306–310.

[48] Benway BM, Bhayani SB, Rogers CG, et al. Robot assisted partial nephrectomy versus laparoscopic partial nephrectomy for renal tumors: a multi-institutional analysis of perioperative outcomes. J Urol, 2009, 182 (3): 866–872.

30 机器人辅助肾部分切除术：
如何改善临床和肿瘤控制效果

Brian M. Benway, Peter A. Pinto, Sam B .Bhayani

关　键　词

· 影像学
· 肾脏重建
· 机器人辅助肾部分切除术
· 热缺血时间

引　言

自从 2004 年，由 Gettman 和他的同事[1]首次介绍机器人辅助肾部分切除术（RAPN）以来，该手术已成为因局部恶性肿瘤拟行开放手术和标准腹腔镜肾部分切除术的一种替代手术方式。尽管初始数据显示该手术前景较好，但仍缺乏关于中长期的功能和肿瘤预后的数据。

在本章节中，笔者回顾早期文献关于与 RAPN 相关的临床病理结果，突出理念和技术以细化操作。此外，笔者还为最大限度地减少并发症、术中失血量和热缺血时间（WIT）提供建议，同时确保对肿瘤的良好控制。

机器人辅助肾部分切除术：早期报道

早期报告概述了早期的机器人辅助肾部分切除术与传统腹腔镜手术相比，在操作参数和早期预后上未表现出任何明显的优势[2,3]。然而，随着经验的成熟，以及该技术的不断改进，目前的分析开始显示在手术参数上有了明显的改善。甚至对于难治性肾肿瘤，该手术同样展示了卓越的疗效和肿瘤预后结局，以及极小的复发率[4-7]。

事实上，无论是对于肿瘤控制还是肾脏功能结果，新近的多个关于 RAPN 的分析展示了很好

的结果。此外，最近的比较分析发现即使是对于在传统腹腔镜技术上有丰富手术经验的外科医生来说，RAPN 比腹腔镜肾部分切除术，在保留肾脏手术方面，也能够提供操作参数上的实质性改进[8-10]。当代 RAPN 系列文献总览参见表 30.1。

改善肿瘤控制效果

肾脏局部恶性肿瘤施行保留肾单位手术和肾脏全切手术时确保肿瘤学结果的成功是至关重要的。幸运的是，如今有许多技术可协助手术设计和评估肿瘤学的控制。

术前影像学检查

充足有效的术前影像学检查被认为对 RAPN 操作的成功是至关重要的。静态腹部超声图像可能对提供治疗思路有所帮助，但这些作者认为单纯使用腹部超声对制订手术计划是不够的，因为基于技术人员的经验、患者的体型等，超声的图像质量和分辨率具有高度变异性。相反，计算机断层扫描成像（CT）或磁共振成像（MRI）不仅对肿块，而且对肾门血管和集合系统都能够提供更为精细的图像。

术中影像学检查

在手术过程中，腹腔镜术中超声检查可帮助

表30.1　当代机器人辅助肾部分切除术系列研究总览

	病人数	平均肿瘤大小(cm)	平均OR时间(min)	平均WIT(min)	平均EBL(mL)	住院时间(d)	并发症	转换手术	PSM	平均随访期(月)
Gettman 等[1]	13	3.5	215	22.0	170	4.3	1 (7.7%)	无	1 (7.7%)	2~11,NR
Phillips 等[43]	12	1.8	265	26.0	240	2.7	无	3 (25%)	NR	未报道
Caruso 等[3]	10	2.0	279	26.4	240	2.6	1 (10%)	2 (20%)	无	未报道
Kaul 等[42]	10	2.3	155	21.0	92	1.5	2 (20%)	无	无	15 (6~28) ,NR
Deane 等[39]	10	3.1	229	32.1	115	2.0	1 (10%)	无	无	16 (4~37) ,NR
Aron 等[2]	12	2.4	242	23.0	329	4.7	无	2 (17%)	无	7.4,NR
Rogers 等[46]	8	3.6	192	31.0	230	2.6	无	无	无	3,NR
Rogers 等[47]	148	2.8	197	27.8	183	1.9	9 (6%)	2 (1%)	6 (4%)	NSM:7.2 (2~54) , NR PSM:18 (12~23) , NR
Rogers 等[48]	11	3.8	202	28.9	220	2.6	2 (18%)	无	无	NR
Bhayani 和 Das[38]	35	2.8	142	21.0	133	2.5	6 (17%)	1 (3%)	无	NR
Wang 和 Bhayani[39]	40	2.5	140	19	136	2.5	6 (15%)	1 (3%)	1 (3%)	≤12,NR
Ho 等[40]	20	3.5	82.8	21.7	189	4.8	无	无	无	>12,NR
Benway 等[49]	50	2.7	145.3	17.8	140.3	2.5	5 (10%)	2 (4%)	1 (2%)	12,NR
Benway 等[50]	129	2.9	189	19.7	155	2.4	10 (8%)	2 (2%)	5 (4%)	≤12,NR
Kural 等[10]	11	3.2	185	27.3	286	3.9	1 (9%)	无	无	7.5 (3~14) ,NR
Jeong 等[41]	31	3.4	169.9	20.9	198.3	5.2	1 (3%)	无	1 (3%)	12,1 复发
Yang 等[45]	8	2.3	160	33	165	4.3	1 (13%)	无	1 (13%)	18,NR
Scoll 等[44]	100	2.8	206	25.5	127	3.2	13 (13%)	2 (2%)	5 (5.7%)	12.7,NR
Benway 等[28]	183	2.9	210	23.9	132	NR	18 (9.8%)	2 (1%)	7 (3.8%)	≤26,NR

OR：手术室；WIT：热缺血时间；EBL：估计失血量；PSM：切缘阳性；NSM：切缘阴性；NR：未报道

进一步识别肿瘤。为提高图像的清晰度，肿瘤周围的肾周脂肪通常被除去，从而使探头与肾包膜直接接触[11,12]。如果应用得当，术中超声可以提供关于肿瘤的深度，大小和有无侵袭如集合系统和肾脉管系统等详细信息，甚至可能具备超过CT的分辨能力[11,13,14]。

术中超声的效能可以通过使用TilePro软件平台加强，这是大多数da Vinci SR手术系统及后续型号的标准集成软件方案。该TilePro软件允许通过画中画的方式观赏补充的视频材料，包括实时成像，如术中超声。该技术提供了一个明显的优势，它允许外科医生无须从取景器上移动双眼，就能将工作区域和活动的画面做出比较。最近的两个报道指出，TilePro集成成像技术可以主观地协

助控制台外科医生充分了解肿瘤周围情况[14,15]。

然而，尽管术中超声有相对高的分辨率，但该技术仍然依赖于技术人员，往往是床边助手的经验[15]。因此，透彻地了解肾脏解剖的声像图和正确使用超声探头对提供有用的超声图像尤为关键[13]。如果助手无法独立提供足够的图像结果，在控制台上的外科医生可以进一步用机械工具远程指导探头[15]。或者，外科医生可以选择暂时暂停手术操作来执行超声探查，或请超声技术人员帮助提供术中成像。

切除肿瘤的方法

肿瘤切除的方式可以对肿瘤控制产生深远的

影响，特别是手术切缘方面的情况。切除过程中，标本不宜直接处理，因为这可能会导致肿瘤破裂。相反，笔者主张用 ProGrasp 钳轻轻地游离组织，如前面章节所述的技术[12,16,17]。

此外，建议在切除时谨慎使用电灼器，以免模糊或扭曲下层组织，进而积极观察切除层面以找到肿瘤侵犯或星状延伸的证据[18]。若发现误切入肿瘤，应立即对瘤体进行修补，否则将可能对瘤体的后续分离和术后病理检查带来困难。

立即切除后，肿瘤切缘的冰冻病理活检马上就可以得到，然而，这种标本的作用仍然存在争议，在美国也没有统一的应用[18-20]。当然，大多数学者认为单依靠冰冻切片不能作为术中切缘范围的决定因素[19]。

笔者强烈建议外科医生把检查切除标本的大体表现，作为确定切缘阴性的唯一方式，或者作为冰冻切片的补充[19]。切除的标本应进行彻底的检测，以作为肿瘤发生的证据，这些证据可能意味着不完整的切除或标本受到医源性损害。后者情况应该先在后工作台对标本进行染色，以避免假阳性。此外，标本应当由病理学医生染色并切片以便于肉眼观察肿瘤边缘[19,20]。

虽然最初认为，肾部分切除术中扩大切除范围是必要的，然而大量的现代研究发现，对于 pT_1a 期肿瘤，切缘的大小与长期的肿瘤学结局并不相关，而任何大小的组织学切缘阴性足矣[18,21-25]。如果发现切缘阳性，可供的选择包括肿瘤的再切除或行肾全切除术。

显微镜下的阳性病灶有无意义难以确定，但是大量的证据表明，局部病灶的阳性不一定预示着疾病复发或进展。事实上，在一项来自 Piper 等学者的研究中，7 个切缘阳性的患者中，只有 1 个死于转移性肿瘤[22]。

改善肾功能

对于保留肾单位手术，最大化地保护肾脏功能储备，或许与确保优良的肿瘤控制同样重要。为此，许多最近的研究着重于减少或完全消除热缺血时间，这被认为是在机器人辅助肾部分切除术中确定功能预后的最关键因素。

肾脏重建的方法

提高肾功能重建的步骤和有效的止血是使缺血时间最小化的方法。为此，由 Bhayani[26]细化的滑动钳肾造影术，为 RAPN 大幅减少热缺血时间展示出潜在可能。这项技术利用 Weck Hem-o-lok (Teleflex, Research Triangle Park,NC) 做到相对容易的缝合。鉴于该技术的详细说明可以在其他地方找到，在这里仅进行简单地介绍[16,17,26]。

在准备台备好羟乙酸乳酸聚酯 0 号线和 1 号线，将其剪成 10~15cm 长。在线的尾端打结，然后用 LapraTy 钳 (Ethicon, Cincinnatti,OH) 和 Weck Hem-o-lok 钳夹住。这个线结和钳子是为肾脏修复做准备。在肾脏重建过程中，缝线从病损两边穿过，手术助手随后在缝线游离端放置第二把 Hem-o-lok 钳，把缝线放置于钳子最末端，从而让钳子在线上滑动的范围最大。随后，操作台上的手术医生可以滑动钳子，通过张力的大小精确控制缝合过程。第二把 Hem-o-lok 钳在缝合处夹闭缝线。滑动钳肾脏缝合术除了可以为肾脏修复提供合适的缝合张力以外[27]，与传统紧密缝合相比，还能显著减少热缺血时间。

尽早恢复肾脏血供和"按需"断流

正如 Nguyen 和 Gill 描述的那样，缩短热缺血时间的另一种技术是早期松开夹钳。应用该技术时，在肿瘤切除以及肾重建的初始阶段夹闭肾门。一旦有足够缝线用于止血，就可以松开夹子，然后可以继续操作肾脏缝合的剩余步骤。使用该项技术，笔者可以争取到不到 14min 的缺血时间[28]。然而自腹腔镜肾部分切除术成功建立以来，至今在机器人的文献中，没有任何关于专门研究其在机器人辅助技术下的有效性报道。但是，在我们的机构，我们偶然发现该技术在减少热缺血时间方面是相当有效的。

另一种在腹腔镜相关文献中推广的技术是"按需"夹闭，由于肾门血管易于识别和获取，而肿瘤切除一开始不需要阻断肾门部血管，只是在遇到重大出血时才按需夹闭。但是，在 Bollens 和他同事的最初研究中，他们发现，在 39 例患者中有 31 例最终是需要夹闭血管的，尽管他们的平均缺血时间仅需要 9min[29]。在松开夹钳技术的初期，这种技术的应用在机器人相关文献中还需要专门的探讨。

高选择性肾脏断流

作为另一种缩短热缺血时间的方法，选择性肾门控制可以减小缺血性损伤的程度，即仅控制那些影响侵犯区域供血的血管。这种技术允许其他区域肾灌注得以保持，同时还对肿瘤切除术和肾功能重建提供一个无出血区域。通过传统的钳夹方法或使用可逆多聚物可以将血管闭塞[30-32]。

早期的报告发现，这种技术在大量的患者当中是科学可行的。在一项动物研究中发现，应用这种技术后，即使经过长时间的夹闭，也能很好的保留肾储备功能[30,32]。然而，该技术在肾门广泛夹闭的情况下确实存在血管损伤的可能，并且可能不适于那些肿瘤由大量横跨多个节段区域血管供应的患者[30]。

不断流技术

最近有一个趋势，将辅助射频消融作为一种局部血管控制的手段，因而不需要血管夹。备受关注的是 HabibR 4X (AngioDynamics, Queensbury, 纽约) 射频消融装置。该装置的特点是采用深度控制原理，可以到达肿瘤下方，发射凝结性能源，创造了一个不流血的平面，使得肿瘤切除术可以进行。这种技术已被证明，在需要避免热缺血的时候，能够保持很好的肿瘤控制[33,34]。然而无钳射频消融技术与传统技术相比，术中失血量可能会相对增加。一项研究发现，这种失血量的增加不影响术后的输血率，这表明额外的血液损失可以忽略不计[34-36]。

在 Nadler 和他同事的经验中，这项技术目前还没有发生过尿外渗[33]；然而，该特殊设备对集合系统完整性的影响还没有被广泛地研究。在笔者的医学中心，对于较大的外生型肿瘤患者，我们会保留 Habib 4X 装置。

如何减少围术期并发症

医生们应该实施各种防护措施，以确保患者的安全，并使术中发病率降到最低。在钳夹肾门之前，建议使用药物如甘露醇、呋塞米或钙通道拮抗剂来减少热缺血期间的自由基损伤。另外，床边助手仔细的观察和指引，被认为对于机器人辅助肾部分切除术的成功至关重要。如果外科医生对过度依赖助手感到不适，正如前所述，使用第四只机械臂可能会缓解助手的部分压力。此外，如果外科医生担心助手不能安全地在肾门区血管上使用夹钳，他可以暂时先抽吸创口周围的血，再夹上夹钳，整个过程不会出现明显的时间延迟。若使用 Satinsky 夹钳，必须细心照看以确保夹子的稳固，确保机器人手臂不会与夹子相撞。

另外，在笔者所在中心，除了使用持续加压装置以外，笔者还提倡术前常规给予低分子量肝素；加压装置和肝素均应持续至术后短时间内，这样是为了将发生深静脉血栓的风险降到最低。虽然在 RAPN 相关文献中，尚没有抗凝剂对出血并发症潜在影响的调查，但在笔者所在机构，还未曾遇到过由于给予低分子肝素而直接引起的显著术后出血的案例。此外，笔者提倡患者早期下床活动和频繁使用诱发性肺量测定法，使深静脉血栓和肺部并发症包括肺炎的风险降到最低。

结 论

对于局限性肾恶性肿瘤的患者，机器人辅助的肾部分切除术对于保留肾单位是一项安全可靠的技术。合适的术前规划是奠定手术过程成功的重要基础。各种技术的使用，包括综合术中超声，滑动钳夹肾脏缝合术，限制性和选择性的肾门控制有助于进一步改善功能学和肿瘤学的结果。适当的术后关怀是确保机器人辅助肾部分切除术成功的最后一项关键因素。

参考文献

[1] Gettman MT, Blute ML, Chow GK, et al. Roboticassisted laparoscopic partial nephrectomy: technique and initial clinical experience with DaVinci robotic system. Urology, 2004, 64:914.

[2] Aron M, Koenig P, Kaouk JH, et al. Robotic and laparoscopic partial nephrectomy: a matched-pair comparison from a high-volume centre. BJU Int, 2008, 102:86.

[3] Caruso RP, Phillips CK, Kau E, et al. Robot assisted laparoscopic partial nephrectomy: initial experience. J Urol, 2006, 176:36.

[4] Hsieh TC, Jarrett TW, Pinto PA. Current status of nephron-sparing robotic partial nephrectomy. Curr Opin Urol, 2010, 20:65.

［5］ Kowalczyk KJ, Hooper HB, Linehan WM, et al. Partial nephrectomy after previous radio frequency ablation: the National Cancer Institute experience. J Urol, 2009, 182: 2158.

［6］ Boris R, Proano M, Linehan WM, et al. Initial experience with robot assisted partial nephrectomy for multiple renal masses. J Urol, 2009, 182:1280.

［7］ Rogers CG, Metwalli A, Blatt AM, et al. Robotic partial nephrectomy for renal hilar tumors: a multiinstitutional analysis. J Urol, 2008, 180:2353.

［8］ Benway BM, Bhayani SB, Rogers CG, et al. Robot assisted partial nephrectomy versus laparoscopic partial nephrectomy for renal tumors: a multi-institutional analysis of perioperative outcomes. J Urol, 2009, 182 (2):866－872.

［9］ Wang AJ, Bhayani SB. Robotic partial nephrectomy versus laparoscopic partial nephrectomy for renal cell carcinoma: single-surgeon analysis of >100 consecutive procedures. Urology, 2009, 73:306.

［10］ Kural AR, Atug F, Tufek I, et al. Robot-assisted partial nephrectomy versus laparoscopic partial nephrectomy: comparison of outcomes. J Endourol, 2009, 23:1491.

［11］ Anderson JK, Shingleton WB, Cadeddu JA. Imaging associated with percutaneous and intraoperative management of renal tumors. Urol Clin North Am, 2006, 33:339.

［12］ Bhayani SB. da Vinci robotic partial nephrectomy for renal cell carcinoma: an atlas of the four-arm technique. J Robotic Surg, 2008, 1:7.

［13］ Fazio LM, Downey D, Nguan CY, et al. Intraoperative laparoscopic renal ultrasonography: use in advanced laparoscopic renal surgery. Urology, 2006, 68:723.

［14］ Bhayani SB, Snow DC. Novel dynamic information integration during da Vinci robotic partial nephrectomy and radical nephrectomy. J Robotic Surg, 2008, 2:67.

［15］ Rogers CG, Laungani R, Bhandari A, et al. Maximizing console surgeon independence during robot-assisted renal surgery by using the Fourth Arm and TilePro. J Endourol, 2009, 23:115.

［16］ Benway BM, Wang AJ, Cabello JM, et al. Robotic partial nephrectomy with sliding-clip renorrhaphy: technique and outcomes. Eur Urol, 2009, 55:592.

［17］ Cabello JM, Benway BM, Bhayani SB. Roboticassisted partial nephrectomy: surgical technique using a 3-arm approach and sliding-clip renorrhaphy. Int Braz J Urol, 2009, 35:199.

［18］ Lam JS, Bergman J, Breda A, et al. Importance of surgical margins in the management of renal cell carcinoma. Nat Clin Pract Urol, 2008, 5:308.

［19］ Hagemann IS, Lewis JS Jr. A retrospective comparison of 2 methods of intraoperative margin evaluation during partial nephrectomy. J Urol, 2009, 181:500.

［20］ Miller DC, Shah RB, Bruhn A, et al. Trends in the use of gross and frozen section pathological consultations during partial or radical nephrectomy for renal cell carcinoma. J Urol, 2008, 179:461.

［21］ Zucchi A, Mearini L, Mearini E, et al. Renal cell carcinoma: histological findings on surgical margins after nephron sparing surgery. J Urol, 2003, 169:905.

［22］ Piper NY, Bishoff JT, Magee C, et al. Is a 1-CM margin necessary during nephron-sparing surgery for renal cell carcinoma? Urology, 2001, 58:849

［23］ Sutherland SE, Resnick MI, Maclennan GT, et al. Does the size of the surgical margin in partial nephrectomy for renal cell cancer really matter? J Urol, 2002, 167:61.

［24］ Li QL, Guan HW, Wang FP, et al. Significance of margin in nephron sparing surgery for renal cell carcinoma of 4 cm or less. Chin Med J (Engl), 2008, 121:1662.

［25］ Castilla EA, Liou LS, Abrahams NA, et al. Prognostic importance of resection margin width after nephron-sparing surgery for renal cell carcinoma. Urology, 2002, 60: 993.

［26］ Bhayani SB, Figenshau RS. The Washington University renorrhaphy for robotic partial nephrectomy: a detailed description of the technique displayed at the 2008 World Robotic Urologic Symposium. J Robotic Surg, 2008, 2:2.

［27］ Benway BM, Cabello JM, Figenshau RS, et al. Sliding-clip renorrhaphy provides superior closing tension during robot-assisted partial nephrectomy. J Endourol, 2010, 24 (4):605－608. doi:10.1089/end.2009.0244.

［28］ Nguyen MM, Gill IS. Halving ischemia time during laparoscopic partial nephrectomy. J Urol, 2008, 179:627.

［29］ Bollens R, Rosenblatt A, Espinoza BP, et al. Laparoscopic partial nephrectomy with "on-demand" clamping reduces warm ischemia time. Eur Urol, 2007, 52:804.

［30］ Benway BM, Baca G, Bhayani SB, et al. Selective versus nonselective arterial clamping during laparoscopic partial nephrectomy: impact upon renal function in the setting of a solitary kidney in a porcine model. J Endourol, 2009,23:1127.

［31］ Moinzadeh A, Flacke S, Libertino JA, et al. Temporary segmental renal artery occlusion using reverse phase polymer for bloodless robotic partial nephrectomy. J Urol, 2009, 182:1582.

［32］ Nohara T, Fujita H, Yamamoto K, et al. Modified anatrophic partial nephrectomy with selective renal segmental artery clamping to preserve renal function: a preliminary report. Int J Urol, 2008, 15:961.

[33] Nadler RB, Perry KT, Smith ND. Hybrid laparoscopic and robotic ultrasound-guided radiofrequency ablation–assisted clampless partial nephrectomy. Urology, 2009, 74:202.

[34] White WM, Klein FA, Waters WB. Nephron sparing surgery using a bipolar radio frequency resection device. J Urol, 2008, 180:2343.

[35] Coleman J, Singh A, Pinto P, et al. Radiofrequencyassisted laparoscopic partial nephrectomy: clinical and histologic results. J Endourol, 2007, 21:600.

[36] Ong AM, Bhayani SB, Hsu TH, et al. Bipolar needle electrocautery for laparoscopic partial nephrectomy without renal vascular occlusion in a porcine model. Urology, 2003, 62:1144.

[37] Shapiro E, Benway BM, Wang AJ, et al. The role of nephron-sparing robotic surgery in the management of renal malignancy. Curr Opin Urol, 2009, 19:76.

[38] Bhayani SB, Das N. Robotic assisted laparoscopic partial nephrectomy for suspected renal cell carcinoma: retrospective review of surgical outcomes of 35 cases. BMC Surg, 2008, 8:16.

[39] Deane LA, Lee HJ, Box GN, et al. Robotic versus standard laparoscopic partial/wedge nephrectomy: a comparison of intraoperative and perioperative results from a single institution. J Endourol. 2008, 22(5):947–952.

[40] Ho H, Schwentner C, Neururer R, et al. Robotic-assisted laparoscopic partial nephrectomy: surgical technique and clinical outcomes at 1 year. BJU Int, 2009, 103(5):663–668.

[41] Jeong W, Park SY, Lorenzo EI, et al. Laparoscopic partial nephrectomy versus robot-assisted laparoscopic partial nephrectomy. J Endourol, 2009, 23(9):1457–1460.

[42] Kaul S, Laungani R, Sarle R, et al, Littleton R, et al. da Vinci-assisted robotic partial nephrectomy: technique and results at a mean of 15 months of follow-up. Eur Urol, 2007, 51(1):186–191; discussion 91–92.

[43] Phillips CK, Taneja SS, Stifelman MD. Robot-assisted laparoscopic partial nephrectomy: the NYU technique. J Endourol, 2005, 19(4):441–445; discussion 45.

[44] Scoll BJ, Uzzo RG, Chen DY, et al. Robot-assisted partial nephrectomy: a large single-institutional experience. Urology, 2010, 75(6):1328–1334.

[45] Yang CK, Chiu KY, Su CK, et al. Initial clinical experience with surgical technique of robot-assisted transperitoneal laparoscopic partial nephrectomy. J Chin Med Assoc, 2009, 72(12):634–637.

[46] Rogers CG, Singh A, Blatt AM, et ak. Robotic partial nephrectomy for complex renal tumors: surgical technique. Eur Urol, 2008a, 53:514–521

[47] Rogers CG, Menon M, Weise ES, et al. Robotic partial nephrectomy: a multi-institutional analysis. J Robotic Surg, 2008b, 2:141–143

[48] Rogers CG, Metwalli A, Blatt AM, Bratslavsky G, Menon M, Linehan WM, Pinto PA. Robotic partial nephrectomy for renal hilar tumors: a multi-institutional analysis. J Urol, 2008c, 180:2353–2356

[49] Benway BM, Wang AJ, Cabello JM, et al. Robotic partial nephrectomy with sliding-clip renorrhaphy: technique and outcomes. Eur Urol, 2009a, 55:592.

[50] Benway BM, Bhayani SB, Rogers CG, et al. Robot assisted partial nephrectomy versus laparoscopic partial nephrectomy for renal tumors: a multiinstitutional analysis of perioperative outcomes. J Urol, 2009b, 182(2):866–872.

31 成人机器人辅助肾盂成形术的开展现状

Ravi Munver, Jennifer K. Yates, Michael Ferrandino, David M. Albala

关·键·词

·机器人辅助肾盂成形术　　·肾盂输尿管连接处狭窄

引　言

肾盂输尿管连接处狭窄（UPJO）的手术治疗从传统的开腹手术已逐渐向各式各样的微创手术演变。然而适合患者的最佳手术方式仍取决于患者的解剖、梗阻病因、手术史及患者与手术医生的意愿。

Schuessler 等在 1993 年首次报道了腹腔镜肾盂成形术[1]。该技术旨在体现其微创优势的同时能够达到与开腹手术类似的手术成功率。最初行腹腔镜肾盂成形术的患者术后症状完全缓解，且在 1 周内恢复正常活动。进一步的研究表明该技术的临床疗效与开腹肾盂成形术相当[2]。

肾盂成形术的微创手术方式要求避免大而疼痛的切口，患者希望切口小、疼痛轻且恢复时间短，由此微创手术便应运而生。然而腹腔镜下缝合打结等技术难题限制了腹腔镜肾盂成形术的应用。

机器人辅助腹腔镜手术的诞生拓展了微创手术的应用范围，尤其是达·芬奇手术系统使得复杂的腹腔镜手术简单化。该技术的好处在于3D 视图、更灵活、更精确、操作范围更大，且可重复使用。1995 年 Sung 及其同事首次报道机器人辅助肾盂成形术[3]。机器人辅助肾盂成形术具有腹腔镜手术的优点，包括住院时间短及术后疼痛轻。

临床表现、病因及影像学评估

临床表现

肾盂输尿管连接处狭窄（UPJO）患者的症状取决于患者年龄、梗阻时间、疾病严重程度及其他因素。小儿肾盂输尿管连接处狭窄患者可能因触及腰部肿块而发现，但大多时候是在产前超声中发现。

成年肾盂输尿管连接处狭窄患者的症状有腰部不适，饮水后加重。其他症状包括恶心呕吐及尿潴留导致的结石形成和肾盂肾炎。肾盂输尿管连接处狭窄也可能在检查其他疾病时行影像学检查而意外发现。成年男性肾盂输尿管连接处狭窄发生率是女性的两倍，而男孩发生率是女孩的 5 倍。左肾发生肾盂输尿管连接处狭窄的概率是右肾的 2 倍。

病　因

肾盂输尿管连接处狭窄病因很多，可分为先天性和获得性。先天性肾盂输尿管连接处狭窄一般是由于输尿管节段性蠕动功能缺乏导致的管腔内狭窄。另一个先天性因素是由于供给肾下极的动脉或静脉横跨在肾盂连接处造成的。然而，许多存在横跨血管的患者并无肾盂输尿管连接处狭窄的症状或影像学证据。肾盂与输尿管连接处过高也会导致肾盂输尿管连接处狭窄，且与其他畸形并存，如肾脏异位及泌尿系统异常融合。获得性肾盂输尿管连接处狭窄可能是由长期膀胱输尿管反流导致的，膀胱输尿管反流使肾盂及上输尿管扩张，从而导致其延长及扭曲。获得性肾盂输尿管连接处狭窄其他病因有纤维上皮息肉、尿路上皮肿瘤、尿路结石及手术导致的炎症及疤痕。肾盂输尿管连接处狭窄患者病史各异，有些患者表现为一侧肾功能不全。UPJO 治疗的金标准是开腹手术修复及重建肾盂输尿管连接处。腹腔镜下肾盂内切开术因其创伤小而深受患者青睐，但其手术成功率较肾盂成形术差，尤其是在长时间狭窄、横跨的血管、肾盂较大时出现。

影像学评估

肾盂输尿管连接处狭窄的诊断依靠影像学检查和患者的症状。超声检查显示肾盂积水且输尿管不扩张，超声检查可以评估肾盂积水的严重程度。肾盂输尿管连接处狭窄在 CT 上的表现为肾盂积水但不伴输尿管积水。CT 不仅可用来评估肾盂情况，还可诊断其他疾病，包括肾结石及横跨血管。术前采用 CT 血管三维重建可以让手术医生更加了解患者是否有横跨血管，这对于需要行肾盂内切开术的患者特别有用。仅凭 CT 评估肾功能有一定的局限性，使用增强造影剂，由于肾实质组织对于造影剂的排空延迟作用以及集合系统分泌造影剂的作用，使得增强 CT 十分有价值。有趣的是，最近一篇分析文章报道了使用核闪烁扫描术评估肾功能可以让 CT 扫描肾脏实质更准确[7]。尽管有这些研究，但是 CT 并不是评估肾功能的标准方法。因此机器人辅助肾盂成形术后患者随访并没有常规接受 CT 检查。

核闪烁扫描术（排泄性肾功能检查）能够了解肾功能细微变化及清除率，但缺乏解剖细节[8]。最常用的造影剂是 99m Tc-MAG3，其使用剂量和成像都很不错[9]。放射性物质在肾脏吸收、分泌的可重复性好。造影剂在肾实质灌注、吸收、清除之后进行排泄。在无梗阻的一个肾单位中，从集合系统排出一半放射性示踪剂的时间应少于10min。肾图显示造影剂快速排出即可排除泌尿系梗阻，$t_{1/2}$ 在 10~20min 为可疑泌尿系梗阻，$t_{1/2}$ 大于 20min 提示泌尿系梗阻[9]。因此，排泄性肾功能检查能够为诊断和术后随访患者提供客观的数据。但是，由于该技术缺乏解剖细节，很多外科

医生仅将该技术作为辅助措施。逆行肾盂造影能够有效评估肾盂积水程度、泌尿系梗阻程度、泌尿系解剖异常。逆行肾盂造影如果作为术前评估的一部分，则需要额外增加一次随访，因此通常在计划实施手术时单独进行这项检查。如果由于疼痛或感染需要做术前支架置入，患者应行逆行肾盂造影。术前诊断通常不会行顺行肾盂造影，因其需要经皮置入肾造口管。影像学检查发现可疑患者需经肾造口管行 Whitaker 试验，该试验是检测肾脏集合系统/输尿管灌注以确定是否有功能性梗阻。侵入性检查仅用于难以明确诊断的患者[10]。

术前评估和处理

疑诊肾盂输尿管连接处狭窄患者术前评估包括病史、体格检查、实验室检查及影像学检查。重要病史包括腹部手术史、出血性疾病、反复泌尿系感染、腹痛、腹部疤痕及可触及腹部包块。记录患者疼痛情况（如疼痛评分），尤其是在疼痛作为主要主诉时。实验室检查应评估整体肾功能及有无泌尿系感染。尿液分析及尿液培养可确定由尿潴留引起的潜在感染。如果确定存在泌尿系感染，手术前应给予治疗。血生化检查中血肌酐用来评估整体肾功能。术前应详细了解患者的临床资料。一旦诊断明确，泌尿外科医生需向患者交代手术风险、好处及其他替代治疗方法。

手术方法

机器人辅助下肾盂成形术的最常见手术方式是经腹膜式手术。微创外科医生的这种手术技能十分纯熟，该手术可以为医生提供充足的操作空间。对于相关解剖关系的熟悉以及足够的操作空间使得该手术学习起来很容易，因此手术的推广也十分迅速。除此之外，很多学者报道了后腹膜方式，并发现后腹膜方式具有一定的优越性[11]。尽管后腹膜方式提供的操作空间有限，手术医生对于相关解剖也不是那么熟悉，但是后腹膜方式的优势在于，发生尿性囊肿的风险降低，并更适用于有既往腹部手术史的患者，这些优势让后腹膜方式更值得进一步研究。但是，机器人辅助肾盂成形术的标准术式是经腹膜进入肾盂。

输尿管支架的放置方式有很多种。输尿管支

架应该逆行性放置于手术部位，在重建 UPJ 时，将支架逆行放置于肾盂成形术手术部位。有些专家建议，在支架逆行置入时进行逆行性肾盂造影，可以评估阻塞部位的长度和阻塞程度[12]。另外，逆行性肾盂造影偶尔会造成远端输尿管狭窄，因此可能会改变手术方式。还有一些专家推荐在肾盂重建时，顺着输尿管将支架置入[13]。支持顺行放置的理由为，这样操作可以在肾盂减压之前，改善水肿肾盂的可视度，还可以用单孔操作（侧卧位）完成。放置输尿管的时间长短取决于手术医生。

手术室配置

当患者到达手术台时，将在患者下肢放置加压装置以及足够的关节护垫。如果患者要行膀胱切除术，逆行性肾盂造影以及机器人辅助肾盂成形术之前需要行输尿管支架放置，此时患者需要处于截石位。在放置 Foley 导尿管之后，可以行常规膀胱切除和放置支架。之后还需要放置胃管，进行胃腔减压。

患者侧卧于手术台上，暴露出手术侧。对于机器人辅助肾盂成形术，患者侧卧之后需要改变手术台形成与水平成 45°~70°角。根据手术操作所在医院，可以选择不同固定装置、条形板、胶垫或小布袋。手术床可以适当弯曲，从而增加髂嵴和下侧肋骨的距离。图 31.1 展示了机器人辅助肾盂成形术时，左侧半侧卧位。

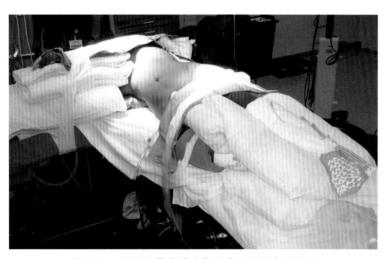

图 31.1 左侧机器人辅助肾盂成形术的半侧卧位

一般情况下，麻醉设备放置于手术台头侧，无菌手术台也放置于头侧，并位于手术助手后方，机器人操作台可以根据手术室空间放置在任何合适的地方。机器人车也放置于头侧靠近手术部位。机器人车也可以放置于患者后侧成 60°角，这可以是上尿路手术的一种选择方式。手术助手位于腹壁侧，与最低的助手孔水平持平。手术医生和洗手护士位于手术助手侧后方。

手术部位和套管摆位

当患者摆好合适体位，放好所有护垫并固定好之后，开始为患者准备标准消毒操作。手术消毒范围从剑突水平至髂前上棘。对于经腹膜方式，消毒范围在旁侧延伸至腋中线。

第一个切口为脐周手术侧的半圆形借口。然后将切口延伸至腹直肌筋膜。测量盆腔体积的方法可以是开放式或封闭式，这有利于随后建立气腹。在脐周放置一 12mm 套管。将镜头放入，并检查腹膜腔。在建立其他手术孔之前，需要评估腹部损伤、粘连和其他腹腔内疾病情况。

机械臂套管的理想放置位置为朝向肾盂的三角形。保持套管之间足够的距离，从而避免机械臂受到不必要的外部碰撞，这一点十分重要。在观察腹腔内情况时，可以用 8mm 机器人套管，然后将镜头插入该套管。置于头侧的机械臂应该放置在中线距离脐部至少 8cm 处。图 31.2 展示了上述放置位置。助手操作孔的位置和口径选择较多。助手操作孔可以放置于中线，镜头孔的上方或下方，对侧下腹部或者同侧腋前线下方[13-16]。需要注意的是，要避免助手和机械臂的碰撞。助手孔的大小根据术者习惯进行选择，5~12mm 均可。使用型号较大的套管具有许多优势，比如，可以定位各种器械以及可以让更大的缝合针通过。但是孔径较大的套管可能会导致术后伤口不美观或者需要额外进行切口缝合。对于肥胖患者，套管可以向上方或旁侧移动。

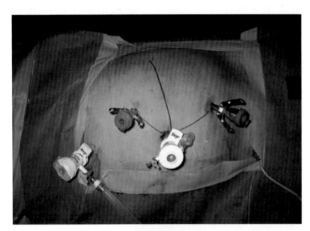

图 31.2　向着同侧肾盂的三角形套管放置情况

暴露肾盂输尿管连接部

当套管放置好，腹腔内粘连也处理好之后，手术可以正式开始。一些医生倾向于用传统腹腔镜设备处理结肠和肾盂，在肾盂重建时再使用机器人系统，而有些人建议手术全程均使用机器人系统[13-16]。对于机器人辅助肾盂成形术经验欠缺的手术医生来说，考虑到机械臂的碰撞，笔者倾向于推荐在肾盂重建时才使用机器人系统。手术医生熟练掌握该技术后，可以全程使用机器人系统完成手术[17]。手术器材还包括，持针器，双极钳，单极剪刀。当手术助手不是很熟练时，可以使用第四个机械臂。

当处理右侧肾盂时，沿着 Toldt 线切开，将结肠从左侧肝曲处翻折居中。下方腹膜折返处于 Gerota 筋膜前方松懈，从而暴露肾门。若十二指肠横跨于手术部位上方，可能需科赫尔手法游离十二指肠，当肾脏和覆盖的 Gerota 筋膜暴露恰当时，可以将肾蒂和近端输尿管的肾周脂肪分离。在分离近端输尿管时要十分小心，要避免剥离输尿管外膜从而保证输尿管的血运。

对于左侧肾盂输尿管连接处狭窄患者，需要将结肠脾曲游离至乙状结肠处。此外，如果梗阻部位居中，可能要游离脾脏，包括脾膈筋膜和脾肾筋膜。若患者较瘦，并且梗阻部位偏于旁侧，

有报道称可以使用经肠系膜式手术[18]。左侧生殖静脉可以作为寻找左侧输尿管和肾盂的依据。

输尿管和输尿管肾盂连接处必须充分游离，从而避免切除过多的近端输尿管。长期连接处梗阻伴炎症会导致肾盂周围纤维增生，包绕肾盂和近端输尿管。在游离器官时，找到并保留横跨血管十分关键。术前影像学检查可以发现这些血管的存在，但偶尔也会漏掉小血管。进行组织重建最重要的原则是操作轻柔，并要了解机器人器械没有触觉反馈。

当暴露连接处和梗阻处后，有些学者建议使用"猛拉"式缝线。经过腹壁或者通过辅助套管进入。将缝线穿过肾盂和腹壁，从而将集合系统提起来，离开后腹膜区域，从而减少血液和尿液的渗漏。

肾盂成形术

肾盂成形术的手术方式有很多，分离断式和非离断式。在本书的其他章节中有这些手术方式的总汇。笔者倾向于使用灵活多变的 Anderson-Hynes 法离断式肾盂成形术。该方法可以去除功能或解剖异常的组织，还能处理伴有横跨血管的异位肾盂连接处。由于该方法需要逐层缝合肾盂输尿管连接处，所以对于肾盂较大或肾盂输尿管连接处位置较高的患者尤为适合。对于非扩张性肾盂和肾内形肾盂，一些外科医生可能会选择非断离式肾盂成形术。

当输尿管和肾盂输尿管连接处充分游离之后，在连接处上方横断切开。切除时需要小心之前放置的输尿管支架。输尿管的远端游离至需要的长度，从而达到无张力吻合。若输尿管支架在之前就放置好了，这个时候可以将其取出。特别注意辨认解剖标志，从而使得缝合进针时不会造成塑料管扭转。使用标准机器人手术剪刀将输尿管向旁侧移动大约 1cm。使用机器人系统操作，保留肾下级横跨血管（图 31.3）。如果患者合并有肾结石，此时可以将其取出。取石的技术在本章后面的文章会进行介绍。

使用机器人 Potts 剪或弯剪切除病变的肾盂输尿管连接处。切除的标本从辅助套管取出，并送病检。肾盂周边的所有附属组织都要充分游离，直至横跨血管和后腹膜区域，从而尽量减少组织间张力，使操作中向前牵拉的动作更加方便。对

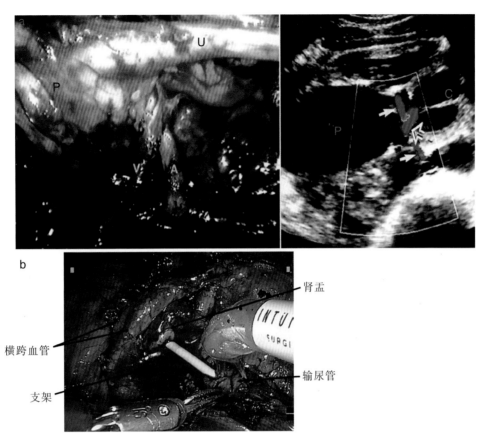

图 31.3 (a, b) 由超声发现的肾盂输尿管连接处横跨血管。
P：肾盂；V：静脉；A：动脉；U：输尿管

于存在重复肾盂的患者，可以将组织修剪成适合吻合的形状。

在上提的输尿管顶端和游离肾盂处，使用 RB-1 针（对于较厚的组织可使用 SH 针）和 4-0 可吸收线进行吻合缝合（图 31.4）。在后侧组织缝合后，再封闭中间和头侧的组织。如果之前没有放置输尿管支架，在此时可以放置其中。从辅助套管或从腹壁用一个血管探针，将引导线插入。将引导线在视野下穿过输尿管直至膀胱。当引导线的近端在肾盂处出现弯曲时，将输尿管支架放置其下方，然后取出引导线（图 31.4）。或者让手术助手在确定支架的位置时，同时使用可弯曲膀胱镜逆行性放置输尿管支架[19]。此时，前段的吻合就完成了（图 31.5）。若还需要进一步关闭肾盂，可在切口上方再缝合数针，以确保不漏水。

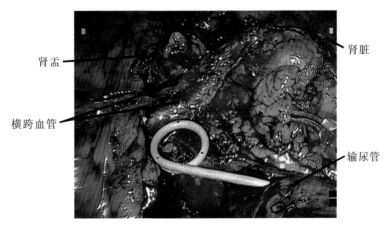

图 31.4 输尿管片状切开，并将支架放入肾盂

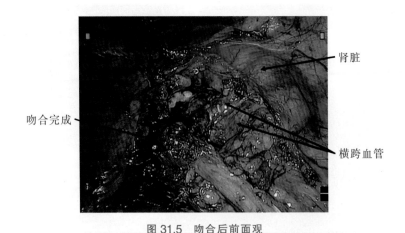

肾脏

吻合完成

横跨血管

图 31.5　吻合后前面观

还可以使用双股线进行连续缝合，或两条单股线分别缝合，在吻合的前半段每次出针时在一侧打结，后半段则在另一侧打结。

使用机器人辅助非离断式肾盂成形术，需要挑选合适的患者。腹腔镜手术和机器人手术的不同非离断式修复方式有许多，如 Culp-DeWeerd 旋转皮瓣法[20]、Fenger 成形术[21]、Y-V 成形术[17]、Heineke-Mikulicz 修复法[22] 以及 Davis 插入式输尿管切开术[22]。对于连接处的切开和缝合使用的方法类似。缝合修复的方式选择取决于连接处的解剖形态和手术医生的习惯。

吻合完成以后，降低腹部内气压，并检查手术范围内的止血情况。为了确保为水密式吻合，在机器人套管最低处应放置 1 根吸引管。

关 腹

一些学者建议在手术结束后将结肠重新放置在侧方，从而使肾脏和输尿管位于后腹膜区域[15]。15 在直视下将所有套管移除，确保每个套管插入处的止血情况是良好的。对于 12mm 套管，使用可吸收线在筋膜处进行缝合。皮下缝合或表皮缝合切口。当患者从麻醉中苏醒之后，为其穿上消毒后的衣物并重新摆放至仰卧位。留下 Foley 导尿管并引流液体可以用球形吸引器吸出。

术后短期内的护理

留置 Foley 导尿管和内置输尿管扩张器。Foley 导管留置 24~48h，以减少膀胱压力并防止排尿时高压引起反流。如果引流量很多，最好继续留置导尿管直到引流量减少，收集并分析尿液的肌酐浓度以评估引流量是尿液、腹腔液、肠内容物还是灌洗液。如果引流量一直很多，且证实与吻合口瘘有关，则有必要将球形吸引器换成重力引流。当引流量小于 50 mL/8 h 时可以拔出 Foley 导管。引流量增加提示尿液通过输尿管支架植入处反流和吻合口瘘。这种情况下应当重新插入导尿管，尿量减少后可拔出。患者可留置 Foley 导管出院，尿量减少后可回医院拔出导尿管。术后使用麻醉镇痛药物和非甾体类抗炎药镇痛。患者术后第一天应下床慢走，术后可给予清淡饮食。平均住院时间为 1~5d[14,16,23-26]。术后 3~6 周拔出输尿管扩张器，同时评估疼痛程度，继而评估手术预后。初次随访影像学检查包括肾图，或术后 3 个月行静脉肾盂造影（IVP）。机器人辅助肾盂成形术后抗生素使用持续时间并无明确要求。术前抗生素使用应遵从标准指南。拔出导尿管和输尿管扩张器可以使用一次抗生素。

手术效果：近期综述数据

2002 年，机器人辅助肾盂成形术后被首次报道，随后该技术得到广泛推广。目前腹腔镜及机器人辅助肾盂成形术的研究结果见表 31.1 和 31.2，该表的数据来自大型多中心医疗机构，拥有标准腹腔镜及机器人手术技能的外科医生。手术成功与否在于患者症状（如疼痛）有无改善以及客观证据（如 IVU）。但是目前尚无统一的关于手术成功的定义，而这也使得不同组别之间对比成为一个问题。短期数据（随访时间小于 1 年）表明机器人辅助技术安全可行[13,27]。2007 年 Schwenter 等报道了 92 例经腹机器人辅助肾盂成形术，这是目前为止最大的一个中心研究[14]，该组患者平均手术时间为 108.3 min，且失血量较少。平均随访时间为 39.1 个月，80 例患者（96.7%）梗阻得到解除，3 例患者需要进一步手术。由于该技术成功率较高，这个团队将机器人辅助手术作为肾盂输尿管连接处狭窄的首选术式。Mufarrij 等近日发表了一个机器人辅助肾盂成形术的大型多中心回顾性研究，该研究包括 3 个医学中心的 140 例

患者[24]。这些患者中 23 例（16.4%）为二次修复手术，平均手术时间为 217 min（80~510min），平均住院时间为 2.1 d（0.75~7d），95.7%患者治疗后梗阻得到解除。研究报道了 10 例主要并发症，其中支架移位 7 例。值得注意的是，初次修复与二次修复手术时间、住院时间、失血量及术后症状缓解时间无显著差异。

表 31.1　精选成人腹腔镜肾盂成形术的大型系列报道

参考文献	年份	病例数	手术途径	手术时间(min)	手术方式	手术端口	支架	住院时间(d)	随访期(月)	成功率(%)	并发症发生率(%)
Janetschek 等[36]	2000	67	Trans Retro	119(90~210)	Fenger(63) Y-V(4)	3 或 4	RG	4.1	25(4~60)	98	3
Soulie 等[37]	2001	55	Retro	185(100~260)	Dismembered(48) Fenger(7)	3 或 4	AG	4.5	14	88	12.7
Mandhani 等[38]	2005	93	Trans	179.4(80~350)	Dismembered(59) Y-V(20) Fenger(7)	3 或 4	RG(50%) AG(50%)	4(2~7)	12(3~27)	93	18.4
Inagaki 等[39]	2005	147	Trans	246(100~480)	Dismembered(106) Y-V(28) Fenger(11) 其他(2)	3	RG	3.1(1~8)	24(3~84)	95	8.8
Moon 等[40]	2006	170	Retro(98%) Trans(2%)	140(58~290)	Dismembered(170)	4	RG	3(2~14)	12(3~72)	96.2	7.1
Symons 等[41]	2009	118	Trans(99%) Retro(1%)	205(85~390)	Dismembered(94) Y-V(18) Flap(5)	N/A	RG	4.7(3~11)	12.4(3~60)	94.5	11.9

Trans：经腹膜途径，Retro：腹膜后途径，RG：逆行置管；AG：顺行置管；N/A：未统计；Fenger：Fenger 式肾盂成形术；Y-V：Y-V 肾盂成形术；Dismembered：离断式肾盂成形术

表 31.2　精选成人机器人辅助肾盂成形术的大型系列报道

参考文献	年份	病例数	手术途径	手术时间(min)	手术方式	手术端口	支架	住院时间(d)	随访期(月)	成功率(%)	并发症发生率(%)
Mendez-Torres 等[23]	2005	32	Trans	300	Dismembered(31) Fenger(1)	总 4/机器人 3	RG 100%	1.1	8.6(1.5~16)	94	3%
Siddiq 等[26]	2005	26	Trans	245(165~390)	Dismembered(23) Y-V(3)	总 4(46%)和 3(54%)/机器人 3	RG 100%	2	6(2~12)	95	0%严重的/11.5%不严重的
Patel 等[27]	2005	50	Trans	122(60~330)	Dismembered	总 4/机器人 3	RG 100%	1.1	11.7(1~28)	96	0%
Schwenter 等[14]	2007	92	Trans	108.3(72~215)	Dismembered	总 4/机器人 3	AG94% RG6%	4.6	39.1(3~73)	96.7	3%
Muffarij 等[24]	2008	140	Trans 除 1 例 retro	217(80~510)	Dismembered	总 4 或 5/机器人 3	AG71% RG29%	2.1	29(3~63)	95.7	7.1%严重/2.9%不严重

并发症

机器人辅助肾盂成形术中并发症很少。术后并发生发生率为0~11%。表31.3列举了并发症率及各文献所报道的术后并发症，其中最常见的并发症是尿漏和支架位置异常，而支架位置异常在术中很难发现。有很多方法可以帮助确定支架位

置，包括使用荧光膀胱镜逆行放置输尿管支架[19]。虽然逆行置放支架会增加手术时间，但其可以减少支架移位的风险。Mufarrij报道称99例顺行放支架的患者中6例需要重新放支架[41]，例逆行放支架的患者中1例需要重新放支架[24]。可见两种方式支架移位的概率相当。

表31.3 文献报道中并发症的发生率及其简单描述

参考文献	年份	病例数	并发症发生率(%)	并发症(简述)
Mendez-Torres 等[23]	2005	32	3	·尿路感染 ·支架位置异常
Siddiq 等[26]	2005	26	11.5	·发热 ·尿漏 ·脐疝
Patel 等[27]	2005	50	0	N/A
Schwenter 等[14]	2007	92	3	·集合系统闭合不佳 ·术后出血 ·支架变形
Muffarij 等[24]	2008	140	11	·支架移位($N=7$) ·臀部骨筋膜室综合征 ·肾盂伴支架变形 ·活动性出血需要经皮肾镜处理者 ·尿路感染伴发热 ·肾小盏撕裂 ·迟发性尿漏($N=2$)
Weise 等[42]	2006	31	6.5	·尿路感染伴发热 ·尿漏

随 访

机器人辅助肾盂成形术后3~6周患者到医院做膀胱镜检查及移除支架。评估患者腹部伤口、术后疼痛，进行系统性回顾。之后的随访评估内容应包括患者疼痛评分、肾功能血清指标以及影像学检查。许多专家建议使用超声、静脉尿路造影或肾图。随访的目标是确定肾功能及解剖正常。术后3、6、12个月行利尿及肾造影术或静脉尿路造影评估肾功能。也有专家建议每年超声或肾图后3、6、12个月行利尿剂肾图[28]。虽然随访时间没有合适的指南，但是有证据表明长期随访对于患者至关重要。

特殊注意事项

合并肾结石

肾结石常与肾盂输尿管连接处狭窄有关，这可能是因为泌尿系梗阻及与结石相关的代谢或饮食因素。术前应当考虑可能存在结石，应常规行影像学检查确定有无结石。一旦发现结石，可以在进行肾盂形成术时取石。许多文献报道了机器人辅助肾盂成形术的同时取出肾结石[24,29]。从一个机器人套管中插入软肾镜或输尿管镜，然后进入肾盂。一旦进入肾盂便可检查所有肾盏，使用抓钳或拦网去除结石。小结石可冲洗至腹膜腔，然后用吸引器洗出来，大结石用标本袋装好[29]。

合并马蹄肾

马蹄肾解剖及血管异常，手术较为复杂。目前关于马蹄肾行机器人辅助肾盂成形术的报道很少。有研究表明机器人辅助肾盂成形术可成功应用于马蹄肾患者[24,30,31]。Pe 等报道当内视镜肾盂切开术失败后仍然能成功修补病灶[31]。所有报道随访期均有 1 年。

机器人辅助肾盂成形术的其他手术入路

以后的研究可能旨在减少机器人辅助肾盂成形术的并发症率。Kaouk 等近日发表了一篇报告称其完成了 10 例腹膜后机器人辅助肾盂成形术，他们认为该入路可在门诊行肾盂成形术[11]。该入路是进入输尿管肾盂连接部最直接的方法，可减少腹膜后尿性囊肿的形成。他们表示在起初实施该手术时机械臂会发生碰撞，他们也担心使用这种方法的可靠性。在此报道之前，仅报道过一次在小儿患者中实施机器人辅助肾盂成形术[32]。近日 Huber 等学者报道在猪模型中使用达·芬奇系统及自然腔道做肾盂成形术[33]。这种技术在人类是否能够应该尚不清楚，但是这可能成为减少术后并发症的一个科学前沿。

结 论

手术方法的改进对于肾盂输尿管连接处狭窄 UPJO 影响深远。尽管内镜手术的长期成功率不如开放肾盂成形术，且出现横跨血管时手术出血量增加，但其在初始就彰显出良好的前景。这种手术方式出现硬化及再梗阻的风险也较大。开放肾盂成形术成功率高的原因在于能够直视狭窄处，而内镜下手术有时会出现暴露困难。腹腔镜和机器人辅助手术能够做到跟开腹手术一样的结果，因此现成为标准术式。尽管经验丰富的外科医生可以缩短手术时间，但腹腔镜手术最主要的弊端仍是技术方面的困难。机器人的到来使该技术应用范围更广泛，具有疼痛轻、住院时间短、恢复迅速且美容效果好的优点。此外，达·芬奇系统可让初学者反复训练，从而缩短学习时间。机器人系统放大效果、视觉效果及清晰度可增加

复杂肾盂输尿管连接处狭窄手术的成功率，如马蹄肾、孤立肾[24]。然而，机器人辅助肾盂成形术也有一定的问题。同其他机器人辅助手术一样，该技术费用很高。擅长腹腔镜肾盂成形术的医生改用机器人辅助手术时费用增加 2.7 倍[35]。经验不足的泌外科医生进行体内缝合时，其学习机器人的使用时间可能增加，因此手术费用也相继增多。进一步的研究应探讨技术娴熟和经验欠缺的外科医生以及在机器人手术量少和手术量多的医学中心实施机器人辅助肾盂成形术的成本效益。

参考文献

[1] Schuessler WW, Grune MT, Tecuanhuey LV, et al. Laparoscopic dismembered pyeloplasty. J Urol, 1993, 150: 1795–1798.

[2] Bauer JJ, Bishoff JT, Moore RG, et al. Laparoscopic versus open pyeloplasty: assessment of objective and subjective outcome. J Urol, 1999, 162: 692–695.

[3] Sung GT, Gill IS, Hsu TH. Robotic-assisted laparoscopic pyeloplasty: a pilot study. Urology, 1999, 53: 1099–1103.

[4] Patel RP, Casale P. Robotic pediatric urology. Minerva Urol Nefrol, 2007, 59: 425–430.

[5] Motola JA, Badlani GH, Smith AD. Results of 221 consecutive endopyelotomies: an 8-year follow-up. J Urol, 1993, 149: 453–456.

[6] Nadler RB, Rao GS, Pearle MS, et al. Acucise endopyelotomy: assessment of longterm durability. J Urol, 1996, 156: 1094–1097.

[7] Feder MT, Blitstein J, Mason B, et al. Predicting differential renal function using computerized tomography measurements of renal parenchymal area. J Urol, 2008, 180: 2110–2114.

[8] Goldfarb CR, Srivastava NC, Grotas AB, et al. Radionuclide imaging in urology. Urol Clin North Am, 2006, 33: 319–323.

[9] Roarke MC, Sandler CM. Provocative imaging. Diuretic renography. Urol Clin North Am, 1998, 25: 227–232.

[10] Whitaker RH. Methods of assessing obstruction in dilated ureters. Br J Urol. 1973, 45: 15–19.

[11] Kaouk JH, Hafron J, Parekattil S, et al. Is retroperitoneal approach feasible for robotic dismembered pyeloplasty: initial experience and long-term results. J Endourol. 2008, 22: 2153–2157.

[12] Canes D, Berger A, Gettman MT, et al. Minimally invasive approaches to ureteropelvic junction obstruction. Urol Clin North Am, 2008, 35: 425–430.

[13] Palese MA, Stifelman MD, Munver R, et al. Robotassisted laparoscopic dismembered pyeloplasty: a combined experience. J Endourol, 2005, 19: 382–386.

[14] Schwentner C, Pelzer A, Neururer R, et al. Robotic Anderson-Hynes pyeloplasty: 5-year experience of one centre. BJU Int, 2007, 100: 880–884.

[15] Peschel R, Neururer R, Bartsch G, et al. Robotic pyeloplasty: technique and results. Urol Clin North Am, 2004, 31: 737–741.

[16] Gettman MT, Neururer R, Bartsch G, et al. Anderson-Hynes dismembered pyeloplasty performed using the da Vinci robotic system. Urology, 2002, 60: 509–515.

[17] Nakada SY, McDougall EM, Clayman RV. Laparoscopic pyeloplasty for secondary ureteropelvic junction obstruction: preliminary experience. Urology, 1995, 46: 257–260.

[18] Nayyar R, Gupta NP, Hemal AK. Robotic management of complicated ureteropelvic junction obstruction. World J Urol, 2009, 28(5): 599–602.

[19] Wayment RO, Waller CJ, Kramer BA, et al. Intraoperative cystoscopic stent placement in robotic-assisted pyeloplasty: a novel and efficient technique. J Endourol, 2009, 23: 583–586.

[20] Koauk JH, Kuang W, Gill IS. Laparoscopic dismembered tabularized flap pyeloplasty: a novel technique. J Urol, 2002, 167: 229–231.

[21] Peters CA, Schlussel RN, Retik AB. Pediatric laparoscopic dismembered pyeloplasty. J Urol, 1995, 153: 1962–1965.

[22] Janetschek G, Peschel R, Altarac S, Bartsch G. Laparoscopic and retroperitoneoscopic repair of ureteropelvic junction obstruction. Urology, 1996, 47: 311–316.

[23] Mendez-Torres F, Woods M, Thomas R. Technical modifications for robot-assisted laparoscopic pyeloplasty. J Endourol, 2005, 19: 393–397.

[24] Mufarrij PW, Woods M, Shah OD, et al. Robotic dismembered pyeloplasty: a 6-year, multi-institutional experience. J Urol, 2008, 180: 1391–1396.

[25] Bentas W, Wolfram M, Brautigam R, et al. Da Vinci robot assisted Anderson-Hynes dismembered pyeloplasty: technique and 1 year follow-up. World J Urol, 2003, 21: 133–138.

[26] Siddiq FM, Leveillee RJ, Villicana P, et al. Computerassisted laparoscopic pyeloplasty: University of Miami experience with the daVinci surgical system. J Endourol, 2005, 19: 387–392.

[27] Patel V. Robotic-assisted laparoscopic dismembered pyeloplasty. Urology, 2005, 66: 45–49.

[28] Yanke BV, Lallas CD, Pagnani C, et al. The minimally invasive treatment of ureteropelvic junction obstruction: a review of our experience during the last decade. J Urol, 2008, 180: 1397–1402.

[29] Atug F, Castle EP, Burgess SV, et al. Concomitant management of renal calculi and pelvi-ureteric junction obstruction with robotic laparoscopic surgery. BJU Int, 2005, 96: 1365–1369.

[30] Chammas M Jr, Feuillu B, Coissard A, et al. Laparoscopic robotic-assisted management of pelvi-ureteric junction obstruction in patients with horseshoe kidneys: technique and 1-year follow-up. BJU Int, 2006, 97: 579–583.

[31] Pe ML, Sterious SN, Liu JB, et al. Robotic dismembered pyeloplasty in a horseshoe kidney after failed endopyelotomy. JSLS, 2008, 12: 210–214.

[32] Olsen LH, Rawashdeh YF, Jorgensen TM. Pediatric robot assisted retroperitoneoscopic pyeloplasty: a 5-year experience. J Urol, 2007, 178: 2137–2140.

[33] Huber G, Crouzet S, Kamoi K, et al. Robotic NOTES (Natural Orifice Transluminal Endoscopic Surgery) in reconstructive urology: initial laboratory experience. Urology, 2008, 71: 996–1000.

[34] Kaouk JH, Goel RK, Haber GP, et al. Robotic single-port transumbilical surgery in humans: initial report. BJU Int, 2008, 103: 336–339.

[35] Link RE, Bhayani SB, Kavoussi LR. A prospective comparison of robotic and laparoscopic pyeloplasty. Ann Surg, 2006, 243: 486–491.

[36] Janetschek G, Preshel R, Bartsch G. Laparoscopic Fenger plasty. J Endourol, 2000, 14: 889–893.

[37] Soulie M, Salomon L, Patard JJ, et al. Extraperitoneal laparoscopic pyeloplasty: a multicenter study of 55 procedures. J Urol, 2001, 166: 48–50.

[38] Mandhani A, Kumar D, Kumar A, et al. Safety profile and complications of transperitoneal laparoscopic pyeloplasty: a critical analysis. J Endourol, 2005, 17: 797–802.

[39] Inagaki T, Rha KH, Ong AM, et al. Laparoscopic pyeloplasty: current status. BJU Int, 2005, 96 (suppl 2): 102–105.

[40] Moon DA, El-Shazly MA, Chang M, et al. Laparoscopic pyeloplasty: evolution of a new gold standard. Urology, 2006, 67: 932–936.

[41] Symons SJ, Bhirud PS, Jain V, et al. Desai MR Laparoscopic pyeloplasty: our new gold standard. J Endourol, 2009, 23(3): 463–467.

[42] Weise ES, Winfield HN. Robotic computer-assisted pyeloplasty versus conventional laparoscopic pyeloplasty. J Endourol, 2006, 20: 813–819.

32 机器人辅助输尿管再植术

Geert De Naeyer, Alexandre Mottrie

关键词

- Boari 膀胱瓣
- 腰肌悬吊
- 机器人手术
- 输尿管再植
- 膀胱输尿管反流

引言

达·芬奇机器人系统（Intuitive Surgical, Mountain View, CA）的引入为微创泌尿外科创造了新的机遇，尤其在必须精确操作的腹腔镜重建手术中。

由于机器人前列腺切除术已成为局限性前列腺癌的标准外科治疗方式，几乎所有泌尿外科腹腔镜手术都可在机器人辅助下完成[1,2]。因此不再赘述众所周知的腹腔镜泌尿外科中应用机器人的优点，如 EndoWrist® 手术器械增加了灵巧度，减少手部颤动以及三维（3D）视觉，毫无疑问，机器人能重建自然状态，故这些优点将使其在腹腔镜输尿管再植术中发挥优势。

成人输尿管再植术的适应证较广，如先天或各种后天因素引起的输尿管狭窄。后天因素包括结石、恶性肿瘤、放疗、子宫内膜异位症或（医源性）输尿管阴道瘘损伤。即使是在有大量手术的中心，这类手术仍做得比较少。虽然公开发表的文献中报道了一些腹腔镜输尿管再植术的成功案例，但尚缺乏大宗研究报道。

机器人在小儿输尿管再植术中的应用

目前，机器人辅助手术在儿童人群中的主要适应证是针对上尿路的肾盂成形术和肾部分切除术[3]。机器人辅助手术针对儿童下尿路的主要适应证是治疗输尿管膀胱反流的输尿管膀胱再植术。这种情况下选择开放手术或腹腔镜和机器人手术仍存在争议。自 1994 年起，一些学者就已经阐述了应用腹腔镜输尿管再植术治疗输尿管膀胱反流和输尿管狭窄。Ehrlich 等首次报道该手术在两名膀胱输尿管反流患者中取得了成功[4]。随后也出现了一些其他报道，但大多数都是小宗研究[5,6]。

与成人泌尿外科学相比，机器人再植术在儿童泌尿外科学中发展缓慢且备受质疑。相比成人机器人手术的大量研究报道，例如前列腺切除术、胆囊切除术和部分肾切除术等发展迅速，几乎没有公开的关于机器人再植术在儿童泌尿外科中应用的研究报道。大多数研究是针对年龄偏大的儿童行肾部分切除术和肾盂成形术，几乎没有因膀胱输尿管反流行再植术的报道。这种差别存在的原因有三点。首先，新型的手术和技术的运用在儿童中总会比在成人中受到的质疑更多。其次，小儿的体征以及腹腔镜手术需要足够的操作空间使得儿童是腹腔镜手术较不理想的人选。据许多小儿泌尿外科医生反映，在小骨盆中进行这种手术的难度要高于开放手术，这就在于外科医生普遍确信更小的切口并不能节省材料，也不会因小切口减轻放置套管的疼痛。第三，由于缺乏适用于腹腔镜手术的常见疾病或上述提到的两种原因，很少有儿童外科医生拥有丰富的腹腔镜手术经验进而使医生更不愿意采用腹腔镜手术。有人可能会认为这只是机器人手术在儿童中运用的开端，因为机器人辅助手术相对于传统腹腔镜手术具有许多优势。研究显示在外科手术过程中，3D视觉可缩短手术时间和降低出错率[7]。研究证明采用达·芬奇机器人系统的腹腔镜下打结和缝合的学习曲线更短[8]。技能训练方面的研究显示机器人可能通过改善非惯用手的操作使得双手同利[9]。机器人手术用于儿童的缺点在于达·芬奇系统过于庞大而笨重。

本篇中，笔者只关注机器人系统在成人输尿管再植术中的应用，特别是Boari膀胱瓣和腰肌悬吊再植术。

机器人辅助输尿管再植术治疗膀胱输尿管反流

外科再植术仍是高级别原发性膀胱输尿管反流的有效治疗方式，成功率很高。经膀胱Cohen横穿膀胱三角的再植术仍是抗反流手术的金标准，Lich-Gregoir法膀胱外再植术不需要切开膀胱且也有90%的手术成功率，尽管有人强烈怀疑此类手术可能损害膀胱神经而造成术后排尿功能障碍。

不同的微创再植术已有报道，包括腹腔镜下经膀胱再植、经腹腔途径膀胱外再植以及膀胱内充满CO_2的膀胱内镜方法[10-12]。

常见的腹腔镜下纠正反流手术的研究报道是膀胱外再植术。尽管都属于小型研究，但这些研究仍显示腹腔镜技术具有黏膜下分离困难以及手术时间长所致的陡峭的学习曲线。然而，现在的研究并不能决定机器人辅助是否能克服这些技术挑战。

因机器人手术中的3D视觉效果优于传统腹腔镜手术，故有人认为机器人手术用于膀胱外再植术中可减小盆腔神经丛的损伤从而避免术后排尿功能异常。一系列研究报道了采用膀胱外微型腹腔镜保留神经的技术对9例患者施行再植术取得成功[13]。

关于达·芬奇系统在腹腔镜下行膀胱输尿管再植术治疗反流中的应用，在2007年本书第1

版中Peters就已经报道了两种技术。第一种技术即膀胱外修补术是最常采用的手术方式。Peters等报道了在30例行膀胱外机器人辅助再植术的患者中，最初10例患者中手术成功率约80%，剩余的患者为100%。最近，Casale等报道了在41名患者中进行的一系列研究，结果表明膀胱外保留神经的机器人输尿管再植术的成功率为97.6%，无并发症且术后未出现尿潴留[11]。

第二种为膀胱内手术途径，套管直接置入充满生理盐水的膀胱内。C. Peters报道了6例患者接受了这种手术。手术原理是避免损伤膀胱的神经支配从而避免术后出现尿潴留[14]。有关手术细节，本书参照了第1版。

总之，机器人再植术治疗输尿管膀胱反流仍处于初始阶段，需要进一步的研究评估其在手术切开及缝合操作方面的优势是否会使预后更佳。

腰肌悬吊输尿管再植术

对于末端输尿管膀胱再植术有很多不同的手术方式。大多数输尿管末端缺失相对较短，可通过牵拉部分膀胱以缩短缺失。这种情况下，最常采用腰大肌悬吊支持或Boari膀胱皮瓣的输尿管膀胱吻合术，伴有或不伴有抗反流的吻合。笔者将介绍腰大肌悬吊支持和抗反流吻合的输尿管膀胱吻合术。这种手术可能不需要肠道准备，尽管所有的患者在任何腹腔镜手术之前都常规给予磷酸盐作为标准的肠道准备。

患者体位和固定

合适的患者体位是机器人辅助手术操作的关键步骤，特别是注意防止出现体位摆放相关的并发症。患者体位的摆放与常规手术（如机器人前列腺切除术）相当。下肢置于截石位，臀部轻微成角以及膝盖弯曲成90°。

患者下肢置于Allen医学系统（Acton，MA）的Yellofin® 马镫上。应用特殊的头肩枕支撑双肩使之无受压点，防止患者在手术过程中从手术台滑脱。垫好双手并将其置于身体两侧。就机器人辅助腹腔镜前列腺切除术而言，需要将患者置于Trendelenburg头低脚高卧位以移开盆腔的小肠。一般20°的Trendelenburg卧位即可（图32.1）。手术台轻微转向对侧。必须时刻谨记截石位联合极度的 Trendelenburg 体位是机器人辅助手术所特有的。这也意味着存在下肢不同肌肉的肌间隔局部缺血的风险，尤其是腓肠肌前后的肌间隔会有后期发生肌间隔综合征的风险。

消毒后插入 Foley 导管。放置鼻饲管并采用弹力丝袜以防止血栓形成。

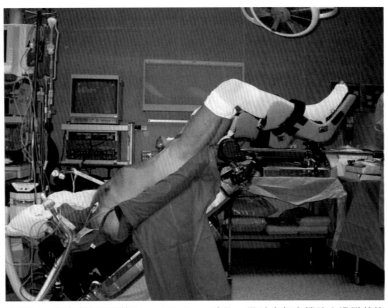

图 32.1　患者置于 30°的 Trendelenburg 卧位。通过肩部支撑防止滑脱并检查肌间隔压力避免出现肌间隔综合征

手术器械

当手术医生直接控制镜头移动和机器人机械手臂时，助手穿线、剪线，提供吸引器，摆放机器人器械以及偶尔调整机器人机械手臂的位置。通常使用 3 个机器人机械手臂。

手术需要的手术器械有内镜剪、Maryland 双极钳和 8mm 持针器。

一般而言，操作台的施术者控制左侧的双极电凝钳和右侧的圆头尖剪（热剪）。做吻合术时，内镜剪与持针器进行交换；助手使用标准的腹腔镜器械，如吸引器、抓握器、体内钛夹以及剪刀。

套管摆位

在患者脐上方做一 12mm 的切口（根据患者身高和体型决定）。用布巾钳或单爪钳固定脐部时用气腹针向腹部充气至 15mmHg 的腹压。然后将一根 12mm 的套管插入脐上方孔（主要手术孔或镜头孔）。剩余的切孔直接在摄像监控下完成。两根 8mm 的套管位于朝向髂前上棘方向的脐旁 7~10cm 处，这要根据患者体型而定（大约在腹直肌旁 2.5cm 和脐上方 2cm 交界处；大概是右侧和左侧麦氏点的位置）。一个 5mm 的辅助孔位于正对机器人孔对侧 7~10cm 处（大约在腋窝前线髂前上棘上方 5cm 的髂窝处，图 32.2）。这个辅助孔用于缝线、锁定握持器以及用于放入和取出剪线的剪刀，用于撤回、牵引和向对侧牵引，同时还能用于吸引。

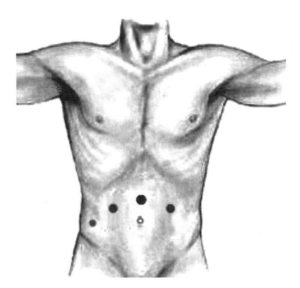

图 32.2　机器人辅助腰肌悬吊术 trocar 的位置。中线 12mm 的摄像孔；两侧锁骨中线 8mm 的机器人机械臂孔；右侧髂嵴上方的 5mm 操作孔，用于吸引器和手术台辅助钳

手术台移至 20°Trendelenburg 体位并转向对侧。达·芬奇系统在患者下肢之间，3 只机械臂与相应的套管孔相连。

机器人停驻在患者下肢之间。如 Yohannes 等的手术经验那样，也可将机器人置于患者身体的侧方。Yohannes 等报道了他们施行的不伴有腰肌悬吊支持的远端输尿管再植术。他们进行手术的第一部分是将达·芬奇系统置于患者的左侧以便进行膀胱镜检查。手术的第二部分是将机器人推车置于患者下肢之间，患者此时处于膀胱截石位[17]。

分离输尿管

沿着 Toldt 线打开腹膜，然后移开结肠直至看到腰大肌。在横跨髂血管的地方辨认出多数情况下呈扩张的输尿管。向头端和末端方向分离输尿管并保证其血液供应。如果可能的话保留性腺血管。沿膀胱方向继续解剖输尿管直至看到输尿管狭窄部或病变的输尿管段。在靠近狭窄部横断输尿管。

游离膀胱

用 200mL 生理盐水充满膀胱。首先，暴露出两侧的海氏三角。海氏三角的腹膜标志是边界的侧方（脐韧带侧方的下部）和中间（脐韧带中间的下部），同时也是输精管的基本结构（海氏三角有浅凹或陷窝）。海氏三角侧方更深的解剖标志是上方的髂外血管和下方的肛提肌（骨盆内筋膜的肛提筋膜）。一般而言，界标为膀胱的上方和前列腺筋膜的下方（覆盖前列腺的前列腺筋膜），上方的耻骨和后方的泌尿生殖隔形成远端标记。

用热剪切开已抓持的韧带侧方的腹膜进入耻骨后间隙。切开海氏三角中的腹膜直下达输精管，这是一个带有泡沫状脂肪组织的区域（微小网状组织，即覆盖膀胱的混杂脂肪以及伴有腹膜外脂肪和易被发现的腹横筋膜）。此操作大多可直接做钝性分离而不需电凝止血。采用抓握器简单分离牵引扩大手术空间，一边朝向髂外血管（侧方）而另一边朝向脐动脉（中间）或者用动力牵引和反向牵引移动。一直分离牵引至侧面的盆腔壁（例如肛提肌平面）直至在盆腔底部看到两侧的纤维性盆腔内筋膜（侧面的前列腺筋膜在

这点上呈现船形）。

在牵引下分离至中间后切断脐尿管。停留在脐尿管前方以免损伤膀胱，继续分离至耻骨后方的腹膜后间隙（耻骨后间隙或膀胱前间隙）直至膀胱完全分离或下坠。将膀胱顶拽至髂血管上方（图 32.3），必须在无张力下游离膀胱。通常中间的对侧脐韧带和上方的膀胱动脉会在缝扎后切断以增加膀胱的活动性。此时，必须决定是否可能要采用经典的腰肌悬吊或 Boari 膀胱瓣以达到无张力输尿管再吻合术。

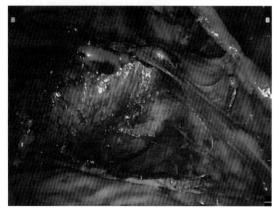

图 32.3 膀胱顶完全游离的情况下移动膀胱

腰大肌悬吊

游离腰大肌与髂血管间隙可为膀胱悬吊提供足够的空间。辨认并保留生殖股神经。腰大肌悬吊需采用 Vicryl® 1 号线做双重缝合（图 32.4，图 32.5）。缝合好的两根缝线之间距离 2cm。将浅表的腰大肌缝合进去。在膀胱的侧方，确定悬吊最高点，将两根缝线经黏膜下穿过膀胱逼尿肌。此时将缝线打结以便将膀胱顶固定在腰大肌上。

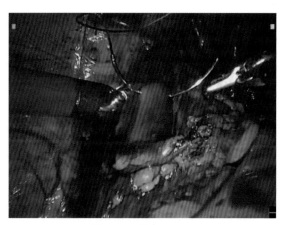

图 32.4 腰大肌悬吊

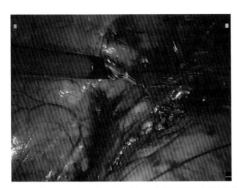

图 32.5　膀胱通过两个独立的手术结悬吊在腰大肌上

制备黏膜下通道

从牵拉点向着膀胱颈方向切开膀胱顶，切口需大于 7cm（图 32.6）。切开膀胱后用直针将两根缝线直接穿过腹壁。将热剪置入同侧切孔并在同一条线上建立黏膜下隧道。此时，小心地向上提拉黏膜，注意不要弄破黏膜。用剪刀分离进入黏膜与肌肉之间血供较少的地方，然后从固定在腰大肌上的膀胱顶水平起轻柔地开合机器人剪，建立黏膜下隧道（图 32.7）。由于腰大肌的缝线已打结，故伸展膀胱内面有助于手术隧道的准备。做好约 4cm 的手术隧道后游离出一块黏膜补片。完成牵拉横穿操作，即用一根固定在输尿管末端的 2-0 Vicryl 缝线将输尿管牵拉穿过黏膜下隧道。

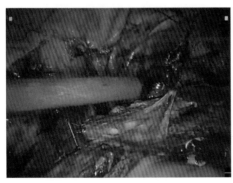

图 32.6　膀胱切开大于 7cm

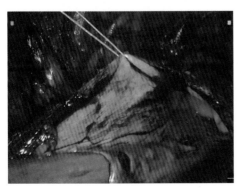

图 32.7　建立黏膜下通道。通道的轴线与左侧机器臂完美对齐

输尿管膀胱吻合术

将输尿管末端呈竹片状剖开（图 32.8，图 32.9），然后在 5 点和 7 点钟位置穿两根缝线，将输尿管深固定至逼尿肌上。不伴有反流的输尿管膀胱吻合术是应用 3/8 针的 4-0 Monocryl® 缝线完成（图 32.10）。间断缝合 4 针分别位于 6、3、9 和 12 点钟处。当吻合术完成时，放入一个 7F 的双猪尾输尿管支架（图 32.11）。然后 T 形关闭膀胱以防止膀胱顶尿液漏出（图 32.12）。用一根 4-0 Monocryl 缝线和 2-0 Vicryl 缝线分别连续缝合黏膜和逼尿肌。留置膀胱导尿管。将一根 21F 的硅胶引流管置于下腹部。

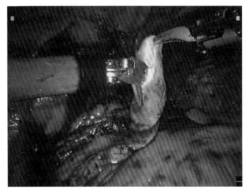

图 32.8　竹片状剖开输尿管末端

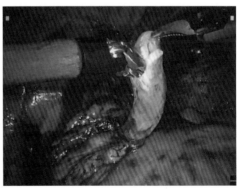

图 32.9　剖开输尿管。在此步骤中，Endowrist 器械比传统腹腔镜器械具有更好的灵活性

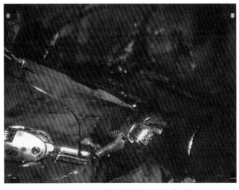

图 32.10　输尿管膀胱吻合术

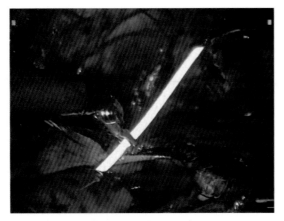

图 32.11 置入双 J 板

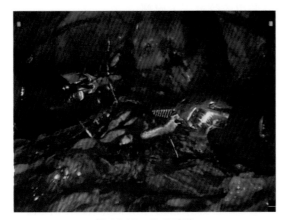

图 32.12 关闭膀胱

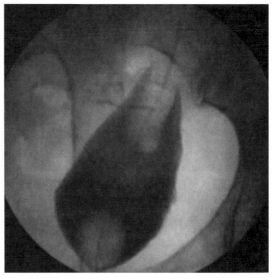

图 32.13 该患者术后膀胱造影。可见膀胱输尿管吻合术后无反流，双 J 管无移位

文献手术数据统计

迄今为止，仅有少数关于机器人辅助腹腔镜行腰大肌悬吊输尿管膀胱吻合术的报道。笔者首次公开了 1 例患者的研究结果，整个手术耗费总时长为 120min，操作时间 100min，失血情况可忽略不计，未发生术中并发症。术后一段时期内采用最低剂量的镇痛处理。由于这是笔者的首次手术，故在术后第 6d 行膀胱造影检查以确保没有膀胱外漏 (图 32.13)。输尿管支架在术后 3 周后取出。随访 2 个月后排泄性尿路造影结果显示吻合良好、无梗阻且左侧的肾盂积水明显减少 (图 32.14)。

最近一项来源于 3 个专家中心的大宗多中心研究报道分析了 12 例机器人辅助腰大肌悬吊再植术，结果显示所有的机器人手术均顺利完成，同时没有中转开放手术且没有出现术中或术后并发症。在 10 例患者中，术后超声检查和通过静脉内尿路造影的功能确认以及巯基乙酰基三甘氨酸造影扫描等均显示无梗阻。2 例患者的检查结果显示肾盂有轻微残余的积水[18]。Singh 等报道了

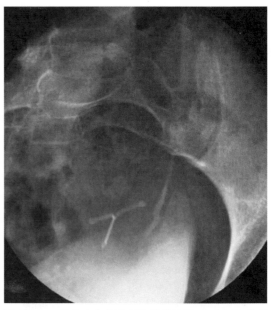

图 32.14 该患者在行左侧输尿管再植术后 IVU 显示黏膜下长隧道显影良好。注意：不再扩张积水

他们施行机器人远端输尿管切除联合再植术治疗恶性肿瘤的经验，其中 1 例患者接受了腰肌悬吊输尿管再植术并且获得的预后较好[19]。在 Schimpf 发表的另一项 11 例患者的小型系列研究中，一些患者也采用了腰肌悬吊输尿管再植术。他们在围术期未发现并发症且预后理想[20]。

Uberoi 等报道了机器人辅助腹腔镜行腰大肌悬吊远端输尿管切除术和输尿管再植术治疗输尿管远端肿瘤。手术没有出现并发症。报道中手术没有采用黏膜下隧道方式。他们的手术采用了 5 个套管孔——4 个机器人套管孔和 1 个辅助孔[21]。

Boari 膀胱瓣膜输尿管再植术

Boari 膀胱瓣相比腰大肌悬吊的优势可能在于能增加额外的一小段长度。腰大肌悬吊能使操作更为简单且能降低血管损伤的风险。这可能是腰大肌悬吊比 Boari 膀胱瓣运用相对更多的原因所在。由于 Boari 膀胱瓣重建术需要在术中做更多的缝合操作，机器人辅助技术可能因此而备受欢迎。Boari 膀胱瓣的选择有一定的适应证，多数情况下能达到输尿管中段。对于输尿管远端至中段的较长距离狭窄时，准备一块皮瓣可能是有益的，而且容易做到无张力输尿管再植术。

在膀胱容量小的情况下，移动膀胱顶跨越髂血管或许变得尤为困难，甚至不可能做到。小心移动完整的膀胱前壁并准备好合适的基底部宽皮瓣对克服皮瓣血管形成问题十分重要。很少有文献报道采用机器人施行此类手术。仅 Schimpf 等报道了一例采用机器人辅助腹腔镜下 Boari 膀胱瓣输尿管再植术，成功治疗了一例患有输尿管狭窄的 75 岁女性患者。然而，该患者在术后 6 个月随访时行膀胱造影时证实出现吻合口反流。

讨 论

机器人辅助腹腔镜输尿管再植术仍是一个未开发的领域。在 2003 年，Yohannes 等报道了一例采用单纯机器人辅助腹腔镜下输尿管再植术治疗输尿管狭窄的案例；但他们的患者没有行黏膜下隧道准备，因此是一个反流性输尿管膀胱再植术[17]。Fergany 和 Gill 证明了建立黏膜下隧道能够防止反流。在一项以猪为研究对象的试验中，他们证实以 Boari 膀胱瓣术式直接输尿管膀胱再植术的动物会出现液体反流至肾脏，而建立了黏膜下隧道的再植术后经逆行膀胱造影检查没有出现反流，且顺行造影显示引流通畅[23]。

开放性腰大肌悬吊手术的并发症包括尿瘘、尿路梗阻、肠道损伤、髂静脉损伤和尿脓毒症[24]。笔者的研究以及其他一些多中心研究中，没有出现上述并发症。但研究所报道的患者例数仍很少。

笔者认为支持在腹腔镜腰肌悬吊术中采用机器人系统的观点如下。一方面，由于一个摄像头内含两个光学镜头且摄像头有着高清分辨率成像和达·芬奇系统中数码变焦，故操控台的手术医生能看到极好的 3D 视觉效果。尤其是在建立黏膜下隧道时，3D 视觉的效果更有价值。此外，放大效应（缩放比例达 10 倍以上）使摄像头更稳定且更灵活。另一方面，机器人的优点还包括更好的眼-手并用、消除震颤、动作缩放以及 Endowrist® 腕式器械具有更大的自由度。这种更好的视觉效果加上更强大的操控性可做到精确的组织分离和重建。例如，Yohannes 等证实相比传统腹腔镜手术而言，这种手术方式用于体内缝合时更稳定（没有生理性震颤）且可能更容易学会[25]。如前所述，笔者认为这些机器人的优势在于有利于黏膜下隧道的准备。Chung 等已报道了腹腔镜下输尿管膀胱再植术，即膀胱腰大肌悬吊无反流的输尿管再植术。为了协助建立黏膜下隧道，他们采用了会使手术过程变得更复杂的膀胱造影[26]。在笔者的病例中，建立黏膜下隧道是十分容易的，因为通道是准确地朝向身体同侧的机械臂口的轴线上。此外，由于机器人器械的头部有特别大的自由度，故与腹腔镜手术相比，机器人手术能更容易地分离输尿管。类似地，使用 Endowrist 器械进行牵拉操作会减少黏膜的损伤。在输尿管膀胱再植术中术者很容易进行缝合操作。

遗憾的是，缺乏触觉反馈、安装时间更长以及高额的费用仍是机器人手术的缺点。但是随着这种新技术的应用，3D 视觉效果很大程度上可以弥补触觉反馈的缺失。

结 论

当今时代，微创手术，如腹腔镜手术被证实是可减轻创伤的手术，机器人辅助手术正在替代传统的腹腔镜和开放手术，需要长期评估考证这些技术所扮演的角色。机器人辅助腹腔镜下腰大肌悬吊输尿管再植术是替代开放手术的不错选择。一些小型系列研究显示达·芬奇机器人系统的应用是切实可行且安全的。笔者认为，机器人比传统腹腔镜下腰大肌输尿管再植术有更大的优势，因为机器人能做到更好的视觉效果结合、更容易的黏膜下隧道准备和无反流的缝合。此外，需要进一步的研究去评估这项技术的长期效果以确立其在微创泌尿外科的地位。

参考文献

[1] Muneer A, Arya M, Shergill IS, et al. Current status of robotic surgery in pediatric urology. PediatrSurg Int, 2008, 24(9): 973–977.

[2] Thiel DD, Winfield HN. Robotics in urology: past, present, and future. J Endourol, 2008, 22(4):825–830.

[3] Casale P. Robotic pediatric urology.Expert Rev Med Devices, 2008, 5(1): 59–64.

[4] Ehrlich RM, Gershman A, Fuchs G. Laparoscopic vesicoureteroplasty in children: initial case reports. Urology, 1993, 43: 255.

[5] Lay F, Nahon O, Neuzillet Y, et al. Contribution of laparoscopy to vesico-ureteral reimplantation on vesicopsoas. Prog Urol, 2003,13: 518–522.

[6] Rassweiler JJ, Gözen AS, Erdogru T, et al. Ureteral reimplantation for management of ureteral strictures: a retrospective comparison of laparoscopic and open techniques. Eur Urol, 2007, 51(2): 512–522.

[7] Blavier A, Gaudissart Q, Cadière GB, et al. Impact of 2D and 3D vision on performance of novice subjects using da Vinci robotic system. ActaChir Belg, 2006, 106 (6): 662–664.

[8] Sarle R, Tewari A, Shrivastava A, et al. Surgical robotics and laparoscopic training drills. J Endourol, 2004,18(1): 63–66.

[9] Maniar HS, Council ML, Prasad SM, et al. Comparison of skill training with robotic systems and traditional endoscopy: implications on training and adoption. J Surg Res, 2005, 125(1): 23–29.

[10] Gill IS, Ponsky LE, Desai M, et al. Laparoscopic cross-trigonal Cohen ureteroneocystostomy: novel technique. J Urol, 2001, 166(5): 1811–1814.

[11] Casale P, Patel RP, Kolon TF. Nerve sparing robotic extravesical ureteral reimplantation. J Urol, 2008, 179(5): 1987–1989.

[12] Yeung CK, Sihoe JD, Borzi PA. Endoscopic cross-trigonal ureteral reimplantation under carbon dioxide bladder insufflation: a novel technique. J Endourol, 2005, 19(3): 295–299.

[13] Tsai YC, Wu CC, Yang SS. Minilaparoscopicnervesparingextravesical ureteral reimplantation for primary vesicoureteral reflux: a preliminary report. J LaparoendoscAdvSurg Tech A, 2008, 18(5): 767–770.

[14] Peters C, Russell W. Intravesical robotically assisted bilateral ureteral reimplantation [abstract]. J Endourol, 2005, 19(6): 618–621.

[15] Horgan A, Geddes S, Finlay IG. Lloyd-Davies position with Trendelenburg-a disaster waiting to happen? Dis Colon Rectum, 1999, 42(7): 916–919.

[16] Goldsmith AL, McCallum MI. Compartment syndrome as a complication of the prolonged use of the LloydDavies position. Anaesthesia, 1996, 51: 1048–1052.

[17] Yohannes P, Chiou R, Pelinkovic D. Pure robotassisted laparoscopic ureteral reimplantation for ureteral stricture disease: case report. J Endourol, 2003, 17: 891–893.

[18] Patil NN, Mottrie A, Sundaram B, et al. Roboticassisted laparoscopic ureteral reimplantation with psoas hitch: a multi-institutional, multinational evaluation. Urology, 2008, 72(1): 47–50.

[19] Singh I, Kader K, Hemal AK. Robotic distal ureterectomy with reimplantation in malignancy: technical nuances. Can J Urol, 2009,16(3):4671–4676.

[20] Schimpf MO, Wagner JR. Robot-assisted laparoscopic distal ureteral surgery. JSLS, 2009, 13(1): 44–49.

[21] Uberoi J, Harnisch B, Sethi AS, et al. Robot-assisted laparoscopic distal ureterectomy and ureteral reimplantation with psoas hitch.JEndourol, 2007, 21(4): 368–373.

[22] Schimpf MO, Wagner JR. Robot-assisted laparoscopic Boari flap ureteral reimplantation. J Endourol, 2008, 22(12): 2691–2694.

[23] Fergany A, Gill IS, Abdel-Samee A, et al. Laparoscopic bladder flap ureteral reimplantation: survival porcine study. J Urol, 2001, 166(5): 1920–1923.

[24] Ahn M, Loughlin KR. Psoas hitch ureteral reimplantation in adults-analysis of modified technique and timing of repair. Urology, 2001, 58: 184.

[25] Yohannes P, Rotariu PE, Pinto P, et al. Comparison of robotic versus laparoscopic skills: is there a difference in the learning curve? Urology, 2002, 60: 39–45.

[26] Chung H, Jeong BC, Kim HH. Laparoscopicureteroneocystostomy with vesicopsoas hitch: nonrefluxing ureteral reimplantation using cystoscopy-assisted submucosal tunneling. J Endourol, 2006, 20: 632–638.

33 机器人系统在肾上腺手术中的作用

Aron M. Bruhn, Elias S. Hyams, Michael D. Stifelman

关键词

- 肾上腺切除术
- 腹腔镜肾上腺切除术
- 微创外科
- 机器人辅助肾上腺切除术
- 机器人手术
- 肾上腺部分切除术
- 肾上腺外科解剖

引 言

当前,腹腔镜肾上腺切除术(LA)是良性肾上腺肿瘤的标准治疗方式,也可适用于已明确的恶性肿瘤。在主要应用于泌尿外科功能重建的同时(例如肾盂成形术、肾部分切除术、根治性前列腺切除术),机器人技术在根治切除操作如肾上腺切除术中同样发挥着作用。

在有限的对照研究中,一系列的机器人辅助肾上腺切除术(RA)已经证实机器人手术的安全性和可行性,以及与腹腔镜手术相比时其潜在的优势。本章节将概述微创肾上腺切除术(MIA)的适应证,关于RA的资料(包括与LA的比较)和新近的关于微创肾上腺保留手术的资料。

大约1/4大于6cm的肾上腺肿块为恶性肿瘤且应当被切除[1],但一些学者将这一尺寸的界定降低至4~5cm[2,3]。Zeh等对此类文献做一综述并推荐将4.0cm作为外科切除的合理界限,他们指出病变小于4.0cm时的恶性概率是2%。在美国放射学会(ACR)的适用标准中,Frances等指出:在340多例偶然发现肾上腺肿块、且无恶性肿瘤史的患者中,当肿块>5cm时均被发现有恶性病变,其中有任意恶性肿瘤史的患者中,当肿块尺寸<3cm时87%的病变为良性,>3cm的有超出

95%的病变为恶性。他们据此总结出可通过大小(3~5cm)来预测疾病,尤其是对于良、恶性不明的患者[4]。

实际上,尺寸是恶性肿瘤最好的单项指标,尽管它的敏感性和特异性并不理想[5]。年轻的患者基于更高的生存期癌症风险,在行肾上腺切除术时可以有更低的尺寸标准[6]。CT或MRI的影像学特征有助于鉴别恶性病变(例如低衰减、"清除"试验和其他特征),但是由于良、恶性肿瘤部分特征的重叠,使得CT与MRI并不一定完全可靠[6,7]。成年患者有以下任意疾病时肾上腺可能要被切除:原发性醛固酮增多症、库欣综合征、嗜铬细胞瘤、肾上腺腺瘤、髓脂瘤、肾上腺囊肿、转移性肿瘤或肾上腺皮质癌。

微创肾上腺切除术的适应证

RA的适应证与LA类似,包括激素分泌型肿瘤,肾上腺肿块大于6cm(若达12cm的肿块取决于外科医生的技术和经验),较小的可疑恶性的病变或宁愿避免一系列影像学检查的年轻患者,以及连续影像学检查肿块体积增大者[5,8,9]。尽管历来普遍认为大于6cm的病变不应当采用腹腔镜处理,但MacGillivray等表明,在将12例肿

瘤平均大小为 8.2cm 且包含高达 12cm 的患者与 36 例肿瘤平均大小为 2.5cm（0.4~5.6cm）的患者对比后发现，在出血量、手术时间、并发症发生率以及住院时间之间两者无差异[10]。

　　传统意义上，由于存在局部复发的高风险，微创肾上腺切除术（minimally invasive adrenalectomy, MIA）禁用于肾上腺原发恶性肿瘤[1]。但肾上腺原发恶性肿瘤在行 LA 治疗后同样有腹膜内播散和局部复发的报道，因此目前尚不清楚这一情况是否由肿瘤的类型、手术方式或其他因素引起[5,12]。如果能施行完整的肾上腺皮质癌切除术，腹腔镜或机器人辅助的切除方式在局部复发和生存期方面与开放手术相当[13]。局部的侵袭和部分淋巴结清扫的要求可能会使完整切除[11]受到牵制。适当的分期和疑似恶性肿瘤患者的选择是起决定作用的，包括对完整切除存在任何疑问时应当考虑转变手术方式[13]。对于疑似恶性肿瘤的病例，不破坏肾上腺包膜，不抓握肿瘤或肾上腺组织是必需的[1,5,14]。穿刺孔切口种植转移的风险可通过精确的技术和适当病患的筛选来降到最低[13]。

　　机器人辅助或腹腔镜技术的禁忌证包括浸润性肾上腺肿块，累及大血管结构（如腔静脉），明显侵犯毗邻器官以及巨大肿块（如>12cm）。随着病变大小的增加，基于增多的血管供应和狭窄的操作空间，使得频繁地解剖分离变得愈发困难。此外，恶性肾上腺肿瘤的风险也随着肿瘤的大小而增加，这可能会阻碍外科医生尝试微创的方式治疗[4]。肾上腺恶性肿瘤如果发生播散转移或腹膜内癌扩散，任何方式的外科手术处置都被视为禁忌。

预　后

　　当病变<5cm 时，恶性肿瘤患者在微创切除术后的生存期可以得到改善[13]。长期随访这些患者是否复发至关重要，而且笔者需要关于微创治疗肾上腺恶性肿瘤的进一步前瞻性资料。

　　文献中关于孤立肾上腺转移灶微创切除术的报道越来越多见[12]。肾上腺可能是肺癌、肾细胞癌、黑色素瘤、乳腺癌以及结肠癌的转移部位。肾上腺的转移灶普遍被局限在包膜内，可能仅需要单纯切除而非根治性的肾上腺切除术[11,12]。据报道，孤立肾上腺转移灶经腹腔镜切除术后可有长期的无病生存期[3,15,16]，而且在所选人群中的肿

瘤学结局与开放手术相当[13]。Trocar 部位复发的风险是极低的；在一些研究中，腹腔镜肾上腺转移灶切除术术后并无复发[17]。

腹腔镜肾上腺切除术

　　在过去的 10 年里，腹腔镜肾上腺切除术已被确立为良性肾上腺疾病的标准治疗方式[3,8,18-20]，而且越来越被认为适用于筛选后的恶性病变患者[5,11,13,17,21,22]。1992 年[8]首次报道与开放外科手术相比较，腹腔镜肾上腺切除术具有安全、并发症减少、成本降低、恢复期缩短等优点[1,3,23-25]。经腹腔和腹膜后途径的腹腔镜肾上腺切除术均被证明是安全而有效的[26]。

　　近来，Ottawa 医院的一个团队报道了在 1994—2006 年，连续为 17 例门诊患者进行腹腔镜肾上腺切除术的经验。在该研究中他们对患者的选择非常严格，无一例患者在术后 30d 内需要再次入院。虽然这不能适用于每一位患者，但它确实有助于说明微创手术恢复快的特点[27]。

机器人辅助肾上腺切除术

　　肾上腺机器人手术的优势涉及立体视觉、提高放大倍数以及在有限的操作空间内更大范围的运动等。虽然肾上腺切除术是一类属切除手术且不需要功能重建，但它需要施术者沿着大血管（如主动脉、肾血管、腔静脉）及腹内器官（如肝脏、脾脏、肾脏）做细致的解剖分离，在深部狭窄的空间内分离小而易碎的组织[28]。不同的学者对 RA 与 LA 相比较是否有显著优势存有争论[29-32]。机器人技术可能对那些没有大量腹腔镜经验，而又希望施行微创肾上腺切除术的外科医生特别有帮助。

　　2000 年，Gill 等首次在猪模型上证明了机器人肾上腺切除术（RA）的可行性[33]。随后 2001 年，Horgan 和 Vanuno 发表了在人体施行 RA 的报道[34]。自 RA 展示出其安全及可行性以来[32]，其超出腹腔镜的潜在优势也逐渐被证明。增强的视觉效果有助于识别细小且通常为数众多的肾上腺血管和右肾上腺短静脉的分离[29,35]。

　　Zafar 等首次报道了机器人辅助肾上腺切除术，该手术是在一例肿块为 8cm、术前组织活检

为嗜酸粒细胞腺瘤，但最终病理提示肾上腺皮质癌的患者身上施行的[36]。虽然该患者在 3 个月的短期随访期内并无复发，但他们认为最终应由执行手术的外科医生来判断哪种技术（机器人辅助与腹腔镜）更适合自身的技能且是更为有效的操作。

2007 年 Wu 等报道了一项前瞻性、非随机化的研究成果，该研究比较了 12 位连续的接受机器人辅助腹腔镜肾上腺切除术或传统腹腔镜肾上腺切除术的患者[28]。他们发现两组间在并发症、出血量及术后住院时间方面不存在差异。然而，

他们也注意到机器人辅助操作比传统腹腔镜耗费了更长的手术时间（分别为 168.0 ± 30.7min 与 131.4 ± 29.0min，$P=0.05$），并将此归因于缺乏机器人技术的操作经验。

现已有很多的 RA 病例组资料（表 33.1）以及对两种技术之间的比较（表 33.2）。比较的内容涉及并发症的发生率、手术时间、生存期以及花费，虽然这些研究在患者筛选、患者数量和方法上面有所限制，但这些研究已证明了 RA 是安全和有效的，堪比 LA 的近期预后，具有能更精细移动、灵活、术者舒适的主观优势[28]。

表 33.1　关于机器人辅助肾上腺切除术的研究

作者	年份	例数	手术时长(min)	并发症概率	中转手术	手术并发症	平均住院时间(d)	APA	Pheo	Cush	Aden	其他	花费($)
Brunaud[58]	2008	50	104	10%a	8%b	0	6.3	21	11	7	9	2	4155(欧元)c
Krane[29]	2008	4	76(仅操作台)	0	0	0	1	0	1	0	2	1	
Wud[28]	2008	5	188(平均)	0	0	0	4	0	1	0	4e	0	
Zafar[36]	2008	1		0	0	0	1	0	0	0	0	1f	
Winter[39]	2006	30	185	7%	0	0	2	9	11	5	1	4	8645(手术室) 12977(住院)
Morino[38]	2004	10	169	20%	40%→lapg	20%h	5.7	3	4	0	2	1	3466(总)
Brunaud[41]	2004	19		15.8%		0		8	4	5	2	0	
Beninca[40]	2003	9	132.8		44%→lapi	0	5.7	0	2	6	1	0	
Undre[32]	2003	2	118	50%j	0%	0	4				2		
Brunaud[37]	2003	14	111	21%	7%→开放		6.7	5	2	4	2	1	
Bentas[42]	2002	4	220	0%	0%	0	5	1	2	0	0	1	
Young[9]	2002	1	100	0%	0%	0	1	0	0	0	0	1	
Desai[31]	2002	2	138	0%	0%	0	2.5	0	1	0	0	1	
Horgan[34]	2001	1		0%	0%	0							

APA：醛固酮瘤；Pheo：嗜铬细胞瘤；Cush：糖皮质激素腺瘤；Aden：腺瘤

a：肺炎（3 例），尿路感染（1 例），伤口感染（1 例）

b：因出血转开放（3 例），转腹腔镜（1 例）（视野不清）

c：与腹腔镜肾上腺切除术相比 2.3 倍的费用（作者非正规的费用比较）

d：Zeus 机器人系统（Intuitive Surgical，Inc，Mountain View，CA）

e：3 例 "分泌型" 和 1 例 "非分泌型"

f：肾上腺皮质癌

g：机器人的 trocars 错位（1 例），止血困难（2 例），手术时间过长（1 例）

h：与嗜铬细胞瘤相关的术中严重高血压

i：归因于技术困难

j：肺栓塞

lap：腹腔镜

表 33.2 比较机器人辅助与腹腔镜肾上腺切除术的研究

作者	年份	类型	例数		平均大小(cm)		住院时间(d)		手术时长(min)		手术并发症		并发症概率		总花费a($)		中转手术	
			R	L	R	L	R	L	R	L	R	L	R	L	R	L	R	L
Brunaud[58]	2008	PNR	50	59	2.8	3.4	6.3	6.9	99	83	0	0	10%b	15%	4155 (欧元)	1799 (欧元)	8%c	7%
Wud[28]	2008	PNR	5	7	5.1	4.7	4	3.4	188	131	0	0	0%	0%			0%	0%
Morino[38]	2004	PR	10	10	3.3	3.1	5.7	5.4	169	115	20%	0	20%	0%	3467	2737	40%→lape	0%
Brunaud[41]	2004	PNR	19	14	3.0	3.3			107	86			15.8%	14.3%				
Beninca[40]	2003	PNR	9						132.8	82.1	05	0					44.4%	0%
Brunaud[37]	2003	PNR	14	14	3.2	3.0	6.7	6.9	111	83			28%	14%			7%→开放f	7%→开放g

PR：前瞻性随机；PNR：前瞻性非随机
a：OR+住院治疗
b：肺炎（3例），尿路感染（1例），伤口感染（1例）
c：出血转开放（3例），视野不清转腹腔镜（1例）
d：Zeus机器人系统（Intuitive Surgical, Inc., Mountain View, CA）
e：机器人的trocars错位（1例），止血困难（2例），手术时间过长（1例）
f：肾上腺静脉的显著出血
g：多囊肾解剖分离困难

一系列的 RA 表明其较低的术中并发症发生率与 LA 相当[37]。Desai 等报道了 1 例在处理腺体的过程中发生的肾上腺包膜撕裂[31]。Morino 等描述了 2 例在嗜铬细胞瘤切除术中发作的严重高血压[38]。同 LA 治疗嗜铬细胞瘤一样，对降低高血压危象的风险来说，至关重要的是在围术期间适当地控制血压和减少对腺体的操作。

虽然个别机器人辅助手术需中转传统腹腔镜，但机器人辅助肾上腺切除术中转开放的发生率一般很低，与腹腔镜手术相当。转变术式的原因包括 trocars 错位、止血困难以及手术时间过长[38]。Brunaud 等记录的腹腔镜和机器人辅助的肾上腺切除术中转开放的发生率均为 7%，原因包括出血和多囊肾所致的手术进程缓慢[37]。中转手术的发生率可随着经验的增加而降低；Morino 等报道了手术的中转发生率从最初 5 例的 60% 降低至随后 5 例的 20%[38]。

已有研究验讫了 RA 的总的手术室（OR）时间和手术操作时间。总 OR 时间包括机器人的安装和定位，这可能在早期使用时较为费时。然而，机器人定位的时间会随着多次的操作而减少[21,28]。Winter 等描述了机器人的平均安装时间为 4min[39]。Brunaud 等指出腹腔镜和机器人手术的手术室平均准备时间相似[37]。准备和铺巾的时间会随着经验的增加而得到改善直至平稳，但无疑在额定的安装时间内是能完成的。

机器人辅助肾上腺切除术与腹腔镜手术相比手术时间普遍较长[40]。Morino 等将较长的手术时间归因于有限的机器人手术器械[38]。从腹腔镜到机器人手术的过渡期能随着经验得到改善[34]。同样，随着 RA 本身经验的增加似乎能够缩短手术时间；有一项研究对机器人和腹腔镜肾上腺切除术做了比较，腹腔镜操作的手术时间与最初 20 例施行的机器人辅助肾上腺切除术相比明显更短，但是与后来的 30 例机器人手术相比这种差异就不存在了[41]。

RA 对于肥胖患者有时间上的优势。Brunaud 等在两篇文章中都提到患者的体重指数与腹腔镜手术耗费的时间成正比，但与机器人手术时间无相关性[37,41]。另外，他还发现相比于机器人辅助肾上腺切除术，LA 用于较大肿瘤（>55mm）的手术耗费时间更长，但对于较小的肿瘤而言，并不存在这种差异。他们推测缩短 RA 手术时间的因素包括单侧（右>左）、外科医生对某侧手术的经验以及主刀医生的腹腔镜手术经验。这些研究进一步表明机器人和腹腔镜肾上腺切除术的住院时间相当。这不足为奇，因为它们都具有微创的优势，包括减轻术后疼痛和缩短恢复期。

研究指出每名患者行 RA 的平均费用高于 LA[38,40]。然而，随着机器人大量、多学科的应用，以及其利用最新技术的潜能，投入得到的产出将有所提高。Winter 等则认为机器人、腹腔镜和开放性肾上腺切除术的住院费用无显著差别[39]。他们将微创手术住院费用的减少归因于住院时间的缩短。

已有研究评估了机器人和腹腔镜肾上腺切除术对患者生活质量的影响。Brunaud 等的研究表明两者的生活质量评估结果，包括术后疼痛不存在显著差别[41]。

从培训的角度而言，RA 或得益于比腹腔镜手术更快速的学习曲线[42-45]。Winter 等证明每例机器人辅助肾上腺切除术的手术时间可缩短 3min[39]。Morino 等证实中转手术率由最初 5 名患者中的 60% 降低至随后 5 名患者中的 20%[38]。Brunaud 等还注意到手术时间将随着 RA 的经验增加而减少[41]。Corcione 等的研究表明熟练掌握机器人需要用到 10 个以上的机器人程序[21]。基于上述这些观察，机器人手术可使泌尿外科医生应用比腹腔镜速度更快的微创技术行肾上腺切除术[44]。

最终需要一些前瞻性随机研究去比较腹腔镜和机器人辅助肾上腺切除术。极少数的小型直接比较研究表明腹腔镜手术在手术时间和费用方面更有优势[38]。随着机器人系统的进一步推广以及机器人手术量的增加，维护、准备和费用的负担将有所缓解，同时，机器人在肾上腺手术中起到的作用似乎也逐渐增加。美国国内大约有75%的根治性前列腺切除术正在使用机器人完成，这为获取以前标准腹腔镜手术中不涉及的一些技能提供大量机会。因此，现在越来越多的外科医生掌握了使用机器人行微创肾上腺切除（MIA）的技能。

此时，笔者认为外科医生应该选择最适合他们自身的技术，如腹腔镜或机器人；抑或开放手术来展现最佳的技术和施行最实用的手术。

机器人辅助肾上腺切除术的注意事项

许多文献都详述了 RA 的设置及手术步骤[28,29]。如同腹腔镜那样，精准的切口位置对于最佳手术视野的暴露以及减轻手术难度十分关键。需要经验丰富的手术助手来处理任何紧急状况，完成手术入路，缝合以及充分地暴露手术视野。尽管借助机器人缩短学习曲线后外科医生能通过微创方式施行肾上腺切除手术，但手术时仍需要一名技术娴熟的手术助手或医助在场。

机器人手术器械缺乏触觉反馈，故需要外科医生通过视觉观察及经验来避免对组织造成损伤，例如肾上腺包膜撕裂[31]。机器人技术包括触觉反馈方面的进步，将改善这一缺陷。然而，在谨慎的操作下这类问题并不会使手术过于局限，同机器人技术可视化和运动方面的改进所带来的优势一样[42]，施术者的经验可以弥补触觉上的短缺。

手术方法
术前准备

在笔者所在医院，所有患者将接受改良的机械性肠道准备，且在术前一天流质饮食。这可使肠道减压以更易于手术暴露。术前获得所有患者的知情同意，包括对其详述中转开放手术的可能。

经腹腔入路
经腹腔途径机器人辅助肾上腺切除术：患者体位

在患者就位之前，术前预防性静脉给予抗生素（通常为第一代头孢菌素），在患者的双侧下肢应用充气加压软垫。给予全身麻醉并固定气管导管。接着为患者备皮，取标准体位，留置 Foley 导尿管以排空膀胱。随后应用腰部的凝胶垫和腋窝的支架将患者重新定位为改良半侧卧位（图 33.1）。缓慢的调整手术台以提供最佳的暴露，同时保护患者避免在调整位置时受到伤害。在手术开始之前，垫护所有的多骨突出部和浅表神经所在的部位。

经腹腔途径机器人辅助肾上腺切除术：套管摆位

对于经腹腔途径笔者更喜欢采用 Hasson 腹腔镜技术，笔者认为在所有技术中它是最安全的且可以通过快速的学习曲线迅速掌握。第 1 个 12mm 的 Hasson trocar 放置在直视下脐上，正中线外侧 3cm。这也是笔者用来回收标本的切口。随后构建人工气腹，充入 CO_2 直至腹内压达到 15mmHg。全麻是有效的建立气腹所必需的。接着，笔者开始放置其他的 trocar。对于左侧的手术，在机器人臂上安置 2 个 5mm 的 trocar，一个位于正中线上肋缘下 2 横指，另一个 5mm 的 trocar 位于腋前线，形成一个三角形的形状。第 4 个 10mm 的 trocar 位于脐水平与腋中线的交点，可供

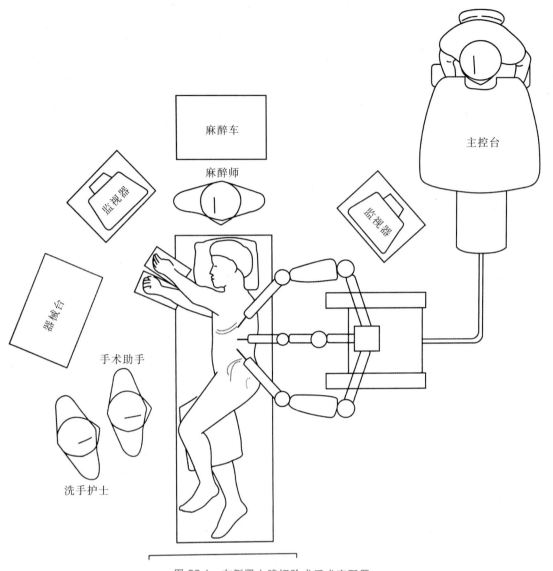

图 33.1　左侧肾上腺切除术手术室配置

一旁的外科医生使用。对于右侧的手术，可放置一个额外的 5mm 切口用于肝脏的牵引。

手术注意事项

　　肾上腺由 Gerota 筋膜包绕在一个明显的筋膜间隔内。它的血供来源于由膈下动脉发出的肾上腺上动脉、由主动脉发出的肾上腺中动脉和由肾动脉发出的肾上腺下动脉。这些血管主要分布在腺体的中央及上部。右肾上腺静脉注入下腔静脉。左肾上腺静脉注入左肾静脉和左膈下静脉。

　　在任何时候，都应注意避免对腺体的直接触碰，因为这通常会导致出血。腺体整体的可活动性和肾上腺周围包绕的脂肪有助于外科医生避免抓握腺体本身（图 33.2a 和 b）。如有必要行淋巴结清扫，肾上腺的清扫范围应遍及从膈肌到同侧肾动脉的主动脉旁淋巴结。这样的解剖分离对腹

腔镜技术来说是一种挑战，但这个难题可通过机器人辅助技术来缓解。

　　术中超声可协助肿瘤分期和用于微创肾上腺切除术的其他方面。它可以用于在机器人辅助肾上腺部分切除术中区分病变部位，也可以帮助术者找到腺体，确认病理，辨识肾上腺静脉以及检查对侧的肾上腺[6,8]。

辨识和控制肾上腺静脉

　　左肾静脉通常有两个肾上腺分支，可用以识别左肾上腺静脉所在的部位。一旦游离之后，由于左肾上腺静脉比右肾上腺静脉细长，因而更易于离断；相反地，右肾上腺静脉更易于辨别，但它却较短且难以结扎[9,39]。右肾上腺静脉撕裂是中转手术的常见原因，应小心分离及控制。在遇到腔静脉出血时，应有备好的 Statinsky 钳及穿好 4-0

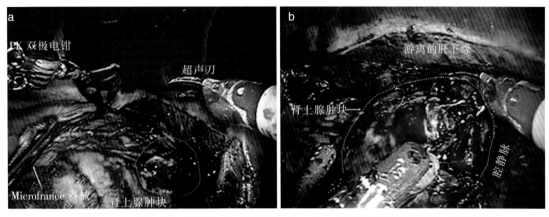

图 33.2　a. 分离右肾上腺静脉。b. 从腔静脉和右肾上极分离肾上腺及周围包绕的脂肪

prolene 线的带针的 Lapra-Ty。

解剖顺序

在游离腺体的过程中为减少损伤的发生，尽早控制肾上腺静脉尤为重要。发生潜在并发症的情况包括：右肾上腺与肝包膜可能存在融合，肾上腺静脉横跨在腺体的表面，肾上腺静脉注入下腔静脉的位置，以及右肾上腺内侧缘位于腔静脉后[29]。

退出腹腔

笔者采用 Endo Catch™ 标本袋取出标本，以使组织尽可能少的暴露于转移性肿块，且允许标本更易于从较小的切口中取出（图 33.3）。标本通常是从 12mm 的脐部切口取出。在标本被取出之后，气腹调至恰当程度以满足视野清晰。随后在全腹行手术创面做仔细的检查，以发现任何出血（图 33.4）。所有的套管在直视下取出之后，对所有 10mm 的切口行筋膜层的缝合，用 4–0 Monocryl™ 线或组织胶水黏合所有的皮肤切口。

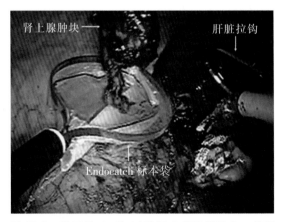

图 33.3　采用 Endo Catch™ 标本袋取出标本，使组织尽可能少的暴露于转移性肿块，且允许标本更易于从较小的切口中取出

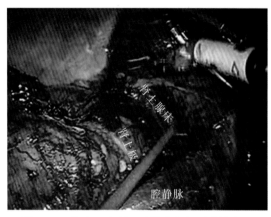

图 33.4　检查手术创面以排除任何活动性出血

机器人辅助肾上腺部分切除术

微创肾上腺部分切除术（MIPA）适用于小的和（或）双侧的良性肿瘤，特别是伴有遗传性疾病，如视网膜血管瘤病（Von Hippel-Lindaudilease 和多发性内分泌腺瘤 2A 型），以及孤立肾上腺的患者[46]。肾上腺复杂的血管供应和较小的体积使得肾上腺的部分切除特别适于采用机器人辅助技术。

MIPA 的禁忌证包括较大的病变（>3cm），肿瘤的中心位置附着于肾上腺静脉，有疑似恶性肿瘤的特征[47]。醛固酮腺瘤（APAs）通常比较小且为良性，因而适用于 MIPA，对于影像学未见但存有并发同侧小肿瘤风险的患者是否需行完全肾上腺切除术，一些学者对此仍存有争论[48]。

手术方法

肾上腺部分切除术患者的体位和 trocar 的放置与肾上腺全切术相同，且可按照先前概述的方式暴露。

MIPA 的一个重要方面即在分离过程中夹闭异变的动脉供血时，需注意保护好肾上腺静脉主干（右侧位于肾上腺中部，左侧位于肾上腺下部）[49,50]。这通过术中仅游离相关的部分腺体就可以很好地做到。在肾上腺部分切除术中，术中超声对辨别病变非常有帮助。辨别之后可在切除术过程中，通过电灼的方法对肿块的边缘和超出肿块几毫米的正常组织进行定位。多普勒同样可用于确认血供的情况[51]。

为避免影响腺体正常的血液供应，最重要的是尽量减少对腺体正常部分的分离。采用内镜剪（endoshears）沿正常前列腺腺体边缘 2~3mm 处做锐性切除。气腹通常可以防止切除术中明显的出血[47]。然而，当对较大的血管使用血管夹时，可利用双极电凝和纤维蛋白胶来积极处理和防止切割面的迟发性出血。使用 2-0 polyglactin SH 缝线修复肾上腺切除层面的切缘是非常有效的。

目前，已有两例机器人腹腔镜肾上腺部分切除术的报道。第 1 例是由 Rogers 等为一名患有希视网膜血管瘤病的 14 岁男孩施行机器人辅助手术，术中同时施行了嗜铬细胞瘤肾上腺部分切除术和异位嗜铬细胞瘤切除术[52]。在这个复杂的病例中，手术时间为 180min，术中出血 150mL。此外，该患者术后无并发症且最终病理示切缘阴性。

第 2 例报道是笔者所在的医院为一例患者手术处理孤立肾上腺单发肾细胞癌转移灶[53]。手术过程无并发症，手术时间为 90min，术中出血 50mL。最终病例报告证实为 7mm 的肾细胞癌且切缘阴性。

虽然 RPA 需要更多的临床资料，但一些结论仍可从腹腔镜肾上腺部分切除术（LPA）良好的长期预后中推断而出。在一系列因醛固酮腺瘤（APA）行 LPA 的患者中，平均长达 39 个月的随访期内未见一例复发[47]。在另一项含 96 名因不同适应证行 LPA 的患者的研究中，证明了在平均 51 个月的随访期内无复发且 100% 生化缓解[54]。若患有双侧肿瘤，双侧 LPA 可同期施行[49,55]。

虽然在直观上，RPA 同 RA 和机器人肾脏切除术以及 LPA 的成功一样，将有效地给出有利预后[48]，但尚缺乏已公布的证据。提高放大倍数和精确度可能有利于肾上腺病变的辨别和切除以及对肾上腺静脉的保护。

并发症

机器人辅助肾上腺手术的并发症与开放手术类似。手术可能会损伤邻近器官，这一般会在手术过程中得到处理而不会伴发远期并发症。

如同腹腔镜手术那样，进入腹腔时会伴有损伤主要血管和肠道的风险。笔者认为 Hasson 技术提供了一种快速、安全的进入腹腔的方式，已被笔者用于所有的微创外科手术。

一旦切除术开始，必须时刻小心轻巧进行组织操作和注意避免热力损伤。一经发现任何肠道或其他实体器官可能有损伤就应该进行评估并按需进行修复。如果您的经验达不到修复技术，应该毫不犹豫地在术中寻求会诊。

对于机器人或腹腔镜手术医生而言，肾上腺静脉、下腔静脉、腰静脉或肾静脉损伤所致的出血是十分棘手的。虽然这种情况下往往需要中转为开放手术，但随着外科医生经验的积累往往不需要中转手术就能处理好这些损伤。腹腔镜手术中处理这些损伤更为困难。在开展腹腔镜肾上腺切除术的早期，血管损伤后一般都中转开放手术。然而，随着腹腔镜缝合技术方面的经验增加，常能像开放手术那样处理好这些损伤[56]。

在一项评估 100 例机器人辅助单侧肾上腺切除术的前瞻性研究中，Laurent Brunaud 和其同事发现，在 100 例患者中，共有 4 例中转为开放手术，其中有 3 例是因术中出血，1 例是由于肾上腺静脉视野暴露困难[37]。在这 100 例患者中，有 2 例患者出现 Clavien I 级伤口感染，3 例患者出现 II 级肺炎，2 例患者发生尿路感染，1 例患者出现血肿以及 1 例患者出现术后贫血。值得注意的是，中转手术的患者是手术医生开展的前 30 例中的患者。

术后应注意观察患者的情况，术后立即及术后第一天早晨做实验室检查。伴有克罗恩病或 Cushing 综合征（库欣综合征）的患者尤其要注意监测血电解质。低血压或高血压患者还需要注意监测血压。若患者出现难以解释的低血压、意识错乱、嗜睡、恶心或呕吐、发热，应考虑到 Addisonian 危象（肾上腺皮质功能不全）。这是库欣综合征术后最常见的现象，因为皮质醇过多会抑制对侧的肾上腺。如果患者出现肾上腺皮质功能不全，应给予糖皮质激素和盐皮质激素替代治疗。

结 论

现有的文献表明，在大多数病例中，机器人辅助肾上腺切除术的安全性和效果能与腹腔镜相媲美。某些机器人手术具有的优势（例如进行皮质内缝合），不适用于主要为切除操作的肾上腺切除术。尽管如此，机器人技术的放大倍数和精准度可提高手术切除的精细程度。另外，随着越来越多的外科医生熟悉机器人技术，这些技术就更易于适用于机器人辅助肾上腺切除术和肾上腺部分切除术等手术。除此之外，机器人技术可能使那些没有经过腹腔镜培训的外科医生仍然能为他们的患者提供微创肾上腺切除术[57]。

尽管比较 RA 和传统腹腔镜手术的关于远期效果和花费方面的进一步研究备受关注，但 RA 比 LA 更能为外科医生提供一些显著优势，并且比开放手术更能为一些患者提供便利。据目前可靠的资料中可知，机器人辅助肾上腺切除术和肾上腺部分切除术在治疗肾上腺疾病中都是安全而有效的。

参考文献

[1] Henry JF, Sebag F, Iacobone M, et al. Results of laparoscopic adrenalectomy for large and potentially malignant tumors. World J Surg, 2002, 26:1043–1047.

[2] Copeland PM. The incidentally discovered adrenal mass. Ann Surg, 1984, 199:116–122.

[3] Zeh HJ 3rd, Udelsman R. One hundred laparoscopic adrenalectomies: a single surgeon's experience. Ann SurgOncol, 2003, 10:1012–1017.

[4] Francis I, Baumgarten D, Bluth E, et al. ACR Appropriateness Criteria® incidentally discovered adrenal mass. American College of Radiology, 2007:8.

[5] Tsuru N, Ushiyama T, Suzuki K. Laparoscopic adrenalectomy for primary and secondary malignant adrenal tumors. J Endourol, 2005, 19:702–708.

[6] Gill IS. The case for laparoscopic adrenalectomy. J Urol, 2001, 166:429–436.

[7] Korobkin MB, Yutzy FJ, Francis GG, et al. Differentiation of adrenal adenomas from nonadenomas using CT attenuation values. AJR Am J Roentgenol, 1996, 166:531–536.

[8] Gagner M, Pomp A, Heniford BT, et al. Laparoscopic adrenalectomy: lessons learned from 100 consecutive procedures. Ann Surg, 1997, 226:238–246.

[9] Young JA, Chapman Ⅲ WHH, Kim VB, et al. Roboticassistedadrenalectomy for adrenal incidentaloma: case and review of the technique. Surg Laparosc Endosc Percutan Tech, 2002, 12:126–130.

[10] MacGillivray DC, Whalen GF, Malchoff CD, et al. Laparoscopic resection of large adrenal tumors. Ann SurgOncol, 2002, 9:480–485.

[11] Sarela AI, Murphy I, Coit DG, et al. Metastasis to the adrenal gland: the emerging role of laparoscopic surgery. Ann SurgOncol, 2003, 10:1191–1196.

[12] Cobb WS, Kercher KW, Sing RF, et al. Laparoscopic adrenalectomy for malignancy. Am J Surg, 2005, 189:405–411.

[13] Moinzadeh AG, Gill IS. Laparoscopic radical adrenalectomy for malignancy in 31 patients. J Urol, 2005, 173:519–525.

[14] Sturgeon C, Kebebew E. Laparoscopic adrenalectomy for malignancy. Surg Clin North Am, 2004, 84:755–774.

[15] Luketich JD, Burt ME. Does resection of adrenal metastases from non-small cell lung cancer improve survival? Ann Thorac Surg, 1996, 62:1614–1616.

[16] Lo CY, van Heerden JA, Soreide JA, et al. Adrenalectomy for metastatic disease to the adrenal glands. Br J Surg, 1996, 83:528–531.

[17] Valeri A, Borrelli A, Presenti L, et al. Adrenal masses in neoplastic patients: the role of laparoscopic procedure. Surg Endosc, 2001, 15:90–93.

[18] Hazzan D, Shiloni E, Golijanin D, et al. Laparoscopic vs open adrenalectomy for benign adrenal neoplasm. Surg Endosc, 2001, 15:1356–1358.

[19] Thompson GB, Grant CS, van Heerden JA, et al. Laparoscopic versus open posterior adrenalectomy: a case-control study of 100 patients. Surgery, 1997, 122:1132–1136.

[20] Guazzoni G, Montorsi F, Bocciardi A, et al. Transperitoneal laparoscopic versus open adrenalectomy for benign hyperfunctioning adrenal tumors: a comparative study. J Urol, 1995, 153:1597–1600.

[21] Corcione F, Miranda L, Marzano E, et al. Laparoscopic adrenalectomy for malignant neoplasm: our experience in 15 cases. Surg Endosc, 2005, 19:841–844.

[22] Henry JF, Defechereux T, Raffaelli M, et al. Complications of laparoscopic adrenalectomy: results of 169 consecutive procedures. World J Surg, 2000, 24:1342–1346.

[23] Smith CD, Weber CJ, Amerson JR. Laparoscopic adrenalectomy: new gold standard. World J Surg, 1999, 23:389–396.

[24] Prinz RA. A comparison of laparoscopic and open adrenalec-

tomies. Arch Surg, 1995, 130:489–492.

[25] Ishikawa T, Sowa M, Nagayama M, et al. Laparoscopic adrenalectomy: comparison with the conventional approach. Surg Laparosc Endosc, 1997, 7:275–280.

[26] Rubinstein M, Gill IS, Aron M, et al. Prospective, randomized comparison of transperitoneal versus retroperitoneal laparoscopic adrenalectomy. J Urol, 2005, 174: 442–445.

[27] Mohammad WM, Frost I, Moonje V. Outpatient laparoscopic adrenalectomy: a Canadian experience. SurgLaparoscEndoscPercutan Tech, 2009, 19:336–337.

[28] Wu JCH, Wu HS, Lin MS, et al. Comparison of robot-assisted laparoscopic adrenalectomy with traditional laparoscopic adrenalectomy-1 year follow-up. Surg Endosc, 2008, 22:463–466.

[29] Krane LS, Shrivastava A, Eun D, et al. A four-step technique of robotic right adrenalectomy: initial experience. BJU Int, 2008, 101:1289–1292.

[30] D'Annibale A, Fiscon V, Trevisan P, et al. The da Vinci robot in right adrenalectomy: considerations on technique. Surg Laparosc Endosc Percutan Tech, 2004, 14:38–41.

[31] Desai MM, Gill IS, Kaouk JH, et al. Robotic-assisted laparoscopic adrenalectomy. Urology, 2002, 60:1104–1107.

[32] Undre S, Munz Y, Moorthy K, et al. Robot-assisted laparoscopic adrenalectomy: preliminary UK results. BJU Int, 2004, 93:357–359.

[33] Gill IS, Sung GT, Hsu TH, et al. Robotic remote laparoscopic nephrectomy and adrenalectomy: the initial experience. J Urol, 2000, 164:2082–2085.

[34] Horgan S, Vanuno D, Benedetti E. Early experience with robotically assisted laparoscopic donor nephrectomy.SurgLaparoscEndoscPercutan Tech, 2002, 12:64–70.

[35] Hanly EJ, Talamini MA. Robotic abdominal surgery. Am J Surg, 2004, 188:19S–26S.

[36] Zafar SS, Abaza R. Robot-assisted laparoscopic adrenalectomy for adrenocortical carcinoma: initial report and review of the literature. J Endourol, 2008, 22:985–989.

[37] Brunaud L, Bresler L, Ayav A, et al. Advantages of using robotic Da Vinci system for unilateral adrenalectomy: early results. Ann Chir, 2003, 128:530–535.

[38] Morino M, Benincà G, Giraudo G, et al. Robot-assisted vs laparoscopic adrenalectomy: a prospective randomized controlled trial. SurgEndosc, 2004, 18:1742–1746.

[39] Winter JM, Talamini MA, Stanfield CL, et al. Thirty robotic adrenalectomies: a single institution's experience. SurgEndosc, 2006, 20:119–124.

[40] Benincà G, Garrone C, Rebecchi F, et al. Robot-assisted laparoscopic surgery: preliminary results at our Center.

Chir Ital, 2003, 55:321–331.

[41] Brunaud L, Bresler L, Zarnegar R, et al. Does robotic adrenalectomy improve patient quality of life when compared to laparoscopic adrenalectomy? World J Surg, 2004, 28:1180–1185.

[42] Bentas W, Wolfram M, Bräutigam R, Binder J. Laparoscopic transperitonealadrenalectomy using a remote-controlled robotic surgical system. J Endourol, 2002, 16: 373–376.

[43] Hernandez JD, Bann SD, Munz Y, et al. Qualitative and quantitative analysis of the learning curve of a simulated surgical task on the da Vinci system. Surg Endosc, 2004, 18:372–378.

[44] Hubens G, Coveliers H, Balliu L, et al. A performance study comparing manual and robotically assisted laparoscopic surgery using the da Vinci system. Surg Endosc, 2003, 17:1595–1599.

[45] Sung GT, Gill IS. Robotic laparoscopic surgery: a comparison of the DA Vinci and Zeus systems. Urology, 2001, 58:893–898.

[46] Nambirajan T, Leeb K, Neumann HP, et al. Laparoscopic adrenal surgery for recurrent tumours in patients with hereditary phaeochromocytoma. Eur Urol, 2005, 47:622–626.

[47] Jeschke K, Janetschek G, Peschel R, et al. Laparoscopic partial adrenalectomy in patients with aldosterone-producing adenomas: indications, technique, and results. Urology, 2003, 61:69–72.

[48] Aron M, Koenig P, Kaouk JH, et al. Robotic and laparoscopic partial nephrectomy: a matched-pair comparison from a highvolumecentre. BJU Int, 2008, 102:86–92.

[49] Kaouk JH, Matin S, Bravo EL, et al. Laparoscopic bilateral partial adrenalectomy for pheochromocytoma. Urology, 2002, 60:1100–1103.

[50] Micali S, Peluso G, De Stefani S, et al. Laparoscopic adrenal surgery: new frontiers. J Endourol, 2005, 19:272–278.

[51] Walther MM, Herring J, Choyke PL, et al. Laparoscopic partial adrenalectomy in patients with hereditary forms of pheochromocytoma. J Urol, 2000, 164:14–17.

[52] Rogers CG, Blatt AM, Miles GE, et al. Concurrent robotic partial adrenalectomy and extra-adrenal pheochromocytoma resection in a pediatric patient with von Hippel-Lindau disease. J Endourol, 2008, 22:1501–1503.

[53] Kumar A, Hyams ES, Stifelman MD. Robot-assisted partial adrenalectomy for isolated adrenal metastasis.J Endourol, 2009, 23:651–654.

[54] Walz MK, Peitgen K, Diesing D, et al. Partial versus total

adrenalectomy by the posterior retroperitoneoscopic approach: early and long-term results of 325 consecutive procedures in primary adrenal neoplasias. World J Surg, 2004, 28:1323–1329.

[55] Diner EK, Franks ME, Behari A, et al. Partial adrenalectomy: the National Cancer Institute experience. Urology, 2005, 66:19–23.

[56] Suzuki K, Ushiyama T, Ihara H, et al. Complications of laparoscopic adrenalectomy in 75 patients treated by the same surgeon. Eur Urol, 1999, 36(1):40–47.

[57] Talamini MA, Chapman S, Horgan S, et al. A prospective analysis of 211 robotic-assisted surgical procedures. Surg Endosc, 2003, 17:1521–1524.

[58] Brunaud L, Bresler L, Ayav A, et al. Robotic-assisted adrenalectomy: what advantages compared to lateral transperitoneal laparoscopic adrenalectomy? Am J Surg, 2008, 195:433–438.

第四篇

膀胱肿瘤
Bladder Cancer

34 机器人膀胱切除术和尿流改道的手术步骤

Magnus Annerstedt, Peter Wiklund

关 键 词

·膀胱癌
·体内尿流改道
·机器人膀胱切除术

引 言

根治性膀胱切除术加盆腔淋巴结清扫术是治疗局部浸润性膀胱癌的金标准[1-3]。该手术的并发症较多，25%~50%的患者将伴有围术期并发症[4-6]。世界首例腹腔镜膀胱切除术在 1992 年进行，之后其他几个研究中心也相继开展[8]。腹腔镜膀胱癌切除术已有超过 500 例患者的报道，目前的结果表明，相比传统的开放手术，微创手术出血量更少，术后疼痛较轻，愈合更快[9,10]。由于传统腹腔镜技术的限制（包括与直觉相反的运动、二维腹腔镜成像、人体工学的缺陷和不易弯曲器械），导致高难度学习曲线和长期肿瘤学结果的匮乏，这种方式并没有获得泌尿科医师的广泛接受。随着机器人辅助盆腔腹腔镜技术的引入，特别是在进行根治性前列腺切除术的时候，改变了进行更加复杂盆腔手术的可能性。先进科技的优势，如放大 10 倍的 3D 图像及灵活性高的 Endo® Wrist（拥有 7° 自由度），使得机器人手术如同开放手术一般[11]。这些技术优势使得外科医生可以将传统开放手术改为微创手术，尤其是在盆腔内狭小的手术操作空间，同样对于泌尿系重建手术存在优势。相比传统的腹腔镜手术，术者会从更快的学习曲线中获益。手术区域在显示器上的呈现也加快了对年轻外科医生的培养。盆腔泌尿系肿瘤手术领域的下一个挑战是利用机器

人协助进行膀胱切除术，同时行扩大淋巴结清扫与尿流改道。

已有文献介绍，在腹腔镜膀胱切除术中采用常规腹腔镜，通过腹壁小切口在体外建立新膀胱，甚至完全在体内完成尿流改道[12-16]。除此之外，已经有大容量研究中心开始使用机器人行根治性膀胱切除术。但机器人手术系列的数量仍然十分有限。但该技术已在根治性膀胱切除术（包括根治性膀胱前列腺切除术、保留神经，保留前列腺膀胱切除术和前盆腔器官切除术）和尿流改道（回肠膀胱术，可控性新膀胱袋）中见到报道。相比开放手术，其优势包括减少失血量和手术疼痛，尤其对于围术期风险较大的肥胖患者和老年人群，能够早期恢复与更快地回到正常生活中[23,27-29]。

机器人辅助根治性膀胱切除术的手术方法

患者的选择

有重大基础疾病的患者是指，经术前检查发现有内科基础疾病尤其心肺功能较差的患者。在笔者看来，有肺顺应性降低且体型肥胖的患者不适合行机器人手术，因为他们无法耐受手术的 Trendelenburg 卧位（即头低脚高位），而且多次

腹腔手术史也是相对禁忌证。每个患者都必须被告知有改开放手术的风险。肿瘤体积巨大的患者由于手术操作空间的限制，难于解剖分离，不宜采用机器人手术，尤其是前期学习阶段[30]。

术前准备

术前需要预防性静脉注射抗生素并标记操作孔位置。为了避免术中血流灌注减少，不使用气囊压迫装置[31]。术后当晚开始给予低分子肝素，直到患者开始下床活动。全身麻醉后，留置胃管和导尿管。机器人和腹腔镜套口置入后，在膀胱切除及淋巴结清扫的过程中，手术台以头低脚高位倾斜25°~30°。尿流改道术时，体位改为15°。应谨慎使用垫肩以避免损失血管神经。

手术器械

机器人手术是一个充满技术挑战的术式，它要求操作者具有相当高水平的腹腔镜手术技巧。同时标准腹腔镜手术设备和一些额外的器械也是必需的，包括血管闭合器、Hem-o-lok夹、标本袋和肠道吻合器。

套管摆位

从腹腔进入需六孔孔道，摄像头位于脐上，与机器人辅助前列腺癌根治术孔径位置相似。脐上入路由头侧向脐尿管方向。而且这有助于识别解剖结构，包括输尿管近端部分和淋巴清扫区域及主动脉分叉处。视频的通道可以放置在一个套管或者气腹针开口里。尽管20mm汞柱压力的气体更易于插入套口，笔者推荐气腹注入气体大概12mm汞柱压力。第二（左）、第三（右）个机械臂端口（直径8mm）置于镜头保护套口以下1cm，对称位于左右两侧腹直肌外缘。第四个端口（直径5mm右侧辅助套口）放置于右髂前上棘与腋前线交点上方约5cm位置。第五个端口（15mm）位于左髂前上棘与腋前线交点上方约5cm位置，用来置入第四个机器手臂。务必确定第四个机器手臂和左侧机器操作手臂进入腹腔后不在一条直线上，以避免术中两手臂交叉碰撞。第六个辅助端口（12mm）位于右侧机器壁入口和镜头套口中点上方高于镜头套口2.5cm位置。所有套口都置入后，开始对接机器人，镜头置于0°

水平位置。尿流改道手术时，第四个机械手臂由第五个套口（15mm）移出，以完成肠管吻合术。

辨别、分离输尿管

盆部输尿管起自骨盆上口相当于其与髂血管交叉处的稍上方。输尿管浆膜层下有广泛的交通支动脉网，切断任何一段输尿管对断端局部血液供应并无大影响。解剖分离输尿管直至远端输尿管膀胱连接部，离断后用系有丝线的Hem-o-lok™夹吻合。远端输尿管切除部分送术中冰冻。

盆腔淋巴结清扫

医生可以根据自己的习惯，在膀胱肿瘤切除术之前或者之后完成淋巴结清扫工作。具体的过程将在第36章介绍。

男性患者根治性膀胱切除术

手术时从精囊腺后道格拉斯陷凹开始分离。腹膜下分离出6cm区域，然后用第二只辅臂或者第四只机器手将膀胱提起。充分暴露输精管壶腹部及精囊腺，尽量不要损伤他们及周围神经组织。暴露狄氏筋膜后侧，横向切开可以看到直肠旁脂肪。在直肠之前的解剖结构与前列腺癌根治术一致[32]。沿前列腺基底外侧使用钝性与锐性分离结合，将神经血管束从前列腺基底游离。

膀胱外侧的分离

脐正中韧带由膀胱顶连至脐部，靠近腹股沟环。横向切开腹膜直至髂外动脉内侧。沿髂外血管内侧分离输精管。使用锐性与钝性相结合的方法分离。充分扩张膀胱与骨盆的空间。解剖分离至耻骨联合后侧。用5mm血管闭合器或者Hem-o-lok夹单独夹闭各条血管，特别是在淋巴清扫完成后。依次分离膀胱上动脉膀胱下动脉及膀胱前列腺的血管。阻断前列腺上外侧区域的血管束以保留血管神经丛。保留神经不受损伤的同时，用分离钳在这个层面钝性分离。继续探查并切断前列腺后外侧血管神经束，到达前列腺顶部，打开内骨盆筋膜。此时脐韧带和尿管在膀胱顶部分开。切断腹膜后小血管丛，将膀胱从腹壁上分离下来。分离开前列腺前面的浅表静脉。最后只剩下前列腺尖部及背侧的较为复杂的经脉丛。

保留神经的分离操作

得益于三维视觉与 10 倍放大和腕式机构提供的灵活性，机器人辅助手术如今已经可以掌握神经保留技术。膀胱癌根治术中神经保留的情况与前列腺癌相一致[32]。但重要的是分离时不要切断神经血管束，尤其在膀胱癌根治手术时血管神经束相距较近。靠近腺体及前列腺基底部要加倍小心。横向暴露前列腺两侧，打开内骨盆筋膜。用吸引器下压直肠，紧贴着前列腺包膜切除 Denovilliers 筋膜。切除前列腺的膀胱前列腺血管丛，Hem-o-lok 夹的使用可以避免双极烫伤神经血管丛。术中存在意外发现前列腺癌的可能。一般这种情况下前列腺癌病理多为 pT_2 期，尽可能切除干净肿瘤的同时不损伤神经，此时筋膜内解剖切除平面的选择至关重要[21]。

前列腺尖部的分离

背深静脉复合体处理方式有很多种[32]，包括像血管束结扎器和 45mm 的吻合器。通常，我们都用 2-0 的薇乔线（2-0 Biosyn, CV25 needle）结扎。识别出尿道后，对于前列腺癌的患者，解剖平面可能更靠近前列腺的尖部。在切断尿道之前，要先分离一段。如果想尽量保留神经，那分离这个层面的时候一定要格外小心，因其与前列腺非常近。

女性患者膀胱切除术

子宫直肠陷窝呈倒 U 形切口分离。切口在两侧髂血管垂直方向之上几厘米处。

子宫的处理

卵巢和子宫的切除取决于肿瘤的分级、患者的年龄以及对生殖功能的需求。和男患者一样完成输尿管的解剖后，在第四机械臂的协助下，子宫呈前倾状态。医生可以看到子宫悬韧带和卵巢管伞，使用 Weck clips 或者 Endo GIA 分离。识别和分离出子宫动脉后用血管钉阻断并剪开。完成后，第四机械臂可用于子宫收缩和周围的附件的自由移动。

控制血管蒂

膀胱与脐韧带相邻，方便医生识别和寻找血管。横向切断子宫圆韧带后，阻断上极的血管。用第四机械臂轻柔地牵拉膀胱，继续分离血管，在右侧辅助套口伸入血管钉之前，要确保血管束远离髂外血管。在仔细确定髂外血管以及直肠的适当的距离后，使用血管钉阻断并离断血管束。接着分离出髂内血管分支，逐一用 WECK clips 阻断。血管束也可用之前男性膀胱切除术中提到的双极电刀系统完成。

阴道的分离

阴道位于乙状结肠直肠前方，用第四辅臂将其抬起。阴道和膀胱交界区可以手动操纵阴道海绵棒加以识别。阴道后穹窿顶部的平面大致为膀胱和阴道交界区。通过这一层后，阴道壁内的海绵棒大致可见。阴道切口由尿道两侧呈 U 形向下，确认阴道前壁与膀胱有一个窄条形区域相接。保护性功能的自主神经来源于盆腔神经丛，沿着阴道壁外侧走形。出色的成像系统可以清楚的看清阴道周围组织，既可以处理干净肿瘤，也不会损伤性功能。如果有子宫转移病史或者考虑这种情况，可以另外行子宫切除术。阴道保留手术必须保证阴道与膀胱无明显侵犯粘连，才能将其从膀胱上剥离下来。一旦需要将膀胱连同整个阴道壁同时切除，需用第四只辅臂将子宫维持在原位。切入后腹腔，沿着子宫颈向下分离阴道。骨盆内放入标本袋后，子宫和卵巢连同阴道一起切除，如果标本太大，可延长腹部切口放入标本袋将其取出。

松解膀胱和分离尿道

分离和解剖血管蒂的时候笔者已经介绍了膀胱的解剖。下面笔者要更深一步探查直肠旁的区域并沿着耻骨的边缘分离。切开前腹膜，横切内侧脐韧带和脐尿管，将膀胱从前腹壁切除下来。打开内骨盆筋膜。

标识尿道后用一个背静脉针或双极处理交错的静脉丛。在近端牵引的帮助下识别外尿道和尿道周围组织，并手动操纵导尿管，完成尿道切除术，这样就不需要机器人调整位置接触阴道。切断膀胱颈部下方尿道（5mm）以确保功能性尿道关闭机制的保留。可以在宫颈和尿道之间打开阴道，通过前阴道壁的开口取出标本。

阴道壁的重建

阴道壁的边缘封闭使用"翻盖技术"运行连锁缝合[33]。笔者不执行传统的左右关闭前阴道壁，因为它可能会产生一个狭窄的功能失调的管状的阴道。

机器人尿流改道

行根治性膀胱切除术后重建尿管是一项具有挑战性的工作，根据每个患者的需要和情况制订方案。目前有多种方法可选，包括不可控尿流改道、可控尿流改道、膀胱重建等。Simon 是第一个在 1852 年使用肠段完成尿流改道的人[34]。最简单的尿流改道形式是输尿管皮肤造口术。然而，这项技术发生远端狭窄相当频繁，故或多或少被放弃了，除了在一些儿童，使用肠段更常见。在 19 世纪末和 20 世纪初，在没有抗生素的情况下，使用肠段进行了重建尿道后，使得腹膜炎的风险升高。1911 年 Coffey 介绍了输尿管乙状结肠吻合术，它成为尿流改道最常用的方法。由于结肠恶性肿瘤的风险相对较高，该方法使用减少[35]。Zaayer 在 1911 年第一次介绍回肠通道，在 1950 年被 Bricker 定义并成为一个标准的技术[36]。同时，Ferris 和 Oedel 表明在 80% 输尿管乙状结肠吻合术的患者，高氯性代谢性酸中毒是常见的[37]。因此，回肠通道成为尿流改道的首选形式，尽管回肠导管是一个很好的选择。原位膀胱尿路转移的发展进化逐渐成为替代技术。

Tizzoni 与 Foggi 于 1888 年第一次尝试行原位膀胱术[38]。他们用回肠为一只母狗制作了一个新膀胱。1895 年 Mauclaire 使用直肠的一部分作为尿储层[39]。1956 年 Sinaiko 首先使用胃创建一个尿储层[40]。两个非常重要的步骤是现代原位尿转移发展中必不可少的；Kock 建立了乙状结肠原位尿道新膀胱术，创建一个低压储层，和 Lapides 推广使用清洁间歇导尿[41]。1969 年，Kock 报道了他的第一个结果，用一段回肠给患者制造了一个储存粪便的容器[42]。1975 年，他将这种技术的原理转移到尿流改道。在 1980 年代，随着膀胱肿瘤切除术的手术技术继续改善，治疗重点为改善长期生活质量。Nils Kock 和 Maurice Camey[44]研究了各式各样的原位回肠代膀胱方法。绝大多数都是像 Hautmann 和 Studer 一样用回肠段制造新膀胱，或者像 MAINZ 用回盲肠的片段，以及 Ghoneim 的直肠膀胱。这都仅仅是现在依然使用的几种新膀胱代替方法。在 1990 年代，随着微创技术的发展、仪器设备的进步，以及完成膀胱切除术后，大家对腹腔镜泌尿手术的兴趣空前高涨。2001 年，Turk 等[50]介绍了一个完全腹腔镜根治性膀胱切除术（原位新膀胱）的使用（直肠乙状结肠袋）。Gill 报道了一个完全腹腔镜根治性膀胱切除术（原位新膀胱），并分别在 2000 年和 2002 年分别演示了第一个单纯腹腔镜回肠段尿流改道和正位新膀胱术[15,51]。在过去的 10 年中，由于机器人辅助外科手术的发展，全球泌尿科医生腹腔镜手术治疗见证了一个巨大变革。同时，行机器人辅助的根治性膀胱癌膀胱切除术的兴趣在过去几年上升和持续增长。机器人辅助腹腔镜技术使得外科医生更容易克服困难的学习曲线并缩短在微创腹腔和盆腔操作手术时间[52]。

尿路改道步骤

全体内回肠膀胱术

剪取 20cm 的小肠末端回肠，离回盲瓣至少 15cm，使用一个 Endo GIA 60mm 肠道吻合器两端截断。助手从左边的 15mm 套管，伸入肠道吻合器。小肠的连续性的恢复通过使用 Endo GIA 的 60mm 肠道吻合器，定位远端和近端回肠后将其吻合。另外还需用 Endo GIA 吻合取下的回肠片段，左侧输尿管从乙状结肠肠系膜下方绕过右边。

然后切开输尿管，斜形剪 2cm（图 34.2）。将

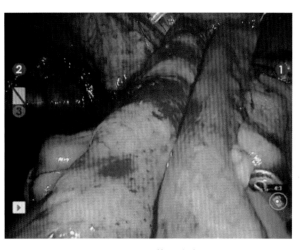

图 34.1　肠管再吻合

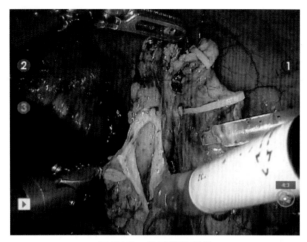

图 34.2 输尿管的裁剪

两个婴儿饲管穿过回肠段插入到每个输尿管。将导管固定在黏膜上。输尿管之间的吻合，使用 Wallace 技术执行，用 4-0 单丝缝合将输尿管断面与小切口缘的肠壁行间断全层缝合，缝线结扎后固定支架管。最后确定吻合口的位置正确。

全体内原位新膀胱术

尿道-回肠吻合

膀胱肿瘤切除术后，淋巴结清扫完成后，进行尿流改道。第一步是执行回肠和尿道之间的吻合。牵拉回肠以达到尿道。有两点很重要：第一，这样操作，新膀胱和肠管之间没有张力；第二，新膀胱可以准确的定位于骨盆当中。这将有助于在手术期间的新膀胱的缝合，肠系膜附着部对面的小肠部，使用机器人剪刀剪开 20 Fr 开口。采用 Von Velthoven 吻合技术，用一根长 18cm 的 4-0 Biosyn™ 线缝合，10~12 针[54]。该操作将用到一把持针器和一把 Cadiere 抓钳。

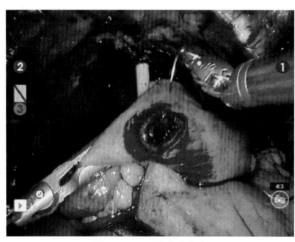

图 34.3 肠尿道吻合术

分离 50cm 的回肠

用一段长约 50cm 的末段回肠构建原位新膀胱。用腹腔镜 Endo GIA 吻合器带 60mm 排钉游离出肠管（图 34.4）：经左侧 15mm 的助手操作孔伸入吻合器，尿道回肠吻合口近端 40cm 处截断回肠，然后用 60mm 排钉重建肠管延续性，并将回肠远端和近端并排排列，使两段肠管的肠系膜对侧缘紧贴在一起。再用吻合器横向打钉一次，关闭肠管开口。在打钉前可先用数根间断缝线对合、固定好两段肠管。

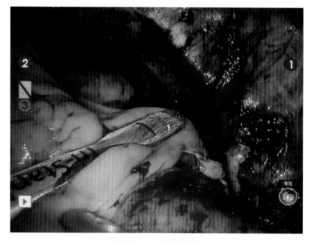

图 34.4 游离肠管

肠管去管化

用冷刀沿系膜对侧缘切开长 40cm 的远端回肠，并保留长 10cm、同向蠕动的近端流入支（图 34.5）。为避免去管化时不影响到尿道与肠管的吻合部位，可在切开肠管时向后方的肠系膜缘多靠近一点。

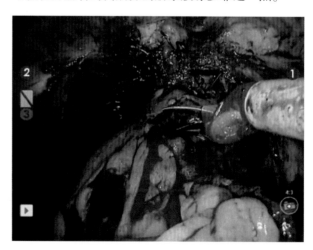

图 34.5 肠管去管化

新膀胱的构建

游离回肠段后，用一根 25cm 长的 3-0 Biosyn™

线或 Vicryl 线）连续缝合数针关闭新膀胱后壁浆肌层，注意在缝合时不要带入黏膜层。完成后部缝合，新膀胱的前部使用相同的缝合线缝合远侧的一半。

0°或 30°的透镜角度较为合适。新膀胱的前部的近端一半保持打开，以便放入输尿管支架待最后封闭。

输尿管–肠管吻合术

输尿管和插入部分之间的吻合，使用 Wallace 技术完成。左输尿管向右绕过乙状结肠系膜后方。然后切开输尿管，将输尿管管径裁剪至直径 2cm 左右。然后用一根 15cm 长的 4-0 Biosyn™ 连续缝合，完成两输尿管后壁的侧侧吻合。进行输尿管和肠管之间的吻合之前，采用 Seldinger 技术[55]，通过下方的两个独立的 4mm 的腹壁切口置入分别插入两根 40cm 长的单 J 输尿管支架 (图 34.6)，穿经流入道分别插入两侧输尿管内。或者，也可将两个婴儿饲管缝合到尿道导管的尖端，然后以相同的方式插入到两侧输尿管中 (图 34.7)。采用上述技术，避免了留置外引流管。之后用一根双头带针的 15 长的 4-0 Biosyn™ 把输尿管吻合至 Studer 新膀胱流入道。最后将外支架管缝合、固定于皮肤。

关闭 Studer 新膀胱

剩余部分膀胱用 3-0 Biosyn™ 或 Vicryl™ 缝合。留置导尿管的气囊充满了 10mL。然后填充入新膀胱 100mL 盐水来检查泄漏。如果观察到泄漏，需另外增加缝合几针。有必要在盆腔放置引流管。

体外回肠渠道术

如前所述，移除机器人，撤掉所有套口。尿道

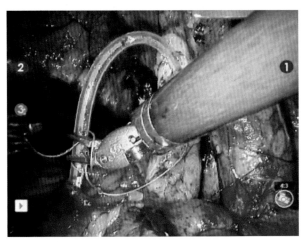

图 34.6 插入支架管

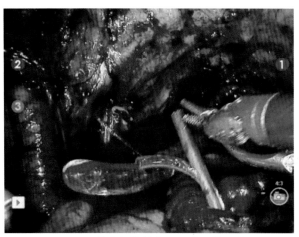

图 34.7 将支架管缝合至尿道导管顶端

的缝合线通过相应的套口牵出来并标记。重要的是要保持患者最初的体位防止肠降入骨盆。在右髂窝套口扩张一个 5~7cm 肌层切口或在脐到耻骨连线中点再开一个切口。中点切口利于输尿管回复蠕动，尤其是肥胖的患者。左侧输尿管在乙状结肠系膜下方。然后裁剪输尿管后根据前面所叙述的 Wallace 技术缝合在一起。通过之前放置的援助针来识别回肠末端同时有一段已经游离的 15~20cm 肠管。重建肠道连续性，使用多条 30cm 3-0 Vicryl™ 缝合线在浆肌层缝合，避免黏膜缝合。然后完成体外尿流改道，如前所述输尿管肠管吻合完成。

体外原位新膀胱术

完成淋巴切除术行根治性膀胱切除术后，机器人脱离，所有套口都移除。原位新膀胱成形如 Studer 所描述的是通过 6~8cm 下腹部正中切口。关于后尿道缝合，通过放置腹腔镜优于通过达·芬奇机器人或开放手术完成[46]。然后体外创建新膀胱并放在骨盆。导尿管通过尿道进入新膀胱。腹部切口关闭和达·芬奇机器人再次停靠。尿道新膀胱吻合由机器人，采用 Van Velthoven 技术，用一根双头带针的 18cm 长的 4-0 Biosyn™ 来回缝合两次，共 10~12 针，完成尿道与新膀胱的吻合。

特殊注意事项

患者体位

应该小心使用气动腿部压缩系统，以避免在

手术过程中血管灌注减少的风险。为了避免心血管并发症，从手术开始，直至患者能自由活动，都要根据患者的体重使用低分子肝素抗凝治疗。完成尿流改道，头低脚高位 10°~15° 即可，需避免由于倾斜度高引起心肺并发症的风险。

套管摆位

重要的一点是确保四臂套口和左机械手臂套口不在一条直线上以避免机器手臂的交错。

尿道–新膀胱吻合

尿道和回肠的吻合应该是体内原位新膀胱形成的第一步。这是一个关键的步骤，因为可以无张力吻合，且整个过程可以放置新膀胱于小骨盆中完成。

如何避免并发症

垫肩应该小心使用以避免（淋巴管、血管、神经）丛损伤的风险。应该小心左输尿管绕过结肠乙状结肠后方时避免损坏血管结构。新膀胱建立后检查其是否泄漏是很重要的。额外的缝合以确保密封性吻合是减少术后并发症的基础（图 34.8）。

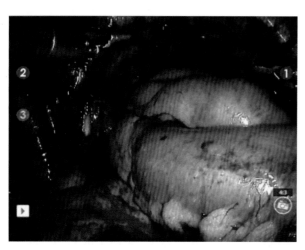

图 34.8 水密性缝合

手术开展现状和手术效果

机器人辅助根治性膀胱切除术后实施尿流改道可能是最具挑战性的一部分，特别是使用完全体内途径。Beecken 等[56]在 2003 年第一次机器人

协助行根治性膀胱切除术以来，已经报道了 200 多例 RARCs 手术，超过 700 例患者的数据库都收入国际机器人膀胱切除术联盟（IRCC）（K·A·Guru 2010, personal communication）[57]。调查人员已明确报道了这种技术的可行性，而体内或体外新膀胱建立取决于外科医生的选择。用于体内或体外重建新膀胱的手术时间是决定选择的最重要因素之一。机器人辅助体内回肠重建、原位新膀胱和膀胱尿道吻合均已完成且文献中已有详细描述[17,22,58-62]。一些作者称成功完成体内重建的手术时间：8.5 h 新膀胱[56]，平均 11.5 h 的三回肠导管[63]和 12 h 完成回肠新膀胱[59]。使用完全体内尿流改道，笔者获得的结果与体外方法发表的手术时间具有可比性[64]。然而，全球大多数中心优先执行体外尿流改道，通过扩展微创创口用于切除标本[17-19,21,29,62,65]。完全体内途径在女患者肯定是有利的，经阴道的标本提取是最简单的提取标本的方式。支持体外尿流改道的学者认为，更大的空间可以更快地重建以减少手术时间。此外体内尿流改道技术方面要求也较高。

因为缺乏数据公布，勃起和尿控功能评价结果目前不得而知。到现在为止，发表的结果与开放的数据系列具有可比性[19]。Murphy 等报道了 4 例保留神经的机器人根治性膀胱切除术，其中 3 例患者在术后 6 个月随访中表示，可借助 Tadalafil 实现功能性勃起。同时，4 例原位新膀胱患者在日间均能实现尿控。Jonsson 等也报道了 12 例机器人根治性膀胱切除术加全体内尿流改道，在 9 例保留神经的患者中，8 例患者在使用或不使用 Tadalafil 的情况下能够实现功能性勃起；所有 12 例患者中的 11 例在术后 6 个月随访中表示可达到日间尿控。

结　论

随着时间的推移和经验的增长，手术时间、术后勃起尿控功能和肿瘤学的预后都将继续改善。机器人辅助膀胱癌根治术尿流改道是使用体内还是体外途径仍需更多的研究。就目前而言，体内尿流改道建议由大型综合医院富有经验的外科医生完成。

参考文献

[1] Stein JP, Skinner DG. Radical cystectomy for invasive bladder cancer: long-term results of a standard procedure. World J Urol, 2006, 24(3):296–304.

[2] Stein JP. Improving outcomes with radical cystectomy for high-grade invasive bladder cancer. World J Urol, 2006, 24(5):509–516.

[3] Dhar NB, Klein EA, Reuther AM, et al. Outcome after radical cystectomy with limited or extended pelvic lymph node dissection. J Urol, 2008, 179(3):873–878.

[4] Konety BR, Allareddy V, Herr H. Complications after radical cystectomy: analysis of population-based data. Urology, 2006, 68(1):58–64.

[5] Novotny V, Hakenberg OW, Wiessner D, et al. Perioperative complications of radical cystectomy in a contemporary series. Eur Urol, 2007, 51(2):397–401.

[6] Hautmann RE, Volkmer BG, Schumacher MC, et al. Long-term results of standard procedures in urology: the ileal neobladder. World J Urol, 2006, 24(3):305–314.

[7] Parra RO, Andrus CH, Jones JP, et al. Laparoscopic cystectomy: initial report on a new treatment for the retained bladder. J Urol, 1992, 148(4):1140–1144.

[8] Cathelineau X, Arroyo C, Rozet F, et al. Laparoscopic assisted radical cystectomy: the montsouris experience after 84 cases. Eur Urol, 2005, 47(6):780–784.

[9] Haber GP, Campbell SC, Colombo JR Jr, et al. Perioperative outcomes with laparoscopic radical cystectomy: "pure laparoscopic" and "open-assisted laparoscopic" approaches. Urology, 2007, 70(5): 910–915.

[10] Basillote JB, Abdelshehid C, Ahlering TE, et al. Laparoscopic assisted radical cystectomy with ileal neobladder: a comparison with the open approach. J Urol, 2004, 172(2):489–493.

[11] Wiklund NP. Technology Insight: surgical robots-expensive toys or the future of urologic surgery? Nat Clin Pract Urol, 2004, 1(2):97–102.

[12] Gerullis H, Kuemmel C, Popken G. Laparoscopic cystectomy with extracorporeal-assisted urinary diversion: experience with 34 patients. Eur Urol, 2007, 51 (1):193–198.

[13] Moinzadeh A, Gill IS, Desai M, et al. Laparoscopic radical cystectomy in the female. J Urol, 2005, 173(6): 1912–1917.

[14] van Velthoven RF, Piechaud T. Laparoscopic radical cystectomy with ileal conduit diversion. Curr Urol Rep, 2005, 6(2):93–100.

[15] Gill IS, Fergany A, Klein EA, et al. Laparoscopic radical cystoprostatectomy with ileal conduit performed completely intracorporeally: the initial 2 cases. Urology, 2000, 56(1): 26–29.

[16] Kaouk JH, Gill IS, Desai MM, et al. Laparoscopic orthotopic ileal neobladder. J Endourol, 2001, 15 (2): 131–142.

[17] Menon M, Hemal AK, Tewari A, et al. Nerve-sparing robot-assisted radical cystoprostatectomy and urinary diversion. BJU Int, 2003, 92(3):232–236.

[18] Guru KA, Kim HL, Piacente PM, et al. Robotassisted radical cystectomy and pelvic lymph node dissection: initial experience at Roswell Park Cancer Institute. Urology, 2007, 69(3):469–474.

[19] Murphy DG, Challacombe BJ, Elhage O, et al. Robotic-assisted laparoscopic radical cystectomy with extracorporeal urinary diversion: initial experience. Eur Urol, 2008, 54 (3):570–580.

[20] Guru KA, Wiklund NP, et al. Robotic Urology. London: Springer, 2008.

[21] Wang GJ, Barocas DA, Raman JD, et al. Robotic vs open radical cystectomy: prospective comparison of perioperative outcomes and pathological measures of early oncological efficacy. BJU Int, 2008, 101(1):89–93.

[22] Hemal AK, Abol-Enein H, Tewari A, et al. Robotic radical cystectomy and urinary diversion in the management of bladder cancer. Urol Clin North Am, 2004, 31(4):719–729, viii.

[23] Palmer KJ, Shah K, Samavedi S, et al. Robot-assisted radical cystectomy. J Endourol, 2008, 22(9):2073–2077.

[24] Lowentritt BH, Castle EP, Woods M, et al. Robot-assisted radical cystectomy in women: technique and initial experience. J Endourol, 2008, 22(4):709–712.

[25] Khan MS, Shah SS, Hemel A, et al. Robotic-assisted radical cystectomy. Int J Med Robot, 2008, 4(3):197–201.

[26] Pruthi RS, Smith A, Wallen EM. Evaluating the learning curve for robot-assisted laparoscopic radical cystectomy. J Endourol, 2008, 22(11):2469–2474.

[27] Savage SJ. Radical cystectomy: the minimally invasive approach. Urol Oncol, 2004, 22(3):262–263.

[28] Rhee JJ, Lebeau S, Smolkin M, et al. Radical cystectomy with ileal conduit diversion: early prospective evaluation of the impact of robotic assistance. BJU Int, 2006, 98(5): 1059–1063.

[29] Galich A, Sterrett S, Nazemi T, et al. Comparative analysis of early perioperative outcomes following radical

cystectomy by either the robotic or open method. JSLS, 2006, 10(2): 145–150.

[30] Yuh B, Padalino J, Butt ZM, et al. Impact of tumour volume on surgical and pathological outcomes after robot-assisted radical cystectomy. BJU Int, 2008, 102 (7):840–843.

[31] Gorecki PJ, Cottam D, Ger R, et al. Lower extremity compartment syndrome following a laparoscopic Roux-en-Y gastric bypass. Obes Surg, 2002, 12(2):289–291.

[32] Nilsson AE, Carlsson S, Laven BA, et al. Karolinska prostatectomy: a robot-assisted laparoscopic radical prostatectomy technique. Scand J Urol Nephrol, 2006, 40 (6):453–458.

[33] Stein JP, Skinner DG. Results with radical cystectomy for treating bladder cancer: a 'reference standard' for high-grade, invasive bladder cancer. BJU Int, 2003, 92(1):12–17.

[34] Simon J. Ectopia vesicae. Lancet, 1852, 2:568–570.

[35] Coffey RC. Physiologic implantation of the severed ureter or common bile duct into the intestine. JAMA, 1911, 56: 397–403.

[36] Bricker EM. Bladder substitution after pelvic evisceration. Surg Clin North Am, 1950, 30(5):1511–1521.

[37] Ferris DO, Odel HM. Electrolyte pattern of the blood after bilateral ureterosigmoidostomy. J Am Med Assoc, 1950, 142(9):634–641.

[38] Tizzoni G, Foggi A. Der Wiederherstellung der Harnblase. Zentralbl Chir, 1888, 15:921.

[39] Mauclaire M. De quelques essais de chirurgie expérimentale applicalers au traitement de l'extrophie de la vessie et des anus de nature complexe. Ann Mal Org Gènitourin, 1895, 13(15):1080–1081.

[40] Sinaiko E. Artificial bladder from segment of stomach and study of effect of urine on gastric secretion. Surg Gynecol Obstet, 1956, 102(4):433–438.

[41] Lapides J, Diokno AC, Silber SM, et al. Clean, intermittent self-catheterization in the treatment of urinary tract disease. 1972. J Urol, 2002, 167(4):1584–1586.

[42] Kock NG. Continent ileostomy. Prog Surg, 1973, 12:180–201.

[43] Kock NG, Nilson AE, Nilsson LO, et al. Urinary diversion via a continent ileal reservoir: clinical results in 12 patients. J Urol, 1982, 128(3):469–475.

[44] Camey M. L'enterocystoplastie après cystoprostatectomie pur cancer de vessie, Ann Urol, 1979;13: 114–123.

[45] Hautmann RE, Miller K, Steiner U, et al. The ileal neobladder: 6 years of experience with more than 200 patients. J Urol, 1993, 150(1):40–45.

[46] Studer UE, Ackermann D, Casanova GA, et al. A newer form of bladder substitute based on historical perspectives. Semin Urol, 1988, 6(1):57–65.

[47] Fisch M, Wammack R, Muller SC, et al. The Mainz pouch II (sigma rectum pouch). J Urol, 1993, 149(2):258–263.

[48] Mansson W, Davidsson T, Konyves J, et al. Mansson A, Wullt B. Continent urinary tract reconstruction-the Lund experience. BJU Int, 2003, 92(3): 271–276.

[49] Ghoneim MA, Ashamallah AK, Mahran MR, et al. Further experience with the modified rectal bladder (the augmented and valved rectum) for urine diversion. J Urol, 1992, 147(5):1252–1255.

[50] Turk I, Deger S, Winkelmann B, et al. Laparoscopic radical cystectomy with continent urinary diversion (rectal sigmoid pouch) performed completely intracorporeally: the initial 5 cases. J Urol, 2001, 165(6 pt 1):1863–1866.

[51] Gill IS, Kaouk JH, Meraney AM, et al. Laparoscopic radical cystectomy and continent orthotopic ileal neobladder performed completely intracorporeally: the initial experience. J Urol, 2002, 168(1):13–18.

[52] Schumacher MC, Jonsson MN, Wiklund NP. Robotic cystectomy. Scand J Surg, 2009, 98(2):89–95.

[53] Wallace DM. Ureteric diversion using a conduit: a simplified technique. Br J Urol, 1966, 38(5):522–527.

[54] Van Velthoven RF, Ahlering TE, Peltier A, et al. Technique for laparoscopic running urethrovesical anastomosis:the single knot method. Urology, 2003, 61(4): 699–702.

[55] Bigongiari LR. The Seldinger approach to percutaneous nephrostomy and ureteral stent placement. Urol Radiol, 1981, 2(3):141–145.

[56] Beecken WD, Wolfram M, Engl T, et al. Robotic-assisted laparoscopic radical cystectomy and intra-abdominal formation of an orthotopic ilea neobladder. Eur Urol, 2003, 44(3):337–339.

[57] Guru KA, Nyquist J, Perlmutter A, et al. A robotic future for bladder cancer? Lancet Oncol, 2008, 9(2):184.

[58] Shah NL, Hemal AK, Menon M. Robot-assisted radical cystectomy and urinary diversion. Curr Urol Rep, 2005, 6 (2):122–125.

[59] Sala LG, Matsunaga GS, Corica FA, et al. Robot-assisted laparoscopic radical cystoprostatectomy and totally intracorporeal ileal neobladder. J Endourol, 2006, 20(4): 233–235.

[60] Dasgupta P, Rimington P, Murphy D, et al. Robotic assisted radical cystectomy: short to medium-term

oncologic and functional outcomes. Int J Clin Pract, 2008, 62(11):1709–1714.

[61] Menon M, Hemal AK, Tewari A, et al. Robotassisted radical cystectomy and urinary diversion in female patients: technique with preservation of the uterus and vagina. J Am Coll Surg, 2004, 198(3): 386–393.

[62] Hemal AK. Role of robot-assisted surgery for bladder cancer. Curr Opin Urol, 2009, 19(1):69–75.

[63] Balaji KC, Yohannes P, McBride CL, et al. Hemstreet GP Ⅲ. Feasibility of robot-assisted totally intracorporeal laparoscopic ileal conduit urinary diversion: initial results of a single institutional pilot study. Urology, 2004, 63(1):51–55.

[64] Jonsson MN. Robot-assisted radical cystectomy with totally intracorporeal urinary diversion in patients with transitional cell carcinoma of the bladder. J Urol, 2009, 181(4):284.

[65] Pruthi RS, Wallen EM. Robotic assisted laparoscopic radical cystoprostatectomy: operative and pathological outcomes. J Urol, 2007, 178(3 pt 1):814–818.

35 机器人膀胱切除术加体外尿流改道术的手术步骤

Erik P. Castle, Michael E. Woods, Khurshid A. Guru

关·键·词

· 膀胱癌
· 机器人辅助
· 根治性膀胱切除术
· 尿流改道

引 言

根治性膀胱切除术和尿流改道仍然是膀胱癌手术的基础。尽管手术效果明显，但与手术相关的死亡率接近 2%[1]。泌尿外科领域已经包含了减少治疗对患者影响的微创手术，也能清楚地看到根治性肾切除术、根治性前列腺切除术手术方式的转变[2,3]。腹腔镜根治性膀胱切除术亦跟随这一趋势，但进程显然要慢得多。第一例腹腔镜单纯膀胱切除手术由 Parra 等于 1992 年报道，描述了一例良性膀胱部分切除手术[4]。在此之后，有腹腔镜根治性膀胱切除术治疗恶性疾病与尿流改道的报道[5-9]。自达·芬奇手术系统 (Intuitive Surgical, Sunnyvale, CA) 引入以来，腹腔镜根治性前列腺切除术技术进步飞速，它帮助克服腹腔镜盆腔手术的一些技术难题[3]。进而，达·芬奇系统的技术被应用于腹腔镜膀胱切除术。2003 年，Menon 等第一次报道了机器人辅助膀胱癌根治术（RARC）和尿流改道[10]。机器人辅助根治性膀胱切除术的部分技术和生理方面的优势可潜在转化为减少并发症的发生率。由于腹部是封闭的，减少了液体流失，因此气腹能减少术中失血和不易察觉的蒸发流失。这些患者手术切口小，由牵开器造成腹部肌肉损伤少，从而减少了镇痛剂的用量，并能够早期下床活动。最后气腹的建立和低头仰卧位仅受重力影响等等都简化了操作，

理论上有利于肠功能恢复。Ng 等报道称，和传统开放手术相比，机器人辅助根治性膀胱切除术的失血量、输血率、住院时间以及并发症均有减少[11]。

尽管 RARC 术具有上述优势，但仍应当重视其肿瘤控制效果。膀胱尿路上皮细胞癌是一种致命的疾病。侵犯肌层的膀胱癌患者不经治疗，两年生存率仅为 15%[12]。行根治性膀胱切除术的"质量"可影响患者的生存[13]。RARC，或者任何行根治性膀胱切除术新方法有两个问题需要注意：确保切缘阴性和进行盆腔淋巴结清扫 (PLND)。有报告称 RARC 切缘阳性率 0~7.2%[11,14]。这与开放根治性膀胱切除术相一致[15]。行根治性膀胱切除术时淋巴结转移的发生率大约是 25%[16]。适当的 PLND 可用来帮助识别患者是否能从辅助化疗中受益[17,18]。不论淋巴结是阳性还是阴性，清扫都有预后和治疗意义，但是要注意 PLND 时的标准化和清扫的彻底性[13,15,19,20]。最近的文献报道称，经验丰富的外科医生淋巴结清扫的数量为 18~25 个[11,14,21]。这些报告大多没有和开放根治性膀胱切除术的比较。一项研究做了这样的比较，提示开放手术和机器人辅助手术的淋巴结清扫的效果无明显差异[11]。机器人系统并没有限制外科医生执行扩大的 PLND，如果需要的话可以扩展到肠系膜下动脉 (IMA)[22]。尽管有病理报告预测，RARC 的真实有效性须依据后期的复发率和生存

率来评估。RARC 处于发展早期，因而无肿瘤长期随访资料，但有些短期或中期随访资料（表35.1）。Pruthi 和 Wallen 曾发布过一个 50 个癌症患者预后随访的短期报道[14]。他们平均随访 13.2个月，总体和特定疾病生存率分别为 90% 和94%。笔者最近统计亚利桑那州梅奥诊所和杜兰大学的 RARC 生存率资料[28]。研究共有 80 名患

者，其中有 59 人随访时间超过 6 个月。平均随访 25 个月（范围为 6~49 个月）。12、24 和 36 个月的为 82%、69% 和 69%，12d、24d、36 个月的为 82%、71%、71%。将这些结果与以往开放手术比较，不难发现就中远期时间来看，RARC 对于癌症控制并无明显差异[29]。

表 35.1 机器人辅助根治性膀胱切除术文献统计

作者	例数	尿流改道方式	年龄	平均手术时间	平均失血量(mL)	住院天数	并发症
Menon 等[10]	17	回肠渠道(3)	–	260	150	–	因术后出血再次探查(1)
		新膀胱(14)		308		–	血吸虫病(13)
Hemal 等[23]	24	回肠渠道(4)	–	290	200		失血及相关并发症
		W 新膀胱(16)					
		T 新膀胱(2)					
		双管状新膀胱(2)					
Galich 等[24]	13	回肠渠道(6)	70	697	500	8	肠膀胱瘘道+小肠梗阻(1)、脓肿(1)
		新膀胱(5)					
		Indiana 新膀胱(2)					
Abraham 等[25]	14	回肠渠道(14)	76.5	419	212	5.8	42.8%的输血率,28%的并发症发病率:肠梗阻(2)、漏尿(1)、心肌梗死(1)、左侧闭孔神经损伤
Murphy 等[26]	23	回肠渠道(19)	64.8	368	278	11.6	23%的并发症发生率:输血(1)、直肠损伤/结肠损伤(1)、吻合口狭窄、漏尿(1)、双侧/左侧股神经损伤、术后出血
		Studer 新膀胱(4)					
Guru 等[21]	67	回肠渠道	67	–	520	–	术后出血、输血、再次探查(1)
Ng 等[11]	83	回肠渠道(47)	70.9	375	460	5.5	蜂窝织炎、吻合口裂、肾衰、输尿管梗阻、瘘道/漏尿、不明原因的发热、气胸、尿路感染、脓肿、肾盂肾炎、肠梗阻、真菌感染、小肠梗阻、艰难梭菌结肠炎、消化道出血、失血、肠皮肤瘘道、心律失常、心肌梗死、输血(1)、红疹、脱水、深静脉血栓、肺栓塞
		Indiana 新膀胱(10)					
		新膀胱(26)					
Pruthi 等[27]	50	回肠渠道(30)	63.9	302.4	268.2	4.5	不明原因的发热、吻合口漏、其他见 Pruthi 等在 2008 年的报道[12]
		新膀胱(20)					

手术适应证

行根治性膀胱切除术的指征包括肿瘤侵犯肌层固有层，高危非肌层浸润性膀胱癌 T_1G_3 肿瘤，BCG 治疗无效的原位癌，反复复发的非肌层浸润性膀胱癌。膀胱癌根治术没有绝对手术禁忌证。术中有两种情况是继续 RARC 绝对禁忌证。第一个是低血压或强迫体位无法呼吸和腹部臌气的患者，肥胖患者要特别注意。第二个是二氧化碳潴留导致难以控制的酸中毒。尤其是要注意术前患者的心肺功能评估。相对禁忌证包括解剖学异常（例如异位肾、血管动脉瘤）、病态肥胖、放疗术后和之前有腹部或盆腔手术史。RARC 必须遵循开放手术的原则。违背这些肿瘤原则的患者不能接受机器人辅助手术。

患者以及术前准备

机器人辅助手术的患者应按表格完善相关检查（表 35.2）。特别需要注意腹部和骨盆计算机断层扫描（CT）或磁共振成像（MRI）扫描评估淋巴结病、肿瘤的局部转移和解剖异常。有膀胱外转移的患者应考虑新辅助化疗。接受该手术的患者不需做术前肠道准备。患者只需手术前一天午夜后禁食。手术前给患者标记好造口的大致位置。医护人员要对所有患者做好术前教育普及工作，包括术后护理，造口护理，后续尿流改道的方式，造口或者新膀胱术。

表 35.2　术前准备和检测项目

术前检查项目
实验室检查
各代谢物指标
肝功能
全血细胞计数
影像学检查
胸片
腹部和盆腔 CT 或 MRI
骨扫描（可选）

麻醉和患者体位

RARC 在普通气管内插管麻醉下进行。术前 1 h 使用广谱抗生素，覆盖革兰阴性、革兰阳性和厌氧微生物。用连续压迫装置垫起下肢。留置动脉导管以监测血气变化以防止酸中毒和高碳酸血症的出现。患者准备就绪后留置气囊导尿管。

患者手臂收拢呈头低脚高位。必须注意保证患者的手部和肘部充分填充，因为他们往往夹在患者的大腿和手术床固定卡位的中间。术中患者呈头低脚高位，在铺单前需调整好体位。少数情况可能使用胸带；头低脚高位后又固定了手臂，患者在手术台上很难再移动。不需使用肩带且要避免因碰撞造成的损伤。

手术室设备的摆放和人员

手术时可以使用达·芬奇 3 或 4 臂系统（在淋巴切除术时第 4 机器臂可以更便捷地牵拉肠管）。所需机械设备如下：

1. 0° 和 30° 镜头。

2. 机械工具（根据外科医生习惯使用）：Maryland 双极电钳、Cadiere 抓钳、单极电剪或电钩、带孔双极电钳、Prograsp™ 抓钳、两把持针器。

3. 其他器械：血管吻合器、带锁血管夹、冲洗吸引器、无损伤腹腔镜抓钳。

第一助手一般在患者的右侧操作，而四号臂是放置在患者的左边。如果使用三臂系统，那么二号臂应该在左侧操作以辅助牵拉肠管及盆腔内容物。达·芬奇系统的控制塔位于患者的左腿边。毗邻控制塔的是仪器台。这给洗手护士留下足够的空间，如有需要二号臂可以位于患者的左边。监视器位于控制塔的顶部而一号臂位于患者的左肩旁（如果有第二个监视器当然更好），外科医生的控制台可以根据个人喜好放置。如果体内尿流改道时助理需坐左边完成体内吻合，位置可以变更。

手术方法

已有多种方法被用于 RARC 且应该注意的是，手术步骤包括行根治性膀胱切除术前完成淋巴切除术。一个概念性的技术方法是"空间技术"，它使用一个解剖的方法通过开发手术空间和完成膀胱切除术后淋巴切除术。该技术将贯穿整个步骤，探究哪些步骤与空间技术相关联。女性患者膀胱尿道切除手术时候，可以在机器人腹腔镜手术部分之前完成尿道周围切口。

应该指出的是手术步骤为根治性膀胱切除术前完成淋巴清扫术。一些外科医生偏好完成膀胱切除术后，将标本切下放置在腹部标本袋中，再进行淋巴结清扫。

套管摆位

总共有 6 个套管。一个 12mm 镜头套管，两个 8mmmm 机械臂套管,一个 12mm (或 15mm，以辅助标本切除) 和 5mm 助理端口，和左边一个额外的 8mm 第四辅臂端口。如果使用三臂系统，那么会添加一个 5mm 的端口。如图 35.1 示，所有端口排列呈 "倒 V" 形。人工气腹的建立可采用 Veress 或 Hassan 技术来完成。视频的套管放置于头部向脐中线 1~4cm 处。两个 8mm 机器臂位于脐上 1cm 中线两侧 8~10cm 处。右边的两个辅助套管位于右机械臂端口外侧，而第四辅端口位于左边机器臂端口外侧。

构建操作空间的方法：盆腔外侧间隙

游离乙状结肠、左结肠

端口和机器人布置就位后，外科医生应该按

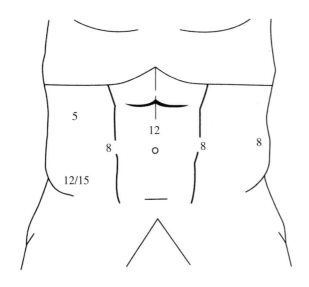

图 35.1 RARC 术各套管位置，助手在患者右侧。第四机械臂位于患者左侧。镜头套管为 12mm，其他各机械臂套管均为 8mm。两个助手操作孔：髂前上棘内侧的 12 或 15mm 套管，以及更靠近头侧的 5mm 套管

照东方人盆腔解剖来识别结构标志。手术开始可以使镜头向下 30°。这样可使淋巴清扫时骨盆和腹膜后腔视野更好。之后切换为 0° 镜头。横向探查腹膜内侧脐韧带后方的褶皱，膀胱和脐韧带逐渐清晰。从右边髂血管和内环及脐韧带开始较容易，因为左侧乙状结肠掩盖了左髂血管。自左向右切开腹膜。将左侧结肠和乙状结肠拨开，以暴露左髂血管和左输尿管。

构建左侧膀胱旁间隙

找到左内侧脐韧带，切开分离腹膜侧韧带和左侧髂血管内侧。钝性剥离暴露内股盆筋膜。笔者一般分离出男性患者输精管以使得膀胱位置正中。

构建操作空间的方法：输尿管周围间隙

识别、游离和分离左侧输尿管

确认左侧输尿管跨过髂血管。从底层结构游离输尿管，同时尽可能保留输尿管周围组织。远端游离至膀胱连接部。可以看见左脐动脉或左膀胱动脉位于输尿管进入膀胱的外侧。用 hem-o-lok 夹截断输尿管远端。在输尿管近端应用缝合线预先绑在输尿管残段夹子上，这样之后的手术过程中输尿管就不需要额外的标记。该缝合线长为 10~12cm，以便迁出到切口用于体外重建。应充分游离输尿管头侧附件。游离需在截断输尿管之前进行，因为一旦输尿管被离断，近端解剖可能比较困难。之后切断输尿管。取边缘部分送冰冻切片。但值得注意的是，输尿管近段切除过多可能导致输尿管坏死，同时可能造成术后输尿管狭窄。

进行左侧盆腔淋巴结清扫

笔者目前一手使用 Maryland 双极电钳，另一只手使用单极剪刀。解剖从左侧髂外动脉开始。分离时采用 split-and-roll 手法，即一边分离，一边将分离的组织向下卷曲。向近端分离至主动脉分叉水平。沿髂总和髂外静脉分离时要特别小心，因为气腹压迫导致静脉塌陷。直线向下在髂外静脉穿过耻骨支的后面，可以找到闭孔神经和血管。注意应充分分离（骨骼化）胃下动脉。术者酌情使用锁夹，但笔者认为至少在远端和近段交界处使用血管夹以避免淋巴液漏出。

为最大限度地从骨盆清扫淋巴结，需从髂外血管外侧开始（"Marcille 的空间"）。这样方便分离髂内淋巴结近端和闭孔神经后下方淋巴结。淋巴结可用 10 mm 的标本袋分装取出。

沿盆腔血管外侧缘向主动脉分叉近段进行分离。沿髂外动脉的近端可以看到供应腰肌的小动脉分支，术中可以保留或剪切它。沿着右髂总动脉的近端和外侧缘很容易发现下腔静脉。

构建操作空间的方法：盆腔外侧间隙和输尿管旁间隙

构建右侧膀胱旁间隙，右侧输尿管的处理和右侧盆腔淋巴结清扫术

和左侧一样扩展膀胱右侧周围空间，分离过程也与左侧类似。但应该指出的是，右侧腹膜后腔切口应该延伸到乙状结肠肠系膜的右边。最重要的是要扩展一个相对较大的空间，由于肠系膜血管的关系，在钝性剥离时要加倍留意。然而，外科医生操作时贴近大血管向外扩展空间相对安全一些。

识别、结扎、离断膀胱上动脉

完成淋巴结清扫后，脐和膀胱的动脉清楚可见。建议先夹闭或缝合输尿管以获得更多空间操作。如果没有用钛夹标记，也可以用仪器针将两输尿管远端标记在一起。

将左侧输尿管经乙状结肠系膜穿至对侧

右辅臂辅助左输尿管转置乙状结肠肠系膜的后侧。右辅臂沿着肠系膜下的主动脉前表面轻轻推进钝性仪器。乙状结肠被推到右侧，钝性仪器需在视线范围内。之后医生抓住左边输尿管的标志，很容易将其穿过肠系膜裂孔。

用一根 20~25cm 的 2-0 薇乔线标记回肠远端

回肠至少应用 10~12 针 2-0 薇乔缝合标记。通常有助于调动盲肠的侧附件，以便于把回肠穿过腹部切口，使远端部分回肠容易识别。

分离膀胱直肠陷凹

镜头可以更改为 0°镜头最佳可视化。医生应该从膀胱后乙状结肠前延长切入腹膜。使用钝性和双极烫烧相结合的方法解剖分离，扩展直肠前空间。必须用一只辅臂将膀胱及附属组织向前牵拉。在男性患者，狄氏筋膜需要尽可能向尾部解剖分离，一直解剖到直肠尿道肌。如果需要保留

神经，那么应该解剖靠近直肠表面上时分离到狄氏筋膜前，让神经保持接近前列腺。

对于女性患者，保留阴道手术过程术者需沿着前阴道黏膜解剖。如果阴道前壁不能避免受损，一般在阴道放置海绵钳以识别的阴道断端。可以用单极在阴道顶端切开切口。一些气体可能会通过阴道口溢出，海绵钳可以一定程度保持气密性。接下来处理手术开始已经分离的尿道周围后面的创面。随着神经保留技术过程的女性，阴道的切口应尽可能靠向前外侧。解剖过程医生要尽量横向保护阴道前外侧神经与血管相对密集的组织。

处理膀胱下极残留动脉血管

完成膀胱后边界解剖，可以将膀胱横向附件全部清理。非神经保留手术中，可以用血管夹、双极和单极来清理血管。血管夹可以夹闭血管两端。应通过盆内筋膜向尾部解剖从而完全把膀胱游离其侧附件和直肠。经常使用横向和纵向解剖交替的方式完成分离。

神经与血管束的保留

神经保留术中，医生会看到神经血管束，其位于前列腺后外侧面下至阴道前表面。医生沿前列腺或阴道表面横向分离筋膜暴露血管束。解剖分离直到之前已经处理过的 Denonvillier 的筋膜。术者需用电凝小心处理膀胱前列腺神经血管蒂，尽可能避免损伤。小心解剖分离泌尿生殖隔，防止损伤尖端和尿道。一旦神经分离完成，就可以继续完成剩下膀胱后侧或前列腺附件的解剖。这时候，剩下的膀胱附件有脐尿管、前附件、前列腺和尿道。

松解脐尿管

内侧和脐正中韧带应该尽可能用电烙划分开。解剖和腹膜切口从内侧脐韧带切口到膀胱的前表面。

膀胱顶部的分离

从两侧切入盆内筋膜。前列腺癌或阴道的顶端解剖就完成了。之后采用薇乔线结扎"8"字缝合背静脉。虽然这一步可以用吻合器完成，笔者认为缝合结扎可以有更好的视野和尿道识别。此外，如果使用了血管钉，尿流改道打开了腹腔，可能会有静脉血渗入骨盆。

分离、结扎和离断尿道

最重要的是能解剖分离出宽敞的尿道残端。

这是很重要的，即使不做新膀胱。完好的尿道残端方便之后尿流改道操作中使用锁定夹或缝合结扎，防止肿瘤溢出。如果后侧解剖充分，应该有小块后侧组织而不是一些直肠尿道肌碎片。建立新膀胱前，术者可以从切除尿道近端部分取组织做冰冻切片。

取出标本

整个标本可以置入 15mm 标本标本袋。术者需要在肚脐下或者周围开 5~6cm 伤口取出标本。提取之前，床头辅臂应用抓紧器抓住输尿管和回肠上的标签后通过切口递送标本。

尿流改道：构建回肠渠道或新膀胱

一般通过提取标本的切口完成尿流改道 (图35.2)。尿流改道方式的选择基于外科医生的偏好和患者特点。之前已经介绍了很多种尿流改道建立新膀胱的技术。一般情况下，切口低接近于耻骨联合更容易取出。这样可以在提取切口位置通过"开放"的方式缝合。笔者发现，这在许多患者是一个可行的选择。

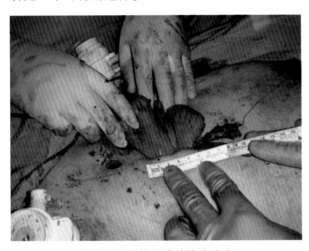

图 35.2　尿流改道的体外重建

如果使用机器人辅助完成输尿管膀胱吻合，需要通过提取切口留置导尿管插入通过尿道。之后将导尿管的远端部分插入到预期的尿道吻合口然后注满气囊 (图 35.3)。吻合的缝合线可以先放入新膀胱预期吻合口的位置 (图 35.4)。笔者习惯使用两根配 UR-6 针 2-0 Monocryl 缝合线，剪短至 7cm 的长度。轻轻牵引导尿管可以更容易把新膀胱向下牵引进入骨盆和尿道残端。通常来说，最好将支架留在膀胱中直到 3 周后拔出导尿管。笔者发现这很奏效，避免额外开放途径置入支架。另一个方法是通过尿道放入支架。

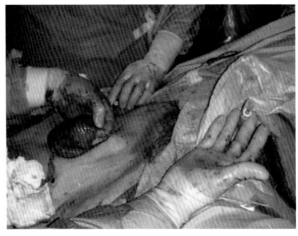

图 35.3　该导管已经沿新膀胱通过尿道进入预期的吻合部位

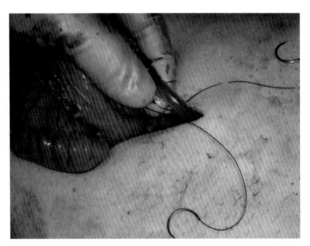

图 35.4　吻合术缝合线已经被预先放置在新膀胱的后侧

关闭筋膜并重建气腹

关闭提取标本的切口，气腹逐渐恢复。在剩下的部分操作，要调整头低脚高位的程度以减少膀胱尿道吻合时的张力。

完成膀胱尿道吻合

以 6 点钟位置开始进行吻合。根据吻合和导管移动的需要，适时泄漏导尿管的气囊。一旦完成，需检查吻合口的水密性。

放置下腹部引流管和（或）耻骨上引流管

通过套口置入 1~2 个引流管。如果外科医生选择耻骨上引流管，导尿管应该撤回到尿道，以防损坏导管气囊。根据外科医生各自习惯封闭套口。

术后护理

术后胃管不要立即拔出。静脉点滴抗生素维持术后使用24h后可考虑改为口服。一般不使用硬膜外导管。静脉注射止痛药和（或）抗炎药通常是足够的，一旦患者遵医嘱规律饮食可以及时改用口服止痛剂。

告知患者尽早下床活动的好处。鼓励患者手术当天晚上试着坐在椅子上。他们可以尝试术后第1天由家属挽扶着活动。术后第1天早晨开始每天用液状石蜡灌肠，直到肠道功能恢复。一般来说，术后第2~3天，肠道功能恢复后可以开始流质饮食。大多数患者除每日输液量外不需额外补充液体量或者更改成分。尽管术后出血和肠管损伤破裂的情况较少见，患者仍需密切监测以防止这些并发症，RARC相关并发症发生率不详。外科医生根据各自习惯处置输尿管支架和下腹部引流管。一般情况，输尿管支架留置7~14d，导尿管留置14~21d。如果建立新膀胱时支架未固定，那么拔出导尿管的时候取出支架管。外科医生根据习惯决定拔出导尿管时是否需要膀胱造影。

可早期让患者带管出院，第一次术后随访时再拔除。笔者发现术后第5或第6天，有些患者可能有持续的淋巴管漏，可能是因为患者淋巴通道完全密封之前就出院回家了。这是否是由于在淋巴切除术中使用电极和（或）双极解剖造成的仍有待观察。因此要留置引流管到术后第一次随访，一般是7d。如果之前将引流管拔出，那么需要放置尿道造口器材收集流体直到切口愈合和引流液停止。淋巴管漏是自限性的，就好像腹腔内淋巴液回流吸收。患者应该自己保持充足的水分水或补充饮料。如果考虑有漏尿、漏出液应及时检查肌酐水平。

结 论

目前报道的结果均证明肌层浸润性膀胱癌行腹腔镜根治性膀胱切除术和机器人辅助微创手术技术的可行性，同时肯定了淋巴结清扫的临床意义。患者可接受各种形式的尿流改道方式。手术过程中有几个步骤可以由熟练掌握腹腔镜手术的外科医生或机器人辅助完成。由于具有复发率低、失血少和预后快等特点，机器人手术更适合用于行膀胱癌根治术。机器人辅助手术效果已获得认可，今后，泌尿科医生将更多行机器人辅助根治性膀胱切除术。

参考文献

[1] Lowrance WT, Rumohr JA, Chang SS, et al. Contemporary open radical cystectomy: analysis of perioperative outcomes. J Urol, 2008, 179(4):1313-1318.

[2] Portis AJ, Yan Y, Landman J, et al. Long-term followup after laparoscopic radical nephrectomy. J Urol, 2002, 167 (3):1257-1262.

[3] Badani KK, Kaul S, Menon M. Evolution of robotic radical prostatectomy: assessment after 2766 procedures. Cancer, 2007, 110(9):1951-1958.

[4] Parra RO, Andrus CH, Jones JP, et al. Laparoscopic cystectomy: initial report on a new treatment for the retained bladder. J Urol, 1992, 148(4):1140-1144.

[5] Hemal AK, Kolla SB, Wadhwa P, et al. Laparoscopic radical cystectomy and extracorporeal urinary diversion: a single center experience of 48 cases with three years of follow-up. Urology, 2008, 71(1):41-46.

[6] Haber GP, Campbell SC, Colombo JR Jr, et al. Perioperative outcomes with laparoscopic radical cystectomy: "pure laparoscopic" and "openassisted laparoscopic" approaches. Urology, 2007, 70(5): 910-915.

[7] Haber GP, Gill IS. Laparoscopic radical cystectomy for cancer: oncological outcomes at up to 5 years. BJU Int, 2007, 100(1):137-142.

[8] Moinzadeh A, Gill IS, Desai M, et al. Laparoscopic radical cystectomy in the female. J Urol, 2005, 173 (6):1912-1917.

[9] Gill IS, Fergany A, Klein EA, et al. Laparoscopic radical cystoprostatectomy with ileal conduit performed completely intracorporeally: the initial 2 cases. Urology, 2000, 56 (1):26-29.

[10] Menon M, Hemal AK, Tewari A, et al. Nerve-sparing robot-assisted radical cystoprostatectomy and urinary diversion. BJU Int, 2003, 92(3):232-236.

[11] Ng CK, Kauffman EC, Lee MM, et al. A comparison of postoperative complications in open versus robotic cystectomy. Eur Urol, 2010, 57(2):274-281.

[12] Prout GR, Marshall VF. The prognosis with untreated bladder tumors. Cancer, 1956, 9(3):551-558.

[13] Herr HW, Faulkner JR, Grossman HB, et al. Surgical factors influence bladder cancer outcomes: a cooperative group report. J Clin Oncol, 2004, 22(14): 2781-2789.

[14] Pruthi RS, Wallen EM. Is robotic radical cystectomy an appropriate treatment for bladder cancer? Short-term oncologic and clinical follow-up in 50 consecutive patients. Urology, 2008, 72(3):617-620; discussion 620-612.

［15］Herr H, Lee C, Chang S, et al. Standardization of radical cystectomy and pelvic lymph node dissection for bladder cancer: a collaborative group report. J Urol, 2004, 171 (5):1823-1828.

［16］Stein JP, Lieskovsky G, Cote R, et al. Radical cystectomy in the treatment of invasive bladder cancer: long-term results in 1,054 patients. J Clin Oncol, 2001, 19(3): 666-675.

［17］Ruggeri EM, Giannarelli D, Bria E, et al. Adjuvant chemotherapy in muscle-invasive bladder carcinoma: a pooled analysis from phase III studies. Cancer, 2006, 106(4):783-788.

［18］Advanced Bladder Cancer (ABC) Meta-analysis Collaboration. Adjuvant chemotherapy in invasive bladder cancer: a systematic review and meta-analysis of individual patient data Advanced Bladder Cancer (ABC) Meta-analysis Collaboration. Eur Urol, 2005, 48 (2):189-199; discussion 199-201.

［19］Leissner J, Hohenfellner R, Thuroff JW, et al. Lymphadenectomy in patients with transitional cell carcinoma of the urinary bladder; significance for staging and prognosis. BJU Int, 2000, 85(7):817-823.

［20］Poulsen AL, Horn T, Steven K. Radical cystectomy: extending the limits of pelvic lymph node dissection improves survival for patients with bladder cancer confined to the bladder wall. J Urol, 1998, 160 (6 Pt 1):2015-2019.

［21］Guru KA, Sternberg K, Wilding GE, et al. The lymph node yield during robot-assisted radical cystectomy. BJU Int, 2008, 102(2):231-234.

［22］Woods M, Thomas R, Davis R, et al. Robot-assisted extended pelvic lymphadenectomy. J Endourol, 2008, 22 (6):1297-1302.

［23］Hemal AK, Abol-Enein H, Tewari A, et al. Robotic radical cystectomy and urinary diversion in the management of bladder cancer. Urol Clin North Am, 2004, 31 (4): 719-729.

［24］Galich A, Sterrett S, Nazemi T, et al. Comparative analysis of early perioperative outcomes following radical cystectomy by either the robotic or open method. JSLS, 2006, 10(2): 145-150.

［25］Abraham JB, Young JL, Box GN, et al. Comparative analysis of laparoscopic and robot-assisted radical cystectomy with ileal conduit urinary diversion. J Endourol, 2007, 21(12): 1473-1480.

［26］Murphy DG, Challacombe BJ, Elhage O, et al. Robotic-assisted laparoscopic radical cystectomy with extracorporeal urinary diversion: initial experience. Eur Urol, 2008, 54(3):570-580.

［27］Pruthi RS, Stefaniak H, Hubbard JS, et al. Robotic anterior pelvic exenteration for bladder cancer in the female: outcomes and comparisons to their male counterparts. J Laparoendosc Adv Surg Tech A, 2009, 19(1):23-27.

［28］Martin AD, Nunez RN, Pacelli A, et al. Robot-assisted radical cystectomy: intermediate survival results at a mean follow-up of 25 months. BJU Int, 2010, 105(12): 1706-1709.

［29］Stein JP, Skinner DG. Results with radical cystectomy for treating bladder cancer: a 'reference standard' for high-grade, invasive bladder cancer. BJU Int, 2003, 92 (1):12-17.

［30］Grossman HB, Natale RB, Tangen CM, et al. Neoadjuvant chemotherapy plus cystectomy compared with cystectomy alone for locally advanced bladder cancer. N Engl J Med, 2003, 349(9):859-866.

36 机器人盆腔淋巴结清扫术的手术步骤

Magnus Annerstedt, Alex Mottrie

关 键 词

- 前列腺癌
- 膀胱癌
- 盆腔淋巴结清扫
- 机器人前列腺切除术
- 机器人膀胱切除术

引 言

盆腔淋巴结清扫术（Pelvic lymph node dissection, PLND）以诊断（肿瘤分期）和治疗为目的，是根治性前列腺和膀胱切除术最常见的伴行手术。本章节将对多种泌尿生殖系统肿瘤的盆腔淋巴结清扫术进行介绍。

对乳腺癌、直结肠癌、胃癌和宫颈癌淋巴清扫的研究已十分成熟，目前已基本公认，淋巴结清扫的越全面，肿瘤分期的准确性和患者生存益也越高。

根治性前列腺切除术和根治性膀胱切除术通常应常规进行 PLND，但在清扫范围方面，尚未得到统一。一些研究显示，PLND 的范围和患者生存率之间存在一定的相关性。另外，对盆腔淋巴结转移的肿瘤患者，原发灶切除手术加 PLND 术将可能达到治愈的效果 [12]。虽然目前已有许多术前对阳性淋巴结进行检测的先进影像学手段，但 PLND 术仍是金标准。

前列腺癌 PLND 术

前列腺癌手术中的诊断性 PLND 为的是对肿瘤转移情况进行精确判定，并以此作为术后是否需要进行辅助治疗的判断标准。Messing 等指出，

术后立即进行雄激素去势治疗（androgen deprivation therapy, ADT）的患者在无肿瘤进展生存率、前列腺癌特异性生存率和总生存率方面，均优于术后出现复发症状后再进行 ADT 的患者。根治性前列腺切除术后出现生化复发的患者可能需要进行补救性化疗或 ADT。若同时进行 PLND 术，便能对淋巴转移情况（部位）进行准确判断，继而有助于精确界定放疗区域，避免对正常组织区域进行不必要的放疗。

PLND 解剖范围

研究发现，前列腺腺体的淋巴液收集于前列腺旁、前列腺包膜下的淋巴网中，而由此发出 3 条主要淋巴通道，分别是从腺体头侧发出、向上汇入髂外淋巴结的升支，后方汇入髂外侧淋巴结以及主动脉下骶岬淋巴结的后支 [4]。盆腔区域中淋巴结的总个数存在个体差异。Weingartner 等通过尸检发现 [5]，对前列腺癌淋巴转移情况进行准确评估需要切除约 20 个淋巴结。目前文献中关于 PLND 的清扫范围尚无定论。虽然存在一些大体描述清扫范围的词汇，如限制性淋巴清扫、标准清扫或扩大清扫，但往往没有对这些清扫范围的精确描述。有些研究指出，扩大清扫中切除淋巴结的个数约为限制性清扫中淋巴结个数的两倍 [6-8]。另外，扩大清扫中发现阳性淋巴结的情况也越来

越多。淋巴清扫的质量是至关重要的，医生应仔细地切除所界定清扫范围内的所有淋巴结。

前列腺癌何时需要进行 PLND？

术前对淋巴转移风险的评估手段有许多，包括 Partin 表（列线图）和分类回归分析（classification and regression tree, CART）等[9-11]。这些评估方法中大多基于限制性淋巴清扫，而不能反映更广泛的清扫。但近几年已有发表代表更广泛淋巴清扫的表格（列线图）[1,12-14]。目前看来，绝大多数列线图都不能准确预测局限性或局部浸润性前列腺癌发生淋巴转移的风险。根据最新的列线图和扩大淋巴清扫数据，低危患者（Gleason 评分≤6，PSA<10ng/mL，cT1c）发生淋巴转移的概率为8%~10%，可考虑不做 PLND。但医生应当就PLND 术的利弊和每位患者进行单独沟通。对于高危患者，为了精确肿瘤分期，笔者建议进行扩大清扫（extended PLND，ePLND），包括输尿管与髂总动脉交汇处水平以下的闭孔、髂内、髂外和髂总淋巴结。

前列腺癌机器人淋巴清扫术

手术方法

笔者采用的是 Patel 等报道的手术方法，即使用与机器人根治性前列腺切除术相同的套管摆位进行经腹腔路径的 PLND[15]。手术器械包括一把单极电剪，一把 Maryland 双极分离钳或带孔双极抓钳，第三机械臂配备一把 ProGraspTM 抓钳用于协助分离和牵引。根据术者习惯，可将 PLND 安排在前列腺切除术之前或之后进行。先进行 PLND 的好处在于未破坏各解剖标志的位置和完整性。

ePLND 的清扫界限为：外侧以髂外动脉外侧缘（保留含有双下肢的淋巴回流通道/淋巴结的纤维脂肪组织）为界，后内侧以髂内动脉为界，头侧以髂总动脉与输尿管交汇处水平为界，尾侧以Cloquet 淋巴结群为界。髂外静脉下方的清扫范围外侧以盆壁为界。

用于最初定位的解剖标志包括：脐内侧韧带、髂总动脉搏动处及髂总动脉与输尿管交汇处。

具体步骤

1. 沿脐内侧韧带外侧缘、输精管上方切开腹膜，并离断输精管。将切口沿髂外动静脉内侧缘

向上延伸，途中经髂总动脉分叉处，直至髂总动脉与输尿管交汇处。

2. 以脐内侧韧带为标志，构建腹膜前间隙，该间隙应向下途径耻骨，直至膀胱外侧缘；途中将分离的淋巴组织向分别发自髂内动静脉的闭孔动静脉推挤，必要时可离断闭孔动静脉。如此便完成内侧的淋巴清扫。

3. 沿髂外动脉走行，找到上至输尿管、下至胃下动脉发出处的髂外动脉外侧缘。

4. 采用"边分离边卷成团"的分离手法，分离沿髂外动静脉分布的淋巴组织，下至闭孔（图36.1）。分离时应注意看清闭孔神经所在位置，并清除所有沿闭孔神经分布的纤维脂肪组织。同时应小心不要损伤可能处于塌陷状态的髂外静脉。分离过程中可采用 Maryland 或带孔双极器电钳来止血。

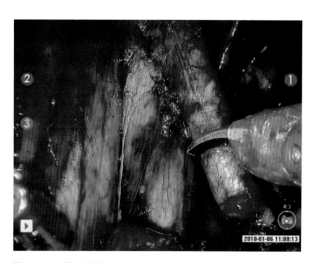

图 36.1 前列腺癌 PLND。采用"边分离边卷成团"的分离手法，分离沿髂外动静脉分布的淋巴组织，下至闭孔

5. 接下来对淋巴组织标本的近端和尾侧进行分离，下至 Gloquet 淋巴结群；途中用 Hem-o-lok 对各管道结构进行结扎。分离时应注意保护好输尿管以下的闭孔神经。应将沿髂外静脉分布的淋巴组织尽量清除干净。此处分离时可考虑使用30°镜头。

6. 标本近端用 Hem-o-lok 结扎、离断。

7. 最后对整个分离区域进行检查，查找有无出血或残余淋巴组织。

8. 将一侧切除的淋巴组织标本装入标本袋中，用血管夹标记左右侧。当然，也可用两个预先标记好的标本袋分别收纳左右侧的淋巴组织。

膀胱癌 PLND 术

根治性膀胱切除术加 PLND 术是治疗浸润性膀胱癌的金标准。约 1/4 的膀胱切除患者可检测到淋巴转移。有无淋巴转移是评估患者预后最重要的指标之一。1980 年代早期，Skinner 提出了以诊断和治疗为目的，针对局部浸润性膀胱癌 PLND 的精确清扫范围[16]。自此，许多文献报道了清扫范围和术者操作能力，与无复发生存率和肿瘤特异性生存率的相关性[17-24]。因此，与根治性膀胱切除术相伴的 PLND 对肿瘤的分期和治疗是至关重要的。各中心对膀胱癌 PLND 清扫范围的界定各有不同，目前尚未得到统一。在 Nordic 膀胱切除术临床 II 期实验中，20% 的患者未进行 PLND[25]，在 SEER 数据库收录的 1988 年至 1998 年间的膀胱癌病例中，40% 的患者未进行 PLND[21]。Scandinavian 泌尿外科所采用的问卷调查结果显示，某中心随根治性膀胱切除例数的增加，淋巴清扫范围似乎也逐渐变广。欧洲泌尿外科协会（European Association of Urology, EAU）对肌层浸润性和远处转移膀胱癌提出的最新治疗指南中提出，根治性膀胱切除术时应常规进行淋巴清扫；但尚未明确制定清扫范围[26]。但之前所提到的报道中也存在一些值得注意的问题：包括所有研究均为回顾性研究，对淋巴清扫的精确范围和操作注意事项缺乏相应的描述，对术后应采取何种辅助治疗以及病理医生应如何进行评估都没有予以阐明。经典的影像学手段，如 CT 和 MRI，在评估淋巴结转移方面的精确性远低于 PLND 术[27]。目前也有一些处于研究阶段的新影像学检查手段，如联合铁氧超微强磁粒子增强的融合加权 MRI[3]。目前结果看来，该技术的诊断效果似乎非常理想，但仍需在多中心进行进一步检验。

膀胱癌机器人 PLND 术

机器人手术的优势（包括 10 倍视野放大，灵活的 EndoWrist®，3D 视野等）在原有手术技术的基础之上，完成了从开放手术向微创手术的转化。从最初的机器人根治性前列腺切除术，机器人手术平台越来越多地应用于其他更复杂的重建类盆腔手术。

手术方法

除了之前在前列腺癌 PLND 术中所描述手术步骤之外，还需增加以下几项操作：

1. 将髂外动静脉与同侧髂腰肌分离开，切除沿闭孔神经分布、上至（并包括）Marcille 三角内的所有淋巴组织。

2. 切除沿髂总动脉分布、上至主动脉分叉及其之上（图 36.2）的所有淋巴组织。

3. 然后清扫髂前淋巴结群，注意不要损伤此区域内的髂总静脉。

目前关于机器人根治性膀胱切除术[28-31]淋巴结阳性率和手术肿瘤控制效果方面的数据还比较少。

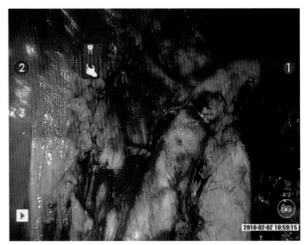

图 36.2　膀胱癌 PLND 术。切除沿髂总动脉分布、上至主动脉分叉及其之上的所有淋巴组织

早期研究主要是针对限制性淋巴清扫，每例切除淋巴结的数量小于 20 个。

Guru 等[31]报道了 47 例较为广泛的淋巴清扫，清扫范围上至主动脉分叉。两侧淋巴组织分不同标本袋收纳，包括主动脉分叉至髂总动静脉之间的淋巴结群、股生殖神经至髂外动静脉之间的淋巴结群，沿髂外动静脉分布的 Cloquet 淋巴结群，和闭孔至胃下或髂内动静脉之间的淋巴结群。PLND 术平均耗时 46min，平均每例切除了 18 个淋巴结。术中未发生与 PLND 术相关的并发症。随着手术经验的增长，切除淋巴结平均个数增加到每例 23 个。Schumacher 等报道的一篇综述中指出，机器人 PLND 似乎能达到与开放手术相近的效果，但由于机器人手术尚未完全成熟，仍需要进一步研究统计来证实该结果。

PLND 的并发症

最常见的 PLND 相关并发症是因阻断淋巴回流引起的淋巴漏和淋巴囊肿，也有可能发生静脉栓塞（venous thrombotic events，VTE）和肺栓塞（Pulmonary embolism，PE）。VTE 和 PE 在多项报道中的发生率为 2.6%~19.8%。与并发症相关的因素包括切除淋巴结的数量，低分子量肝素的使用，下肢弹力袜的使用，以及术者和患者自身的因素，如 APC 抵抗。大出血、血管神经以及输尿管损伤并不多见，但术前应考虑到并做好相应的预防和对症处理方面的准备。手术操作技术的提高将可能减少淋巴漏的发生，包括仔细结扎每一条淋巴管，仅从上肢给予低分子量肝素，使用补片[33]，以及保留沿髂外动脉外侧分布的、收集下肢淋巴回流的淋巴脂肪组织。

结　论

对于前列腺癌患者，应根据患者的具体情况来个体化制订 PLND 方案。根据最新的列线图和扩大淋巴清扫数据，低危患者（Gleason 评分≤6，PSA<10ng/mL，cT1c）发生淋巴转移的概率为 8%~10%，可考虑不做 PLND。对术前怀疑存在淋巴转移的高危患者，建议进行扩大清扫。对于肌层浸润性膀胱癌患者，应常规进行 PLND，这主要是考虑到 PLND 对肿瘤分期和控制方面的重要意义。各中心对膀胱癌 PLND 清扫范围的界定差异较大，尚无统一定论。

参考文献

[1] Joslyn SA, Konety BR. Impact of extent of lymphadenectomy on survival after radical prostatectomy for prostate cancer. Urology, 2006,68(1):121–125.

[2] Miyake H, Kurahashi T, Hara I, et al. Significance of micrometastases in pelvic lymph nodes detected by real-time reverse transcriptase polymerase chain reaction in patients with clinically localized prostate cancer undergoing radical prostatectomy after neoadjuvant hormonal therapy. BJU Int, 2007,99(2):315–320.

[3] Thoeny HC, Triantafyllou M, Birkhaeuser FD, et al. Combined ultrasmall superparamagnetic particles of iron ox-ide-enhanced and diffusion-weighted magnetic resonance imaging reliably detect pelvic lymph node metastases in normal-sized nodes of bladder and prostate cancer patients. Eur Urol, 2009,55(4):761–769.

[4] Gil-Vernet JM. Prostate cancer: anatomical and surgical considerations. Br J Urol, 1996,78(2):161–168.

[5] Weingärtner K, Ramaswamy A, Bittinger A, et al. Anatomical basis for pelvic lymphadenectomy in prostate cancer: results of an autopsy study and implications for the clinic. J Urol, 1996,156(6):1969–1971.

[6] Stone NN, Stock RG, Unger P. Laparoscopic pelvic lymph node dissection for prostate cancer: comparison of the extended and modified techniques. J Urol, 1997,158 (5): 1891–1894.

[7] Heidenreich A, Varga Z, Von Knobloch R. Extended pelvic lymphadenectomy in patients undergoing radical prostatectomy: high incidence of lymph node metastasis. J Urol, 2002,167(4):1681–1686.

[8] Wawroschek F, Vogt H, Wengenmair H, et al. Prostate lymphoscintigraphy and radio-guided surgery for sentinel lymph node identification in prostate cancer. Technique and results of the first 350 cases. Urol Int, 2003,70(4): 303–310.

[9] Crawford ED, Batuello JT, Snow P, et al. The use of artificial intelligence technology to predict lymph node spread in men with clinically localized prostate carcinoma. Cancer, 2000,88(9):2105–2109.

[10] Batuello JT, Gamito EJ, Crawford ED, et al. Artificial neural network model for the assessment of lymph node spread in patients with clinically localized prostate cancer. Urology, 2001,57(3):481–485.

[11] Partin AW, Kattan MW, Subong EN, et al. Combination of prostate-specific antigen, clinical stage, and Gleason score to predict pathological stage of localized prostate cancer. A multi-institutional update. JAMA, 1997,277 (18):1445–1451.

[12] Allaf ME, Palapattu GS, Trock BJ, et al. Anatomical extent of lymph node dissection: impact on men with clinically localized prostate cancer. J Urol, 2004,172(5 Pt 1): 1840–1844.

[13] Weckermann D, Goppelt M, Dorn R, et al. Incidence of positive pelvic lymph nodes in patients with prostate cancer, a prostatespecific antigen (PSA) level of < or = 10 ng/mL and biopsy Gleason score of < or =6, and their influence on PSA progression-free survival after radical prostatectomy. BJU Int, 2006,97(6):1173–1178.

[14] Schumacher MC, Burkhard FC, Thalmann GN, et al. Is pelvic lymph node dissection necessary in patients with

a serum PSA < 10 ng/mL undergoing radical prostatectomy for prostate cancer? Eur Urol, 2006,50(2):272–279.

[15] Patel VR, Palmer KJ, Coughlin G, et al. Robotassisted laparoscopic radical prostatectomy: perioperative outcomes of 1500 cases. J Endourol, 2008, 22 (10):2299–2305.

[16] Skinner DG. Management of invasive bladder cancer: a meticulous pelvic node dissection can make a difference. J Urol, 1982,128(1):34–36.

[17] Wright JL, Lin DW, Porter MP. The association between extent of lymphadenectomy and survival among patients with lymph node metastases undergoing radical cystectomy. Cancer, 2008,112(11): 2401–2408.

[18] Leissner J, Hohenfellner R, Thuroff JW, et al. Lymphadenectomy in patients with transitional cell carcinoma of the urinary bladder; significance for staging and prognosis. BJU Int, 2000,85(7):817–823.

[19] Poulsen AL, Horn T, Steven K. Radical cystectomy: extending the limits of pelvic lymph node dissection improves survival for patients with bladder cancer confined to the bladder wall. J Urol, 1998,160(6 Pt 1):2015–2019.

[20] Steven KE. Should patients with muscle-invasive bladder cancer undergo more-extensive pelvic lymph node dissection? Nat Clin Pract Urol, 2008,5(10): 528–529.

[21] Konety BR, Joslyn SA, O'Donnell MA. Extent of pelvic lymphadenectomy and its impact on outcome in patients diagnosed with bladder cancer: analysis of data from the surveillance, epidemiology and end results program data base. J Urol, 2003,169(3): 946–950.

[22] Holmer M, Bendahl PO, Davidsson T, et al. Extended lymph node dissection in patients with urothelial cell carcinoma of the bladder: can it make a difference? World J Urol, 2009,27(4):521–526.

[23] Karl A, Carroll PR, Gschwend JE, et al. The impact of lymphadenectomy and lymph node metastasis on the outcomes of radical cystectomy for bladder cancer. Eur Urol, 2009,55(4):826–835.

[24] Dhar NB, Klein EA, Reuther AM, et al. Outcome after radical cystectomy with limited or extended pelvic lymph node dissection. J Urol, 2008,179(3):873–878.

[25] Sherif A, Rintala E, Mestad O, et al. Neoadjuvant cisplatin-methotrexate chemotherapy for invasive bladder cancer -Nordic cystectomy trial 2. Scand J Urol Nephrol, 2002,36(6):419–425.

[26] Stenzl A, Cowan NC, De Santis M, et al. The updated EAU guidelines on muscle-invasive and metastatic bladder cancer. Eur Urol, 2009,55(4):815–825.

[27] Paik ML, Scolieri MJ, Brown SL, et al. Limitations of computerized tomography in staging invasive bladder cancer before radical cystectomy. J Urol, 2000,163(6): 1693–1696.

[28] Woods M, Thomas R, Davis R, et al. Robot-assisted extended pelvic lymphadenectomy. J Endourol, 2008,22(6): 1297–1302.

[29] Pruthi RS, Wallen EM. Robotic-assisted laparoscopic pelvic lymphadenectomy for bladder cancer:a surgical atlas. J Laparoendosc Adv Surg Tech A, 2009,19(1):71–74.

[30] Murphy DG, Challacombe BJ, Elhage O, et al. Robotic-assisted laparoscopic radical cystectomy with extracorporeal urinary diversion: initial experience. Eur Urol, 2008,54(3):570–580.

[31] Guru KA, Sternberg K, Wilding GE, et al. The lymph node yield during robot-assisted radical cystectomy. BJU Int, 2008,102(2):231–234.

[32] Schumacher MC, Jonsson MN, Wiklund NP. Does extended lymphadenectomy preclude laparoscopic or robot-assisted radical cystectomy in advanced bladder cancer? Curr Opin Urol, 2009,19(5):527–532.

[33] Simonato A, Varca V, Esposito M, et al. The use of a surgical patch in the prevention of lymphoceles after extraperitoneal pelvic lymphadenectomy for prostate cancer: a randomized prospective pilot study. J Urol, 2009, 182(5):2285–2290.

37 机器人辅助根治性膀胱切除术

Muhammad Shamim Khan, Prokar Dasgupta

关 键 词

· 机器人
· 膀胱切除术
· 尿流改道
· 肿瘤控制效果

引 言

膀胱癌的发病率在所有泌尿系统肿瘤中位居第二。在世界范围内，每年估计有 356 600 例膀胱癌的新发病例，它被列为第九常见癌症，其发病率在西半球男性肿瘤中位居第四，女性肿瘤中位居第十 [1]。它占每年新发癌症病例的 1/28。根据英国 2008 年国家统计办公室报道，在英国，每年大约有 10 000 例新确诊病例，同时有 5000 人死亡。该疾病的死亡率男性高于女性，总体来说，全世界患病率，男女之比为 10:3 [2]。根治性膀胱切除术切除术是治疗浸润性膀胱癌、广泛的不可控浅表癌和原位癌（CIS）的金标准。根据相关中心数据统计，肌层浸润性肿瘤 5 年的无复发生存率是 56%~73% [3]。Herr 等在 2004 年提出的最佳标准中，适用范围包括不超过 10% 的整体切缘阳性率和 15% 局部晚期（T_3 和 T_4）肿瘤患者。淋巴结检出数的中位数应为 10~14 [4]。虽然许多资深专家行开放根治性膀胱切除术（ORC）已非常安全，但这仍然是一个艰难的术式，并发症发生率约 30%~50%。过多的肠道处理、液体损失及阿片类药物通常会导致长时间的肠梗阻。尽管改进手术技术，ORC 的失血依然明显。ORC 住院时间相对较长，英国的平均水平是 18~21d [5]。

腹腔镜手术经验丰富的泌尿科医生，已报道了腹腔镜下根治性膀胱切除术（LRC）减少患者并发症发病率的可喜成果。在笔者自己的团体，LRC 由两名经验丰富的泌尿外科医生共同完成，以减少手术中疲劳 [6]。但是，由于骨盆狭小腹腔镜器械的可操作性降低，操作过程有时很困难，即便是专家术后并发症发生率同样高。住院期间和出院时后的整体并发症分别为 46% 和 19% [7]。另一报道称 84 例 LRC 患者，并发症的发生率可降至 18%，这比大多数报道的 ORC 更好 [8]。达·芬奇手术系统（Intuitive Surgical, California, USA）拥有克服一些 LRC 技术难题的潜力。笔者出版了英国最初使用这套系统的经历 [9]，现在回顾一下机器人根治性膀胱切除（RARC）的肿瘤学和功能学结果。

手术方法

笔者的技术从 ORC 发展到 LRC 已经 5 年了 [10]。患者术前 1d 需口服相应液体清洁灌肠，手术前至少 12h 给予低分子量肝素（40mg）同时静脉注射一晚生理盐水以防止脱水。这是从结直肠手术派生的强化恢复计划的一部分，其中刻意避免常规正式的肠道准备。围术期静脉给药头孢呋辛（1.5g）和甲硝唑（500mg）。

泌尿外科专家建议：60 岁以上患者应安置临时起搏器，以避免房颤发生 [11]。患者置于 45° 的头低脚高截石位（图 37.1）。建议男性患者在其直肠中插入一根一次性乙状结肠镜，女性患者阴道中放入一根浸有亚甲蓝的棉条。无菌导尿后，像之前描述一样腹腔入路置入6个端口（图37.2)[12]。端口通常放置呈现一个扇形或W配置（图37.3)。该过程包括3位外科医生，1位在控制台，患者的两侧各一位。随着da Vinci Si HD的发展，第四机械臂代替了左侧助手。

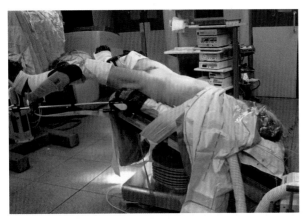

图37.1 机器人膀胱切除术患者体位（欧洲泌尿外科提供）

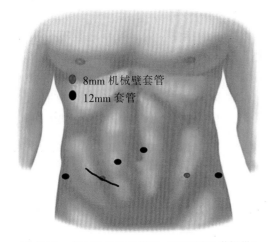

● 8mm 机械壁套管
● 12mm 套管

图37.2 各套管位置示意图（欧洲泌尿学提供）

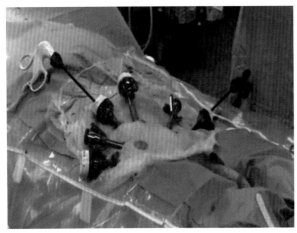

图37.3 套管摆位

膀胱后壁的分离

在骨盆，采用无热剥离方式分离输尿管，同时与周围组织保持足够距离，以免伤及血管。剪切和切割远端并送冰冻切片分析。在道格拉斯陷窝位置腹膜上做一个倒U形切口（图37.4)。然后中线切开Denonvillier筋膜后层暴露并扩展直肠前列腺之间的空间。对于希望保留勃起功能的患者，尽量不要使用电凝双极，避免损伤盆地神经丛。而女性我们可以使用Hem-o-lok夹闭卵巢血管并分离。扩大直肠子宫间隙，阻断子宫动脉。

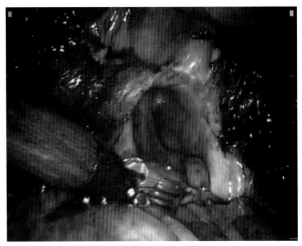

图37.4 后侧解剖

膀胱外侧壁的分离

继续剥离髂外静脉内侧，小心保存闭孔神经，暴露侧盆壁。可以横向看到膀胱血管蒂（女性子宫）。笔者最初使用Hem-o-lok阻断血管丛，之后改用Endopath™ATW45线性吻合器（Ethicon Endosurgery，Livingston，UK），这主要是因为Hem-o-lok夹闭血管分离血管失血较多。目前，ACE Harmonic™ scalpel（Ethicon Endosurgery，Livingston，UK）效果最好（图37.5a~c)。从性价比来看，超声刀（约300英镑）也优于吻合器（通常需要使用多次，平均费用约1200英镑）。

膀胱前壁的分离

用200mL甲醛生理盐水充盈膀胱便于识别，并通过倒U切口下降到包括脐尿管。打开盆内筋膜并且用针刺穿背静脉。身体条件好的患者可以行神经保留手术。分离背静脉和尿道，在尿道远端使用大号Hem-o-lok防止膀胱泄漏。切取尿道

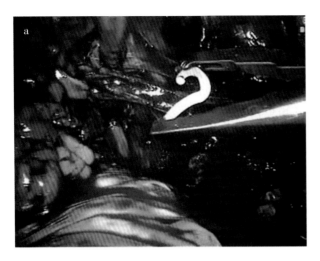

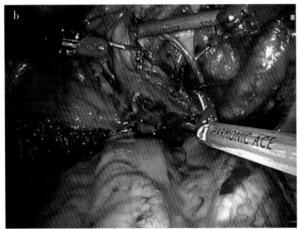

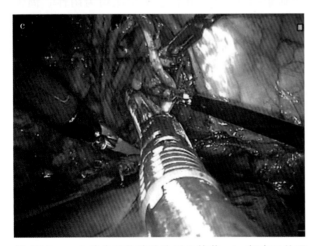

图 37.5　a. 血管夹结扎膀胱外侧血管蒂。b. 超声刀处理膀胱侧血管蒂（欧洲泌尿学提供）。c. 使用吻合器结扎膀胱外侧血管蒂

远端送冰冻切片。

对于女性患者，首先应是完全切开尿道。然后用亚甲蓝浸泡的棉签填充阴道，同时在外面填充防水辅料，以防止手术过程中二氧化碳的泄漏。输尿管和横向解剖类似于男性患者。后外侧

剥离完成后，打开后穹窿。可见先前放置亚甲蓝棉签，提示进入了正确的层面。横断阴道侧面。该膀胱切除的标本置于 15mm 的 EndoCatch II™ 袋（Tyco Healthcare, Hampshire, UK）。最后纵向连续内缝合关闭阴道。

淋巴结清扫术和左侧输尿管的转位

使用机器人双极镊子和剪刀，小心地进行标准双侧淋巴结清扫。解剖的界限是生殖股神经侧面、髂总动脉分叉处近端和克洛凯远端节点（node of Cloquet），小心保护闭孔神经。达·芬奇 S-HD 提供了更好的二维入路视野，同时新系统更有利于行扩大淋巴结清扫术至主动脉分叉。淋巴结分别标记分装入标本袋。将 Endoloop™ (Ethicon Endo-surgery, Livingston, UK) 固定在左输尿管远端，在乙状结肠系膜下牵拉 Endoloop 把左输尿管牵至右侧。使用腹腔镜抓持器将输尿管的远端通过左侧 5mm 套口引出。

尿流改道

虽然已经有完全的机器人体内尿流改道的报道，但体外进行尿流改道更容易且更快。距离回盲交界处 25cm 取一段 15cm 回肠。用抓钳从右侧 10mm 套口引出。机器人脱开。通过一个 5~7cm 的切口（图 37.6）取出先前袋装膀胱和淋巴结样品。对于较瘦的患者，可以通过侧面端口切口延伸来完成，而超重患者（体重指数>30 kg/m²）首选脐正中切口，较左输尿管入路更方便。将拎着输尿管和回肠段的抓取器通过此切口提到表面。

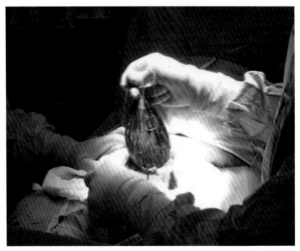

图 37.6　腹腔镜提取样品袋

回肠环路与肠系膜分离，肠连续性的恢复要通过使用缝合器或手工间断缝合浆肌层和关闭肠系膜窗口。通过 Wallace I 技术使用 6°F~8°F 导管完成输尿管皮肤造口术。按原定造瘘口的位置，将通道远端构建为经皮造瘘口。构建造瘘口时需向通道内插入一根引流管，以避免吻合口张力和瘘口周围漏尿。经下正中线切口体外构建 Studer 新膀胱，并用 3-0 单乔线间断缝合 6 针、将新膀胱与尿道残端吻合在一起（图 37.7）。也可如根治性前列腺切除术中一样，采用连续缝合的方式完成尿道-新膀胱的吻合（同样用 3-0 单乔线），但这样做可能需要重新定泊机器人。术毕后留置一根 20Fr 的盆腔引流管。用可吸收线关闭各切口和戳孔（图 37.8）。腹腔中灌入 1000mL 艾考糊精（icodextrin, Adept, ML Pharmaceuticals, Warrington, UK），可减少肠管粘连；1h 后吸出。

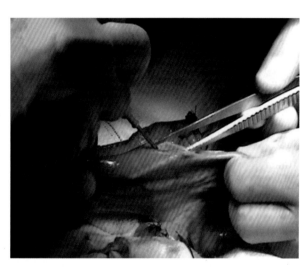

图 37.7 通过一个小切口建立原位新膀胱

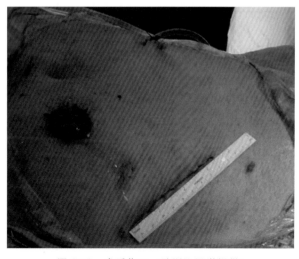

图 37.8 术后伤口（欧洲泌尿学提供）

术后护理

在隔夜恢复或高度依赖设备撤出后，全部患者均更改护理级别。去除鼻胃管，开始口服流质。鼓励早期活动和胸部理疗。大多数患者出院伴随盆腔引流管和输尿管导管，3 周后拔出。患者在第 6 周和 16 周复查，然后每 6 个月复查。后续计算机断层扫描（CT）扫描低风险患者是在术后 4 个月执行，以后每年 1 次，而高风险患者的 CT 扫描是长达 2 年每 6 个月进行。在每次随访中，患者接受临床检查、血红蛋白、电解质、肌酐、氯离子和碳酸氢盐的评估。

RARC 结果和文献回顾

RARC 和尿流改道最初于 2003 年提出，使用的是六端口腹膜方式，分 3 个过程完成：首先，盆腔淋巴结清扫术及膀胱前列腺切除术；其次，体外构建一个新膀胱；第三，从新对接机器人后体内尿道-新膀胱吻合。该手术时间为 260~308min，这取决于是否形成回肠或原位新膀胱。失血量<150 mL，并且手术切缘均为阴性。尚无肿瘤或功能结果的长期报道，随后提及一个淋巴结点阳性[14]。

大约在同一时间 Beecken 等描述机器人膀胱切除术和体内 Hautmann 原位新膀胱，用 8.5 h 操作时间，并且出血量为 200mL[15]，而 Balaji 等成功地进行机器人辅助体内完全腹腔镜下回肠尿流改道 3 例[16]，手术时间为 630~830min，住院时间为 5~10d。最长的手术时间是一个接受伴随 RARC 的患者。Menon 研究小组随后研究细化了女性保留子宫和阴道机器人技术[17]。其他研究者已经排除既往有广泛的腹部手术史、盆腔照射史、新辅助化疗史及 CT 上评估有膀胱外侵犯的 RARC 患者[18]，很可能导致选择偏差。Guru 等报道了他们的早期结果，20 例平均年龄为 70，身体质量指数（BMI）为 26kg/m² 的 RARC 的病例，平均手术时间为 442min，失血为 555mL，住院时间为 10d。该项目 RARC 在其中两例患者中是不成功的，1 例为固定盆腔包块，另 1 例因患者不能耐受头低脚高位而中转开放手术。术后有 3 例肠梗阻，其中 1 例死于败血症，另 1 例患者因为肾盂肾炎再次入院。因此，总的并发症发生率为20%。1例患者有阴道侵犯，并且26个中9个淋巴结呈阳性[19]。

相同的实验组发现，超重和肥胖患者与正常体重指数患者进比较有相似的手术时间、估计失血量以及并发症。但超重和肥胖患者（pT₃~pT₄）手术切缘阳性率[20]。

在英国盖伊医院中超过50名患者接受了相关手术，手术时间为5.5h~8h，这取决于采用回肠膀胱术抑或Studer pouch。由于腹壁下动脉出血，1例患者给予了输血。1例为大的尿道腺癌的患者由于直肠损伤需要人工肛门。晚期并发症发生在3例患者身上。一例患者伴随尿道狭窄，需要尿道扩张。另外在6个月后出现左输尿管上段狭窄，被认定为恶性，连肾盂一并切除处理。最后的病理检查是良性炎症性狭窄。第3例患者在12个月需要修复切口疝。3/4男性患者，保留神经术后服用他达拉非，性功能维持正常。Murphy等在一次的动画DVD中引用了笔者的研究，来帮助泌尿科医生了解这一过程[21]。

笔者向23例患者说明这种技术，19例接受回肠膀胱术，而4例接受Studer原位膀胱术。平均总手术时间为397min（295~600min）。平均出血量为278mL（100~1150mL）。在所有患者中手术切缘明确，淋巴结清扫中位数16个，并发症发生率为23%。在平均随访17个月（4~40个月），1例患者已经死于转移性疾病，另外1例转移仍存在[21]。

机器人辅助操作已经用于无癌患者。2例分别为41岁和38岁的男性患者，创伤后C₇~C₈四肢瘫，接受机器人辅助完全体内膀胱前列腺切除术+回肠尿流改道术。手术过程未中转开放。总的手术时间分别为9.25h和6.75h。术后，2例患者出现并发症（肺部及泌尿系感染），接受药物治疗。术后住院时间为13d[22]。

国际机器人辅助膀胱切除术协会成立，负责整理人口统计，围术期的数据和在全球多中心的RARC肿瘤成果。目前在该联盟的16个机构，主要分布于欧洲和北美。最初是回顾性地收集既往手术数据来作为IRCC的基础。近来，正在进行前瞻性数据收集，以建立世界RARC数据库。表37.1以及表37.2显示Dasgupta等在2009年英国泌尿科外科医生协会（BAUS）格拉斯哥会议所公布的2002年至2009年6月的数据摘要。

该数据库将成为一个非常有用的RARC数据源，一旦完全建立，将具有明确定义的参数和潜在的数据采集。

ORC 和 RARC 的比较

Rhee等比较23例ORC与7例RARC，发现虽然RARC失血较低，4/7（57%）的患者需要输血。RARC与ORC手术时间分别为638min与507min，住院时间分别为11d与13d。在另一项研究中，37例患者中24例（64.9%）患者ORC，剩余13例（29.7%）患者接受RARC治疗。RARC与ORC比较，可显著减少失血与住院天数，但手术时间更长。ORC组发生围术期并发症4例（16.7%），机器人组则为2例（15.4%）[25]。

Pruthi和Wallen比较20例接受RARC和体外尿流改道的男性患者与24例接受ORC的男性患者[26]。RARC平均手术时间为为6.1 h，相反的ORC为3.8h。RARC平均出血量显著少。病理学分级方面，14例RARC为pT2期或更低，4例为pT₃和2例为N+。没有手术切缘阳性。去除淋巴结的数量平均为19个[19]。肛门排气和排便平均时间较ORC显著缩短。在5例患者中出现有6次术后并发症(30%)[26]。

同样，Wang等比较20例ORC和33例RARC患者，发现类似的并发症发生率（开放组

表37.1　围术期各项指标

术中指标	手术时间（min）	估计失血量（mL）	术中输血（%）	住院时间（d）
结果	397（178~805）	390（50~3000）	10	9（3~80）

表37.2　围术期肿瘤控制效果

术后病理	Ta/Tis/T₁	T₂	T₃	T₄	总淋巴结数	阳性淋巴结（%）	切缘阳性率（%）
N=468	147	159	121	41	17（0~68）	21	7

24%，机器人组 21%）。开放术式患者更多患膀胱外疾病（57%与 28%）和淋巴结转移（34%与 19%），虽然这可能是小样本量的反映。有 3 例开放组患者和 2 例机器人组的患者发现切缘阳性。两组去除淋巴结的中位数相似[27]。

已经有一项单一的随机研究比较开放与机器人辅助膀胱切除术，于 2009 年在芝加哥举行的美国泌尿学协会年会上提出。相比 ORC，接受 RARC 的患者显著减少失血和镇痛的要求，但增加了手术时间。到目前为止，尚无比较开放手术、腹腔镜和 RARC 的效果的随机对照研究结果。Guy's CORAL 和 NCRN BOLERO 正在英国进行审核。

ORC，LRC 和 RARC 的比较

30 例年龄匹配的患者（每组 10 例）由 3 名医生分别行 ORC、LRC 或 RARC，3 组均行回肠改道（表 37.3）。RARC 和 LRC 花的时间比 ORC 长，但出血少且恢复快。住院时间最短为 RARC，同时并发症发生率最低[29,30]。

肿瘤控制效果

RARC 若要经得起时间的考验，其肿瘤预后必须等同于 ORC 和 LRC。在一系列接受 ORC 的 1054 例患者中，Stein 等报道无复发生存率在 5 年和 10 年中分别为 68%和 66%[31]。

肿瘤分级> pT_2N_0 患者的无复发生存率似乎要差一些 [3]。根据他们在 10 例 LRC 患者中的结果，其中 5 例死亡。Simonato 等比较 LRC 和 ORC 的肿瘤学结果。37 例接受 LRC 的患者，随访长达 5 年，Haber 和 Gill 报道整体和无复发生存率

分别为 63%和 92%。然而，只有 8 例患者已完成 5 年随访，并且肿瘤的数据不适用于 7 例患者。假设这 7 例患者都死于转移性疾病，重新计算 5 年总生存率和癌相关生存率分别为 58%和 68%。

那些伴有原位癌、其他脏器疾病及淋巴结转移的患者，预后均较差。患者经扩大腹腔镜淋巴结清扫术有稍好的肿瘤相关生存率，虽然较那些常规淋巴结清扫术，仍没有达到统计学意义。由于达·芬奇 S HD 体系的出现，可以通过 RARC 得以实现更好的清扫效果[7]。在一个群组研究中，寻找到的淋巴结中位数为 18（6~43）而手术时间为 44min。体重指数和既往腹部大手术均未影响淋巴结清扫数量。有 1 例出现血管损伤 [33]。在 RARC 过程中严格遵守肿瘤治疗原则，以防止癌细胞的溢出，笔者的研究显示整体和 2 年无复发生存率为 100%[34]。在最长随访 3.5 年，整体和无复发生存率分别为 95%和 90%。去除淋巴结中位数为 16（6~28）。在患者组中，10%有淋巴结转移，10%的前列腺偶发癌，10%的前列腺部尿道原位癌。目前还没有切缘阳性，无局部盆腔复发，没有连接埠转移。淋巴结转移、分级高和伴随原位癌的肿瘤预后不良[35]。

RARC 切除的体积大肿瘤，可能与术中输血率增加，更高阶段的疾病以及更高的切缘阳性有关。在术前评估大体积的肿瘤，更广泛的剥离可能会降低切缘阳性率[36]。

生活质量和患者满意度

已经证明 RARC 具有减少住院时间、术后疼痛和缩短恢复期的优势。然而，RC 的深远的影响，特别是 RARC，仍不容忽视。根治性膀胱切除术对患者的影响，需要显著的生理、心理、情

表 37.3 开放手术、腹腔镜手术和机器人根治性膀胱切除术的对比

术式	开放手术	腹腔镜手术	机器人手术
手术时间（min）	325	345	365
失血量（mL）	1300	350	150
并发症发生率（%）	60	50	20
住院时间（d）	16	16	10.5
术后恢复（周）	8	3	4
肿瘤控制效果	5 年无瘤生存率 60%	4 年无瘤生存率 60%	3 年无瘤生存率 90%

感和社会适应的调整。对 RARC 后患者生活质量的报告是有限的。借助生活品质问卷调查，Guru 等发现正常活动时间是 4 周，开车是 6 周，剧烈活动时间是 10 周[19]。采用 SF-8 审定的问卷调查，在 RARC 之后 6 个星期后，可发现在生活质量没有变化，但有着更好的心理评分（图 37.9）。患者满意度较高（中位数 30、满分为 32 分的 SF-8 审定的问卷调查，范围 27~32）。93%的患者阅读并能理解所提供的患者信息说明，60%选择观看

机器人患者信息的视频，相关视频是经患者同意经由英国广播公司（BBC）筛选。

人体工学

与 ORC 和 LRC 相比，RARC 的优势在于在长时间的手术过程可能会减少手术疲劳[37]。可使用运动分析和步态实验室的肌电图（EMG）记录和研究（图 37.10）。这些实验表明，腹腔镜随着时间越长，越容易疲劳，误差越高，而机器人结合了腹腔镜和开腹手术的优点。借助机器人技术，患者享受微创手术创口的同时，手术医生也能达到最少疲劳和错误。

结 论

RARC 的中期手术、肿瘤学和功能预后均较好。一个试点随机对照试验比较 ORC, LRC 和 RARC 的研究正在进行中，其中包括详细的健康经济模型。

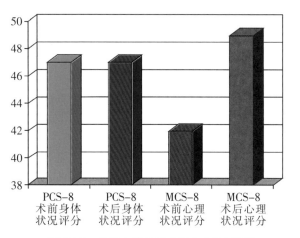

图 37.9 机器人辅助手术后身心质量评价

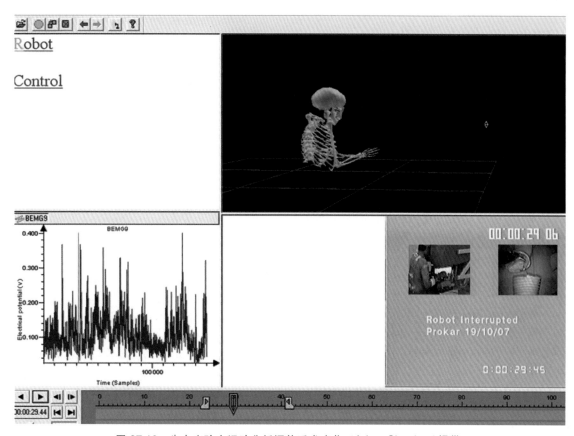

图 37.10 步态实验室运动分析评估手术疲劳（Adam Shortland 提供）

参考文献

［1］ IARC G. Cancer incidence, mortality and incidence worldwide. 2002 estimates.

［2］ Parkin DM. Global cancer statistics, 2002. CA Cancer J Clin, 2005,55(2):74−108.

［3］ Madersbacher S, Hochreiter W, Burkhard F, et al. Radical cystectomy for bladder cancer today-a homogeneous series without neoadjuvant therapy. J Clin Oncol, 2003,21: 690−696.

［4］ Herr H, Lee C, Chang S, et al. Standardization of radical cystectomy and pelvic lymph node dissection for bladder cancer. A collaborative group report. J Urol, 2004,171: 1823−1828.

［5］ Nuttall MC, van der Meulen J, McIntosh G, et al. Changes in patient characteristics and outcomes for radical cystectomy in England. BJU Int, 2005,95:513−516.

［6］ Rimington P, Dasgupta P. Laparoscopic and robotic radical cystectomy. BJU Int, 2004,93:460−461.

［7］ Haber G-P, Gill IS. Laparoscopic radical cystectomy for cancer: oncological outcomes at up to 5 years. BJU Int, 2007,100:137−142.

［8］ Cathelineau X, Arroyo C, Rozet F, et al. Laparoscopic assisted radical cystectomy: the Montsouris experience after 84 cases. Eur Urol, 2005,47:780−784.

［9］ Dasgupta P, Hemal A, Rose K, et al. Thomas' Robotics Group. Robotic urology in the UK: establishing a programme and emerging role. BJU Int, 2005,95:723−724.

［10］ Raychaudhuri B, Khan MS, Challacombe B, et al. Minimally invasive radical cystectomy. BJU Int, 2006,98: 1064−1067.

［11］ Stein JP, Skinner DG. Surgical atlas radical cystectomy. BJU Int, 2004,94:197−221.

［12］ Hemal AK, Eun D, Tewari A, et al. Nuances in the optimum placement of ports in pelvic and upper urinary tract surgery using the da Vinci robot. Urol Clin North Am, 2004,31:683−692.

［13］ Menon M, Hemal A, Tewari A, et al. Nerve-sparing robot-assisted radical cystoprostatectomy and urinary diversion. BJU Int, 2003,92:232−236.

［14］ El-Tabey NA, Shoma AM. Port site metastases after robot-assisted laparoscopic radical cystectomy. Urology, 2005,66:1110.

［15］ Beecken WD, Wolfram M, Engl T, et al. Roboticassisted laparoscopic radical cystectomy and intraabdominal formation of an orthotopic ileal neobladder. Eur Urol, 2003,

44:337−339.

［16］ Balaji KC, Yohannes P, McBride CL, et al. Feasibility of robot-assisted totally intracorporeal laparoscopic ileal conduit urinary diversion: initial results of a single institutional pilot study. Urology, 2004,63:51−55.

［17］ Menon M, Hemal AK, Tewari A, et al. Robot-assisted radical cystectomy and urinary diversion in female patients: technique with preservation of the uterus and vagina. J Am Coll Surg, 2004,198:386−393.

［18］ Miller NL, Theodorescu D. Status of robotic cystectomy in 2005. World J Urol, 2006,24:180−187.

［19］ Guru KA, Kim HL, Piacente PM, et al. Robotassisted radical cystectomy and pelvic lymph node dissection: initial experience at Roswell Park Cancer Institute. Urology, 2007,69:469−474.

［20］ Butt ZM, Perlmutter AE, Piacente PM, et al. Impact of body mass index on robot-assisted radical cystectomy. JSLS, 2008,12:241−245.

［21］ Murphy DG, Challacombe BJ, Elhage O, et al. Roboticassisted laparoscopic radical cystectomy with extracorporeal urinary diversion: initial experience. Eur Urol, 2008,54:570−580.

［22］ Hubert J, Chammas M, Larre S, et al. Initial experience with successful totally robotic laparoscopic cystoprostatectomy and ileal conduit construction in tetraplegic patients: report of two cases. J Endourol, 2006,20:139 − 143.

［23］ Dasgupta P, Rimington P, Khan MS, et al. International Robot-assisted cystectomy consortium (IRCC). Immediate oncologic results after 382 cases. BJU Int, 2009,103(4): 83A.

［24］ Rhee JJ, Lebeau S, Smolkin M, et al. Radical cystectomy with ileal conduit diversion: early prospective evaluation of the impact of robotic assistance. BJU Int, 2006,96: 1059−1063.

［25］ Galich A, Sterrett S, Nazemi T, et al. Comparative analysis of early perioperative outcomes followingradical cystectomy by either the robotic or open method. JSLS, 2006,10:145−150.

［26］ Pruthi RS, Wallen EM. Robotic assisted laparoscopic radical cystoprostatectomy: operative and pathological outcomes. J Urol, 2007,178(3 Pt 1):814−818.

［27］ Wang GJ, Barocas DA, Raman JD, et al. Robotic vs open radical cystectomy: prospective comparison of perioperative outcomes and pathological measures of early oncological efficacy. BJU Int, 2008,101:89−93.

［28］ Coward M, Smith A, Kurpad R, et al. Roboticassisted laparoscopic radical cystectomy for bladder cancer: Perioperative outcomes in 85 patients and comparison to an open cohort. J Urol, 2009,181(4 suppl 1):365.

[29] Elhage O, Keegan J, Varma P, et al. A comparative analysis of open, laparoscopic and robotic radical cystectomy for bladder cancer. J Endourol, 2007a, 21 (S1): 142A.

[30] Dasgupta P, Rimington P, Murphy D, et al. Robotically assisted radical cystectomy. BJU Int, 2008,101:1489 – 1490.

[31] Stein JP, Lieskovsky G, Cote R, et al. Radical cystectomy in the treatment of invasive bladder cancer: long-term results in 1054 patients. J Clin Oncol, 2001,19: 666–675.

[32] Simonato A, Gregori A, Lissiani A, et al. Laparoscopic radical cystoprostatectomy: our experience in a consecutive series of 10 patients with a 3 years follow-up. Eur Urol, 2005,47:785–790.

[33] Guru KA, Sternberg K, Wilding GE, et al. The lymph node yield during robot-assisted radical cystectomy. BJU Int, 2008,102:231–234.

[34] Dasgupta P, Rimington P, Murphy D, et al. Robotassisted radical cystectomy for bladder cancer and 2 year follow-up. BJU Int, 2007,99(S1):P62.

[35] Dasgupta P, Rimington P, Murphy DG, et al. Robotic assisted radical cystectomy: short to medium-term oncologic and functional outcomes. Int J Clin Pract, 2008,62: 1709–1714.

[36] Yuh B, Padalino J, Butt ZM, et al. Impact of tumour volume on surgical and pathological outcomes after robot-assisted radical cystectomy. BJU Int, 2008, 102(7):840–843.

[37] Elhage O, Murphy D, Challacombe B, et al. Ergonomics in minimally invasive surgery. Int J Clin Pract, 2007,61: 186–188.

机器人辅助根治性膀胱切除术加尿流改道后的并发症：老问题、新方法

Fernando J. Bianco, John W. Davis

关 键 词

- 并发症
- 机器辅助手术
- 淋巴结清扫术
- 机器人膀胱切除术
- 泌尿系膀胱癌

引 言

本章回顾了新型的机器人辅助根治性膀胱切除术替代根治性膀胱切除术的相关并发症。了解根治性膀胱切除术相关的注意事项十分重要，而这些注意事项更多的是基于肿瘤的负荷、手术目的和尿流改道，而非如何进行操作。根治性膀胱切除术的大多数并发症都源于手术时尿流改道的操作，目前最常见的是在体外进行尿流改道。然而，未来随着机器人手术方法和技术的改进，与此手术相关的并发症发生率可能会降低。评估根治性膀胱切除术的并发症时，考虑的不仅仅是发病率或死亡率，还有影响手术情况的一些关键要素：如施行手术的医院和外科医生的手术经验。最后，必须分析美国某地本地和全国并发症事件的发生率。

根治性膀胱切除术的死亡率

任何手术的并发症发生率都最常来源于单中心病例报道和管理部门的数据报道。因此，在老年人群中施行这样一个富于挑战的手术，其并发症的发生率将出现显著的差异。对于同级的卫生治疗保健系统而言，根治性膀胱切除术后30d及90d的死亡风险分别是2.9%和6.8%[1]。死亡风险受到一系列因素的影响，如患者的并发症（通常使用查尔森－罗马诺并发症指数衡量[2,3]）、年龄和麻醉评分[1,4-12]。Quek等的研究指出，单中心的死亡率可能更低。这些研究人员回顾了由一个外科医生施行根治性膀胱切除术的1359例患者。在住院初期或入院30d内，共有27例患者死亡（1.9%）。其中大多数死于相关的心血管疾病（包括急性心肌梗死、脑血管意外、动脉血栓形成）或由于脓毒症导致多器官功能衰竭，其次是肺栓塞、肝衰竭和出血。脓毒症相关的死亡率往往与术后尿漏或肠漏有关。虽然大多数死亡发生在出院前，但仍有两例患者在家死于迟发性肺栓塞[11]。20世纪临床路径的施行有助于从入院（干预）直至出院成功地按照患者诊治流程进行[13,14]。临床路径依赖于明确分工和检查点的团队合作，这最大限度地减少医疗差错，并使不良事件可在早期识别和治疗[7,13]。这些标准化的治疗模式与协作治疗方法的共同发展，为医疗提供了一种高品质、高效益的方式。重要的是，这种方法适用于所有的患者群体，并与当前的医疗高度兼容[4]。因此，比较微创与传统开放式手术方法的临床研究必须确保临床路径等同。

在这10年中，复杂手术的死亡率对医院的影响极其重大[5,6,15-17]。对于接受根治性膀胱切除术的患者而言，手术量多的医院将会不断地落实且完善有效的临床路径，从而使手术并发症的发生率和死亡率下降。Birkmeyer[5]等首次给出重要证据来支持这种观点。在他们的 8 种大型手术的分析结果中，22 349 例患者接受了根治性膀胱切除术的同时进行尿流改道。平均每年进行 3 例膀胱切除术的医院相比那些被视为手术量大的中心（每年超过 12 例膀胱切除术），其死亡率更高，分别为 5.5% 和 2.6%[5]。Elting 等已在美国 133 家医院中证实了上述结果，其中手术量少、手术量中等以及手术量大的医院的死亡率分别为 3.1%、2.9% 和 0.7%。在这份报告中，手术量大的医院每年都进行 10 例以上的膀胱切除术，手术量大的医院所占比例不到 4%，且都是教学医院 [15]。在一项侧重于手术医生数量的分析中，Birkmeyer 等通过外科医生数量评估死亡率[6]。该研究结果显示，对每年施行 4 例以下膀胱切除术的外科医师而言，校正后的手术死亡率为 5.5%。相反的是，每年施行 4 例以上的医生其相应校正的死亡率为 3%。此外，为了评估外科医生数量的相对分布情况以观察医院规模和结果之间的联系，这些研究人员采用评估手术死亡率和医院规模之间的关系的模型，首先排除，然后再包括外科医生数量的这一变量。他们发现，医院的规模和医生数量所致的量效关系分别为 46% 和 39%[6]。一项新近的美国国内大学医疗系统协会临床数据库显示，6728 例患者在 2002 年至 2005 年间于 119 家教学医院接受根治性膀胱切除术治疗膀胱癌的整体死亡率为 2%[17]。值得注意的是，每年施行超过 50 例膀胱切除术的机构其死亡率为 0.54%，相比之下，每年施行 10 例或更少膀胱切除术的机构其死亡率为 2.70%（P<0.0005)[17]。此外，他们按地区评估事件的发生率，分别为：美国东北部、华南地区、中西部和美国的其他地区。他们发现并发症的发生率类似，为 31%~39%，死亡率接近，为 1.3%~1.6%[17]。图 38.1 所示的是与地区和教学医院膀胱切除术手术量相关的并发症发生率和死亡率。

根治性膀胱切除术并发症的发病率

大多数与根治性膀胱切除术并行尿流改道发生的相关不良事件都和尿流改道有关，而与机器人手术本身无关[18]。因此，笔者预计这种手术的并发症无显著变化。正如 Parekh 和 Donat 建议的

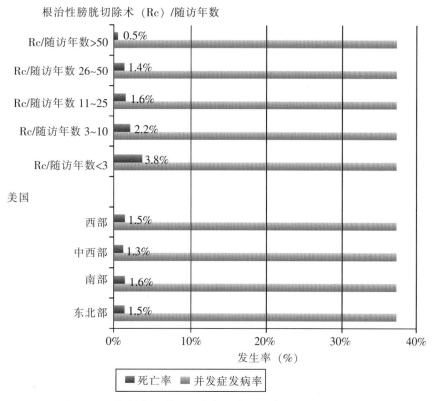

图 38.1　根据美国地区和定点医院实行膀胱切除术的数量，观察在美国国内大学医疗系统协会临床数据库登记的 6728 例患者的并发症发生率和死亡率

那样，源于根治性膀胱切除术的并发症可分为两大类：按时间——早期（在手术后 30d）或晚期（后）并发症;和按类型——与尿路、吻合术、肠道或其他来源有关[18]。

早期并发症最常见[18-24]。两个早期发生的与尿路相关的常见并发症是尿漏（发生率 2%~10%）和肾盂肾炎（发生率 1%~13%）。与吻合术有关的主要并发症包括输尿管梗阻（发生率 0~6%）或尿道狭窄，或发生率为 2%~14% 的吻合口狭窄。早期与肠道相关的并发症较少发生：1%~2% 的患者出现粪漏，肠梗阻发生率在 2%~11%。其他值得注意的早期并发症是血栓性事件（2%~3% 的发生率）或创伤相关的事件。据报道，感染的发生率为 10%，手术切口裂开的发生率为 5%。

远期并发症是指发生在手术后 30d 直到死亡的不良事件[18-24]。一般情况下，最常见的是与肠道相关的代谢异常，在尿流改道的患者中发生率为 15%~50%。4%~8% 的患者出现肠梗阻。尿路相关的并发症，如各个手术中心结石的发生率为 3%~30%，他们更倾向于使用导尿袋。排尿需要患者具备良好的依从性以及注意与尿袋相关的主要问题：在肠分泌的尿液中易形成结石病灶，长时间尿残留可能会导致肾衰竭（发生率 1%~10%）。最后，有两个晚期并发症对这些患者的生活质量将会造成重大影响：尿失禁（发生率 15%~20%，由于尿控机制丧失）和膀胱过度活跃，特别是女性患者（发病率 15%~50%）。

如前面所指出的，最普遍的不良事件是代谢性并发症且已详细介绍其病理生理机制[18,25-30]。这一般取决于所切除的肠段。切除部分胃将会导致低钾低氯性碱中毒。此外，这些患者可能出现高胃泌素血症，导致以排尿困难为主的临床综合征，如脱水、嗜睡、呼吸窘迫以及可能的癫痫发作。如果采用空肠进行手术，患者将会丢失氯化钠，导致出现原发性高钾性代谢性酸中毒，从而导致脱水、恶心、呕吐，需要积极补液复苏。回肠或回结肠膀胱会引发高氯性代谢性酸中毒，伴碳酸氢盐降低。临床表现包括食欲减退，体重减轻，腹泻或全身不适，不过这很容易通过补充液体和碳酸氢盐恢复。当采用回肠进行手术时，有些患者可能需要补充维生素B_{12}和脂溶性维生素。

目前报道的系列研究数据

最近 Lowrance 等的一项报告详细介绍了在这 10 年的前半段时间内，并发症在一个大型学术中心的发展趋势[31]。这提供了并发症基本类型的基线情况，可能会减少或潜在地针对性减少正在接受 RARC 伴尿流改道的浸润性膀胱肿瘤患者的并发症[31]。

2000—2005 年，共有 553 例患者在范德堡大学行开放根治性膀胱切除术的同时进行尿流改道[31]。这些研究者指出，所有手术及围术期的数据是以一种前瞻性的设计为基础的方式进行整理。他们报道了 38% 的输血率和 2% 的短期内再干预率。他们评估了主要的并发症，其中 33 例（占 6%）发生心血管事件，即心肌梗死、脑血管意外、呼吸衰竭、或肺栓塞。观察到发生率小于 1% 的其他主要并发症为败血症及肠漏或肠梗阻。总之，在该手术中心，围术期的主要并发症发生率占 11%。次要并发症更为常见，共记录有 428 例（77%）。其中，有近 1/4 的患者再次住院。有 122 例患者（占该组的 22%）发生由于大肠梗阻所致的部分小肠梗阻，10% 的患者出现尿路感染。其中有 51 例患者（9%）需要完全肠外营养，42 例患者（8%）出现伤口感染。深静脉血栓形成的发生率为 2.5%。此研究中并发症发生率的年化趋势显示 5 年期间无变化[31]。斯隆-凯特琳癌症中心的研究详细介绍了当代并发症的另一个重要方面[32]。他们评估了在 1995 年至 2005 年间的 1142 例手术患者，并且按系统将他们的并发症进行分类：胃肠道（29%）、泌尿生殖系统（11%）、感染（25%）、心脏（11%）、肺（9%）、血栓栓塞（8%）、出血（9%）、伤口相关的（15%）和主要与手术相关（1%）。因此，在近几年，可以得出结论，不良事件的发生率并没有表现出显著的变化。图 38.2 展示了在经过筛选的当代手术中心，尿流改道类型及其并发症的发病率[23,24,33,34]。

放疗后的膀胱

接受过膀胱放疗的患者发生不良事件的风险更高。Chahal 等[35]评估了 96 例以根治性膀胱切除

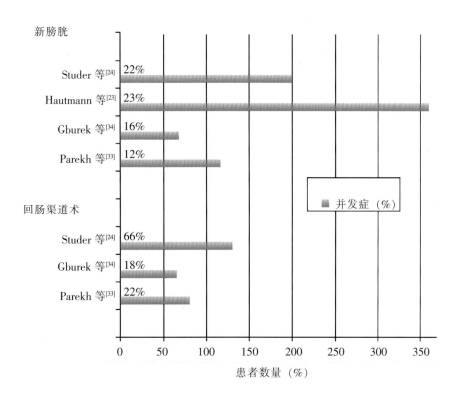

图 38.2 在经过筛选的当代手术中心尿流改道并发症的发病率

术作为初始治疗的患者和 57 例放疗后出现疾病进展再接受根治性膀胱切除术的患者[35]。他们报告了仅行根治性膀胱切除术的患者 3 个月的死亡率为 14.5%,而挽救性膀胱切除术患者为 19.2%。根治性膀胱切除术患者心源性的围术期并发症发生率为 6%,而挽救性膀胱切除术组为 4%。然而,两组患者的胃肠道并发症的发生率分别为 12% 和 18%。在挽救性膀胱切除术组中,肠漏、肠梗阻和直肠损伤较为普遍。尿漏的并发症发生率为 4%,在各组中相似。令人棘手的是,挽救性膀胱切除术组中有 7% 的患者在术后的前 90d 即发展为慢性肾衰竭。与此相反,膀胱切除术组中肾衰竭发生率为 3%,而该组狭窄的发生率为 2%[35]。

切缘阳性是否应归为手术并发症?

为了评估这个议题,笔者考虑从组间试验 0080 随机获得数据[36]。这是一个完全公开的试验,其中明确肿瘤侵犯肌层的膀胱癌行新辅助化疗后进行膀胱切除术为标准治疗方式。在该试验中,317 例患者被随机分入接受 3 周期 MVAC 方案

[甲氨蝶呤、长春碱、多柔比星(阿霉素)和顺铂]化疗后行膀胱切除术组或仅行膀胱切除术组。化疗的完全缓解率为 38%,这可能是试验中最重要的发现。将意向治疗分析转换后,两组的中位生存期分别为 77 个月和 46 个月, 5 年的总生存期分别为 57% 和 43%,这些数据支持化疗联合手术组获益更多[36]。然而, Herr 等的一项挑战性的研究表明,术后生存期的长短取决于切缘阳性的存在与否和淋巴结清扫的数量[37]。外科手术切缘阳性介于 4%~21%,手术的医生成为病理分期的一个独立危险因素。性别或治疗无显著差异。对于 T_3~T_4 肿瘤其切缘阳性率高达 33%,对于那些仅局限于膀胱的肿瘤切缘阳性率仅 1%。泌尿科医生与泌尿肿瘤医生的手术切缘阳性率平均分别为 16% 和 4% ($P<0.05$)。多变量生存分析结果显示,手术切缘阳性患者相对于手术切缘阴性患者而言,死亡风险 Hausdorff 率增加 2.7。另外有趣的是,膀胱切除术时手术清扫的淋巴结小于 10 个的患者其死亡相关 Hausdorff 率是清扫淋巴结 10 个以上患者的两倍[37]。手术切缘阳性而与化疗无关所致的生存期缩短是个棘手的问题,

并且毫无疑问会受到机器人手术缺乏触觉反馈的影响。

文献中对机器人辅助根治性膀胱切除术并发症的统计分析

RARC 同时行尿流改道方面初期经验的文献日渐增多，但都仅限于少数筛选过的病例。因此，在一般人群中此手术真正的死亡率仍不清楚[38-42]。需要强调的是，在大多数手术中心，机器人手术仅限用于伴或不伴盆腔淋巴结清扫的膀胱切除，膀胱切除完成后采用开放手术进行尿流改道。此外，多数报告倾向于比较机器人手术与开放手术的并发症发病率。有了这个框架，笔者将阐述迄今为止最全面的研究报告。

RARC 的早期报道是单机构的病例报道，偶尔会同时与以前的开放手术经验进行回顾式比较[38,39,41-44]。因此，这些报告会很容易发生选择偏倚，选择最有利的患者进行机器人手术。机器人手术的潜在优势包括手术失血量少，肠道功能早期恢复，以及术后恢复快，但有 25%~30% 并发症发生率[38,41-43]。所有这些报告都有相同的缺陷：患者的数量有限、随访期短以及回顾性调查。然而，随着患者数量增多，以及后续的随访时间延长，可以看出，手术整体并发症的发生率并没有明显变化。Kaufmann 等报道了对连续行机器人膀胱切除术同时进行体外尿流改道的患者进行术后随访 90d 后的结果[45]。他们发现，这个时间段内 39/79（49%）的患者出现一种或多种术后并发症。并发症绝大多数是属于低级别（79%），且多为感染（41%）或胃肠道系统并发症（27%）。上述这些清楚地揭示了医生有失偏颇的想法，即机器人手术可能会改善术后并发症。16/79（20%）的患者出现一些主要并发症，有代表性的如下：尿路梗阻、脓肿、肠瘘、消化道出血和血栓栓塞。重要的是，这 16 例患者中有一半是在机器人膀胱切除后 31~90d 出现并发症。他们研究中的多变量分析表明，只有术前存在肾功能不全和术中静脉输入液体量超过 5000mL 才与任何等级的术后并发症显著相关，OR 值分别为 4.2 和 4.1。对于主要的并发症，一些显著独立的危险因素包括平均年龄 65 岁、手术失血量平均 500mL，术中静脉输入液体 >5000mL，各自相应的 OR 值为

12.7、9.7 和 42.1[45]。

许多前瞻性研究比较了开放和机器人手术的结果[41,42]。两种手术的结果较为一致[41-42]。Wang 等[42]对开放性和机器人膀胱切除术的不良反应表现进行了前瞻性的评估。共有 22 例患者行开放性膀胱切除术和 32 例行机器人膀胱切除术。所有患者均采用开放手术进行尿流改道；分别有 24% 和 38% 的患者接受开放性和机器人手术进行重建膀胱。机器人膀胱切除术组的总体手术时间较长，为 290min，而开放手术为 200min，两者存在显著差异（P=0.03）。但这种差异是由原位新膀胱尿流改道耗费时间不等所致，此操作在机器人组耗费时间明显更长。进行回肠操作的时间无差别。他们还注意到大多数最近的机器人手术操作时间变短，这表明机器人手术的实施方法和操作的学习曲线可造成手术时间存在差异。其他值得注意的发现是手术时间的长短与估计失血量和输血需求有关。这两种在机器人手术耗费的时间均较少。机器人手术组术后 1d 即恢复进食，住院时间平均在 5~6d，而开放手术组住院时间平均为 8d。尽管这些结果令人欣慰，但两组并发症发生率相似，均为 22%[42]。他们还报告了手术切缘状况，发现 34 例经机器人手术的患者中的 2 例有阳性切缘[42]。这 6% 的概率与其他研究者的结果相符[46]，其他研究结果显示手术切缘阳性率为 0[39,41]~10%[43,47]，但应该慎重看待这些样本量有限的数据。在一个类似的结构化研究中，Pruthi 和 Wallen 比较了 20 例行机器人辅助根治性膀胱切除术与 24 例行开放性膀胱切除术的患者。他们同样发现开放手术组有手术时间优势，机器人手术组有血流动力学的优势，然而，术后并发症——再入院、直肠损伤、神经系统并发症、造口周围疝、术后出血的发生率相近，两组的平均发生率均约为 30%。他们的研究中机器人手术的平均住院天数少于 5d，这可能是其他手术中心重复这一结果的关键，因为机器人手术比开放式手术具有更好的成本效益。

毫无疑问，日后盛行的手术方法必须先进行随机试验。虽然这种手术在泌尿外科领域并不常见，但也在不断发展。为此，Nix 等[40]最近报道了一项比较开放性和机器人手术的随机试验初评结果，这或许是外科技术中少有的随机试验之一。该试验的目的是证明在淋巴结清扫数目方面，机

器人膀胱切除术不劣于开放性手术。因此，他们的原假设是开放性膀胱切除术的淋巴结清扫数目会大于机器人膀胱切除术。他们估计，40例患者将需要至少80%参与测试这种单面问题[40]。试验设计将全面评估围术期的结果。这项试验的原假设被否定，因为淋巴结的平均清扫数目在两组中无统计学差异，开放性手术和机器人手术组淋巴结清扫数目分别为19个和18个（$P=0.5$）。表38.1显示了这个试验的详细结果。至于手术并发症方面，两组的并发症的绝对数无差别，机器人组并发症有7例（33%），开放手术组并发症有8例（40%）。在机器人组的并发症包括肠梗阻（2）、尿路感染（2）、1例深静脉血栓形成、1例急性肾衰竭以及1例新发嵌顿性腹股沟疝。而开放手术组，并发症包括3例患者出现肠梗阻，各

有1例出现尿路感染、急性肾衰竭、尿漏和脱水，1例患者死于继发性心肌梗死。当这些研究者比较Clavien系统所确立的并发症等级时，观察到不同手术方式（$P=0.3$）没有并发症等级的显著差异。重要的是，没有随机分组的患者切缘为阳性。

结　论

开放性或机器人辅助根治性膀胱切除术的并发症更多的是取决于手术操作而不是手术方式。现今在体外进行尿流改道时，机器人手术可能不会对并发症的发生率和结果有显著影响。关键是医生对疾病的理解和规范影响长期预后的肿瘤治疗原则，如新辅助化疗。遗憾的是，根治性膀胱

表38.1　Nix等[40]报道的比较机器人手术和开放根治性膀胱切除术结果的随机临床试验人群的基线特征

随机试验 Nix 等[40]		机器人 $n=21$	开放 $n=20$	P 值
年龄	平均值（范围）	67.4 (33~81)	69.2 (51~80)	0.59
性别				0.27
	男	14	17	
	女	7	3	
BMI（kg/m²）	平均值	27.5	28.4	0.58
ASA 评分	平均值	2.7	2.7	0.92
EBL (mL)	平均值（范围）	258 (200)	575 (600)	<0.001
手术时间（h）	平均值（范围）	4.2 (4.2)	3.5 (3.4)	<0.001
排气时间（d）	平均值（范围）	2.3 (2)	3.2 (3)	0.001
BM 时间（d）	平均值（范围）	3.2 (3)	4.3 (4)	0.001
LOS 时间（d）	平均值（范围）	5.1 (4)	6.0 (6)	0.24
	平均值（范围）	2.3 (2)	2.6 (2)	0.56
尿流改道				0.78
	新膀胱	7	6	
	肠管	14	14	
病理分期				0.22
	$pT_2N_0M_0$	14	8	
	$pT_3N_0M_0$	3	5	
	N+	4	7	
阳性切缘		0	0	–
淋巴结数目	平均值（范围）	19 (12~30)	18 (12~30)	0.51

BMI：身体质量指数；ASA：麻醉评分；EBL：估计失血量；OR：手术室；BM：肠蠕动；LOS：住院时间

切除术的并发症十分常见。也许随着技术的改进这些并发症的发生率会得到改善。但直到今天，防止手术并发症最好的办法即是实施临床路径，并在医院的此类手术中执行。由于行根治性膀胱切除术同时进行尿流改道通常都是易生病的老年患者，虽然早期出院是允许的，但最好不要让太多患者早期出院，因为研究结果显示该手术的再住院率有升高趋势。重点必须转移到尽早识别早期并发症的潜在风险或信号和及时管理。最后，任何机器人膀胱切除术的手术都必须至少有 1 个月的手术观察期。手术量大的 RARC 中心可能需做到中位出院时间<5d 和术后 90d 内并发症发生率低于 20%，以将这种手术扩大推广。

参考文献

[1] Hollenbeck BK, Miller DC, Taub DA, et al. The effects of adjusting for case mix on mortality and length of stay following radical cystectomy. J Urol, 2006,176(4 Pt 1):1363–1368.

[2] Charlson ME, Pompei P, Ales KL, et al. A new method of classifying prognostic comorbidity in longitudinal studies: development and validation. J Chronic Dis, 1987,40(5):373–383.

[3] Romano PS, Roos LL, Jollis JG. Adapting a clinical comorbidity index for use with ICD-9-CM administrative data: differing perspectives. J Clin Epidemiol, 1993,46(10):1075–1079.

[4] Koch MO, Smith JA Jr. Influence of patient age and comorbidity on outcome of a collaborative care pathway after radical prostatectomy and cysto prostatectomy. J Urol, 1996,155(5):1681–1684.

[5] Birkmeyer JD, Siewers AE, Finlayson EV, et al. Hospital volume and surgical mortality in the United States. N Engl J Med, 2002,346(15):1128–1137.

[6] Birkmeyer JD, Stukel TA, Siewers AE, et al. Surgeon volume and operative mortality in the United States. N Engl J Med, 2003,349(22):2117–2127.

[7] Chang SS, Cookson MS, Baumgartner RG, et al. Analysis of early complications after radical cystectomy: results of a collaborative care pathway. J Urol, 2002,167(5):2012–2016.

[8] Clark PE, Stein JP, Groshen SG, et al. Radical cystectomy in the elderly: Comparison of survival between younger and older patients. Cancer, 2005,103(3):546–552.

[9] Fisher MB, Svatek RS, Hegarty PK, et al. Cardiac history and risk of post-cystectomy cardiac complications. Urology, 2009,74(5):1085–1089.

[10] Hautmann RE. Complications and results after cystectomy in male and female patients with locally invasive bladder cancer. Eur Urol, 1998,33(Suppl 4): 23–24.

[11] Quek ML, Stein JP, Daneshmand S, et al. A critical analysis of perioperative mortality from radical cystectomy. J Urol, 2006,175(3 Pt 1):886–889.

[12] Svatek RS, Fisher MB, Matin SF, et al. Risk factor analysis in a contemporary cystectomy cohort using standardized reporting methodology and adverse event criteria. J Urol, 2010,183(3):929–934.

[13] Koch MO, Seckin B, Smith JA Jr. Impact of a collaborative care approach to radical cystectomy and urinary reconstruction. J Urol, 1995,154(3):996–1001.

[14] Koch MO, Smith JA Jr. Cost containment in urology. Urology, 1995,46(1):14–24.

[15] Elting LS, Pettaway C, Bekele BN, et al. Correlation between annual volume of cystectomy, professional staffing, and outcomes: a statewide, populationbased study. Cancer, 2005,104(5):975–984.

[16] Konety BR, Allareddy V, Herr H. Complications after radical cystectomy: analysis of population-based data. Urology, 2006,68(1):58–64.

[17] Barbieri CE, Lee B, Cookson MS, et al. Association of procedure volume with radical cystectomy outcomes in a nationwide database. J Urol, 2007,178(4 Pt 1):1418–1421.

[18] Parekh DJ, Donat SM. Urinary diversion: options, patient selection, and outcomes. Semin Oncol, 2007,34(2):98–109.

[19] Killeen KP, Libertino JA. Management of bowel and urinary tract complications after urinary diversion. Urol Clin North Am, 1988,15(2):183–194.

[20] Farnham SB, Cookson MS. Surgical complications of urinary diversion. World J Urol, 2004,22(3):157–167.

[21] Jahnson S, Pedersen J. Cystectomy and urinary diversion during twenty years-complications and metabolic implications. Eur Urol, 1993,24(3):343–349.

[22] Holmes DG, Thrasher JB, Park GY, et al. Long-term complications related to the modified Indiana pouch. Urology, 2002,60(4):603–606.

[23] Hautmann RE, de Petriconi R, Gottfried HW, et al. The ileal neobladder: complications and functional results in 363 patients after 11 years of followup. J Urol, 1999,161(2):422–427; discussion 427–428.

[24] Studer UE, Zingg EJ. Ileal orthotopic bladder substitutes. What we have learned from 12 years' experience with

200 patients. Urol Clin North Am, 1997,24(4):781-793.

[25] McDougal WS, Stampfer DS, Kirley S, et al. Intestinal ammonium transport by ammonium and hydrogen exchange. J Am Coll Surg, 1995,181(3):241-248.

[26] Boyd SD, Schiff WM, Skinner DG, et al. Prospective study of metabolic abnormalities in patient with continent Kock pouch urinary diversion. Urology, 1989,33(2): 85-88.

[27] Thompson WG, Wrathell E. The relation between ileal resection and vitamin B12 absorption. Can J Surg, 1977, 20(5):461-464.

[28] Nguyen DH, Bain MA, Salmonson KL, et al. The syndrome of dysuria and hematuria in pediatric urinary reconstruction with stomach. J Urol, 1993,150 (2 Pt 2): 707-709.

[29] Klein EA, Montie JE, Montague DK, et al. Jejunal conduit urinary diversion. J Urol, 1986,135(2):244-246.

[30] McDougal WS, Koch MO. Accurate determination of renal function in patients with intestinal urinary diversions. J Urol, 1986,135(6):1175-1178.

[31] Lowrance WT, Rumohr JA, Chang SS, et al. Contemporary open radical cystectomy: analysis of perioperative outcomes. J Urol, 2008,179(4):1313-1318.

[32] Donat SM, Shabsigh A, Savage C, et al. Potential impact of postoperative early complications on the timing of adjuvant chemotherapy in patients undergoing radical cystectomy: a high-volume tertiary cancer center experience. Eur Urol, 2009,55(1): 177-185.

[33] Parekh DJ, Gilbert WB, Koch MO, et al. Continent urinary reconstruction versus ileal conduit: a contemporary single-institution comparison of perioperative morbidity and mortality. Urology, 2000,55(6):852-855.

[34] Gburek BM, Lieber MM, Blute ML. Comparison of studer ileal neobladder and ileal conduit urinary diversion with respect to perioperative outcome and late complications. J Urol, 1998,160(3 Pt 1): 721-723.

[35] Chahal R, Sundaram SK, Iddenden R, et al. A study of the morbidity, mortality and long-term survival following radical cystectomy and radical radiotherapy in the treatment of invasive bladder cancer in Yorkshire. Eur Urol, 2003,43(3):246-257.

[36] Grossman HB, Natale RB, Tangen CM, et al. Neoadjuvant chemotherapy plus cystectomy compared with cystectomy alone for locally advanced bladder cancer. N Engl J Med, 2003,349(9):859-866.

[37] Herr HW, Faulkner JR, Grossman HB, et al. Surgical factors influence bladder cancer outcomes: a cooperative group report. J Clin Oncol, 2004,22(14): 2781-2789.

[38] Dasgupta P, Rimington P, Murphy D, et al. Robotic assisted radical cystectomy: short to medium-term oncologic and functional outcomes. Int J Clin Pract, 2008,62 (11):1709-1714.

[39] Lee DJ, Rothberg MB, McKiernan JM, et al. Robot-assisted radical cystoprostatectomy in complex surgical patients: single institution report. Can J Urol, 2009,16(3): 4664-4669.

[40] Nix J, Smith A, Kurpad R, et al. Prospective randomized controlled trial of robotic versus open radical cystectomy for bladder cancer: perioperative and pathologic results. Eur Urol, 2010,57(2):196-201.

[41] Pruthi RS, Wallen EM. Robotic assisted laparoscopic radical cystoprostatectomy: operative and pathological outcomes. J Urol, 2007,178(3 Pt 1):814-818.

[42] Wang GJ, Barocas DA, Raman JD, et al. Robotic vs open radical cystectomy: prospective comparison of perioperative outcomes and pathological measures of early oncological efficacy. BJU Int, 2008,101(1): 89-93.

[43] Yuh B, Padalino J, Butt ZM, et al. Impact of tumour volume on surgical and pathological outcomes after robot-assisted radical cystectomy. BJU Int, 2008, 102(7):840-843.

[44] Murphy DG, Challacombe BJ, Elhage O, et al. Robotic-assisted laparoscopic radical cystectomy with extracorporeal urinary diversion: initial experience. Eur Urol, 2008,54(3):570-580.

[45] Kauffman EC, Ng CK, Lee MM, et al. Critical analysis of complications after robotic-assisted radical cystectomy with identification of preoperative and operative risk factors. BJU Int, 2010,105(4):520-527.

[46] Gerullis H, Kuemmel C, Popken G. Laparoscopic cystectomy with extracorporeal-assisted urinary diversion: experience with 34 patients. Eur Urol, 2007,51 (1):193-198.

[47] Palou Redorta J, Gaya Sopena JM, Gausa Gascon L, et al. Robotic radical cystoprostatectomy: oncological and functional analysis. Actas Urol Esp, 2009,33 (7): 759-766.

39 机器人手术处理尿瘘

René Javier Sotelo Noguera, Roberto Garza Cortés, Lee Richstone

关键词

- 膀胱阴道瘘
- 直肠尿道瘘
- 输尿管阴道瘘
- 机器人手术处理尿瘘
- 直肠泌尿系瘘

引言

在发达国家，膀胱阴道瘘（VVF）往往是泌尿生殖系统手术的并发症。膀胱阴道瘘最常见的病因是经腹子宫切除术，估计发生率为1/1800[1]。其他原因包括放射治疗和产伤。诊断往往是在术后1~3周，最常见的表现为持续性的阴道漏尿。如果膀胱灌注染料（亚甲基蓝）导致阴道纱条变色，即可确诊。膀胱内染料可用于区分膀胱阴道瘘与输尿管阴道瘘，或识别这些瘘是否为共同存在。膀胱造影检查也有助于鉴别膀胱阴道瘘。静脉造影或静脉肾盂造影的成像图可用于进一步评估伴有输尿管阴道瘘的可能性。膀胱镜检查和进一步的诊断测试限于局限性瘘。在初期采取保守治疗是可行的，但是成功率较低（7%~12%）[1]。保守治疗包括使用膀胱引流尿管、烧灼瘘管、抗胆碱能药物，必要时运用抗生素。如需彻底治疗通常需要手术干预。继发于二次手术的原发膀胱阴道瘘手术修补成功率为75%~97%[1]。已有的几种手术技术都具有明显的优势。然而，目前对最理想的方法和修补时机仍存在争议。膀胱阴道瘘可采取各种途径的外科治疗，包括经阴道或经腹途径（经膀胱或不经膀胱）。外科医生的偏好在决策过程中往往起着重要的作用[2-4]。一般情况下，经阴道的术式会减少并发症概率、失血量，以及术后膀胱的不稳定性。此外，这种手术可以在门诊进行，且结果与施行经腹手术的病例通常是相似的。术式为经腹途径时说明腹腔内情况需要同时满足手术的治疗条件，即瘘是在高位和（或）在阴道穹隆阻碍了经阴道手术途径的条件[5-6]。腹腔镜途径可为与处理VVF的腹部开放术式相对的另一种术式。Nezhat等[7]在1994年最先报道了腹腔镜VVF修补术。其他几份报告也根据其初始经验而来[2,8-13]。Sotelo等报道了一项大宗病例报道，采用腹腔镜经膀胱直接抵达瘘道，并完成修补，无需做额外的引导切口或分离膀胱阴道间隙。腹腔镜手术在膀胱上的切口很小，术后并发症少；而以往的O'Connor术则需要将膀胱剖开成两半，至瘘口水平，术后并发症较多。一般腹腔镜手术的优点包括术野放大、出血少、减少住院时间及恢复期较短。Melamud等[14]报道了首次应用达·芬奇机器人系统施行的膀胱阴道瘘修补术。他们使用标准的腹腔镜技术，在膀胱后壁行垂直切口向下扩展到瘘管，并用腹腔镜剪刀锐性分离瘘管。在随后的重建中对膀胱和阴道分隔层面进一步分离。达·芬奇机器人系统随后将阴道和膀胱的连接部封闭，将纤维蛋白胶注入膀胱和阴道之间使缝扎线分离。Hemal等[15]报道了一篇病例系列报道，有5例患者成功地施行了机器人VVF修补术。通过采用机器人方法，Schimpf等[16]复制了由

Nezhat 描述的腹腔镜膀胱外途径处理瘘管。照此方法，瘘管可不经过刻意的膀胱切开而被探及。根据笔者的经验，刻意的膀胱切开有时候是可以避免的，但在大多数情况下，切开膀胱或阴道是探及瘘管的必要程序。因此，在笔者的 15 例报告中，笔者偏好于先切开接近 VVF 的膀胱部位，然后沿瘘管走向延长切口，创造出一个管道区域。目前尚不清楚这些步骤是否能使手术精度和可视化程度提高，进而得到更好的手术效果。与此同时，由于这些新技术的不断发展，学习曲线的缩短可能会使得越来越多的泌尿科医师技术更加熟练，并为患者行侵入性小的手术[14]。

膀胱阴道瘘

术前准备

对于任何类型的手术，都有必要向患者明确阐述要执行手术的程序类型、替代治疗方案、机器人技术的新颖性，以及合适的治疗选择，还必须深入探讨潜在的风险和并发症，以及由于解剖变异或不可预见的意外而中转开放手术的可能性。大多数患者在手术前接受过 2 个月无效的保守治疗。保守治疗失败后，直到患者行腹腔镜手术的时候才拔除膀胱导管。术前准备工作包括：在手术前晚餐进软食，做好肠道准备，在手术前一天 22 时之后禁食，做好患者手术当天的准备步骤，术前静脉注射（IV）广谱抗生素（喹诺酮类和头孢菌素类）。

手术器械

标准腹腔镜器械
- 机器人器械
- 钩
- 剪刀
- 持针器
- Maryland 双极电凝钳

手术开始：患者体位、套管摆放和放置导尿管

患者应置于能够摆头低脚高位的手术台上。开始，患者在马镫支架上呈低截石位，通过膀胱镜放置输尿管导管来帮助识别瘘管，以及在切除

和缝合过程中保护输尿管。将一根不同颜色的输尿管导管塞入瘘管并从阴道口牵出，以便在切除时帮助辨认瘘管。将海绵拉钩插入阴道直至阴道顶部。将膀胱镜重新插入膀胱内。

将经腹的 5 个套管通道以类似用于腹腔镜前列腺癌根治术的方式排列安置[17]。使用海绵拉钩将阴道向后牵拉，在膀胱阴道瘘附近，膀胱镜的光束变得清晰可见。

手术方法

使用气腹针或哈森技术建立气腹后，放置好套管。必要时需进行细致的粘连松解术。循胃网膜右动脉找到大网膜瓣，然后进气。机器人器械放置在膀胱后壁且要加以留意。做一个小的靠近瘘管的切口。一旦膀胱被打开，在输尿管导管到位的情况下瘘管应该是显而易见的。在这个时候，采用一个 30°"向下"的镜头进入切口视野，显露导管和阴道海绵拉钩（图 39.1）。当阴道和膀胱之间的关联充分暴露后，撤出海绵拉钩并将气囊导尿管放入阴道内，将气囊充气 70mL 以防气腹泄漏。

为充分暴露手术视野，必要时对膀胱各侧壁进行牵拉。这可以通过将膀胱各侧壁上做一处缝合点并将该点通过基思针或卡特托马森筋膜缝合针连接腹壁来完成牵拉。一旦找到缝线的两末端，将它们固定在前腹壁外，使瘘管获得足够的暴露。剩余的瘘管边界被切除，然后分离膀胱阴

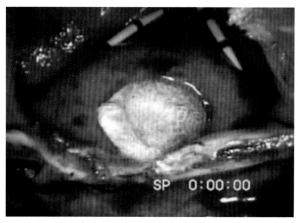

图 39.1 切开膀胱直至牵开器显露输尿管支架和阴道海绵拉钩

道间的间隙，继而从阴道锐性分离膀胱。

采用 UR-6 针和 2-0 缝线缝合阴道平面。缝合完成后，缝合线在阴道前壁封闭平面远端用于

固定组织（图 39.2）。在这个时候，采用一个 30°
向"上"的镜。闭合膀胱是在远端以 2-0 缝线和
UR-6 针做垂直连续缝合。缝合是在外侧方进行。
用额外的可吸收缝线连续缝合膀胱浆膜层。移除
输尿管导管，插入一根 18Fr 的导尿管保持膀胱引
流。用生理盐水灌入膀胱使其膨胀，确认无水漏
出。不再使用耻骨上膀胱造瘘管。引流管被放置
在骨盆位置。引流管通常在手术后的第 2d 拔除。
导尿管在术后 10d 拔除。膀胱造影可证实膀胱壁
的完整性。建议患者 6~8 周内不要使用卫生棉
条，并避免性生活。

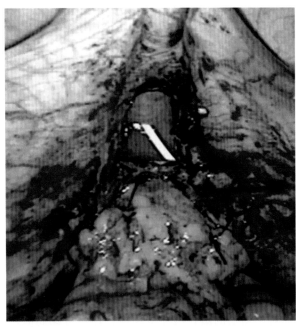

图 39.2　缝合完毕后，缝合线在阴道前壁封闭平面远端用
于固定组织

小　结

　　机器人辅助腹腔镜膀胱阴道瘘修补术是可行
的，有明显的优势。虽然缺乏与开腹手术入路或
腹腔镜手术的资料比较，但初步的数据表明，这
种技术至少是同样有效的。由机器人提供的平台
可缩短学习曲线，这有利于更多泌尿科医生来接
触以腹腔镜为基础的膀胱阴道瘘的手术治疗。

输尿管瘘

　　盆腔手术可能会发生输尿管瘘，特别是妇科手
术，或在冲击波碎石术后由阴道异物或结石碎片造
成[18]。据报道，取卵术也是它的一种罕见病因[19]。

临床表现

　　患者的典型表现为阴道持续性漏尿。这会导
致患者的不适和痛苦，而且通常采取一些措施来
保持干燥。患者也可能会抱怨腹痛、发热和(或)
麻痹性肠梗阻[19]。当务之急是区分膀胱阴道瘘和
输尿管瘘，它们可以同时存在于同一患者。诊断
方法的描述如下。

诊　断

● 体检用窥阴器，可观察到持续性尿液通过
阴道排出。

● 用亚甲蓝染色后的生理盐水充盈膀胱;不要
轻易认为泄漏为单一的输尿管瘘。

● 如果膀胱没有受伤迹象，膀胱镜检查应该
是正常的。

● 静脉注射靛胭脂后，可以通过阴道看到蓝
色染料[19]。

● 放置输尿管导管和阴道纱布，亚甲蓝通过
输尿管导管滴注时，阴道纱布染色。证实输尿管
瘘[20]。

● 通过肾盂造影，找到瘘管。

● 排泄性尿路造影。

● 肾脏超声寻找肾积水。

治　疗

　　前面已经介绍了一些输尿管瘘的处理。最初
的处理往往是保守的，但通常会失败。人们对于
腔内泌尿外科治疗的价值尚存在分歧，有一些争
论是内镜治疗可能会引发后续的狭窄，需要手术
治疗。Selzman 等报告称，腔内泌尿外科方法处
理输尿管瘘，其中包括逆行输尿管内支架管置入
术，经皮肾造瘘，或顺行输尿管支架管置入，在
治疗输尿管瘘时均可作为一种有效的治疗方法。
短小的节段性缺损常可通过内镜操作进行处理，
大的破损才需要开放术式治疗[21]。

　　当保守和（或）内镜方法失败时，正式启用
开放、腹腔镜或机器人的修复方法是必要的[22]。

　　损伤及相关输尿管狭窄长度通常决定了需要
手术的类型。当输尿管缺损致不能直接行输尿管
膀胱吻合术时，采用腰肌铰接、Boari 皮瓣或前移
皮瓣进行重建将是必需的。腹腔镜输尿管膀胱吻
合术首先由 Erlich 等描述，Reddy 和 Evans 在
1994 年报告了第一例成人病例[23]。由于腹腔镜重

建手术的技术复杂程度和学习曲线曲折，其实施也相对缓慢。进展缓慢的其中一个原因即是腹腔镜输尿管再植在骨盆腔内缝合的难度。

约翰内斯等报道的机器人输尿管再植尚属首例[24]。Menon 等[25]随后报告了 3 例接受机器人输尿管瘘修补并输尿管再植术的患者，所描述的手术技术如下。

手术方法

患者取头低脚高仰卧位呈截石位。一个标准的经腹腔途径 6 个 Trocar 布置。如果有粘连，需要的话，可以挪动结肠后再寻找输尿管。追踪输尿管并仔细解剖，保留其血供直到瘘管水平，然后横断。使用机器人剪刀清理输尿管的边缘。用 200mL 生理盐水充盈膀胱胀大，并建立一个人工瘘口。输尿管通过导丝植入支架管。导丝和支架通过 5mm 辅助 Trocar 放入腹腔。输尿管膀胱吻合使用 3-0 铬制肠线缝合，在 6F 双猪尾导管外进行。留置 Foley 导管和 Jackson-Pratt 储尿器[25]。

Patil 等[21]报告的 12 例机器人输尿管膀胱角吻合与先前由 Naeyer 等[26]所描述的技术如下。患者留置 14F Foley 导尿管并呈截石位。建立气腹，定位 Trocar。一个 12mm 相机 Torcar 被置于中线处脐上 5cm。两个 8mm Trocar 都放置在锁骨中线的脐上方 3cm 处。一个 5mm 的配件 Trocar 被置于上述的相反侧的髂嵴数厘米处。手术床倾斜到 20°头低脚高位。沿 Toldt 线牵制半结肠，直至看见腰大肌。解剖输尿管，保留其血液供应直至遇到瘘段。靠近该瘘管横断输尿管。将膀胱充盈以显露其侧面。切开腹膜，牵拉膀胱顶，直到膀胱的上半部分可以无张力到达腰大肌。充分暴露腰肌以牵引膀胱。每一边相距 2cm 左右做两次缝合，将膀胱固定于腰大肌。切开膀胱顶部超过 7cm，如有必要，将该部位通过两根缝线固定于腹壁以保持其开口。使用机器人辅助剪刀创建一个黏膜下隧道。借助输尿管残端的缝线将输尿管拉入黏膜下隧道。输尿管被固定在逼尿肌深处。创建抗反流输尿管膀胱吻合。逆行放置双 J 管。双层连续缝合封闭膀胱[21]。

尿道直肠瘘

尿道直肠瘘（RUF）很罕见，也是难以处理

的临床情况。患者可能是因炎性肠道疾病和直肠周围脓肿而发现，他们通常是由于摘除前列腺或消融过程的医源性并发症导致。在美国医疗保险的人口中，前列腺癌根治术后并发症的审查显示 RUF 具有 1% 的发病率。消融治疗前列腺，RUF 发病率如下：近距离放射治疗后为 0.4%~8.8%，外照射放疗后为 0~6%，而冷冻治疗后为 0.4%[27-30]。

尿道直肠瘘也可以在消融疗法或良性前列腺增生症手术治疗后发生，通常发生在前列腺尿道和直肠之间。

尿道直肠瘘通常发生于前列腺癌根治术后，沿膀胱吻合口线，或沿"拍手柄"封闭后膀胱的缝合线发生。

临床表现

尿道直肠瘘可以从患者的病史中得到提示（粪尿、尿路感染、不正常的尿道分泌物、气尿、尿痛、会阴盆腔疼痛、发热、盆腔脓肿、排尿时从直肠漏尿、尿液通过直肠误认为是腹泻）。许多患者有直肠溃疡，并且很明显，活组织（切片）检查那些溃疡的做法是不恰当的[31-32]。

前列腺癌根治术后是否有直肠损伤是值得关注的，特别是存在腹痛，败血症与原发于骨盆部位的感染，或术后 4~5d 出现粪尿。直肠漏尿通常发生在有大的瘘口，或在拔除导尿管后。

尿道直肠瘘临床上一般不太明显。症状多表现为局部：尿路感染，粪尿和（或）气尿。确切的体征和症状取决于瘘口位置与尿道外括约肌和肛门括约肌的关系。在尿道内括约肌完好的情况下，尿液传递到直肠，随后患者完成直肠排空。

诊　断

最重要的诊断步骤是：直肠镜，膀胱尿道镜，尿道内注入亚甲蓝染料和膀胱尿道造影[31,32]。

膀胱镜检查是诊断金标准，因其敏感性达 80%~100%，然而，联合内镜和影像学评估提供的尿道直肠漏的解剖描述最为精确。远端梗阻（尿或大便）是修复失败的危险因素，必须给予重视以有效地进行修复手术[33]。

治疗方法

这个部位的治疗是具有挑战性的。保守处理

包括尿流改道、广谱抗生素和肠外营养，据报道成功率高达 25%~50%[34,35]。但保守的措施也面临失败的风险。如果瘘在 3~6 个月保持开放，进一步愈合的可能性不大[36]。

对于不愿意手术治疗的慢性瘘管的患者，可以保守地使用抗生素，并对症处理。修复的时机主要由个体病因、延迟诊断、瘘管的大小、是第一次或再次修补以及患者的一般状况共同决定。

无论手术方式如何，最好的成功机会在于第一次手术的尝试。下面必须明确满足的手术原则：粪便和尿分流，消除远端梗阻，对健康组织清创以及无张力组织[27,28,37,38]。在可能的情况，特别是组织愈合情况不佳时（例如放疗或营养缺乏症），血管化组织的介入（网膜、腹膜、肌皮瓣、等）是明智的。

有些作者认为粪便改道（回肠或末结肠造口）是必需的，而其他人则觉得只有曾有一次修复失败，以及复杂瘘，盆腔败血症或有放疗史的患者，粪便改道才是必要的[38,39]。目前已报道介绍的 40 余种 RUF 外科处理技术中，并没有数据显示哪种效果更好[33]。经肛门，经直肠，经括约肌，经腹、会阴，以及相互结合的方法都是经常使用的。

根据笔者在机器人手术中的经验，和经证实可行的腹腔镜方法的鼓舞下，笔者提出了机器人辅助瘘修补术的基本原则[40,41]。

尿道直肠瘘修补手术步骤包括：
- 切除剩余前列腺包膜。
- 闭合直肠。
- 植入组织。如果采用腹膜方式，则使用网膜。如果使用腹膜外方式，那么神经血管束及前列腺周的筋膜都汇集在中线。
- 然后以标准方式进行尿道膀胱吻合术。

膀胱直肠瘘修补手术步骤包括：
- 朝瘘管打开膀胱。
- 解剖肛瘘。
- 闭合直肠。
- 大网膜的植入。
- 闭合膀胱。

机器人技术的详细讨论将集中于膀胱直肠瘘，其也是会阴部最常见的瘘。

手术方法

患者准备

患者在手术的前一天接受肠道准备。灌肠用以清除直肠、乙状结肠残端 25 cm 以内范围的肠黏液。术前给予抗生素抑制肠道菌群。手术采用全身麻醉。

患者体位

患者被放置在头低脚高截石位。双下肢套以弹力袜。然后进行膀胱镜检查，并留置双侧输尿管导管，这有利于在切除和关闭瘘口期间对输尿管识别和保护。用一根与之前导管有区别颜色的输尿管导管，穿过瘘入直肠，然后拉出并穿过肛门以便于切除过程中识别。

套管摆位

使用 4 臂标准达·芬奇手术系统，6 个 Trocar 经腹方式，类似于机器人前列腺癌根治术。

当必要时，配置适当转移到右侧或左侧，以避免伤及结肠造口。建立气腹和放置套管后，需要仔细进行粘连松解。远离胃网膜右动脉创建大网膜瓣。在对接机器人之前，这些操作步骤等同于标准腹腔镜，因为在机器人进入左季肋部时朝向骨盆的端口将受限。

切开膀胱，分离瘘管

机器人对接到位，电钩以垂直方向沿膀胱中线切开膀胱，向远侧延伸至瘘管的后侧面。这个切口可继续向定位瘘口的导管方向延伸，直至导管的后方暴露。

此切口可以利用有效的横向缝合牵拉防止开口回缩闭合。用针放置在每个侧面，基思针或卡特–托马森缝合针，固定两端并缝合在前腹壁外侧，充分暴露瘘管。

用剪刀剪除失去活力或坏死的组织。一旦膀胱和直肠之间的通路变得明显，便可以开始用机器人剪刀解剖瘘管管道，将直肠从膀胱粘连部位分离出来以实现无张力直肠壁闭合。

根据笔者的经验，使用切割电流更为有利，而不是单极电凝钩。笔者使用外接踏板，而不是 Bovie 单元连接到机器人控制台。笔者使用切割解剖的原因，是因为这些组织是纤维瘢痕组织，切割电流分离组织更为精准。

关闭直肠瘘口

然后开始闭合直肠。用 2-0 Monocryl（爱惜康）配 UR-6 针，从直肠的外表面开始，运用间断单层缝合技术封闭直肠（图39.3）。

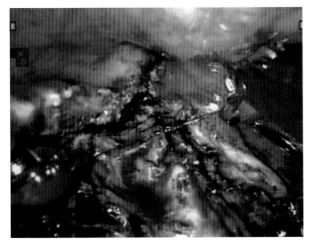

图39.3　用2-0 Monocryl（爱惜康）配UR-6针，从直肠的外表面开始，运用间断单层缝合技术封闭直肠

补片

助手创建网膜瓣（使用腹腔镜器材），使用10mm 30°EndoEYE腹腔镜（奥林巴斯手术系统，奥兰治堡，纽约州）和腹腔镜抓钳，通过两个助理端口放置。这样就不需要卸除机器人，由于患者呈头低脚高位，网膜将回落到上腹部。从最初的、最远侧缝合线放置针进行直肠闭合，然后缝合膀胱和直肠之间的网膜片（图39.4）。

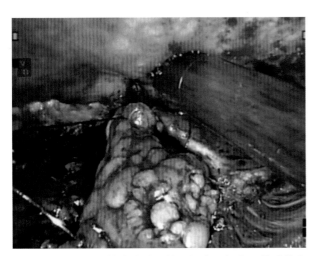

图39.4　在最远侧缝合线放置针进行直肠闭合，然后缝合膀胱和直肠之间的网膜片

关闭膀胱

随后使用2-0 Monocrly单层缝合关闭膀胱。缝合方向与之前同向（图39.5）。直到腹膜外耻骨上膀胱造瘘管放置好，完成关闭。

膀胱关闭完成后，检查输尿管导管。通过导尿管注入生理盐水充盈膀胱，以确保水密性良好。另外，放置引流管。如果需要的话，可以在标准腹腔镜的途径下进行结肠造口术，而不需要变更患者体位。

进行腹部退出的标准（评估止血，确认漏位置，套管筋膜关闭）已列出。

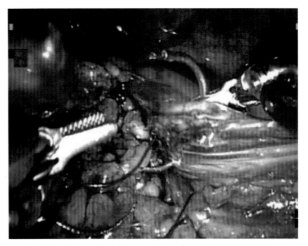

图39.5　使用2-0 Monocrly单层缝合关闭膀胱

术后护理

- 保持导尿管和耻骨上引流管的通畅是很重要的，注意防止血块阻塞和滞留。
- 只有考虑有阻塞的情况下才冲洗该导管。
- 预防性应用抗生素。
- 尿道导管和引流管在术后第3d拔除。
- 耻骨上造瘘管在术后2个月时膀胱造影呈正常后移除。
- 在4个月后，行腹腔镜协助下肠道连续性恢复。

结 论

已报道介绍的40余种RUF外科处理技术中，并没有确切证据证明哪一种方法更好。经肛门、经直肠、经括约肌，经腹、经会阴以及几种方法相结合的方法都是经常使用的。根据笔者在机器人手术中的经验，以及经证实可行的腹腔镜方法的支持下，笔者已成功开展了机器人辅助瘘修补术。

参考文献

[1] Miller EA, Webster GD. Current management of vesicov-

aginal fistulae. Curr Opin Urol, 2001,11:417−421.

［2］ Phipps J. Laparoscopic repair of posthysterectomy vesicov-aginal fistula. Two case reports. GynecolEndosc, 1996,5: 123−124.

［3］ Raz S, Bregg K, Nitti V, Sussman E. Transvaginal repair of vesicovaginal fistula using a peritoneal flap. J Urol, 1993,150:56−59.

［4］ Blaivas JG, Heritz DM, Romanzi LJ. Early versus late re-pair of vesicovaginal fistulas: vaginal and abdominal ap-proaches. J Urol, 1995,153:1110−1112.

［5］ Raz S. Editorial comment on: early versus late repair of vesicovaginal fistulas: vaginal and abdominal approaches. J Urol, 1995,153:1112−1113.

［6］ Eilber KS, Kavaler E, Rodriguez LV, et al. Ten-year ex-perience with transvaginal vesicovaginal fistula repair us-ing tissue interposition. J Urol, 2003,169:1033−1036.

［7］ Nezhat CH, Nezhat F, Nezhat C, et al. Laparoscopic re-pair of a vesicovaginal fistula: a case report. Obstet Gy-necol, part 2, 1994,83:899−901.

［8］ von Theobald P, Hamel P, Febbraro W. Laparoscopic re-pair of a vesicovaginal fistula using an omental J flap. Br J Obstet Gynecol, 1998,105:1216−1218.

［9］ Miklos JR, Sobolewski C, Lucente V. Laparoscopic man-agement of recurrent vesicovaginal fistula. Int Urogynecol J, 1999,10:116−117.

［10］ Nabi G, Hemal AK. Laparoscopic repair of vesicovaginal fistula and right nephrectomy for nonfunctioning kidney in a single session. J Endourol, 2001,15:801−803.

［11］ Ou CS, Huang UC, Tsuang M, et al. Laparoscopic repair of vesicovaginal fistula. J Laparoendosc Adv Surg Tech A, 2004,14:17−21.

［12］ Sotelo R, Mariano MB, Garcia-Segui A, et al. Laparo-scopic repair of vesicovaginal fistula. J Urol, 2005,173: 1615−1618.

［13］ Chibber PJ, Shah HN, Jain P. Laparoscopic O'Conor's repair for Vesico-vaginal and Vesico-uterine fistulae. BJU Int, 2005,96(1):183−186.

［14］ Melamud O, Eichel L, Turbow B, et al. Laparoscopic vesicovaginal fistula repair with robotic reconstruction. Urology, 2005,65(1):163−166.

［15］ Sundaram BM, Kalidasan G, Hemal AK. Robotic repair of vesicovaginal fistula: case series of 5 patients. Urolo-gy, 2006,67:970−973.

［16］ Schimpf MO, Morgenstern JH, Tulikangas PK, et al. Vesicovaginal fistula repair without intentional cystotomy using the laparoscopic robotic approach: a case report. JSLS, 2007,11: 378−380.

［17］ Gill IS, Zippe CD. Laparoscopic radical prostatectomy: technique. Urol Clin North Am, 2001,28:423− 436.

［18］ Hosseini SY, Roshan YM, Safarinejad MR. Uretero vagi-nal fistula after vaginal delivery. J Urol, 1998, 160:829.

［19］ Selzman AA, Spirnak JP, Kursh ED. The changing man-agement of ureterovaginal fistulas. J Urol, 1995,153:626−628.

［20］ Mongiu AK, Helfand BT, Kielb SJ. Ureterovaginal fistula formation after oocyte retrieval. Urology, 2009,73:444.e1−e3.

［21］ Patil NN, Mottrie A, Sundaram B, et al. Robotic assisted laparoscopic ureteral reimplantation with Psoas Hitch: a multi-institutional, multinational evaluation. Urology, 2008,72(1):47−50.

［22］ Modi P, Gupta R, Rizvi SJ. Laparoscopic ureteroneocys-tostomy and Psoas Hitch for post hysterectomy ureterovagi-nal fistula. J Urol, 2008,180:615−617.

［23］ Reddy PK, Evans RM. Laparoscopic ureteroneocystosto-my. J Urol, 1994,152(6 pt 1):2057−2059.

［24］ Yohannes P, Chiou RK, Pelinkovic D. Pure robot assist-ed laparoscopic ureteral reimplantation for ureteral stric-ture disease. Case report. J Endourol, 2003,17(10):891−893.

［25］ Rajesh Laungani, Nilesh Patil, Louis S Krane, et al. Robot-ic-Assited ureterovaginal fistula repair: report of efficacy and feasibility. Journal of laparoendoscopic and advanced surgical techniques, 2008,18(5): 731−734

［26］ Naeyer GD, Migem PV, Schatteman P, et al. Pure robot assisted psoas hitch ureteral reimplantation for distal-ureteral stenosis. J Endourol, 2007,21:618−620.

［27］ Thomas R, Davis R, Ahuja S. Toward out-patient radical prostatectomy: a cost effective cost management of pa-tients with localized prostate cancer. Br J Urol, 1997,80 (suppl 2):261.

［28］ Benoit RM, Naslund MJ, Cohen JK. Complications after radical retropubic prostatectomy in the Medicare popu-lation. Urology, 2000,56:116−120.

［29］ Chrouser K, Leibovich BC, Sweat SD, et al. Urinary fis-tulas following external radiation or permanent brachyther-apy for the treatment of prostate cancer. J Urol, 2005, 173:1953−1957.

［30］ Badalament RA, Bahn DK, Kim H, et al. Patientreported complications after cryoablation therapy for prostate cancer. Urology, 1999,54:295−300.

［31］ Blandy JP, Singh M. Fistulae involving the adult male ure-thra. Br J Urol, 1972,44:632.

［32］ Al-Ali M, Kashmoula D, Saoud IJ. Experience with 30 post-traumatic rectourethral fistulas: presentation of posterior transsphincteric anterior rectal wall advancement. J Urol,

1997,158:421-424.

[33] Shin P, Foley E, Steers W. Surgical management of rectourinary fistulae. J Am Coll Surg, 2000,191: 547-553.

[34] Garofalo TE, Delaney CP, Jones SM, et al. Rectal advancement flap repair of rectourethral fistula: a 20-year experience. Dis Colon Rectum, 2003,46:762-769.

[35] Noldus J, Graefen M, Huland H. An "old technique" for a new approach for repair of rectourinary fistulas. J Urol, 1997,157(suppl 4):1547.

[36] Bukowski T, Chakrabarty A, Powell I, et al. Acquired rectourethral fistula: methods of repair. J Urol, 1995,153: 730-733.

[37] Zinman L. Managing complex rectourethral fistulas.

Contemp Urol, 2005,17:30-38.

[38] Harpster LE, Rommel FM, Sieber PR, et al. The incidence and management of rectal injury associated with radical prostatectomy in a community based urology practice. J Urol, 1995,154:1435-1438.

[39] Gibbons RP. Radical perineal prostatectomy//Walsh PC, Retik AB, et al. Campbell's Urology. 7th ed. Philadelphia: Sanders, 1997:2589-2603.

[40] Sotelo R, Garcia A, Yaime H, et al. Laparoscopic rectovesical fistula repair. J Endourol, 2005,19:603-607.

[41] Sotelo R, De Andrade R, Carmona O, et al. Robotic repair of rectovesical fistula resulting from open radical prostatectomy. Urology, 2008,72: 1344-1346.

第五篇

小儿泌尿外科
Pediatric Urology

小儿泌尿外科机器人手术(PURS)

Pasquale Casale, Sarah M. Lambert

关│键│词

·机器人手术   ·小儿泌尿外科

引 言

微创外科手术（MIS）已被广泛用于破坏和重建性质不同的儿童手术操作。微创外科手术的时候，要在原位暴露内脏器官和周围组织，只能通过扩大切口来完成。在过去的 10 年中，技术的进步包括内镜仪器和高分辨率相机，都有助于儿童微创手术（MIS）的普及[1-2]。机器人手术系统的引入代表了内镜仪器的进一步发展。这些强化的计算机系统可提供三维视角和更加先进的仪器，整合了运动缩放和手腕机制，以便于医生能够进行复杂的重建手术。

机器人辅助手术在成人和儿童患者都很安全[3-4]。在实验阶段，机器人的使用相比标准腹腔镜更快速，更高效[5-6]。相较于成人，小儿患者带来了新的挑战，如较小的手术视野空间和更细小的组织需要精细的缝合材料[7]。常规的内镜工具有几个限制，例如限制仪器的活动性或人机工程学的降低[8]。小儿外科医生使用机器人以协助手术入路。此外，使用现有的腹腔镜器械缝合耗时且需要大量经验，特别是小尺寸的缝合[9-10]。机器人器械可能会占据儿童患者大部分的体外空间，便于术者在体内灵巧的操作。

尽管腹腔镜器械改进为 3mm 的针，MIS 的入路重建手术，如儿童肾盂成形术依然受到限制[11-13]。自从 1995 年有文献首次报道肾盂成形术的成功病例以来，一些成功的儿童肾盂成形术病例也陆续被报道[14-18]。小儿腹腔镜重建手术复杂且步骤繁琐，其手术空间，无论体内还是体外，都有所限制，因此，外科医生可能不得不从很困难的角度和位置进行操作。小儿患者相比成人操作空间更小。例如，一个成年人腹通常有 5~6 L 工作空间，而一个 1 岁小孩腹腔内只有 1 L 的空间。同样，小孩体表面积较小，套卡部位相冲突的机会增加，例如器械交叉或套管头片碰撞概率更大。

没有触觉（触摸），手术操作仍然是一个存在争议的问题，但是有经验的外科医生通过视觉提示，可以避免组织损伤和适当的组织调整。缺乏触觉反馈和无法调节施加到组织上的力是内镜外科技术最大的特性。进行机器人手术时，力反馈（触觉）的缺失属于自然现象。外科医生通常依赖于视觉线索，如组织压缩和热烫以及缝合拉伸（例如绳结形态），以确定组织和缝线的拉伸强度。

将改进成像系统整合到现有的机器人中使得医生在复杂的重建计划过程中更加直观，也提高了触觉。

机器人可以在手术现场提供准确的深度感知和组织的相互关系，准确地描述病变，而不需要过多牵拉暴露器官。与周围组织器官更容易识别的优势，可以完成靶器官原位的重建。机器人辅助腹腔镜可降低体内缝合的学习曲线[19,20]。部分学习过程需要组织和培训优秀的团队。在小儿泌尿外科，Peters 等[21]是第一个成功地完成各种复杂的泌尿外科手术的医生，他同时强调需要一个专门的团队推动机器人手术的发展。

小儿机器人手术的难点和局限

尽管有许多优点，手术机器人有一些限制。达·芬奇手术系统的当前大小是其在小儿外科的应用过程中最关键的限制。机器人手术系统，需要复杂且耗时的设置，因此需要经过专门训练的手术室工作人员，因此导致手术室准备时间更长。机器人的购置费用，系统独有的仪器费用和一般保养的费用都增加了成本[22]。

与提供标准腹腔镜手术的器械相比，小儿外科可用的机器人仪器在规模和种类上仍然有限；典型的小儿患者和机器人系统的大小之间的巨大规格差异（即它的"足迹"），会限制麻醉师对患者的操作[23]。更多的技术进步和3mm仪器的发展可能会进一步扩展机器人手术系统对新生儿和婴幼儿的应用。

各类手术

睾丸固定术

腹腔镜睾丸下降固定术是腹腔镜在小儿泌尿外科应用最广泛的手术，它被运用于腹腔内睾丸。这种术式既可为单独的阶段，也可为睾丸固定术的一期手术，精索血管应保留完好，也可为结扎与切断血管的Fowler-Stephens睾丸固定术的一部分。后者通常用夹子，缝合，或电灼术，精索血管容易被堵塞。睾丸保留在原位，并在4~6个月后，睾丸通过输精管的血管蒂游离到阴囊上，同时横断腹膜上的精索血管。机器人手术可用于复杂病例，如腹内睾丸较高的病例，特别适用于二期手术。

肾切除术

机器人系统的优点，如三维图像，增加了直观性，对于初学者的优势是减少学习曲线[24]。肾切除术可通过经腹膜途径或腹膜后途径来进行，但在考虑到机器人，由于套口以及机械臂大小的限制，经腹膜途径手术是最容易实现的，尤其是在婴幼儿人群。经腹膜途径或腹膜后途径的选择

也取决于外科医生的经验。它可能受额外步骤影响，如完整的肾输尿管切除术切除部分膀胱时，必须行膀胱重建。

半肾输尿管切除术

肾输尿管部分切除术（HNU）也可以类似肾切除术的方式经腹膜途径或腹膜后进行切除。肾门上极易于解剖（图40.1）。如果需要进入膀胱，人们很容易转到膀胱处理。在这种情况下通常需要从床脚重新对接机器人。

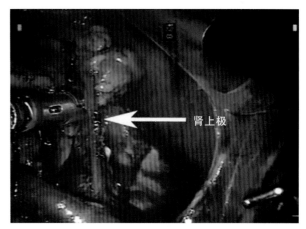

肾上极

图40.1 肾部分切除术时肾门上极视图

肾盂成形术

机器人辅助肾盂成形也可以通过腹膜途径或用操作最少的腹膜后途径，尤其是在涉及输尿管时（图40.2）。Atug等成功对7例儿童患者进行机器人肾盂成形术并证明患者术后不需要额外的操作处理[25]。此外，Olsen等为65例儿童进行机器人辅助腹腔镜肾盂成形术，成功率为94%[26]。有两个报告对两组年龄匹配的患者进行了机器人和开

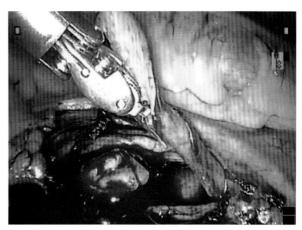

图40.2 肾盂成形术中输尿管示可以"原位"方法处理输尿管外膜无需过多牵拉周围组织

放肾盂成形术的安全性和有效性的评估[27,28]。Yee 等报道了 8 例儿童患者接受了机器人肾盂成形术，并分年龄组对比进行开放式肾盂成形术的患者；通过使用主观数据疼痛量表和影像学资料衡量确定，所有机器人手术是成功的。此外，Lee 等还进行了 33 例接受机器人肾盂成形术和 33 例进行开放肾盂成形术的研究，结果提示机器人肾盂成形术成功率 93.9%。这两份报告表明，与开放肾盂成形术比较，机器人肾盂成形术具有住院时间短、使用减少麻醉的优势。虽然手术平均时间（每个报告分别是 363min 或 219min）相对于开放肾盂成形术（分别是 248min 或 181min）有所增加。但是随着外科医生机器人肾盂成形术经验的增加，手术时间也会随之减少[27,28]。

输尿管再植术

膀胱镜下和膀胱外入路输尿管再植术

2003 年有学者首次介绍在猪模型上使用 Cohen 腹腔镜手术技术[29]。它的局限性在于膀胱尿道造影容量少于 130mL 的膀胱的空间限制[30]。小儿膀胱有限的手术空间比小儿的腹膜空间问题更为复杂。

膀胱外的方法可以单侧或双侧进行，按照开放 Lich-Gregoir 技术相同的步骤。机器人在患者的脚边对接。盆腔神经丛很容易在输尿管的内侧和尾侧识别，解剖 4~5cm，保留一定活动性并防止扭曲，为输尿管对接准备（图 40.3）。

阑尾膀胱造口术和膀胱扩大成形术

目前有 1 例机器人辅助小儿阑尾流出道膀胱

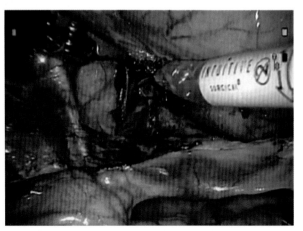

图 40.3　扩张的膀胱和机器人膀胱外输尿管再植过程中的输尿管解剖视图

术的病例报告[31]，另 1 例为纯粹腹腔镜手术[32]，以及 1 例为阑尾流出道膀胱术与顺行灌肠结肠造瘘术相结合[33]。尽管传统的腹腔镜膀胱扩大术的初步报告一般包括腹腔镜切割和处理，其次是体外肠重建，目前腹腔镜和机器人手术也已成功地以完全体内的方式进行。

其他手术

有一系列术式可运用于机器人辅助小儿手术，例如肾盂切开取石术、肾上腺、膀胱颈吊带、输尿管肾盂吻合术，苗勒管残留物切除和骶骨阴道固定术等。这些不同情况下的应用，表明了该系统面对多样挑战的情况下的灵活性变化，特别是在需要各种各样重建手术的小儿外科领域[35]。

结　论

小儿泌尿系统机器人手术已在小儿外科迅速并不断发展。初步结果是令医生和患者都满意的，且随着经验的累积减少了手术操作时间。几乎所有的儿科泌尿手术程序已顺利完成。在转化率和并发症方面与标准腹腔镜没有差异。大多数研究发现，机器人手术能够获得更精致的手眼协调能力、卓越的缝合技巧，更好的灵活性和精确的解剖。

这项技术在小儿甚至新生儿和婴儿最终能否应用将取决于机器尺寸大小、有效性和安全性。机器人辅助外科手术在小儿外科的应用中存在局限性，主要的限制是所述机器人的套管，它们的大小是如先前所描述的 8mm 和 5mm。未来将不断改进技术，包括更小尺寸（3mm）的套管，触觉反馈渗入，以及更先进的适应更小儿童的程序。

经过如此，机器人可以在难以触及的部位保证精确度。它允许原位手术且可完全暴露视野，甚至比人们开放手术中看到的视野还要好，即使在切口很大的情况亦然。机器人技术的发展是一种趋势。医生应接受它，并改善其限制性因素，使其不断为患者的安全和健康服务。作为医疗服务提供者，和这些体系的最终用户，医生必须积极参与它们的发展。

参考文献

［1］Garcia-Ruiz A, Smedira NG, Loop FD, et al. Robotic sur-
gical instruments for dexterity enhance ment in thoraco-
scopic coronary artery bypass graft. J Laparoendosc Adv
Surg Tech A, 1997,7:277–283.

［2］Suematsu Y, del Nido PJ. Robotic pediatric cardiac
surgery: present and future perspectives. Am J Surg,
2004,188:98S–103S.

［3］Gutt CN, Markus B, Kim ZG, et al. Early experiences of
robotic surgery in children. Surg Endosc, 2002,16:1083–
1086.

［4］Talamini MA, Chapman S, Horgan S, et al. A prospective
analysis of 211 robotic-assisted surgical procedures. Surg
Endosc, 2003,17:1521–1524.

［5］Hubens G, Coveliers H, Balliu L, et al. A performance
study comparing manual and robotically assisted laparo-
scopic surgery using the da Vinci system. Surg Endosc,
2003, 17:1595–1599.

［6］Dakin GF, Gagner M. Comparison of laparoscopic skills
performance between standard instruments and two surgi-
cal robotic systems. Surg Endosc, 2003,17:574–579.

［7］Jaffray B. Minimally invasive surgery. Arch Dis Child,
2005,90:537–542.

［8］Vereczkel A, Bubb H, Feussner H. Laparoscopic surgery
and ergonomics: it's time to think of ourselves as well.
Surg Endosc, 2003,17:1680–1682.

［9］Chen RN, Moore RG, Kavoussi LR. Laparoscopic pyelo-
plasty. Indications, technique, and long–term outcome.
Urol Clin North Am, 1998,25:323–330.

［10］Bauer JJ, Bishoff JT, Moore RG, et al. Laparoscopic ver-
sus open pyeloplasty: assessment of objective and sub-
jective outcome. J Urol, 1999,162:692–695.

［11］Tan HL. Laparoscopic Anderso-Hynes dismembered pyelo-
plasty in children using needle scopic instrumentation.
Urol Clin North Am, 2001,28:43–51, viii.

［12］Eden CG, Cahill D, Allen JD. Laparoscopic dismem-
bered pyeloplasty: 50 consecutive cases. BJU Int, 2001,
88:526–531.

［13］Turk IA, Davis JW, Winkelmann B, et al. Laparoscopic
dismembered pyeloplasty-the method of choice in the
presence of an enlarged renal pelvis and crossing ves-
sels. Eur Urol, 2002,42:268–275.

［14］Tan HL, Roberts JP. Laparoscopic dismembered pyelo-
plasty in children: preliminary results. Br J Urol, 1996,
77:909–913.

［15］Schier F. Laparoscopic Anderson-Hynes pyeloplasty in
children. Pediatr Surg Int, 1998,13:497–500.

［16］Tan HL. Laparoscopic Anderson-Hynes dismembered
pyeloplasty in children. J Urol, 1999,162:1045 –1047;
discussion 1048.

［17］Yeung CK, Tam YH, Sihoe JD, et al. Retroperitoneo-
scopic dismembered pyeloplasty for pelvi-ureteric junc-
tion obstruction in infants and children. BJU Int, 2001,
87:509–513.

［18］El-Ghoneimi A, Farhat W, Bolduc S, et al. Laparoscopic
dismembered pyeloplasty by a retroperitoneal approach
in children. BJU Int, 2003,92: 104–108; discussion 108.

［19］Hubert J, Feuillu B, Mangin P, et al. Laparoscopic com-
puter-assisted pyeloplasty: the results of experimental
surgery in pigs. BJU Int, 2003,92:437–440.

［20］Gettman MT, Blute ML, Peschel R, et al. Current status
of robotics in urologic laparoscopy. Eur Urol, 2003,43:
106–112.

［21］Peters CA. Robotic assisted surgery in pediatric urology.
Pediatr Endosurg Innov Tech, 2003,7:403–414.

［22］Talamini MA. Robotic surgery: is it for you? Adv Surg,
2002,36:1–13.

［23］Mariano ER, Furukawa L, Woo RK, et al. Anesthetic
concerns for robotassisted laparoscopy in an infant.
Anesth Analg, 2004,99:1665–1667; table of contents.

［24］Woo R, Le D, Krummel TM, Albanese C. Robotassisted
pediatric surgery. Am J Surg, 2004, 188: 27S–37S.

［25］Atug F, Woods M, Burgess SV, Castle EP, Thomas R.
Robotic assisted laparoscopic pyeloplasty in children. J
Urol, 2005,174:1440–1442.

［26］Olsen LH, Rawashdeh YF, Jorgensen TM. Pe diatric
robot assisted retroperitoneoscopic pyeloplasty: a 5-year
experience. J Urol, 2007,178:2137–2141.

［27］Yee DS, Shanberg AM, Duel BP, et al. Initial compari-
son of robotic-assisted laparoscopic versus open pyelo-
plasty in children. Urology, 2006,67:599–602.

［28］Lee RS, Retik AB, Borer JG, et al. Pediatric robot assist-
ed laparoscopic dismembered pyeloplasty: comparison
with a cohort of open surgery. J Urol, 2006,175:683–
687.

［29］Olsen LH, Deding D, Yeung CK, et al. Computer assist-
ed laparoscopic pneumovesical ureter reimplantation a.
m. Cohen: initial experience in a pig model. APMIS
Suppl, 2003,109:23–25.

［30］Kutikov A, Guzzo TJ, Canter DJ, et al. Initial experience
with laparoscopic transvesicle ureteral reimplantation at
the Children's Hospital of Philadelphia. J Urol, 2006,
176(5):2222–2225; discussion 2225–2226.

[31] Pedraza R, Weiser A, Franco I. Laparoscopic appendi-covesicostomy (Mitrofanoff procedure) in a child using the da Vinci robotic system. J Urol, 2004,171(4): 1652–1653.

[32] Casale P, Feng WC, Grady RW, et al. Intracorporeal laparoscopic appendicovesicostomy: a case report of a novel approach. J Urol, 2004,171(5):1899–1900.

[33] Lendvay TS, Shnorhavorian M, Grady RW. Roboticassisted laparoscopic mitrofanoff appendicovesicostomy and antegrade continent enema colon tube creation in a pe-diatric spina bifida patient. J Laparoendosc Adv Surg Tech A, 2008,18:310–312.

[34] Gundeti MS, Eng MK, Reynolds WS, et al. Pediatric robotic-assisted laparoscopic augmentation ileocystoplas-ty and Mitrofanoff appendicovesicostomy: complete intra-corporeal-initial case report. Urology, 2008,72:1144–1147.

[35] Casale P. Robotic pediatric urology. Expert Rev Med Devices, 2008,5(1):59–64.

41 小儿肾脏和输尿管的机器人手术

Thomas Sean Lendvay, Micah Jacobs

关·键·词

- 机器人肾盂成形术
- 肾盂输尿管连接处成形
- 输尿管膀胱再植
- 肾积水
- 尿液反流
- 小儿泌尿外科
- 超声
- 辅助端口

引 言

机器人手术最大的优势之一也许是将促进微创手术（MIS）应用于儿科患者。尽管成人泌尿外科成熟地将内镜和腹腔镜融入机器人手术中已有数年余，但在大多数情况下，小儿泌尿外科无法做到这一点。自腹腔镜在 1976 年被 Cortesi 用于诊断隐睾之后，一直到 1990 年代，腹腔镜在小儿泌尿外科中的用于诊断之外的作用几乎没有任何进展[1]。

许多因素在这个缓慢的发展过程中发挥了作用。最近，腹腔镜手术在成人中广泛普及。这类手术在小儿还是罕见的，因为大多数操作是重建。是否能用于肾脏、膀胱或输尿管手术，这些情况在很大程度上依赖于严密的吻合，通常用小至 7-0 和 8-0 的缝线。关于腹腔镜缝合的问题，小儿患者的组织比成年人更脆弱，在操作腹腔镜器械时可能更容易受到损伤。这种组织的特性使得外科医生在手颤和不经意间移动时可能会造成更重的损伤。再者，腹腔镜比开腹手术相对缺乏触觉反馈，其对组织破坏的潜能就足以让大多数小儿泌尿科医生对进行这样的操作望而却步。最后，这些患者都是小儿。考虑到同类手术用于小儿患者时手术切口相对更小，成人患者的小切口

并不一定适用于小儿。此外，小儿患者体型差异大，不同小儿患者需要安置不同的端口。对于大多数泌尿外科医生而言，数十年来这些顾虑阻碍了腹腔镜手术在小儿患者中的开展。

1998 年推出的 daVinci® 手术系统 (Intuitive Surgical Inc., Sunnyvale, CA) 解决了很多难题。腹腔镜下缝合和打结以及许多成人和小儿外科医生陌生的技术，已促使机器人提供额外自由度。此外，震颤过滤几乎消除了操作者的固有震颤。虽然最小化的力反馈与开放甚至直视下腹腔镜手术不匹配，但可变性和移动精度的改进以及立体三维（3D）的可视化使泌尿科医生处理更脆弱的组织时较少担心损伤，且操作更加灵巧。腹腔镜手术量的增加促使腹腔镜技术在小儿泌尿外科广泛开展。机器人辅助腹腔镜肾盂成形术、输尿管－输尿管吻合术、输尿管再植术和肾部分切除术等将在本章中讨论[2-5]。

如同其他手术一样，选择合适的患者和详细的询问病史是准备这些手术的关键。医生应告知患者计划选用开放手术还是单纯腹腔镜手术，他们应该了解有关公开的同行评审和个人成功的经验。患者应该明白，开放性手术仍然是"黄金标准"，但微创技术的成功率与此接近。另外，选择合适的患者是手术成功的关键。肺功能较差、

腹部手术史、患者的年龄大小（6个月以内的小儿常规不采用此手术）和期间最初的学习曲线过程稍长等，在正确地选择患者时都需要纳入考虑。

新技术的到来总是伴随着对不良结果和安全性的担忧。虽然机器人给小儿泌尿外科带来了新的机遇，但小儿患者使腹腔镜面临罕见的挑战。当以目前的方法去比较这些机器人手术时，要认识到开放手术是标准术式，而直视下腹腔镜不能称为标准。也许这方面最好的例子是小儿肾盂成形术。自1950年代起，开放肾盂成形术一直是肾盂输尿管连接部（UPJ）梗阻治疗的金标准。虽然在15年前，腹腔镜下肾盂成形术就已有报道[6]，但这种技术并没有被大多数小儿泌尿科医师所接受。一旦机器人技术被引入到小儿泌尿外科，随着经验的增多，安全方面的担忧会得到缓解[2,7]。此外，与开放手术对比的结果已得到证实[8-9]。这些认识已经让这些技术合理化。因此，对于机器人辅助腹腔镜手术已促使更多的小儿泌尿外科医生选择这种手术，并将这项技术进行推广。

肾脏手术

儿童肾脏和上段集合系统的重建和切除手术，非常适合采用机器人辅助手术。儿童最经典的机器人手术是肾盂成形术。另一些手术也已开展，例如无功能的重复肾半（部分）切除，针对梗阻和（或）异位重复输尿管系统行从上至下输尿管-输尿管吻合术或输尿管肾盂吻合术，巨大肾结石行肾盂切开取石术，UPJ的肾下极异常血管受压后进行血管吻合，以及肾切除术等。这些手术入口类似，随着创新技术引入至床旁助手，套管针可能通常需要依据手术情况限定为一个摄像机端口和两个工作端口，这取决于手术侧。

肾盂成形术

产前超声筛查发现高达4.5%胎儿有肾积水[10]，产前诊断为肾积水中高达41%存在肾盂输尿管连接部梗阻[11]。虽然多数情况都可以采取期待疗法，但手术矫正已成为主要治疗方式。开放修补术成功率为90%~95%，自1950年代开始成为常规治疗方式。虽然1990年代初就已经首次报道了腹腔镜手术替代上述开放手术[12]，但绝大多数泌尿

科医生不太适应在小儿患者中施行直视下腹腔镜肾盂成形术，腹腔镜手术仅限于在一些学术中心开展。严密吻合的难题使得机器人肾盂成形术成为一种理想情况。

患者体位

对于肾脏手术的入路，患者体位处于调整后的一个平面，手术侧的身体在上方。笔者通常会用胶辊或卷起的毛毯使患者的平面维持约30°。这种另一侧低的体位不需要使用腋下胶辊保护臂丛神经，故不需要提高手术侧手臂至患者的胸部以上。笔者在肩膀使用额外的胶辊用来支撑手术侧手臂。不到3岁的小儿进行手术时，机器人手臂可能会与台面发生碰撞，除非将小儿所处的平面抬高，所以笔者采用了一个毯子将台面垫高约15~20cm（图41.1）。正如在腹腔镜手术中那样，患者必须处于靠近台面边缘的对侧；但应留有足够的空间，让手术另一侧手臂靠近孩子，而不是采用垂直臂板。双臂必须适当用泡沫或微小胶辊填充以使肘部和手指处于轻度屈曲的功能体。在用胶带和绳子把孩子固定在手术台之前，将台面稍微弯曲维持在髂前上棘水平。笔者发现，这将打开髂嵴下空间，从而做到无张力输尿管吻合。

在术前膀胱镜和逆行肾盂造影结束之后或患者体位摆放之前留置导尿管。排空膀胱后，保持导尿管加帽以便使肾盂扩张进而使导管进入该区域，因此需要将液体注入膀胱以辨认输尿管支架，医生就可以进行快速和无菌的操作。

套管摆位

传统开放性肾手术的入路通常是通过侧面或肋缘下切口。随着腹腔镜的引进，手术入路变为经典的经腹膜三角的端口，脐部通常为摄像端口、以及2个或3个工作端口，1个位于剑突的

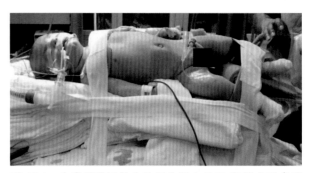

图41.1 在高架毯子垫上的婴儿行左RAL肾盂成形术时的体位

中线处，1 个沿手术侧腋中线平脐水平，可能还有 1 个位于摄像端口和（或）工作端口之间的辅助端口。腹膜后径路也是可行的，外科医生偏向于选择该手术路径。机器人三角区域的划分比较模糊。理想的机器人手术端口入路遵循一个循序渐进的弧线，中心通常是在笔者用达·芬奇 8.5 mm 套管制成三维 8.5 mm 范围而形成的摄像端口。2008 年时，摄像孔从 12 mm 缩小至 8.5 mm 使手术允许采用更小的脐切口，这是重要的进展，尤其是针对婴幼儿患者。笔者进行机器人手术时通常不采用 5 mm 的二维范围，因为笔者认为三维视野对于良好的重建和缝合十分关键。在腹腔镜手术中，笔者将剑突下中线处作为直视下的上方工作端口，避免朝向镰状韧带的同侧，以免造成潜在的韧带出血，此处韧带在婴幼儿期仍可能存在轻微的血管未闭。下方端口位于同侧正中旁线上，或在中线脐下方以免膀胱受压（图 41.2）。这样做是为了确保在套管针尖端和靶器官之间的距离不能太近；在婴幼儿，从皮肤到目标的距离可能仅 2~3 cm。笔者更倾向于使用 8mm 端口而非 5mm 端口，因为仪器表是 8mm 的设置。5mm 器械的弯曲连接需要套管针外的距离更长以便于连接和握持器械，因为 5mm 端口不像 8mm 尖镊子一样灵巧。对需要将肝脏回缩的右肾手术，笔者在左肋缘下面增加一个 5mm 一次性扩张端口，用于插入锁定的可重复使用的持针器，其通过夹持膈下腹膜的边缘来提起肝右叶。

由于机器人的端口无棱角，故在快速消除气腹时端口容易滑出幼儿患者薄弱的腹壁；因此，我们用尼龙缝合把端口固定在皮肤上。这也便于从端口退出腹壁，仅留有套管未标记的尖端在腹部内。此处必须密切观察套管针的移动以免压迫

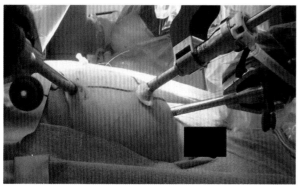

图 41.2　婴儿左 RAL 肾盂成形术的端口位置；通过脐部的 8.5mm 摄像孔套管

腹壁，因为这会导致消瘦患者的端口"远离中心"或患者的端口支点略微外移。如果发生此种情况，需要对该端口进一步加压，以防止损伤孔口部位。

Intuitive Surgical Inc.建议工作端口和摄像头的端口之间保持 8~10 cm，这在婴幼儿患者中是难以实现的。然而，由于幼儿的腹壁柔软并向下凹陷，在不发生机械臂碰撞的情况下，套管之间的距离可短至 4 cm。这也是因为手术需要在非常小的区域中进行。不需要横穿腹部内的远距离，初始端口的位置是手术成功最关键的部分。此外，通常需要保持为 8~10mmHg 的最低负压使手术视野充足。这对于婴儿特别重要，因为最小注气压力会使他们的心肺功能发生巨大转变，如过度通气、吸气峰值下降和低血压或高血压。

机器人定泊

机器人将从手术一侧的头端向脐线靠近患者，弧线由创建的 3 个端口平分。对于大多数左侧和一些右侧肾盂成形术，可能需要穿过肠系膜，因为可通过横结肠系膜看到肾盂往往处于明显扩张状态。患者的体位将小肠推挤到对侧，从而给其他同侧结肠和小肠之间腾出空间。许多孩子甚至是青少年的肠系膜缺乏脂肪，仅仅通过锐性分离出一个小窗口（1/4）维持腹膜反射，避开明显可见的肠系膜血管。小血管可以切断，但主要的结肠血供必须保留。

在进行许多右侧手术或肠系膜富含脂肪或肾脏解剖结构扭曲的情况下，可切除横结肠系膜使结肠位于肾盂输尿管连接部的内侧。再者，笔者已经进行过需要结肠反射达到最小化的右侧手术，因为结肠肝曲薄而宽，故通常在发生任何结肠反射前就暴露出大部分肾脏。这种原位的方法是不移动肾脏，且结肠不受干扰，机器人的优势很显著。

手术方法

由于机器人不能像腹腔镜那样提供良好的触觉反馈，外科医生必须依靠视觉线索来感知潜在的组织损伤。这绝不是科学的，因此坚持精细的开放手术原则，如手术过程中"不接触"非常适合儿童患者。笔者使用的器械数量有限，如 Diamond 尖镊子，可最大限度地减少缝合材料导致的损伤，同时还减轻造成潜在的组织损伤的握持力。由于它们只能提供非常弱的组织抓取能力故

不适合用于较大的儿童。笔者使用单极剪刀和钩烧灼以及双极 Maryland 解剖钳。

在解剖肾盂输尿管连接部时，首先暴露肾盂的下半部分和近端输尿管会方便很多。小心抓持外膜并尽量采用间接回缩法，以便最大限度地减少潜在的组织损伤。由于仅使用 2 个工作端口，笔者利用经皮单丝挂钩线圈来固定肾盂，有时是固定输尿管（图 41.3）。一旦切开输尿管，就可以让床边助理退回，并保持手术目标暴露在积聚尿液的集合系统外。此外，笔者最近报道了一种新方法：用 14G 动脉导管经皮插入术野，可经其伸入一把 3mm 的膀胱颈抓钳或剪刀用作牵引和剪断缝线；或 4Fr 的动脉导管，用来吸引尿液和排气；甚至可经其放入最大口径为 4.8Fr 的双 J 输尿管支架管来引流 UPJ。该通道可替代一个腹腔镜套管，避免了与之相关的并发症的发生[13]（图 41.4）。

如果发现横穿肾下极的血管单元异常而压迫肾盂输尿管连接部，那么必须从血管下方移动肾盂输尿管交界处。如有必要，可结扎静脉，但由于肾脏是一个末梢器官，肾下极的动脉应予以保留。在某些情况下，肾下极血管会压迫 UPJ 而 UPJ 没有任何内在狭窄。如果输尿管越过血管的头侧和尾侧，输尿管管腔横截面宽，此时可以固定血管或牵拉血管[14]。这就要求解剖足够的多余肾盂使肾下极血管固定在肾盂包裹内。机器人有利于这个操作，因为笔者使用 3-0 染色可吸收单丝线间断缝合，使肾盂包绕血管周围。特别注意的是：①确保该血管的最后位置远离肾盂输尿管

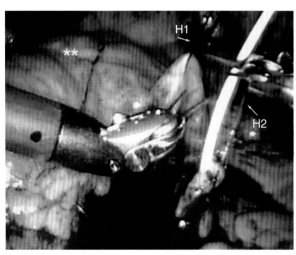

图 41.3 经皮放置的单丝挂钩线圈。H1：带线通过左侧肾盂；H2：带线通过近端输尿管外膜固定；**：横结肠

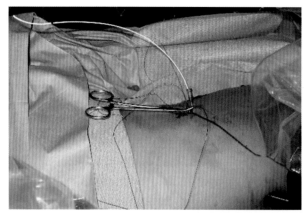

图 41.4 左 RAL 肾盂成形术时通过顺行插入 4.8F 双 J 管放置 14G 留置针。在皮肤水平可以看出钩针被夹紧

连接部头端；②包裹不能太紧，以免影响血运。笔者在包裹和血管之间采用机器人粗针尖端来检查。如果 UPJ 可能本身存在狭窄，则采用标准解剖肾盂成形术并使肾下极血管上方的输尿管转位。尽管笔者建议大多数情况下采用传统的解剖肾盂成形术，但笔者已经在一些儿童患者中采用牵拉血管的方法进行手术。

一旦切开 UPJ，就应沿着侧面将远端输尿管刮开和沿着中间刮开肾盂，以便进行肾盂相应部分的广泛吻合。这个操作是单纯腹腔镜肾盂成形术中最困难的，而如果通过连接机器人器械则方便多了。笔者一般首先采用 5-0 或 6-0 染色可吸收单丝线在远端顶部做间断缝合，然后沿后壁逐渐缝合，同时沿前壁缝合。笔者认为不需要缩小肾盂。在闭合前壁之前，将带有一根 3.7F 或 4.8F 双 J 管的 0.0252 亲水导丝通过 14 G 留置针插入并采用 Seldinger 技术沿着输尿管顺行性置入。由于笔者通过顺行而非逆行放入支架，故需要确认支架线圈的远端位置在膀胱后使用术中超声（Sonosite, Bothell, WA），它采用局部麻醉来确认远端线圈的位置[15]。这避免了向膀胱内逆行性注入显影剂，如果染色后的蓝色尿液逆行到肾盂则会使手术视野变模糊。然后闭合前壁和其余剩下的肾盂开口。笔者不需要关闭肠系膜窗口，还没有因未闭合肠系膜而出现内疝的情况。然而，关闭肠系膜窗口仅仅是给初级学员提供了一个安全、简单的机器人缝合训练。此外，笔者不把结肠反折缝合至侧腹壁。除了输尿管双 J 管外，笔者不放置其他腹腔引流管。导尿管留置过夜。

应在直视下关闭所有端口的孔道至筋膜层，并确保在腹部部分减压时 14 G 留置针或绕线迹

穿刺部位无出血。用可吸收的单丝线做皮下缝合闭合皮肤切口并敷贴覆盖切口。

术后护理

大多数患者在手术后恢复排尿和摄食或疼痛可耐受后都可出院。没有活动的限制，术后立刻洗澡也是允许的。3~6 周后在一般简单的麻醉和膀胱镜检查下拔除双 J 管。术前有肾积水的患者采用肾膀胱超声检查随访 1~2 个月，如果有任何异常，或者患者最初表现为短暂的肾积水是由于 Dietl 现象所致，可行肾图检查。

手术效果

机器人肾盂成形术的远期成功率与开放式肾盂成形术相似，为 90%~100%[16-18]。比较儿童开放与机器人肾盂成形术的两项前瞻性研究已经公布结果[8,9]。在这两项研究中显示机器人手术与开放手术修复的成功率相似。虽然这两项研究报告显示机器人手术耗费时间更长，但这与机器人组的学习曲线有关。此外，这些研究还指出机器人组的住院时间和使用的麻醉药物更少[9]。

部分（半侧）肾切除术

儿童患者表现为感染、梗阻或异位功能欠佳的重复肾，各种临床症状都有可能。当确定要行肾部分切除时，需特别考虑一些问题，如保留仍然具有功能的部分肾脏和输尿管。无功能的肾上极或者下极部分常具有发育不全的肾脉管系统。然而，对于一些需要缝合结扎的管道，机器人非常适合于这种类型的切除手术。

患者体位

由于靶器官是肾脏，患者位置与之前所述肾盂成形术相同。对于肾上极右半侧肾切除，肝脏回缩是必需的，这样保证了对侧肋下缘为无菌区，这对于额外回缩端口是必不可少的。此外，小儿患者应该被置于一个略微陡峭的平面上以确保结肠完整的反射。这种角度的平面可能需要放置腋下胶辊以防止臂丛损伤，特别是较重的、年龄偏大的儿童患者。为维持四肢末端处于功能位，适当的填充是必要的。当患者被固定在轻度弯曲的台面上时，通过从"患者平面"的位置旋转至对侧的最大角度位置来检查患者处于稳定体位，以确保在患者不会移动。

套管摆位

进入肾脏与肾盂成形术的入口相同，所不同的是，如果切除的肾部分游离后还需要切除远端输尿管，则将下部端口置于更内侧或沿脐下中线更方便。这为骨腔内手动进行腹腔镜输尿管切除术提供现有的端口配置。如果要使用机器人，附加的一个端口可置于脐下，卸载和重装机器人可能需要下部端口。由于这个过程十分繁琐、耗时，再加上需要一个额外的端口会使侵袭性更大，故笔者更愿意在腹腔镜下解剖出远端输尿管。将机器人置于患者同侧，同时摄像臂直接面向上从脐进入肾脏中央，通常头端与脐成 10°~30°角。

手术方法

当存在结肠反射时，辨认两侧输尿管。如果难以辨认完好的输尿管存在辨别困难时，则在膀胱镜下和逆行肾盂造影时在完好的输尿管中逆行放置一个支架。正如在腹腔镜肾切除术那样，追踪输尿管直至肾门，如果计划进行肾上极的部分肾切除术或需行直至肾盂下极的肾下极部分肾切除术，则不需要解剖输尿管至肾下极肾门下方。该手术部分是可能导致肾功能损害的步骤之一。如果在试图游离肾或肾盂上级时过度牵引肾下极正常血管，肾下极部分可能会发生暂时性或者永久性缺血。

如果计划行上极肾部分切除术，需辨认上极脉管系统。很多时候，这些小血管都是可以通过烧灼止血。然而，大于 1~2 mm 的血管则采用钛夹或缝合结扎止血。确认这些血管确实是多余的血管部分十分关键，就这点而言，辨认保留的部分血管是有帮助的。一旦血管结扎完毕，无功能的部分会沿着正常和分界之间变成暗红色。这有助于切除无功能的部分。尽管可采用机器人超声剪，但笔者更常采用单极剪刀或烧灼钩。笔者不采用超声剪，是因为其缺乏关节运动的能力。笔者建议在切除远离肾正常部分的无功能肾表面时进行低烧灼设置（>10），因为热扩散可能会损害部分正常肾组织。一旦游离出肾表面，可以沿下极血管仔细地剥离。机器人手臂及腹腔镜或重装的机器人可使余下的输尿管顺利地通向膀胱。笔者在远端输尿管切除术的反流系统中采用缝合结扎以及闭合器结扎或结扎夹对抗。另外，如果存在异位梗阻，笔者将保留输尿管末端开放。

大多数肾切除部分比较小，可以经脐切口切除。如果上端有个大的囊肿，可以采用用腹腔镜穿刺针解压。有时候，需要在皮下将脐筋膜切口撑开以便于切除样本。

肾切除术后检查残余肾床对于残余肾部分集合系统有无危害实属必要。如果发现了一处集合系统撕裂，采用可吸收缝合丝线缝合并以残留肾侧面和内侧边缘覆盖缺口。如果存在渗漏，则在完好的肾脏中留置一个输尿管支架。如果在肾脏手术之前没有置入输尿管支架，可利用肾盂输尿管连接处的头端形成一个小肾盂并顺行性置入一个输尿管支架。此外，还可通过膀胱超声确认远端支架的位置。结扎的肾门同样可以用于检查腹部减压时是否出血。所有部分闭合至筋膜层，结扎针或留置针用于观察出血。

术后护理

笔者会留置导尿管过夜，儿童患者一般在术后 1~2 d 出院。活动、饮食、洗浴方面没有什么特殊要求。随访检查包括肾膀胱超声监测多普勒血流以评估残余肾功能、血管功能的完整性以及肾周是否有积水。

预　后

机器人肾半切除术和肾部分切除术方法优于腹腔镜手术。两者都需要切除肾蒂，采用腹腔镜缝合更方便。已有研究报道 9 例肾部分切除术中。这虽然不是对照性研究，但确实表明机器人可用于这些手术[19]。研究中的 1 例双侧肾输尿管切除术也表明其安全性和可行性[5]。

其他集合系统手术

输尿管-输尿管吻合术（肾盂造口术）

当双重系统中的两侧肾残留部分都是有功能的，一个输尿管异位（由于梗阻或因输尿管插入泌尿生殖道而未检查排尿机制所导致的持续性尿失禁），这种情况可行输尿管-输尿管吻合术（U-U）或输尿管肾盂吻合术。患者的体位类似于机器人手术。但如果预计是更低位的输尿管-输尿管吻合术，则需要定位至同侧骨盆手术的端口位置，即接下来所述的单侧输尿管再植术的端口位置。经皮栓针有助于稳固双侧输尿管，异位输尿管通常是采用输尿管切除术进行端侧吻合至输尿管下极。采用 5-0 或 6-0 可吸收线闭合前后壁进行吻合。笔者倾向于在输尿管下极置入支架，然后在输尿管切开时将近端支架部分取出，并置于

肾盂上极，从而使得吻合口连接起来。支架可留置 3~6 周，可在局麻下通过膀胱镜取出。这个手法同样用于输尿管肾盂切开术，但机器人手术仅适用于肾盂成形术。

肾盂切开取石术

在儿童患者存在肾脏大结石合并肾盂输尿管连接部梗阻的情况下，应采用机器人行肾盂切开取石术及肾盂输尿管连接处修补，其手术设备类似于肾盂成形术。当切开肾盂时，如果证实肾盂输尿管连接处存在梗阻则可能要延长肾盂切开的长度。结石可通过机器人或可弯曲的成人膀胱镜取出，或用于更小儿童的输尿管镜取出，该输尿管镜连接一个独立光源，摄像源穿过下方的机器人端口并由床旁助手送入肾盂。肾盏内的导航类似于输尿管镜，可套住石头。肾镜检查时，由于机器人器械穿过肾脏，故可采用余下的机器人器械辅助肾镜。因肾盂切开术可取尽结石，故不需要碎石。如果输尿管肾盂连接处无狭窄，需采用可吸收单丝线做连续缝合将切开的肾盂闭合。另外，如果肾盂输尿管连接部有梗阻，可行之前所述的标准的肾盂成形术。由于使用肾镜时需注入液体，故一个额外的辅助端口有助于吸引装置进入。术前应该与手术室的工作人员进行良好沟通以确保灌注液处于保温状态及成像设备可用。

肾切除术

机器人全肾切除术适用于多囊性发育不良无功能的肾脏、肾肿瘤或者慢性感染的肾脏。这些操作遵循与肾部分切除术相同的规则。关键点是肾门的操作与分离。灵巧的机器人终端执行器可在无肾血管损伤的情况下精确分离肾门淋巴结。笔者倾向于选择钛夹或缝线结扎肾血管。单极剪用于分离血管，然后完成肾周的解剖。取出肾脏需要扩大脐筋膜切口，如果要取出大囊肿肾脏或积水的肾脏，可利用腹腔镜肾脏穿刺针，只需要最低限度地扩大脐筋膜切口。

输尿管膀胱抗反流术

第一例开放输尿管膀胱吻合术问世后近半个世纪首次出现用腹腔镜进行输尿管膀胱抗反流

术。已报道了几种不同的手术方法，包括膀胱内和膀胱外的手术[20-22]。然而，和肾盂成形术一样，这种在腹腔镜下重建术的复杂性限制了其只适用于一小部分小儿外科医师。再者，通过机器人辅助腹腔镜下缝合使得这种手术变得更简单易行。

膀胱外入路

患者体位

无论选择膀胱内途径或膀胱外途径行输尿管再植，都需要使患者处于低截石位以便进入膀胱。手臂置于身体两侧或者臂板上。机器人的方向取决于手术侧，但机器人会从腿部进入。因为我们倾向于选择经腹膜 Lich Gregoir 路径[23]，故将简要介绍膀胱内途径修补术。笔者还没有进行过膀胱内途径的手术，而且由于文献中报道了膀胱大小受限[24]以及潜在的尿漏并发症[22]，笔者并不期望能看出这种方法的优势。术前进行膀胱镜检查可使医生检查膀胱和输尿管的解剖结构是否存在问题，同样可证实尿路上皮无感染，但并不是在术前常规进行膀胱镜检。插入导尿管后膀胱开始处于排空状态使膀胱远离第一套管针的插入口。然后夹闭导尿管并保持此区域无菌以便连接第二个套管针用于膀胱间歇性膨胀。有些手术医生用生理盐水灌注使膀胱在逼尿肌切除术时膨胀及减压，但笔者认为膀胱内注入二氧化碳能够以一种更快的方式膨胀及减压。如果在逼尿肌切除时不小心切开小部分黏膜，手术视野通过冲洗后不受干扰。膀胱压力应高于腹腔压力以便于扩张。通过在床旁放置一把止血钳夹住进气管可控制气体，需要进气时松开止血钳。

套管摆位

对于双侧反流疾病，摄像端口应置于脐处。对于婴幼儿，摄像口置于脐上以使摄像口顶端至靶器官的距离过于接近。但对于大多数儿童患者，脐部是较为理想的入口，工作端口沿着两侧中线旁略低于脐水平线下方较为适宜 (图 41.5)。机器人直接停靠在患者双足下方的中线处。

单侧的再植术要求机器人是沿患者手术侧的大腿轴线进入，端口进行补偿，使得同侧端口位于脐水平线上方数厘米的正中旁线上。如果需要一个辅助端口，它一般置于同侧的工作端口和摄像端口之间。正如在肾盂成形术中端口的设置那样，该端口在无器械碰撞的情况下

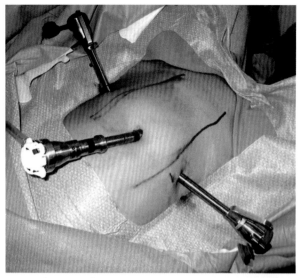

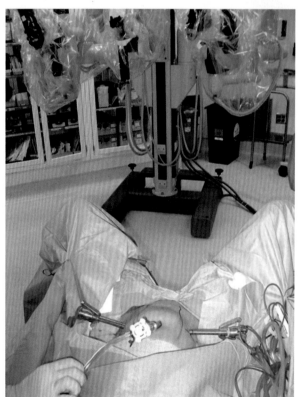

图 41.5　经双侧膀胱外输尿管再植术的端口位置以及机器人方向

为 4~5 cm。

手术方法

医生应辨认男性患者手术侧输精管以使其免受损伤。输精管同时也是分离最上端的边界。输尿管很容易辨认，因为其穿过骨盆上口，且通过其蠕动波可以和其他骨盆中管状结构区别。输尿管下行至膀胱时不易辨认，所以因此开始清扫至内侧输尿管最后可见的内部分将确保输尿管正确

的走形路线不致输尿管中断。锐性分离膀胱上方的腹膜直至形成膀胱周围腹膜间隙。这个平面通常无血管，由脆弱的外膜组织组成。一旦发现输尿管中断，用电凝钩沿着逼尿肌的线造出一条隧道。这条线依据输尿管口径大小长达 3cm，并从输尿管断端的前方朝向前膀胱和中线处大约倾斜 20°（图 41.6）。这个角度保证了输尿管在腹部活动时不会被扭曲。

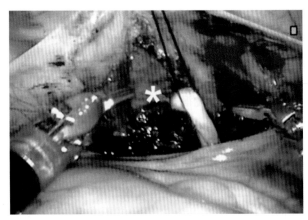

图 41.7　逼尿肌缝合时采用耻骨上经皮缝合来固定输尿管周围。*：逼尿肌隧道

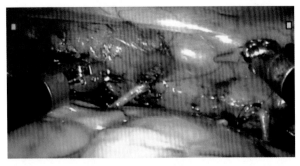

图 41.6　经膀胱外的双侧输尿管膀胱再植术。逼尿肌隧道中线稍稍向前方与输尿管中断处成角

膀胱壁内通道的构建需联合使用电勾（离断肌纤维）和 Maryland 双极电刀（小血管的止血）。这个逼尿肌通道必须足够深以便从后方暴露膀胱黏膜，膀胱的间歇性膨胀有利于通过逼尿肌槽判断黏膜隆起。然后向下方和四周解剖至输尿管中断处。解剖输尿管中断周围时应该尽量少用电烧灼以免损伤输尿管或旁边支配膀胱的血管神经束。虽然处理的是输尿管，但是也应该保持在中间而不能偏离输尿管外侧，就像神经手术一样[25,26]。

逼尿肌隧道的边缘需要架高，以使输尿管在隧道闭合时不收缩，可以锐性分离逼尿肌-黏膜连接处。笔者采用耻骨上经皮缝合越过膀胱顶部并向前收回缝线已形成逼尿肌槽的内部牵引。另一条缝线可用于向前方提拉输尿管周围以利于放置逼尿肌吻合针（图 41.7）。用 4-0 可吸收单丝线缝合逼尿肌缺口并在输尿管中断处做连续间断缝合。一些专家提倡每次进行逼尿肌缝合时应带有输尿管外膜，他们认为输尿管外膜可更好地保护输尿管，但笔者发现并没有这个必要。如果切开了一小处黏膜，笔者采用 8 根可吸收单丝线间断闭合至二氧化碳不再泄漏。膀胱能够持续膨胀且不会逐渐缩小可证实上述观点。

一旦输尿管位于逼尿肌隧道中，需检查输尿管收缩时是否存在近端的新裂隙。如果可以很容

易地在逼尿肌和输尿管之间穿过机器人大型持针器尖端，那么就可以处理输尿管。

对女性患者采用相同的步骤进行，但女性的子宫阔韧带有助于引导初始的分离。子宫动脉位于输尿管接近裂孔处的上方，尤其是当输尿管位于通道里时，子宫动脉可能会使输尿管扭曲。人工吹气腹压下降则输尿管中不再扭曲。

至于其他机器人手术，应使腹部气体排出以寻找静脉出血点，并将所有端口缝合至筋膜层。皮肤采用皮下组织缝合术和氰基丙烯酸酯进行缝合。

术后护理

患者留置导尿管过夜，当患者恢复排尿和能经口进食及止痛处理结束后，即可出院。对于因功能性排尿障碍有尿潴留史的儿童，当他们回家时需要预防性放置耻骨引流管，直到他们的排尿后残余尿量测定持续低于其膀胱容量的 10% 引流管方可取出，通常放置时间不超过一周。

经膀胱入路

经膀胱内输尿管再植术在 2003 年首次采用一头猪的模型进行描述[27]。相比于直视下腹腔镜，机器人辅助能提供一个更接近于仿开腹手术的角度。在建立黏膜下隧道时，情况更是如此。已有一系列报道显示机器人辅助手术的效果接近开腹经膀胱输尿管再植术[4]。

患者的体位

患者应该按照背侧的膀胱取石术位或者双腿张开的仰卧位，这样膀胱就能充分暴露在膀胱镜下。机器人则应在患者取卧位后对着患者的脚部放置。

套管摆位

在直接可视化的膀胱镜下通过耻骨弓切口中线放置摄像机端口。8mm 的操作端口放置在脐水平线与膀胱侧耻骨连线的中点。接下来，当膀胱镜获得清晰的图像后用 3-0 的可吸收缝合线来加固端口与膀胱壁的连接。移动膀胱镜或者用吸引管，配合夹闭或者间歇性松开尿管可以维持清晰的视野。

手术方法

将一根 5F 喂食管置于输尿管口并采用单丝线缝合固定。由于在开放性输尿管再植术中，输尿管孔位置局限且在解剖过程中只留下一圈黏膜，这是先在边缘刻下痕迹再用单级剪刀来完成的。此时输尿管再通，注意保持其血供。进行双侧手术时对侧同样用此方法进行。用机器人剪刀可以在黏膜下建立隧道，用机械臂腔镜剪，构建 Cohen 或 Glenn-Anderson 式黏膜下通道[4,28]。一般再用 4-0 和 5-0 的单丝线对血管进行缝合关闭，之后在皮肤切口下系上套管针的固定装置，所有步骤就完成了。

术后护理

导尿管和输尿管引流管于术后第 2 d 拔除，患者住院时间平均为 2 d。3~6 个月后泌尿系 B 超随访。

预　后

机器人辅助输尿管再植术最初的结果是令人憧憬的。研究报道膀胱外输尿管修补术的成功率高达 98%。在非机器人辅助的腹腔镜下完成膀胱内输尿管再植术的也能够达到类似的成功率，但是到目前为止，机器人辅助手术来完成这一手术几乎没有报道。有小型研究中心用该方法治疗了 6 例患者，但有 1 例失败。

结　论

小儿泌尿外科机器人手术将继续采用复杂的重建技术。随着越来越多的泌尿外科医生接触机器人技术，用于儿童患者的机器人技术将不断创新。笔者期望很多手术都用机器人辅助技术解决，甚至是开放手术。随着机器人手术技术日新月异的发展，作为一名小儿外科医生，笔者有责任冲在最前线为儿童患者不断改进手术仪器。

参考文献

[1] Cortesi N, Ferrari P, Zambarda E, et al. Diagnosis of bilateral abdominal cryptorchidism by laparoscopy. Endoscopy, 1976, 8:33.

[2] Atug F, Woods M, Burgess SV, et al. Robotic assisted laparoscopic pyeloplasty in children. J Urol, 2005, 174:1440–1442.

[3] Yee DS, Shanberg AM. Robotic-assisted laparoscopic ureteroureterostomy in an adolescent with an obstructed upper pole system and crossed renal ectopia with fusion. Urology, 2006, 68:673.

[4] Peters CA, Woo R. Intravesical robotically assisted bilateral ureteral reimplantation. J Endourol, 2005, 19:618–621.

[5] Pedraza R, Palmer L, Moss V, et al. Bilateral robotic assisted laparoscopic heminephroureterectomy. J Urol, 2004, 171:2394–2395.

[6] Peters CA, Schlussel RN, Retik AB. Pediatric laparoscopic dismembered pyeloplasty. J Urol, 1995, 153:1962–1965.

[7] Volfson IA, Munver R, Esposito M, et al. Robot-assisted urologic surgery: safety and feasibility in the pediatric population. J Endourol, 2007, 21:1315–1318.

[8] Yee DS, Shanberg AM, Duel BP, et al. Initial comparison of robotic–assisted laparoscopic versus open pyeloplasty in children. Urology, 2006, 67:599–602.

[9] Lee RS, Retik AB, Borer JG, et al. Pediatric robot assisted laparoscopic dismembered pyeloplasty: comparison with a cohort of open surgery. J Urol, 2006, 175:683–687.

[10] Ismaili K, Hall M, Donner C, et al. Results of systematic screening for minor degrees of fetal renal pelvis dilatation in an unselected population. Am J Obstet Gynecol, 2003, 188:242–246.

[11] Brown T, Mandell J, Lebowitz RL. Neonatal hydronephrosis in the era of sonography. Am J Roentgenol, 1987,148:959–963.

[12] Kavoussi LR, Peters CA. Laparoscopic pyeloplasty. JUrol, 1993,150:1891–1894.

[13] Hotaling JM, Shear S, Lendvay TS. 14-Gauge angiocatheter: the assist port. J Laparoen dosc Adv Surg Tech, 2009,19:5.

[14] Godbole P, Mushtaq I, Wilcox DT, et al. Laparoscopic transposition of lower pole vessels-the 'vascular hitch': an alternative to dismembered pyeloplasty for pelviureteric junction obstruction in children. J Pediatr Urol,

2006, 2:285-289.

[15] Ginger VA, Lendvay TS. Intraoperative ultrasound: application in pediatric pyeloplasty. Urology, 2009, 73:377-379.

[16] Poulsen EU, Jφrgensen TM, Taagehφj-Jensen F, Djurhuus JC. The functional outcome of AndersonHynes pyeloplasty for hydronephrosis. Scand J Urol Nephrol, 1987, 21:213-217.

[17] Salem YH, Majd M, Rushton HG, Belman AB. Outcome analysis of pediatric pyeloplasty as a function of patient age, presentation and differential renal function. J Urol, 1995, 154:1889-1893.

[18] Houben CH, Wischermann A, Börner G, et ak. Outcome analysis of pyeloplasty in infants. Pediatr Surg Int, 2000, 16:189-193.

[19] Lee RS, Sethi AS, Passerotti CC, et al. Robot assisted laparoscopic partial nephrectomy: a viable and safe option in children. J Urol, 2009, 181:823-828.

[20] Lakshmanan Y, Fung LC. Laparoscopic extravesicular ureteral reimplantation for vesicoureteral reflux: recent technical advances. J Endourol, 2000, 14:89-593.

[21] Gill IS, Ponsky LE, Desai M, et al. Laparoscopic cross-trigonal Cohen ureteroneocystostomy: novel technique. J Urol, 2001, 166:1811-1814.

[22] Kutikov A, Guzzo TJ, Canter DJ, et al. Initial experience with laparoscopic transvesical ureteral reimplantation at the Children's Hospital of Philadelphia. J Urol, 2006, 176:2222-2225.

[23] Lich R Jr, Howerton LW, Davis LA. Childhood urosepsis. J Ky Med Assoc, 1961, 59:1177.

[24] Thakre AA, Bailly Y, Sun LW, et al. Is smaller workspace a limitation for robot performance in laparoscopy? J Urol, 2008, 179:1138-1142.

[25] Casale P, Patel RP, Kolon TF. Nerve sparing robotic extravesical ureteral reimplantation. J Urol, 2008, 179: 1987-1989.

[26] Lendvay T. Robotic-assisted laparoscopic management of vesicoureteral reflux. Adv Urol, 2008, 732942 (online).

[27] Olsen LH, Deding D, Yeung CK, et al. Computer assisted laparoscopic pneumovesical ureter reimplantation a.m. Cohen: initial experience in a pig model. APMIS, 2003, 109(Suppl):23-25.

[28] Casale P. Robotic pediatric urology. Curr Urol Rep, 2009, 10:115-118.

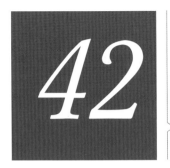

机器人辅助腹腔镜回肠膀胱成形术和以阑尾为输出道的可控性尿流改道术：手术方法和初步经验

Mohan S. Gundeti

关 键 词

- 神经源性膀胱
- 膀胱成形术
- 膀胱扩张术
- 原位阑尾输出道
- 可控性尿流改道术
- 脑室–腹腔(VP)分流

引 言

机器人辅助腹腔镜重建术在治疗先天性泌尿系统畸形方面起重要作用，其在开放手术与传统腹腔镜手术之间架起了一道桥梁。机器人机械臂的 6 个自由活动度已能克服重建手术中缝合方面的技术难题，这是除了放大和精确性之外机器人技术最重要的方面。

机器人辅助腹腔镜肾盂成形术是最常见的手术，其可能是继输尿管再植术[2]治疗肾盂输尿管连接处梗阻的标准手术方式[1]。

目前已有一些关于腹腔镜辅助可控性尿流改道术的独立报道[3]，但尚无伴或不伴以阑尾为输出道的可控性尿流改道的完整体内膀胱扩张成形术的报道。一项在实验室中进行的研究表明，机器人辅助腹腔镜膀胱成形术伴有发生体内肠粘连的风险。

膀胱扩大成形术是治疗神经源性膀胱的重要术式，可使脊柱膨出患儿在药物治疗失败后维持近乎正常的控尿能力且保留上段尿路[5]。由于硬膜外麻醉方式的局限性，这种术式对于门诊患者来说其术后镇痛颇具挑战。

事实上，有学者认为[6]，机器人辅助腹腔镜重建术的下一阶段即是膀胱扩张成形术。

随着实验及临床阶段中腹腔镜和机器人手术经验的不断积累，Gundeti 等已能在体内完成上述手术，成为第一个证实机器人辅助腹腔镜膀胱扩大成形术在脊柱膨出患儿中的可行性及优势之处[7]。

术前检查

术前检查和开放性膀胱成形术类似，进行可控性尿流改道术时还需进行尿动力学检查以评估膀胱和膀胱颈情况。上尿路影像学方面的评估采用超声检查（USS），DMSA 用以评估肾瘢痕及分级肾功能。

临床护理人员务必与陪护的家人及患儿沟通，以使其掌握自我间歇性导管。

仰卧和站立位时，在皮肤上标记进孔（用于可控性尿流改道术）以易于插入导尿管。笔者更倾向于在患儿仰卧位时，选取右侧髂筋膜，在患儿坐于轮椅上时，选取脐部作为进孔。

笔者还习惯于在术前与神经外科医师会诊，因为这类患儿大多数都存在脑室–腹腔分流和继发性脊髓栓系综合征，手术时患儿长时间处于截石位可能加重脊髓栓系综合征。

术前肠道准备方面，患儿可继续正常饮食和行常规肠道准备（术前 1d）。根据以往的经验来看，不需要进行特殊的肠道准备或改变患儿饮食习惯。患儿可在计划手术的当天入院。

手术方法

术前根据患者体重给予头孢氨苄、庆大霉素和甲硝唑作为预防性用药，连用 24~48h。伴有脑室–腹腔分流的患儿可给予万古霉素。留置 Foley 导尿管引流尿液，准备好用于术中扩张膀胱的无菌区。

之前认为比较安全的做法是通过膀胱镜放入双 J 输尿管支架，有助于术中辨认双侧输尿管，然而手术医师现已不再采用上述方法。Gundeti 等之前已在研究中详述了手术方法[9]，称之为"芝加哥大学"机器人辅助腹腔镜回肠膀胱成形术和以阑尾为输出道的可控性尿流改道术（RALI-MA）。

患者体位

患者的体位摆放是手术中最关键的部分，值得花费时间去做好。患儿被置于仰卧位，双手平放于身体两侧，并在所有的压力点填充泡沫护垫。然后将患儿置于头低 30° 的 Trendlenburg 卧位。将 Mayo 手术推车置于患者头侧，保护颜面部（推车表面上有泡沫填充），Mayo 手术推车的位置应尽量低，因为其可能会限制机器人摄像头的移动，但要保证麻醉师有足够的空间进行气管插管（图 42.1）。下肢应用连续压力设备（SCDs）并维持至术后下床活动。笔者不推荐常规使用小剂量肝素预防深静脉血栓的形成，尤其是对于坐在轮椅上的手术患儿。

套管摆位

采用 Hassan 方法将一根 12mm 的套管针穿过脐部形成的孔作为机器人的摄像孔，然后形成气腹。如果脐部与耻骨之间的距离短于机器人 4 个臂的宽度或短于 8cm，为了方便机器人摄像头的移动，取脐部上方作为摄像孔。两个 8mm 的机器人孔位于摄像孔同一水平的两侧，根据回盲部解剖和可控性尿流改道术设置两个辅助孔 [5mm 和（或）12mm]，其中一个 12mm 辅助孔将作为进气孔（图 42.1）。

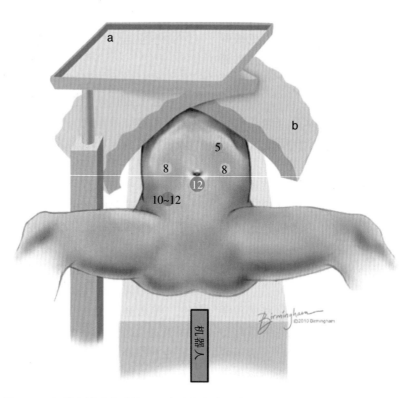

图 42.1　机器人辅助腹腔镜回肠膀胱扩张成形术和可控性尿流改道术时患者处于半截石位，图示患者体位和手术孔的位置
a：Mayo 手术推车；b：泡沫护垫
图中数字分别代表 12mm 摄像孔；8mm 机器人臂孔；5mm 和 10~12mm 辅助孔

初步检查和找到之前的 VP 分流管

腹腔镜可用于评估膀胱、小肠、阑尾以及其他脑室腹腔分流后的附属组织。最为重要的是评估血管和阑尾距离膀胱的长度，其次是阑尾与体表的距离。为避免脑室腹腔分流受到污染和损伤，最好将其置于一个 Endopouch 标本袋（Ethicon，New Jersey）中。

肠道的离断和吻合

在距离回盲部 20cm 处采用 Keith 直针，将用于扩张的皮下缝线置于距离回肠段 20cm 处。确保制造出肠系膜口之前下至盆腔都留有适当的肠系膜。用单极剪横断肠道。由于缝线环向上提起，故一般情况下不会有肠内容物溢出。如果出现肠内容物溢出，则应将溢出物抽吸干净。胃肠吻合是采用 3-0 或 4-0 可吸收缝线进行单层的端端吻合。从肠系膜游离缘至肠系膜进行浆膜下吻合。机器人第四臂有助于肠系膜游离缘的缝合。接着闭合肠系膜口以避免形成肠疝(图 42.2)。

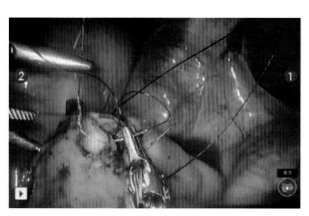

图 42.2　在体内完成肠道吻合术

阑尾的分离和以阑尾为输出道的可控性尿流改道吻合术

阑尾的分离和可控性尿流改道吻合是手术中的关键部分，尤其是可控性尿流改道吻合。将缝线置于阑尾尾部，即盲肠部。这有助于离断阑尾时的牵拉和暴露，可避免过度处理其他组织。然后在阑尾系膜处开口，注意保证系膜的血供。将阑尾从回盲部离断下来后采用可吸收缝线进行双层缝合，将回盲部开口区域闭合。膀胱逼尿肌切

开术是在注入生理盐水使膀胱充盈后，沿着膀胱右后壁进行。可控性尿流改道吻合术会将膀胱黏膜系带（约 1cm）处离断。经皮缝针进入膀胱前壁后即可暴露出膀胱后壁。离断阑尾尾部，从阑尾尾端逐步缝合至膀胱黏膜系带缺口。可控性尿流改道吻合术是采用穿有 5-0 单缝线的 8F 以上缝针穿过阑尾做持续缝合。然后将逼尿肌覆盖在阑尾上方 4~5cm，以便给阑尾适当的压力（图 42.3）。当无法无张力吻合时，可将膀胱固定于腹膜前壁上以向侧方移动。

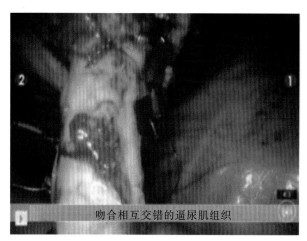

吻合相互交错的逼尿肌组织

图 42.3　完成可控性尿流改道吻合

回肠膀胱吻合术

在冠状面水平沿膀胱右侧壁至左侧壁切开膀胱，直至接近输尿管口；之前放置的输尿管导管在此过程中有所帮助，尤其是初次进行此项手术时。在进行吻合时经皮穿入的缝线有助于将膀胱前壁与后壁保持分离状态。接着沿着系膜游离缘将回肠切开，分别将切开后的膀胱左侧与回肠近端缝合，右侧与回肠的远端缝合。切开后的膀胱后缘则与回肠部分吻合，然后将膀胱前半部分与回肠对侧边缘进行缝合。吻合时采用 3-0 或 2-0 可吸收缝线做单层连续缝合。进行回肠膀胱吻合时用 Lapra-Ty 针进行连续缝合可降低吻合口张力（图 42.4）。在回肠膀胱吻合术完成前层缝合之前将一根 18Fr 耻骨上导尿管用 Seldinger 方法经皮穿入膀胱。根据笔者的经验，不需要将回肠修补成杯状，因为其并不会影响到扩张袋的压力。

构建造瘘口和完成手术

移除先前留置在右侧髂窝的辅助孔并将其作

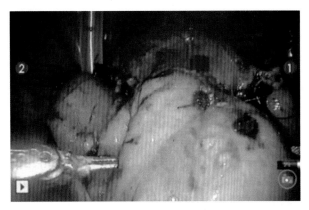

图 42.4 完成回肠膀胱扩张成形术

为以阑尾为输出道的可控性尿流改道术的造瘘口。制造辅助孔之前注意将局部皮肤作一 V 形切口，以便后面顺利进行造瘘口处皮肤的切开。在右下腹行可控性尿流改道术时插入导管方向做一小切口最为合适。用止血钳握持套管针，通过皮肤逐层进入阑尾基部。将一块 V 形皮瓣缝合至阑尾切口处，然后用 Q 形或 Z 形皮瓣覆盖阑尾筋膜使局部看起来美观。

医生应做到良好的止血以及充分进行腹腔灌洗。将分流通道从 Endopouch 上移开，使其在腹腔中自由移动。进行可控性尿流改道术时，需用一根 18Fr 耻骨上 Foley 导管［直至开始间歇性的清洁导尿（CIC）］，一根 16Fr Foley 导尿管（导尿 7~10d），以及一根 8Fr 针管排空扩张的膀胱。通过其中一个手术孔留置一根盆腔引流管。

术后护理和手术效果

Gundeti 等[9]的研究结果中显示，选择接受机器人辅助腹腔镜回肠膀胱成形术和可控性尿流改道术（RALIMA）的 6 例患者，其中有 1 例患者因继发于气腹形成困难、多发粘连以及脊柱后侧凸而需要转开放性回肠扩张术。这例患者不纳入研究结果分析中。另有 1 例患者选择了不经皮形成气腹、通过尿道插入导尿管的机器人回肠扩张术。目前为止，在笔者的中心进行此项手术的估计失血量<150mL（85~200mL），包括膀胱镜检查和双 J 管插入的时间在内，手术总时间为 8.4h（6~11h），无术中并发症出现。

患者术后的住院管理大部分都比较简单。术后疼痛的处理包括按需给予对乙酰氨基酚和含有可待因成分的布洛芬。术后 48h 后发生的疼痛，

仅需给予对乙酰氨基酚。术后第 3d 导管引流量最小，可予以拔除 Jackson-Pratt 引流管。除了有 1 例患者出现暂时性的肠麻痹外，其他患者均在术后 8h 内给予流质饮食，术后 24h 内进食软食。除了那名肠麻痹患者外，其他均不需要插鼻胃管。术后第 2~3d 可让患者站立或在床边及轮椅上活动。术后 5~7d 拔除导尿管。患者可带着一根耻骨上导管及套管针出院回家。3 例未成年患者在出院前发生围术期并发症，1 例蛋白 C 缺乏的患者出现左下肢深静脉血栓形成，在门诊给予抗凝治疗；1 例患者出现暂时性左侧膝部感觉异常，已给予适当治疗；另 1 例患者出现暂时性回肠麻痹，给予流质饮食延长至术后 72h，术后 96h 之后开始进食固体食物。

术后 4 周行膀胱镜检查评估扩张修补处的完整性（图 42.5），如有需要，可进行内镜检查以评估阑尾腔的宽度。如果上述检查都没有问题，则将一根 10Fr 或 12Fr 导管通过造瘘口每 4h 间断性插入（图 42.6）。患者膀胱的充盈量为 200~300mL，夜间充盈量为 400~500mL。除了 1 例患者因其造瘘口压力控制机制受损，引起膀胱充盈量达 230mL 时会出现皮肤造瘘口出现少许渗液之外，其他患者在术后 6 周时日夜压力都控制良好。这例患者在吻合处注入膨胀剂后造瘘口一直保持干燥。

患者在术后 4 周即可恢复正常的学习活动及体育锻炼。

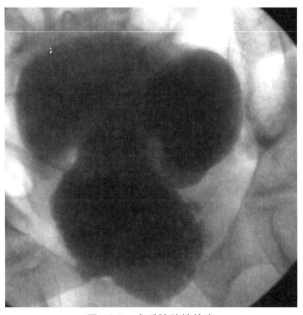

图 42.5 术后膀胱镜检查

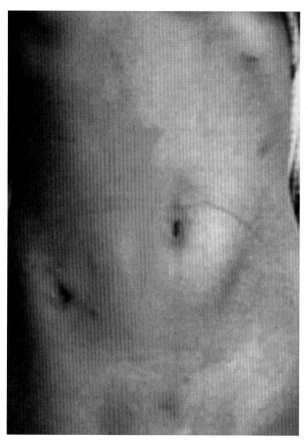

图 42.6　术后体表情况及进气孔（VOZ）

讨　论

　　机器人辅助腹腔镜回肠膀胱成形术和以阑尾为输出道的可控性尿流改道术似乎是一项合适、安全的技术。

　　在儿童患者中这种复杂重建术相对于肾盂成形术和输尿管再植术而言,其学习曲线十分艰难且涉及范围广,可能这也是至今该手术无法施行的原因所在。Docimo 等[10]在 1995 年时首次阐述了腹腔镜胃膀胱成形术。随后,Lorenzo 等[11]在 2007 年进行了 1 例体内腹腔镜回肠膀胱成形术(固定肠吻合)。2004 年由 Pedreza 等[3]独家报道了机器人可控性尿流改道术。但一直到 2008 年才报道了在小儿患者中进行伴或不伴可控性尿流改道的机器人辅助腹腔镜膀胱扩张成形术。本文作者描述了之前第一个关于这方面的报道[7]。

　　这一系列成果都建立在笔者之前的经验基础上,将其运用于完成体内机器人辅助腹腔镜回肠膀胱成形术和可控性尿流改道术。6 例患者选择回肠膀胱扩张成形术(其中 5 例同时进行了可控

性尿流改道,1 例由于家人不同意而没有进行可控性尿流改道),Gundeti 等能在 5 例患者中顺利完成了此项手术(1 例患者因继发性气腹形成困难、多发粘连以及脊柱后侧凸而中转开放手术)。5 次成功地完成机器人手术所需的时间平均约 8.4h,估计失血量<150mL,且无术中并发症发生,故可认为机器人辅助腹腔镜回肠膀胱成形术和可控性尿流改道术是一项合适、安全的技术。

　　评估术后结果时,笔者在他们的中心见证了机器人手术患者可获得较好的结果。首先,术后 4 周进行膀胱镜检查时没有患者出现渗液(例如,尿漏)。5 例患者均在术后 4~6 周开始进行插导尿管,患者白天膀胱充盈量为 200~300mL,夜间充盈量为 300~400mL。最后,在对患者进行平均 9 个月的随访后得知,所有患者日夜尿压正常,没有出现尿路感染。鉴于患者术后情况特别好,故认为 RALIMA 还是一项十分有效的手术。

　　尽管就短期内患者术后情况而言,RALIMA 可与开放手术相媲美,但笔者仍可看到机器人手术在患者术后的情况方面具有的一些优势,尤其是患者在住院期间的恢复情况。值得注意的是,笔者的中心施行机器人手术的患者可在术后早期恢复活动(24h 或更短的时间内),平均术后 24h 可正常饮食(除 1 例暂时性肠麻痹的患者)。平均住院时间为 6d。机器人手术中所有这些参数与开放手术相比都更具优势,然而一项对比性研究可能会是对比两者差别的最好方式,这些研究证实 RALIMA 在术后早期的恢复方面可能优于开放手术。

　　尽管由于手术医生的不同而难以做到量化评估,但仍可看出机器人辅助腹腔镜手术的潜在劣势便是手术时间有所延长。然而在笔者的医疗中心,机器人手术比开放手术耗费更长时间并不会影响术后的恢复。基于适当的手术耗时的基础上,接下来进行机器人手术的重点应放在缩短手术时间方面。实际上开放手术所耗费的时间也会因不同的外科医生操作而各不相同。

　　需要中转为开放手术的患者是因其存在脊柱后侧凸而在轮椅上进行的手术,且该患者之前行多次脑室腹腔分流修复手术,在回顾性评估时认为对该患者选择机器人手术是不明智的。除此之外,一些手术患者出现气腹形成困难,今后这种手术可能不是儿童患者的最佳选择。

结 论

根据笔者的初期经验，对手术技术娴熟的外科医师而言，机器人辅助腹腔镜回肠膀胱成形术和以阑尾为输出道的可控性尿流改道术（RALIMA）的术后结果好，似乎是一种安全、合适的手术。在恰当选择的患者中已证实术后可早期恢复正常活动且手术切口十分美观。

参考文献

[1] Peters CA. Robotic pyeloplasty-the new standard of care? J Urol, 2008, 180, 1223-1224.

[2] Casale P, Patel RP, Kolon TF. Nerve sparing extravesical reimplantation. J Urol, 2008, 179(5): 1987-1989.

[3] Pedraza R, Weiser A, Franco I. Laparoscopic appendico-vesicostomy (Mitrofanoff procedure) in a child using the da Vinci? Surgical System. J Urol, 2004, 171: 1652-1653.

[4] Elliot SP, Meng MV, Anwar HP, et al. Complete laparoscopic ileal cystoplasty. Urology, 2002, 59: 939-943.

[5] Passerotti CC, Nguyen HT, Lais A, et al. Roboticassisted laparoscopic ileal bladder augmentation: defining techniques and potential pitfalls. J Endourol, 2008, 22: 355-360.

[6] Yohannes P. Pediatric robotic-assisted laparoscopic excision of urachal cyst and bladder cuff. J Endourol, 2008, 22: 2385-2388.

[7] Gundeti MS, Eng MK, Reynolds WS, et al. Pediatric robotic-assisted laparoscopic augmentation ileocystoplasty and Mitrofanoff appendicovesicostomy: complete intracor- poreal-initial case report. Urology, 2008, 72: 1144-1147.

[8] Gundeti MS, Godbole PP, Wilcox DT. Is bowel preparation required before cystoplasty in children? J Urol, 2006, 176: 1574-1577.

[9] Gundeti MS, Acharya SS, Zagaja GP. The University of Chicago technique of complete intracorporeal pediatric robotic-assisted laparoscopic augmentation ileocystoplasty and Mitrofanoff appendicovesicostomy. J Robot Surg, 2009, 3(2): 89-93.

[10] Docimo SG, Moore RG, Adams J, et al. Laparoscopic bladder augmentation using stomach. Urology, 1995, 46: 565-569.

[11] Lorenzo AJ, Cerveira J, Farhat WA. Pediatric laparoscopic ileal cystoplasty: complete intracorporeal surgical technique. Urology, 2007, 69: 977-981.

第六篇

机器人显微外科

Robotic Microsurgery

机器人显微外科

Sijo J. Parekattil, Marc S. Cohen

关键词

- 输精管吻合术
- 吻合
- 输精管附睾吻合术
- 去精索神经支配
- 机器人
- 神经松解术
- 输精管切除术
- 血管吻合术

引 言

在过去的 30 年间，显微外科手术领域已经发生了相当大的转变。自从 1975[1]年使用显微外科施行输精管吻合之后，在手术治疗男性不育症和睾丸及腹股沟部疼痛方面，该技术的应用有稳定的增加[1-11]。采用显微外科技术进行输精管吻合后取得更高的通畅率和生育率的报道日益增多，在显微放大下操作的理念已被成功地应用于输精管附睾吻合术[2,5,10,11,14]、精子获取技术[8] 以及精索静脉曲张结扎术[6]。最近，显微精索神经松解术或去神经手术已被证明适用于慢性腹股沟痛及睾丸疼痛的治疗[15-20]。这些技术需要不同程度的显微外科技术和配套的技术支撑，两者都不是多数泌尿科医师个人或技术医疗设备所必需的。在人体工程学上用放大倍率改进可视化效果，与远程稳定操作平台的融合，已广泛应用在常规睾丸手术及一些特殊的男性生殖手术中。

在 20 世纪末，泌尿外科已成为少数将机器人技术应用于疾病处理中的专科之一。不管是对还是错，哪怕仅仅是短暂的应用，都可以看出机器人是一个稳定的平台，多个自由度加以 10~15 倍放大的直观三维视图使微创外科医生推崇此项技术，且机器人外科医生希望增加其机器人手术

种类[21]，两种手术有着不同的优点。

当微创泌尿外科医生对机器人在人体工程学的优势上详加考虑时，该平台的稳定性，可用于多个器械操作的枢纽，优良的可视化，能够保持在固定位置上不失去视野，以及使用机器人施行困难手术而不需辅助等优点是显而易见的。不论所行的显微手术病例在技术上具有怎样的挑战性，机器人都不会产生震颤，也不会产生颈部、背部、肩部和手的不适或是疲劳。机器人操作手术器械时，他们在关键的时间点上保持自己空间位置的能力尤为独特。

对于经验丰富的机器人泌尿外科医生，同样愿意扩展其手术领域，包括不孕不育和睾丸病理学。虽然处于起步阶段时面临一个陡峭的学习曲线，但与各类不包含放大操作的泌尿科手术相比，机器人具有显微外科的显著优势。机器人同样因共有 4 个手臂而使自己的辅助具有明显优势（而不是只有 2 个）。

本章节的重点是机器人手术平台（da Vinci® S 型或 Si 型，Intuitire Surgical，Sunnyvale，CA）在显微外科中的应用，并给出这些手术的初步结果。涉及的手术包括：输精管吻合术、腹股沟下精索静脉曲张切除术、去神经或精索神经松解术、微血管吻合术、睾丸切开取精（TESE）

以及在根治性前列腺切除术中为神经血管束替代施行的神经移植术。一些可以增进机器人显微外科经验的新的技术动态也将在此提出：如新型的微型机器人多普勒探头和增强的 100 倍数码放大功能。

机器人辅助显微外科手术的常规配置

手术的整体设置如图 43.1 所示，在患者的脚下放置一个大的高清晰度显示器，使得手术助手和手术护理团队能够舒适地看到术野，以在每个步骤中准备好手术器械和缝线。患者取仰卧位。放置于手术台水平（这里不是头低脚高位）。在做好皮肤切口并暴露手术组织之后，机器人从患者的右侧接入（这取决于外科医生的偏好，也可以从左侧接入）。患者的手臂可以放在旁边（轻轻地裹在手术单内）或分开放在手臂板上并做足够的填充，以防止任何神经压迫损伤。在下肢安置连续压迫装置以减少深静脉血栓形成的风险。一般不使用 Foley 导管；然而，如果手术持续时间超过 2h，通常会在手术结束时给患者直接插管

以排空膀胱（患者清醒之前）。

机器人定位是在做好皮肤切口并暴露手术组织之后。机器人用于执行手术中的显微操作部分。在开放的条件下，布置 trocar 使手术器械就位并稳定其在患者体外的活动。在定位机械臂并优化其活动范围时，让手术器械能超出 trocar 至少 4~5cm 是很重要的。第四机械臂应靠近左机械臂布置，以减少手术器械的冲突。0° 镜头可用于左侧或右侧的阴囊（腹股沟）手术。根据外科医生的偏好，右侧可使用 30° 向下透镜以优化手术视野。

机器人辅助输精管显微吻合术 (RAVV)

几个研究小组已经开发出机器人辅助技术，用于在动物和离体人体模型上施行 RAVV 手术[22-26]。一些研究表明，机器人辅助吻合术可能在手术操作及改善开放概率方面更具优势[24,25]。少数研究小组已经在使用早期达·芬奇机器人系统（Intuitive Surgical，Sunnyvale，CA）开展人体机器人

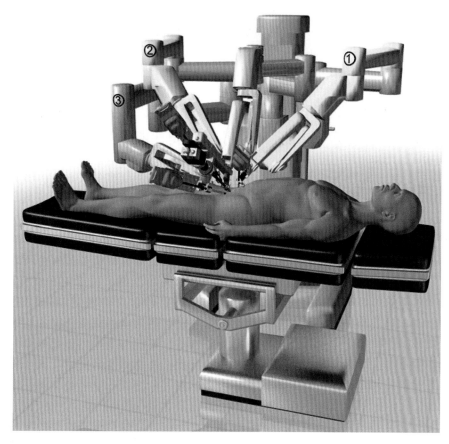

图 43.1　显微外科手术中机器人平台的定位

辅助输精管吻合术[27]。

近来，使用新的达·芬奇 S 系统施行人 RAVV 的手术成果已得到证实[28]。最近的一项前瞻性对照研究比较了自 2007 年 8 月至 2009 年 8 月的 21 例接受 RAVV 的患者与 10 例接受标准显微外科输精管吻合术（MVV）患者的初步结果，这些均由经过培训的微创外科医生小组完成[29]。用 10-0 和 9-0 缝线进行三层缝合吻合（图 43.2），随访期长达 24 个月（平均 3 个月）。左、右机器臂使用 black diamond 微型持针器，第四臂使用 Pott 剪刀。RAVV 的平均手术时间较 MVV 明显减少，分别为 106min（70~180min）与 126min（105~150min，$P=0.03$）。输精管复通的定义为精液中有超过 200 万个活动精子，在 RAVV 组达到 90%，MVV 组达 80%。在术后 5 个月，RAVV 组平均 5800 万的精子数量显著高于 MVV 组的 1100 万（$P=0.04$）。机器人辅助显微外科输精管吻合术的应用与 MVV 相比，其潜在优势在于减少手术时间及可显著改善早期精液分析结果。从 1 年期的随访结果来看，虽然 RAVV 组的精子数较多，但无显著统计学差异。

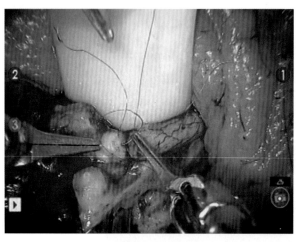

图 43.2　机器人辅助输精管吻合术

这些研究结果可能表明，医生也许能在机器人的辅助下进行技术上更为精准的脉管重建。然而，进一步的评估和长期随访是必要的，以评估其临床潜力与成本效益比。相关手术步骤的视频和操作的图像指导，请访问：www.roboticinfertility.com。

机器人辅助腹股沟下精索静脉曲张切除术（RAVx）

虽然已有机器人辅助腹腔镜腹腔内精索静脉曲张切除术的报道[30]，但也有一些报道认为，显微腹股沟下精索静脉曲张切除术（MVx）与腹内精索静脉曲张切除术相比可得到更好的结果[31-34]。Shu 等首次报道了机器人辅助显微腹股沟下精索静脉曲张切除术（RAVx）[35]。他们比较了标准显微手术与机器人辅助精索静脉曲张切除术，发现机器人的方法更具优势，表现在可略微减少手术时间，并彻底消除外科医生手震颤。

为了进一步探讨这些研究结果，笔者在犬的精索静脉曲张模型上，由受过训练的显微外科医生团队进行了 MVx 和 RAVx 的前瞻性随机对照试验。外科医生对精索进行解剖并用 3-0 丝线结扎 3 条静脉。12 只行精索静脉切除术的犬被随机分在 2 组：MVV 与 RAVx。对手术时间、血管损伤和结扎失败的情况予以记录。RAVx 的平均手术时间（9.5min）显著快于 MVV（12min），$P=0.04$。而机器人设置和显微镜安装在时间上无明显不同。两组中均无血管损伤或结扎失败发生。

回顾笔者从 2008 年 6 月至 2009 年 8 月最初的 46 例患者的情况如下。平均一侧的手术时间为 38min（25~80min）。利用 1~2cm 的腹股沟下切口，将机器人平台引入显微精索静脉曲张切除术的操作部分，如图 43.3 所示。接受该手术的指征分别是：4 例无精子症，25 例少精子症，17 例为睾丸疼痛（其他的保守治疗方案无效）。其中 23 例患者有 3 个月的有效随访：13 例少精子症的患者（76%）的精子计数有显著改善（2 例实现怀孕），3 例无精子症的患者无变化。睾丸疼痛的患者：8 例中 7 例疼痛完全缓解。

第四机械臂使得外科医生可以在手术中控制一个额外的器械，减少对显微外科助手的依赖。外科医生通常右臂使用 black diamond 微型持针器，左臂使用微型双极，并在第四机器臂使用单极弯剪。第四臂的使用使得外科医生在用其他两个臂进行静脉解剖的同时，术中实时进行多普勒监测以评估睾丸动脉的位置和通畅情况（多普勒可在第四臂上与剪刀一并保持）。外科医生不需要像在标准显微精索静脉切除术中那样交换手术器械，可减少手术时间。

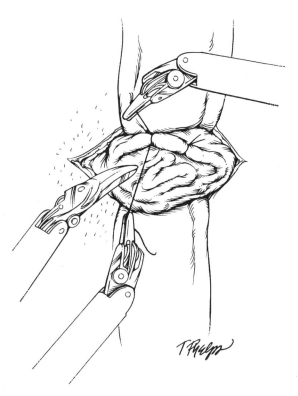

图 43.3　机器人辅助显微外科行腹股沟下精索静脉曲张切除术

机器人辅助显微腹股沟下精索静脉曲张切除似乎是可行的，其在减少手术时间和提高外科医生效率上具有潜在优势。但还需要进一步的前瞻性随机对照试验，以明确在此操作中机器人辅助较标准显微外科手术的好处。

机器人辅助精索显微去神经术 (RMDSC)

Levine 等[17]和 Oliveira 等[36]最近的研究表明，显微精索去神经支配是男性慢性睾丸疼痛的有效治疗选择。笔者的团队一直在探索以机器人辅助显微外科的方法施行精索的去神经支配（RMDSC），以期评价其可能优于标准显微技术的任何潜在优势（图 43.4）。一般根据疼痛的位置来选择腹股沟下、腹股沟或腹腔内的手术方法。外科医生在右臂使用 black diamond 微型持针器，左臂使用微型双极，并在第四臂使用单极弯剪。第四臂的使用使得外科医生在用其他两个臂进行静脉解剖的同时，可在术中实时进行多普勒监测以评估睾丸动脉的位置和通畅情况（多普勒可

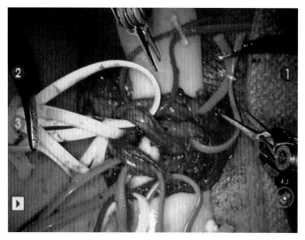

图 43.4　机器人辅助显微精索去神经术。红色：动脉；蓝色：静脉；黄色：输精管和淋巴管

在第四臂上与剪刀一并保持）。术中先进行解剖、烧灼和结扎精索外的腹股沟和生殖股神经纤维，接着将机器人平台接入行精索显微去神经切除操作。

回顾从 2008 年 10 月至 2009 年 8 月笔者最初施行的 55 例 RMDSC 病例（平均随访 3 个月）。患者的选择标准如下：所有患者均有慢性睾丸疼痛（>3 个月），经标准的疼痛治疗无效，在保守的神经和泌尿系统的处理后，多数疼痛可通过精索区域的局部麻醉完全得到暂时性解决。疼痛程度采用标准化的验证工具（疼痛指数问卷：PIQ-6）进行评估。平均手术时间为 37min（范围 5~95min）。术后 78%（43 例）的患者疼痛完全缓解及 15%（8 例）的患者疼痛减轻 50%。手术失败没能给疼痛提供任何帮助的有 4 例（7%）。

对于机器人辅助显微镜精索去神经支配的初步结果是令人鼓舞的，但有必要行进一步的评估。对于成功施行该手术的解剖学基础尚缺乏相关文献。为了得到精索内神经纤维的解剖标准，以了解去神经支配技术如何缓解疼痛，可回顾2009 年 5 月至 8 月的由经过培训的显微外科团队施行的 11 例 RMDSC 手术中，切断精囊的病理组织标本。标本均从精索的横截面采取标准化的映射方式。所有标品由同一个病理学家审查和评估，以得到神经数目、尺寸，以及经苏木精-伊红染色后观察神经病理变化的相关证据。

精索内有大量的小内径（<0.5mm）的神经纤维（每个患者平均有 20 条神经纤维），其中一些神经纤维有 Wallerian 变性。在不同的患者中，精

索内具有特征性再生的神经分布。这些神经主要存在于 3 个位置，根据神经密度递减的顺序依次列出：①在提睾肌纤维密度最高（每人 9.2 条神经纤维），②环管组织和输精管鞘（每人 7.6 条神经纤维），③动脉周围组织（每人 3.1 条神经纤维）。有几支小的神经纤维沿着一些静脉分布，而不在输精管内（他们都位于输精管鞘内）。这些发现即为去神经支配手术的关键组成部分，它们是：结扎所有的提睾肌纤维，剥离输精管和结扎围输精管鞘，并仔细解剖和结扎动脉周围组织。这些小内径的神经纤维的横断（潜在的疼痛纤维）或许可以解释去神经支配手术的效果。

机器人辅助睾丸动脉显微再吻合术（RMTA）

慢性睾丸疼痛的患者，在施行机器人辅助去神经支配手术时，可能无意中损伤三条睾丸动脉之一。在此情况下实时术中多普勒检测睾丸动脉有助于立即明确损伤。结扎动脉的两端，完成去神经支配手术。微血管无创伤夹被放置在动脉的两端，切除动脉受损部分，通过使用 8-0 Prolene 缝线行 8 次间断缝合完成机器人辅助显微血管吻合（图 43.5）。移除夹子并使用多普勒证实远侧动脉血流通畅。整个过程的手术时间（皮肤对皮肤）——去神经支配和动脉修复——为 95min。已公认患者经住院观察一晚，次日早上即可出

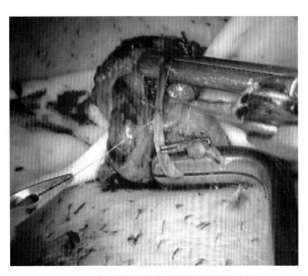

图 43.5 机器人辅助纤维睾丸动脉吻合术

院，无任何的远期并发症。在 3 个月的随访中，没有出现任何睾丸萎缩或睾丸疼痛。我们将继续随访这名患者，以评估其长期结果。这一病例表明机器人显微手术平台，不仅能够完成预期的手术操作，也可作为在手术中发生损伤时进行修复的额外工具。

机器人睾丸精子提取术（ROTESE）

睾丸精子提取术（TESE）是一种应用于男性非梗阻性无精子症的显微外科手术。笔者的目的是评价机器人手术（采用高清晰放大倍率的达·芬奇 S 系统）是否可以较显微 TESE 手术提供更多的帮助，接下来的部分将介绍笔者的技术，以及与标准的开放 TESE 和经皮穿刺灌洗术（PNL）在犬模型上的比较，也将介绍已完成的首次接受机器人 TESE（ROTESE）的 3 个病例。

机器人技术 TESE 在犬模型中得到初步发展，笔者进行了一项前瞻性随机双盲对照试验，通过利用 18 只犬的睾丸，来比较 3 种 TESE 技术：ROTESE、开放性的 TESE 和 PNL 分别由 6 名具有不同经验的外科医生完成手术。试验将 3 种不同颜色的染料分别随机注入睾丸的不同地方。然后分析每项技术中睾丸内出现染料斑点的时间以及出现斑点的数目（图 43.6）。

ROTESE，TESE，PNL 这 3 种技术在动物实验中所有色斑检出的准确度分别为：89%、94%、39%，其中 ROTESE 和 TESE 技术的精度上无显著统计学意义（P=0.56），而 ROTESE 和 TESE 两种技术较 PNL 更为精准（P<0.01）。对于初学者而言，ROTSES 与 TESE 相比，所需手术时间明显更长。然而对于有经验的机器人外科医生，在手术时间上无明显差异。

回顾笔者从 2007 年 7 月至 2009 年 8 月初期完成的 3 例人体 ROTESE 病例。笔者取阴囊正中切口并将睾丸移出。随后接入用于显微 TESE 的机器人平台。在睾丸的鞘膜横向做一个 2~3cm 的切口以暴露精曲小管，接着通过运用机器人平台仔细地解剖整个睾丸，以找到更多扩张的精曲小管，以及其中可能含有的精子（图 43.6）。该技术的标准同显微 TESE。所以病例均成功地完成且无任何并发症。第 1 例的手术持续时间为 4h，第 2 例持续了 3h，第 3 例只用了 1h。主观上，与 TESE 相

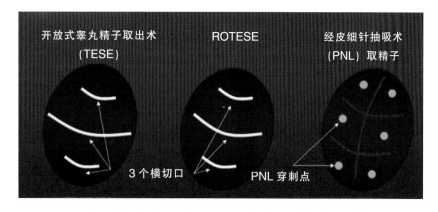

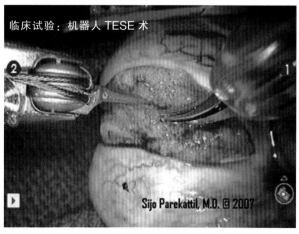

图 43.6　机器人辅助睾丸精子取出术（ROTESE）：动物实验和实际临床操作（由 Sijo Parekattil 提供）

比，ROTESE 中组织操作以及解剖略为容易。

　　在动物模型中，ROTESE 似乎与开放 TESE 一样有效。ROTESE 和 TESE 似乎都比 PNL 能提供更高的检出精度。对于初学者，ROTES 可能需要一段学习曲线，而机器人的操作经验似乎是有利的。从笔者初步的经验来看，ROTESE 是一种对人类安全的技术。评估其潜在的以及可能超过标准显微 TESE 的临床优势仍需要进一步的评估和分析。

根治性前列腺切除中机器人辅助神经移植术

　　高危前列腺癌患者在机器人辅助腹腔镜前列腺切除术中需接受广泛的神经血管束的清除（RALP），以确保足够的肿瘤学控制。笔者的目标是开发一种机器人显微外科技术，在 RALP 过程中行同种异体神经移植以对神经血管束进

行修复。此部分将介绍笔者的技术和初期患者的经验。

　　从 2008 年 5 月至 2008 年 6 月，2 例高危前列腺癌患者接受了单侧非保留神经并单侧神经同种异体移植（Avance™ 神经移植自 AxoGen™，Gainesville，FL），移植在非神经保留一侧以修复神经血管束清除后的缺陷。在前列腺标本放入标本袋之后，膀胱颈尿道断端吻合术之前开始进行操作。采用 3 根 7–0 尼龙缝线，通过显微外科技术和高清显微达·芬奇机器人平台，将神经移植物吻合至神经血管束边缘。在远端，神经移植物被附着在尿道周围组织或神经血管束的残端。近端则附着在广泛神经血管束复合物的更内侧的残余部分。近端神经束功能的正确识别是困难的。验证生活质量的工具，包括男性的性健康量表，分别在术前和术后使用。每位患者均随访至第 15 个月。

　　2 例患者的病理切缘均为阴性（pT$_2$c，Gleason3+4 和 pT$_3$a，Gleason4+5），并在 1 个月后检测

不到前列腺特异性抗原（PSA）。2例患者均在3个月后可以控尿。1例患者在两周后能够有足够的勃起进行性交（口服磷酸二酯酶抑制剂）。另1例患者（Gleason4+5）勃起功能没有恢复，并且因术后PSA缓慢上升而接受了骨盆放射治疗（3个月后PSA从检测不到转变为开始上升）。经放射治疗后其PSA已恢复至<0.1（放射治疗于术后6~9个月）。

在RALP过程中行机器人辅助的同种异体神经移植似乎是可行的。主观上，机器人辅助似乎在手术过程中对显微神经移植吻合方面有所帮助。早期的结果似乎是有利的；然而，仍需要进一步的试验和评价。

新型微机器人多普勒血流探头

Cocuzza等[37]的研究表明，在应用机器人微创外科技术进行腹股沟管下方的曲张精索静脉切除术中合理使用血管多普勒超声可更好地识别和保护睾丸的血供，应由手术助手握持标准的多普勒探头，而不是由机器人机械手操控。血管科技有限公司（Nashua，NH）已研发出一种专门针对机器人手术的新型微多普勒血流探头（MDP）。这种新型探头更易于使用第四个机械臂操控，使外科医生进行机器人辅助显微曲张精索静脉切除术（RAVx）和机器人辅助显微精索神经切除术（RMDSC）等手术时可实时采用多普勒监测睾丸动脉。这使得外科医生在采用机器人其他两个机械臂切除睾丸动脉和神经时可听到睾丸血流。

在对9例即将接受机器人辅助显微精索神经切除术（RMDSC）的患者进行初步评估时，微型多普勒血流探头（MDP）可有效地识别精索内的所有睾丸动脉。因微型多普勒血流探头（MDP）是小型探头，机器人握持器的可操作性比标准的手持式多普勒探头显著改善。MDP允许机器人机械臂全方位移动，使手术医生易于从各种角度查看血管，且无并发症发生。机器人微创手术的新型微多普勒探头似乎可有效地在这些患者中应用。目前仍需进一步的前瞻性研究和评估去证实这些研究结果。使用机器人第4个机械臂的探头可提高外科医生的效率，缩短手术持续时间，但这些尚处于前瞻性随机研究中。

数字视觉放大倍率：放大100倍

先进数码显微镜头（100~250倍）的微型化发展若应用于外科手术，将获得比机器人镜头（10~15倍）和手术显微镜（10~20倍）更高倍数的术野方法效果。笔者团队正在进行由中国上海的Digital Inc.公司研制的100倍数码手术显微镜的临床试验，该镜头可配合TilePro™ da Vinci S 或 Si 机器人系统（Intuitive Surgical, Sunnyvale, CA）使用，术者可在10~15倍和100倍放大倍数间进行切换，或同时显示两种放大倍数下的手术视野。这为复杂的显微手术操作带来了无可比拟的视觉精度。

结 论

机器人辅助显微外科当前正处于发展的早期阶段，大量的手术器械和技术可能会通过该平台的应用而得到更深远的发展。初步的结果似乎是有前景的，但仍然缺乏前瞻性对照研究。该平台的效果与现有显微外科技术的比较还有待进一步评价。机器人显微外科平台可能应用于其他学科；例如，手外科，显微血管外科，以及眼科。或许在不久的将来，机器人平台将不仅仅是前列腺、肾脏或妇科手术所专有，而是广泛应用于显微手术中。

致谢：我们要感谢Hany Atalah博士，Katy Lyall，Andrew Hunt，David Regan，Rachana Suchdev博士，Intuitive Surgical公司和Vascular Technology公司，为他们在机器人显微外科技术和工具的追求及完善上的不断支持表示感谢。

参考文献

[1] Silber SJ. Microsurgery in clinical urology. Urology, 1975,6(2):150-153.

[2] Berger RE. Triangulation end-to-side vasoepididymostomy. J Urol, 1998,159(6):1951-1953.

[3] Chan PT, Li PS, Goldstein M. Microsurgical vasoepididymostomy:a prospective randomized study of 3 intussusception techniques in rats. J Urol, 2003, 169 (5):1924-1929.

[4] Fogdestam I,Fall M. Microsurgical end-to-end and end-to-side epididymovasostomy to correct occlusive azoospermia. Scand J Plast Reconstr Surg, 1983,17(2):137-140.

[5] Marmar JL. Modified vasoepididymostomy with simultaneous double needle placement,tubulotomy and tubular invagination. J Urol, 2000,163(2):483-486.

[6] Marmar JL,Kim Y. Subinguinal microsurgical varicocelectomy:a technical critique and statistical analysis of semen and pregnancy data. J Urol, 1994,152(4):1127-1132.

[7] Owen ER. Microsurgical vasovasostomy:a reliable vasectomy reversal. ANZ J Surg, 1977,47(3):305-309.

[8] Schlegel PN. Testicular sperm extraction:microdissection improves sperm yield with minimal tissue excision. Hum Reprod, 1999,14(1):131-135.

[9] Schultheiss D,Denil J. History of the microscope and development of microsurgery:a revolution for reproductive tract surgery. Andrologia, 2002,34(4):234-241.

[10] Silber SJ. Microscopic vasoepididymostomy:specific microanastomosis to the epididymal tubule. Fertil Steril, 1978,30(5):565-571.

[11] Thomas AJ Jr. Vasoepididymostomy. Urol Clin North Am, 1987,14(3):527-538.

[12] Goldstein M. Microspike approximator for vasovasostomy. J Urol, 1985,134(1):74.

[13] Goldstein M,Li PS,Matthews GJ. Microsurgical vasovasostomy:the microdot technique of precision suture placement. J Urol, 1998,159(1):188-190.

[14] Marmar JL,Sharlip I,Goldstein M. Results of vasovasostomy or vasoepididymostomy after failed percutaneous epididymal sperm aspirations. J Urol, 2008,179 (4): 1506-1509.

[15] Ahmed I,Rasheed S,White C,et al. The incidence of post-vasectomy chronic testicular pain and the role of nerve stripping (denervation) of the spermatic cord in its management. Br J Urol, 1997,79(2):269-270.

[16] Devine CJ Jr,Schellhammer PF. The use of microsurgical denervation of the spermatic cord for orchialgia. Trans Am Assoc Genitourin Surg, 1978,70:149-151.

[17] Levine LA. Microsurgical denervation of the spermatic cord. J Sex Med, 2008,5(3):526-529.

[18] Levine LA,Matkov TG. Microsurgical denervation of the spermatic cord as primary surgical treatment of chronic orchialgia. J Urol, 2001,165(6 Pt 1):1927-1929.

[19] Levine LA,Matkov TG,Lubenow TR. Microsurgical denervation of the spermatic cord:a surgical alternative in the treatment of chronic orchialgia. J Urol, 1996,155 (3):1005-1007.

[20] Strom K H,Levine LA. Microsurgical denervation of the spermatic cord for chronic orchialgia:long-term results from a single center. J Urol, 2008,180(3):949-953.

[21] Thiel DD,Winfield HN. Robotics in urology:past,present,and future. J Endourol, 2008,22(4):825-830.

[22] Kuang W,Shin PR,Matin S,et al. Initial evaluation of robotic technology for microsurgical vasovasostomy. J Urol, 2004,171(1):300-303.

[23] Kuang W,Shin PR,Oder M,Thomas AJ Jr. Roboticassisted vasovasostomy:a two-layer technique in an animal model. Urology, 2005,65(4):811-814.

[24] Schiff J,Li PS,Goldstein M. Robotic microsurgical vasovasostomy and vasoepididymostomy:a prospective randomized study in a rat model. J Urol, 2004,171 (4): 1720-1725.

[25] Schiff J,Li PS,Goldstein M. Robotic microsurgical vasovasostomy and vasoepididymostomy in rats. Int J Med Robot, 2005,1(2):122-126.

[26] Schoor RA,Ross L,Niederberger C. Robotic assisted microsurgical vasal reconstruction in a model system. World J Urol. 2003;21(1):48-49.

[27] Fleming C. Robot-assisted vasovasostomy. Urol Clin North Am, 2004,31(4):769-772.

[28] Parekattil S,Cohen M,Vieweg J. Human robotic assisted bilateral vasoepididymostomy and vasovasostomy procedures:initial safety and efficacy trial. Proc SPIE, 2009,7161:71611L.

[29] Parekattil S,Atalah H,Cohen M. Video technique for human robotic assisted microsurgical vasovasostomy. J Endourol, 2009,24(4):511-514.

[30] Corcione F,Esposito C,Cuccurullo D,et al. Advantages and limits of robot-assisted laparoscopic surgery:preliminary experience. Surg Endosc, 2005,19(1):117-119.

[31] Chen XF,Zhou LX,Liu YD,et al. Comparative analysis of three different surgical approaches to varicocelectomy. Zhonghua Nan Ke Xue, 2009,15(5):413-416.

[32] Cayan S,Shavakhabov S,Kadioglu A. Treatment of palpable varicocele in infertile men:a meta-analysis to define the best technique. J Androl, 2009,30(1):33-40.

[33] Al-Said S,Al-Naimi A,Al-Ansari A,et al. Varicocelectomy for male infertility:a comparative study of open,laparoscopic and microsurgical approaches. J Urol, 2008,180(1):266-270.

[34] Al-Kandari AM,Shabaan H,Ibrahim HM,et al. Comparison of outcomes of different varicocelectomy techniques: open inguinal,laparoscopic,and subinguinal microscopic varicocelectomy:a randomized clinical trial. Urology, 2007,69(3):417-420.

[35] Shu T, Taghechian S, Wang R. Initial experience with robot-assisted varicocelectomy. Asian J Androl, 2008, 10 (1):146–148.

[36] Oliveira RG, Camara C, Alves Jde M, et al. Microsurgical testicular denervation for the treatment of chronic testicular pain initial results. Clinics (Sao Paulo), 2009, 64 (5):393–396.

[37] Cocuzza M, Pagani R, Coelho R, et al. The systematic use of intraoperative vascular Doppler ultrasound during microsurgical subinguinal varicocelectomy improves precise identification and preservation of testicular blood supply. Fertil Steril, 2010, 93:2396–2399. Epub Mar 5 2009.

第七篇

相关知识
Allied Health

44 机器人前列腺切除术后勃起功能障碍的治疗：阴茎勃起功能的恢复

Lawrence S. Hakim, Mary Mathe

关 键 词

- 机器人前列腺切除术
- 勃起功能障碍
- 阴茎功能恢复

引 言

借俄国著名作家列夫·托尔斯泰的话："人经历地震、流行病、可怕的疾病时，都会承受巨大的精神痛苦，但最痛苦的，任何时候都莫过于卧室的悲剧。"

尽管针对局限性前列腺癌前列腺癌根治术治愈率获得肯定，然而据估计，多达90%的男性会出现某种程度的勃起功能障碍（ED）或阳痿，无法达到和维持阴茎勃起足以让令人满意的性交，手术后，对亲密关系和生活质量有很大的负面影响。

随着对控制阴茎勃起功能的生理、生化机制认识的加深，目前在诊断和治疗男性勃起功能障碍方面已有许多技术革新。此外，已经开发改进了许多临床技术来用于诊断和治疗男性勃起功能障碍。

在下面的章节中，笔者将回顾现代前列腺癌术后勃起功能障碍的知识，重点是前列腺相关阳痿的病理生理，并将其应用到目前的诊断、康复和治疗方案中。

勃起功能障碍是指阴茎勃起无法达到或维持至足以满意的性交。1948年，Kinsey和同事通过流行病学资料预计有10万美国男性，大约10人中有1人存在勃起功能障碍[1]。1994年，Goldstein和同事，在美国马萨诸塞州男性老龄化报告研究，表明40~70岁阳痿患病率大于50%[2]。现代研究表明，阳痿困扰着超过2000万美国男性。

除了老年男性，已发现某些患者群体有特别高的勃起功能障碍患病率。已发现高血压、心脏疾病、糖尿病和盆腔根治性手术（如根治性或机器人前列腺切除术）是预测阳痿的几个主要生理因素之一[3]。此外，许多人接受前列腺切除术可能有其他的并发症，如吸烟、糖尿病、高血压、动脉粥样硬化，这些因素是勃起功能障碍的高风险。

随着前列腺特异性抗原（PSA）的筛选和早期检测的出现，泌尿科医生现在能够治愈多数局限性前列腺癌。机器人前列腺切除术（RP）对于许多局部前列腺癌患者是首选的治疗方案。事实上，据估计，在美国每年超过100 000例前列腺手术，平均有15年术后生存期[4]。

但是，对于成千上万的有效手术治疗的前列腺癌症存活者，手术治疗面临着两大困扰：术后ED（显著风险）和尿失禁（通常最少>3%）的风险。同时与之前发表的研究有所不同，美国泌尿外科学会（AUA）的回顾性研究表明，10%~100%的RP患者勃起功能障碍[5]。

勃起功能障碍和尿失禁常延缓患者经彻底治疗后，身体和情绪的完全恢复。研究清楚地表明，ED对生活质量的影响显著[6]。作为全国健康和社会生活调查的一部分，在1,400例18~59岁的男性进行调查中，研究人员发现，调查的ED男性患者相比那些没有ED的人更倾向于报告生理满意度低、情感满意度低和幸福感低。

为了理解前列腺切除术后的勃起功能障碍的病理生理机制，需要了解正常勃起的解剖学和生理学。

阴茎解剖

阴茎包含两个成对的阴茎海绵体和一个尿道海绵体，它围绕着尿道，在上部形成龟头，如图44.1。每个海绵体是由一个厚厚的纤维鞘包围，即白膜，它包裹着海绵状的海绵体组织[7]。

勃起组织是由陷窝组成，这是多重的，相互关联的，并通过血管内皮相连。陷窝和小梁的壁都是由平滑肌和弹性纤维厚束构成，包括成纤维细胞、胶原蛋白和弹性蛋白[8]。

左右海绵体动脉是腹下动脉的末端分支，血液分别提供给一对海绵体。许多肌肉螺旋动脉分支进入每个海绵体动脉，直接开放到腔隙空间。从海绵体组织静脉引流是通过多个包膜下小静脉，在勃起组织的周围和白膜之间完成的。大量包膜下静脉合并形成的导静脉穿过白膜和阴茎[9]。

阴茎的末梢神经支配由从第11胸椎到第2腰椎脊髓节段所产生的交感神经和第2，第3和第4骶脊髓产生副交感神经和躯体神经构成。躯体神经支配是通过阴部神经，它是由支配会阴和横纹肌肌的传出纤维和阴茎及会阴皮肤的传入纤维构成[10]。

勃起生理学

勃起机制

阴茎勃起是由生殖器官（反射性勃起）局部

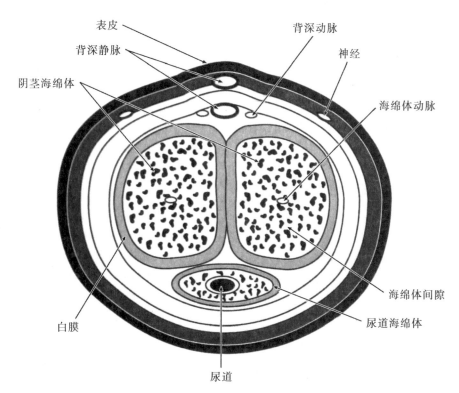

图44.1 阴茎横截面图。本图显示了阴茎，其中包括两个海绵体组织和尿道海绵体的横截面。左边和右边的插入描绘了小梁和白膜之间的阴茎包膜下空间的放大效果。勃起组织通过阴茎包膜下小静脉进入导静脉，它穿过包膜。在松弛的状态（左插入），收缩海绵体平滑肌允许血液从低流出阻力的条件下的勃起组织到子包膜静脉漏。在勃起状态（右插），激活后传出自律神经，提升的腔隙性空间压力扩大对白膜小梁结构。膨胀的体积海绵体组织机械地压缩和物理上延伸包膜下小静脉，大大增加了通过这些静脉通道的流动阻力。通过包膜下静脉静脉流出的限制称为海绵体静脉闭塞结构

图中标注：
表皮
背深静脉
阴茎海绵体
背深动脉
神经
海绵体动脉
海绵体间隙
尿道海绵体
白膜
尿道

的感官刺激和大脑（精神性勃起）内收到或产生的中枢心理刺激启动[11]。在大脑的部分区域接受的各种刺激，可引起脊髓上的勃起反应。下丘脑可从这些不同的区域整合传入的刺激并传出投射到脊髓的交感神经和副交感神经中心。反射性勃起的传入支、阴部神经、从外阴皮肤收集躯体感觉。来自骶髓副交感中心（S_2~S_4）的自主神经纤维，组成这种反射的传出支，支配阴茎平滑肌。反射性和心理性勃起机制可能在阴茎勃起的控制上起着协同作用。

氧化亚氮（NO）刺激鸟苷酸环化酶和环鸟苷酸（cGMP）富集，引起平滑肌舒张[12]。勃起即发生于动脉和小梁平滑肌舒张之后。第二信使途径似乎是小梁平滑肌舒张的关键因素，因为可同时调节内皮和神经介导的肌肉舒张[13]。阴茎海绵体和螺旋状动脉扩张增加了进入腔隙性空间的血流量。小梁平滑肌松弛扩张了腔隙的空间，使得容纳的血量增加，阴茎充血。舒张的小梁壁对抗着白膜对其下静脉丛的压迫。这导致血液流出的阻力增加，而增大了腔隙空间内的压力，使得阴茎变硬。这种由包膜下静脉机械性压缩减少静脉流出的机制被称为海绵体静脉闭塞机制。

阴茎平滑肌收缩使勃起消退。交感缩肌神经激活引起螺旋动脉和小梁平滑肌收缩。这导致动脉流入量减少和腔隙空间塌陷，包膜小静脉减压，并增加腔隙空间静脉流出血量，阴茎返回到松弛状态。

前列腺切除术后勃起功能障碍的病理生理学

在紧邻前列腺部位走行的微神经和重要的血管可刺激阴茎的勃起。尽管已有"神经保留"的手术或放疗方式，但很多患者，特别是那些60岁以上的男性会存在性能力的下降。

前列腺切除术后勃起功能障碍的潜在病因主要是由于神经病变和血管病变，根治性盆腔手术相关的常见并发症。目前认为海绵体动脉供血不足，人体静脉闭塞功能障碍和自主神经病变是导致前列腺切除术后勃起功能障碍的主要机体病理生理机制。激素的异常在前列腺切除术后的病理生理学中的作用仍存在争议。

与由于动脉粥样硬化和糖尿病导致的，可以

隐匿进展数月到数年时间的勃起功能障碍不同，前列腺切除术后可立即发生勃起功能障碍，这通常被视为是由于术中海绵体神经损伤导致神经失用的结果。已有证据表明神经恢复缓慢，如果可能的话，完全恢复可能需要长达3年[14]。这将导致勃起功能显著下降。此外，手术引起的血管改变也会导致勃起功能的下降。随后，降低的勃起功能和夜间勃起能力的缺失将引起机体氧合作用恶化。这可能会导致人体纤维变性和由于静脉闭塞结构（也被称为"静脉漏"）的破坏而进展为血管性ED。

RP术后阴茎长度缺失的病理生理学

由于前列腺切除术后较差的机体氧合能力，机体将纤维化进展并失去弹性和延展性。此外，前列腺切除术后另一个导致勃起功能障碍的显著事件是阴茎长度的损失。有研究表明，有高达的71%男性，在前列腺切除术后阴茎的长度和粗度有所降低[15]。已有报道指出保留勃起功能及保留双侧神经的根治性前列腺手术与维持阴茎长度之间有着直接的关联（BNSRP）[16]。因此，研究表明前列腺切除术后ED和阴茎长度损失对生活的质量造成负面影响[17]。

生理学上，小梁结构的改变是由于体静脉闭塞功能障碍导致正常阴茎弹性纤维结构的血管顺应性下降及阴茎延展性减退。这些"受限"机理的血流动力学改变的临床后果是阴茎的硬度下降，维持勃起的能力减弱，最终在海绵体神经恢复之前发生阴茎长度的缺失。

前列腺切除术后阴茎长度的缺失可以被归类为"早发"或"迟发"[18]。在前者中，阴茎长度的缺失是由于交感神经过度刺激和阴茎平滑肌在前列腺切除术过程中对神经损伤的应答引起收缩。在后者中，阴茎长度的缺失是由于潜在的结构变化，即海绵体平滑肌的不可逆的结构改变，去神经细胞凋亡和海绵体缺氧诱导的胶原化的结果。

阴茎功能恢复的基本原理

当人们考虑这些人前列腺切除术后ED及性功能障碍和阴茎长度减少在身体和情绪影响的病理生理，显然这些发现可以促使进一步寻求可能的处理策略，用于治疗并可能预防这些并发症[19]。

根据病理生理学理论，前列腺切除术后，如果人体氧合作用增强，那么人体组织的纤维化和凋亡理论上将降低，从而提高了勃起功能并可维持阴茎的长度。这个基本理论是目前大多数前列腺切除术后阴茎复健策略的基础依据。

许多基础科学的研究，试图更好地解释阴茎功能恢复的原因。施瓦茨及其同事（2004）通过人体活检，衡量研究了不同剂量的西地那非对前列腺切除术（RP）术前和术后 6 个月的体内平滑肌的影响[20]。他们的研究结果表明，高剂量的西地那非可增加阴茎海绵体平滑肌容量。这项研究的不足在于缺乏安慰剂对照组。

在 2006 年，研究人员使用接受了海绵体神经切除或压碎的方法来模拟行 RP 而未切除前列腺的鼠动物模型，研究了西地那非治疗的最佳时机对给药策略的影响。该研究是在（延迟）海绵体神经损伤之前或之后进行的[21]。他们发现，海绵体神经损伤后，每天接受西地那非的大鼠体内压力即平均动脉压（ICP/MAP）的比值比对照大鼠（没有接受西地那非组）更高。他们的结论是预先给予西地那非，或在高剂量延迟治疗下，可以保留更多的勃起功能。针对高压氧治疗对勃起功能恢复的影响，研究人员在类似动物模型进行了研究。海绵体神经损伤当天开始动物接受高压氧治疗 10d。研究人员发现，与对照组相比，接受高压氧的鼠有较高的 ICP/MAP 比值、阴茎神经生长因子（NGF）和内皮型氧化亚氮合酶（eNOS）。这些研究结果证明高压氧介导神经营养保护和内皮因子的表达，并提示前列腺手术后海绵体氧合作用对改善勃起功能有帮助。

ED 的诊断和疗效评价

虽然许多前列腺癌患者接受 RP 术前声称性功能正常，但各种并发症的出现表明，这些人在手术前都会有某种程度的勃起功能障碍。在这些患者中，有一点尤其重要的就是最好在手术前建立自己的勃起功能障碍的基准。

勃起功能障碍的初步评估始于性欲、社会心理和病史、体格检查以及常规实验室检查，如表44.1 所示。初步评估的结果可通过各种诊断检查，如神经、心理、激素及血管试验进一步证实。在必要时，使用各种非侵入性勃起功能测试，包括夜间阴茎勃起测试和阴茎多普勒超声检查，以便对勃起功能障碍做出准确诊断。评价过程的其余部分应为每一个患者采用个体化方案。另外，必须认识到辅助心理因素的重要性，这些因素可能与机体前列腺切除术后 ED 相关。成功处置这些患者需要同时解决这些因素，最好以夫妻为单位。一旦结出勃起功能障碍的诊断，即可以提出各种治疗方案，如表 44.2 列出的，常常作为阴茎康复方案的一部分，这将会在后面的章节讨论。

表格 44.1　前列腺切除术后勃起功能障碍：诊断项目

病史
　药物史，性生活史，社会心理因素
　性能力的评定
体格检查
　异常阴茎弯曲
　可触及的组织纤维化
激素及实验室检查
　血常规及血生化，空腹血糖，HgA1C
　血脂/胆固醇测定
　激素测定（睾酮，LH，FSH）
血管检查
　门诊阴茎海绵体内注射试验
　阴茎多普勒超声检查[a]
神经系统检查（选择性采用）
　阴茎生物感觉阈值测定（震动觉敏感性试验）
　夜间阴茎勃起试验

a. 选择性采用

表格 44.2　前列腺切除术后勃起功能障碍：治疗方案

一线治疗
·PDE5I 药物（西地那非，伐地那非，他达拉非）
·激素替代治疗（睾酮）
　肠外给予睾酮（IM），长效或短效
　局部凝胶或敷贴注射
·真空勃起装置
·心理或性咨询
二线治疗
·尿道内前列腺素（PGE1）片置入,MUSE
·阴茎海绵体内注射血管活性药物（前列腺素 E1（PGE1）、罂粟碱、酚妥拉明、Trimix）
三线治疗
·阴茎假体（可延展助勃起装置）

目前阴茎功能恢复方案

尽管技术和保留神经的操作在过去几十年里有所发展，据估计仍然有26%~100%的患者可能永远无法恢复正常的勃起功能（EF）。此外，勃起功能完全恢复所需的时间，为6~24个月。在此期间，自然勃起的情况下起造成海绵体缺氧，从而诱发海绵体纤维变性，导致ED和阴茎长度减少[22]。

许多不同的康复策略常被用于临床实践中，尽管没有确切的证据来支持其疗效。这些策略用于神经失用症期间防止海绵体缺氧的发生和改善前列腺切除术后的性功能。具体方案涉及各种口服剂，如5型磷酸二酯酶抑制剂药物（PDE5Is）；体内注射治疗剂，如前列腺素（PGE1），有或无罂粟碱和酚妥拉明（Trimix或Bimix）；尿道内前列腺素颗粒（MUSE）；使用真空勃起装置（VED）；以及这些治疗方案的各种组合，如表44.3所示。

表44.3 目前阴茎功能恢复策略

1. PDE5I 药物 *
   按需给药（西地那非，伐地那非，他达拉非）
   每日给药（如他达拉非 2.5mg/d 或 5mg/d）
2. 单纯体内注射治疗（ICI）（PGE1,trimix 或 bimix）
3. 每日使用 VED 治疗，不含压缩带
4. MUSE
5. 联合 ICI 和 PDE5Is
6. 联合 VED 和 PDE5Is 或 MUSE 或 ICI

* 策略涉及剂量、频率和起始时间

神经调节代表了另一种促进勃起恢复的方案。针对神经性损伤所影响的勃起反应所涉及的生物分子，已经提出了各种神经保护措施。研究着眼于神经再生疗法，以激发早日恢复勃起功能，包括神经免疫亲和素配体（如FK506），以及神经营养因子。目前，这些因素仍未经证实[23]。

了解甚少的另一个主题是内分泌因素的影响，如性腺功能减退症，影响前列腺切除术后勃起功能障碍的总体发病率。众所周知，雄激素影响性欲和性行为，但雄激素在正常勃起的生理学影响方面仍然知之甚少[24]。目前，性腺机能减退的人RP术后都没有定期接受睾丸激素的治疗，以避免刺激休眠的前列腺癌细胞，即使数据支持RP术后使用睾酮能够更快，更好的帮助恢复勃起。由于睾酮一直证明对氧化亚氮合成酶的释放、5型磷酸二酯酶的表达和活性，以及海绵体神经功能有效，因此它的缺失促使阴茎中的静脉发生闭塞性疾病，睾丸激素在男性RP术后的作用具有十分重要的意义，且需要进一步的研究，以了解异常雄激素对前列腺切除术后勃起功能作用的影响。

除了应用各种类型的药物和干预措施，各种阴茎功能恢复方案在剂量、频率和开始时间都存有差异。很明显，当前针对何为理想的阴茎功能恢复疗程尚未达成绝对的临床共识。

了解目前数据的同时，笔者将着眼于不同的阴茎功能恢复治疗方法及其科学根据。

早期PDE5I治疗的基本原理

在阴茎恢复中最常推荐采用的是5型磷酸二酯酶抑制剂（PDE5I）药物，包括西地那非、伐地那非、他达拉非。然而，关于早期PDE5Is疗法的基本原理仍有疑问[25]。PDE5Is是否在RP术后早期勃起组织中依然有效？

PDE-5抑制剂的作用机制是抑制海绵体内环磷酸鸟苷（cGMP）的代谢，而勃起组织中cGMP的产生有赖于有功能的海绵体神经所产生的NO。因此，有些学者提出，前列腺切除术后必须存在部分有功能的海绵体神经，术后使用PDE5抑制剂才可能有效。也就是说，前列腺切除术后早期内使用PDE5抑制剂效果可能不佳。

Padma-Nathan 等评估了76例接受BNSRP术后4周开始使用西地那非治疗或安慰剂的患者。患者每夜接受治疗共计36周，实验表明其与安慰剂组相比有更好的反应，全部记录到最低程度的自发勃起，而治愈者在西地那非组仅有27%，与之相比安慰剂组有4%。Montorsi及其同事在BNSRP术后对"按需"PDE5I治疗与日常PDE5Is治疗的功效进行了了对比研究，并报道了在使用I-IEF-EF平均随访1年后阴茎勃起功能没有显著差异，这意味着PDE5Is在RP后初期勃起组织中可能并不活跃[26]。

海绵体内注射疗法的基本原理

在阴茎康复治疗中推荐的另一种常见的方式是体内注射（ICI）疗法，如图44.2所示。许多研究已经调查了这种疗法的疗效。Montorsi等纳

阴茎海绵体内注射治疗

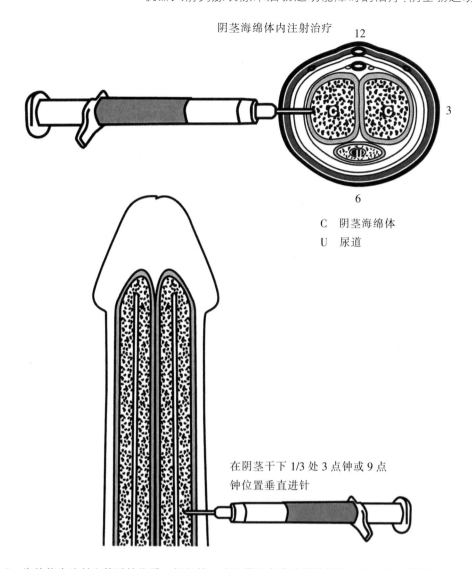

C 阴茎海绵体
U 尿道

在阴茎干下 1/3 处 3 点钟或 9 点钟位置垂直进针

图 44.2 海绵体内注射血管活性物质。解剖的正确位置和自我注射的技术，通常是在阴茎近端外侧面。勃起方案中初始剂量的确定需要能实现适当勃起反应的最低剂量。患者最初用低剂量，递增地增加注入量。胰岛素注射器通常使用 27~30 号针，最大限度地减少疼痛和出血。患者学会治疗后压迫注射部位 3min。嘱咐患者注入不要超过每周 2~3 次

入了一组接受 BNSRP 术后的男性，用 ICI 疗法治疗 3 个月，每周 3 次，并与无治疗对照组相比较。ICI 组表现出了 67% 的患者出现自发勃起，而与之相比，对照组仅有 20%27。2005 年，Mulhall 报道了在一项非随机研究中，在前列腺切除术后早期应用西地那非无效。

实验患者组变更成接受 ICI 治疗并随访 18 个月。结果表明，持续采用 ICI 治疗的阴茎功能恢复引起更高的自发勃起率和勃起的药物反应[28]。

海绵体内注射疗法为阴茎功能恢复疗法的一部分，但应考虑到患者对此疗法的依从性相对较差。一项前瞻性研究表明，少数患者行前列腺切

除术后能长期坚持以海绵体内注射作为阴茎功能恢复疗法，只有 52% 患者能坚持 4 个月，26% 的患者能坚持 8 个月，35% 可坚持 12 个月。

显然，如果患者依从性差，那么这种阴茎功能恢复复方式就是无效的，因此不可作为推荐治疗方式。此外，海绵体内注射疗法并不能使前列腺切除术后阴茎长度的减少最小化[29]。

尿道内前列腺素治疗方案基本原理

各类研究都推荐采用尿道内前列腺素 (MUSE) 疗法作为前列腺切除术后阴茎功能恢复疗法的一部分[30]。2006 年，研究人员在克利夫兰

诊观察到 91 例行前列腺切除术后的患者采用 MUSE 治疗,具体用法为:125μg,每周 3 次,连用 6 周,然后予以 250μg,每周 3 次,连用 4 个月。将这些患者与术后未做治疗的患者进行比较。6 个月时,他们的研究结果显示,在 6 个月时,MUSE 组中 53% 的患者恢复阴茎自然勃起,对照组只有 11% 的患者恢复阴茎自然勃起。他们的研究结果表明,RP 术后不久即开始使用 MUSE 是安全、可耐受的并且似乎缩短了勃起功能恢复的时间[31]。

另一项研究比较了前列腺切除术后分别采用 MUSE 和西地那非的疗效[32]。研究者们通过测量患者术前和术后海绵体的血氧饱和度证实 MUSE 可改善海绵体和腺体的血氧饱和度,尽管阴茎硬度方面无改善。虽然长期的研究结果仍悬而不决,但这些初步的研究倾向于支持 MUSE 对阴茎功能恢复有潜在治疗作用。

真空勃起装置治疗方案基本原理

真空勃起装置(VED)通常推荐为勃起功能障碍的一线治疗,该方法有助于海绵体功能恢复和防止前列腺切除术后出现勃起功能障碍,正如图 44.3 所示[33]。然而,目前尚贫乏客观证据来支持。VED 改善阴茎自然勃起的具体机制尚不清楚。有研究表明,VED 治疗未放置收缩环后,当人体的动脉血氧饱和度为 95% 时,海绵体血氧饱

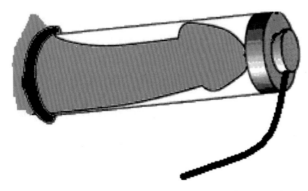

图 44.3 真空勃起装置(VED)。真空勃起装置由 3 个基本部件组成:一个真空室,创建该负压腔室的真空泵,以及阴茎勃起后置于阴茎根部的压缩或拉伸带。患者站立位时将其阴茎置于预制合适尺寸的腔室,连接至能形成负压腔室的真空泵。激活真空泵和创建真空状态之前,必须使腔室完全密闭。当真空泵激活时,腔室内形成负压,从而使血液流入阴茎产生勃起状态。阴茎勃起并达到合适的硬度时,腔室底部的压缩带便转移至阴茎根部,从而"俘获"阴茎血液,维持适当的勃起性交[34]

和度不到 79%。另外,放置收缩环后,海绵体血氧饱和度会进一步降低[34]。

一项初步研究比较前列腺切除术后早期(1 个月)与晚期(6 个月)每天使用 VED 的效果。研究结果显示,早期治疗组有较高 IIEF-EF 分数并能更好地维持阴茎的长度,尽管缺乏长期随访报告[35]。

其他一些研究报道了前列腺切除术和神经移植术后的患者日常使用的 VED,联合每两周行 1 次海绵体内混合气的注射以及 PDE5I,研究人员对此进行长达 2 年的随访后发现,71% 的患者恢复勃起功能。这些研究还表明,如果患者依从性好的话,日常使用 VED 可能使阴茎长度的缩短降到最低(依从性好的患者其阴茎长度增加 0.4cm 对比依从性差的患者缩短 0.3cm)[36]。

这就提出了关于阴茎功能恢复任何部分的一个重要问题。如果患者治疗的依从性差,治疗成功的概率也将大大减少。无论是海绵体内注射治疗还是 VED,依从性均十分关键,并且已证实患者的依从性会随时间的增加而下降。例如,术后行 VED 治疗的依从性在 12 个月后下降到只有 47%,这表明咨询服务是非常重要,尤其是年轻男性患者。此外,VED 需要患者积极参与(可能还有伴侣),这往往也是导致依从性较差的原因。

联合治疗方案的基本原理

前列腺切除术后各种阴茎功能恢复的治疗方案相互组合,可提高勃起功能恢复的概率。蒙托尔西等比较了 ICI 与西地那非的联合和单用西地那非的疗效。他们观察了术后 3 个月和术后 6 个月各组西地那非的疗效。研究结果显示,联合组有效率达 82%,而单药组有效率为 52%。有趣的是,在术后 3 个月和 6 个月随访时,联合治疗组的更少患者恢复自然阴茎勃起[26]。

2006 年,Nandipati 研究 BNSRP 后西地那非和 ICI 联合治疗的效果。在这个小型研究中,50% 的患者在术后 6 个月恢复自然勃起。然而,该研究未设置单药对照组,且缺乏长期随访报告[37]。

神经调节基本原理

许多药物疗法已经应用于阴茎功能恢复。神经调节代表了另一种促进术后阴茎勃起功能恢复的治疗方案。此治疗方式包括神经干预的应用,

在想象中应该是针对神经性损伤后影响勃起反应的生物分子。目前，尚无推荐神经调节方案常规用于临床。需要足够的临床试验随访数据去证实这些有潜在治疗前景的方案对勃起功能恢复有效[23]。

预测阴茎功能恢复成功的可能性

前列腺癌患者行前列腺切除术后面临的一个根本的问题便是阴茎功能的恢复成功的可能性。目前，对于如何衡量一种特定的阴茎功能恢复方案成功的可能性尚没有达成共识。有学者建议测定夜间阴茎的勃起和硬度，但这种方式的合理性仍未得到证实[38]。

穆勒等开展一项探索根治性前列腺切除术后采用药物疗法使阴茎功能恢复成功的预测因素。他们对 RP 术后进行阴茎康复计划的 92 例患者进行回顾性分析；78%的患者是保留双侧神经或单侧神经。他们的研究结果表明，各种客观因素可预测阴茎功能恢复成功的可能性，包括保留神经的手术，早期开始阴茎功能恢复（RP 术后>6 个月），年龄小（>60 岁），而且无血管并发症。

阴茎功能恢复的费用估计

在卫生保健费用不断上升的时代，不仅要考虑到特定阴茎功能恢疗法的有效性，而且要考虑相应的费用。当发现每年有 10 万男性接受前列腺癌治疗的现实时，你将会对此考虑得清楚。每日 PDE5I 疗法的零售费用为平均每人每年超过6000 美元，这意味着仅仅这个疗法就占了美国卫生保健系统费用约 5 亿美元。如果那些男性患者都要行 1 次 VED，就必须额外加上 4000 万美元的费用。联合治疗包括海绵体体内注射疗法将使费用增加至大约每年 10 亿美元，很显然，遵循循证医学证据的决策是保证阴茎康复计划有效且费用合理的关键。

非医学从业者在阴茎功能恢复中扮演的角色

构建设和维护一个积极、成功的阴茎康复计划需要时间和奉献精神。鉴于缺乏阴茎功能恢复方面的高级别循证医学证据，当务之急是确保向患者提供咨询服务的人员必须具备最前沿的信息知识。为了提高前列腺切除术后患者在性功能恢复方面的医疗质量，医学基础研究、参加性功能医学会议，获得性医学相关 CMEs，以及开展和参与相关研究，都是至关重要的。

在泌尿外科，有越来越多的非医学从业者（NPP），如医学助理及护士。他们是医生的称职的、有爱心的助手，特定患者的治疗计划有效地施行、执行。这些非医学专业从业者也拥有处方权，这些能够增加他们在泌尿外科领域中的效力及价值。

首先是选择正确的非医学从业者参与你的阴茎功能恢复计划。显然一名经验丰富的非医学从业者将对治疗方案迅速掌握，一名经验不足或者缺乏经验的非医学从业者需要进行培训后帮助泌尿外科医生实施阴茎功能恢复健计划，并能在治疗患者的过程中有一定的自主性。谨记，作为泌尿外科实践计划组成一部分，一名训练有素的非医学从业者能够完全独立处理和治疗术前及术后勃起功能障碍从而使患者获得最佳的疗效。通过密切配合医生的工作以及相互之间进行充分的沟通，可确保患者对早期、积极的阴茎功能恢复治疗是否有反应，通过进一步干预，可及时采取进一步措施以便最大限度地促进前列腺切除术后患者性功能的恢复。

对于那些术前存在显著性功能障碍的患者以及那些即将进行不保留神经的手术患者，阴茎功能恢复变成了更为复杂的问题。任何患者术前勃起功能障碍有必要进行深入的检查和评估以便最大限度地改善前列腺切除术后患者的勃起功能，包括完整的病史和体检，心脏功能和内分泌功能的评估。非医学从业者可以在术前评估和术后治疗中扮演重要角色，包括使用尿道内栓剂并海绵体内注射治疗。在恰当的引导下，一名训练有素的非医学从业者可以提供中肯的、有效的建议给患者，同时也具备必要药物的处方权。

前列腺切除术患者术后阴茎功能恢复的随访往往极为耗时，好在 NPP 在临床工作中与患者相处时间更多，可为患者及其伴侣提供全面的咨询辅导。NPP 为患者群体组织的教育课程十分有效可解决如何最大限度地恢复前列腺切除术后性功能问题。给患者适当地推荐其他医疗服务者可更及时地开始阴茎功能恢复计划，如性治疗师，心理治疗师、甚至其他经验丰富的勃起功能障碍的泌尿科专家。

为患者提供简洁、内容丰富的阅读材料以及供选择的学习机会，对患者的阴茎功能恢复计划大有裨益。一个有效的治疗方案中，NPP可以在阴茎功能恢复的临床教育工作中起带头作用。无论是在网上提供还是以小册子的形式将信息传达给患者，阴茎康复方案的详细说明更有助于患者理解，减少部分混乱、敏感问题所致的焦虑。然后，NPP可以培训练相应泌尿系统团队（护士，医疗助理）中其他工作人员，审核患者签订的书面协议，进一步确保每位患者依从性良好和方案顺利实施。一份有效的阴茎功能恢复协议见附录A。

结 论

阴茎功能恢复的最终目标是要尽量减少前列腺根治术后性功能障碍和阴茎长度损失对体力和情绪的影响。这只能通过为治疗和预防可能出现的显著并发症，制定优化管理策略来实现。

当考虑到现有的客观数据，当前并没有共识或临床证据来支持任何特定的阴茎功能恢复计划。什么是最好的药物或采用的设备方案？应该什么时候开始康复治疗方案，应该持续多久？怎么能够客观地衡量一个特定的康复治疗方案的成功？潜在的医疗费用是否影响美国的医疗制度？

尽管存在这些问题，但一致认为早期积极干预，无论是药物或装置，都可能为前列腺切除术后患者最大限度恢复性功能提供最佳的时机。当然，这对患者及其伴侣在争吵时期的生活质量、总体满意度和性关系的维持方面有益。最后，一些大型、前瞻性、多中心、安慰剂对照的长期随访研究将会回答这些问题。

附录A

患者手册：前列腺切除术后阴茎康复协议

前列腺癌切除术后阴茎功能恢复治疗是术后恢复的一个重要组成部分。接下来的手册将为你提供了一个详细的康复计划。

1.引言 简要概述阴茎功能恢复计划是什么样的，为什么你要参加这个。

阴茎功能恢复的治疗手段概述。本节将概述在我们的康复计划中经常使用的各种药物和设备。请记住，计划会针对你进行个体化调整。

2.第一阶段 这部分解释你可能使用的口服处方药，接着讲解常见的副作用。

3.第二阶段 本节介绍阴茎功能恢复计划使用真空勃起装置的作用。多数人会使用该装置，然而，它是在术后6周才开始使用。

4.后续治疗方法 本节将简要您可能需要也可能不需要支付的额外药物和设备。这将是在你"需要"的基础上讨论，但你有任何对他们的疑问时，请毫不犹豫地提出。

5.常见问题解答 包含一些常见的问题。

简 介

恭喜您！您的手术现在就在您身后，您可以以您自己的方式来进行阴茎功能恢复！在这个宣传册中，您会得到"阴茎功能恢复"的计划信息，为什么我们要这样做，以及如何参与。这个计划开始于接受前列腺切除术后的所有患者；然而，它可以被改变，以满足您的特定需求！

重要的是记住，有些患者在手术后能很快恢复勃起，这个时间窗是因人而异。因为前列腺被切除，即使您是行了保留神经的手术，恢复还是需要一个过程的。这需要时间来愈合，所以要耐心等待！另一部分，涉及您的术前勃起功能、健康状况和年龄。我们也会把这些因素考虑在内后量身定制出方案以满足您的个性化需求。这个计划旨在最大限度地快速完全恢复你的勃起功能！

康复过程中的治疗
口服药物

有3种口服药物可在康复过程中使用，分别是：伟哥，Levitra (r)和Cialis (r)。最初，这些药物不用于性行为。该处方药物可以增加阴茎血流量，以保持术后在神经愈合期间阴茎组织正常。按照规定，你可以选择其中一种药每天服用或者是一个星期服用2~3次，在睡前服用，直到你的性功能恢复。请记住，如果这些药物是用于性行为，剂量可能需要调整，而使达到他们需要的最大功效的性刺激。最好是性生活前1h服用这些药。我们将在这本手册的"第一阶段"部分详细讨论如何服用这些药物。

副作用

这些药物的常见副作用包括以下:

● 轻度头痛 (可能需要泰诺才能缓解)

● 胃部不适

● 周围灯光明亮蓝色的光环

● 轻度肌肉酸痛

这些不良反应都是正常的, 而且通常在连续性使用后将消失。如果副作用太强, 我们将会调整你的药物。

如果在治疗过程中您遇到以下任何副作用, 请停止用药, 并立即通知我们:

● 严重头痛

● 视觉的变化, 包括视力模糊或下降

● 听力损失

● 4h 后勃起仍不消失, 立即打我们的办公室电话或直接去急诊室。

真空勃起装置

VED 是康复计划的重要组成部分。每天使用 VED 可以增加阴茎血流量, 并有助于扩大阴茎组织。该 VED 模仿男性自发的勃起的能力 (即半夜, 醒来时), 直到自身恢复这种能力。最好是每天两次, 并持续使用该装置, 直到你恢复到术前功能。

MUSE® (促尿道系统勃起药物)

MUSE (前列地尔) 是一种药物颗粒, 这种颗粒是大约一半米粒大小的晶体, 可用于塑料敷贴插入尿道口 (鼻道)。这种药物可以使血管扩张或打开, 从而增加血液流向阴茎组织。通常给药后 5~15min, 产生勃起效应。您可以将 MUSE 与其他疗法 (口服药物和 VED) 一起使用, 而达到最大的效果。您将在您预定服用时获得使用说明书。

副作用

这种药物的常见副作用可能包括:

你的伴侣会出现尿道灼热或阴道灼热 (使用水溶性润滑剂, 如 KY 果冻), 血流量的增加导致阴茎红肿, 阴茎、睾丸、腿和会阴 (阴茎和直肠之间的区域) 的疼痛。

阴茎海绵体内注射疗法

阴茎海绵体内注射疗法涉及注射药物本身直接进入阴茎组织引起勃起。采用胰岛素针注入, 这种针非常小, 大多数人很容易耐受。您将获得一个处方, 以获得药物治疗, 然后在我们的办公

室, 我们将教你如何制定并管理它。一定要记住使用此种注射疗法, 两次剂量之间必须有间隔[48-72]。

副作用

此药常见的副作用可能包括:

● 阴茎疼痛或不适

● 头晕

● 阴茎异常勃起

如果您遇到勃起持续时间超过 4h, 打电话到办公室并直接去急诊室。

阴茎植入物/义肢

阴茎植入物 (或义肢) 是完全隐藏在体内, 并且需要之前一定程度的操纵和性交后, 使阴茎勃起的或松弛的装置。通常不考虑这种治疗方式, 除非创伤小的治疗方案无效或存在禁忌。有许多不同类型的植入物可以让你选, 你的医生会核对您的选择, 并选择合适的方案给你。

第一阶段: 口服药物

您将在您的导管移除后获得一个处方执行下列操作之一:

● 伟哥 (西地那非) 100mg

● Cialis® (他达拉非) 20mg

● Levitra® 用于 (伐地那非) 20mg

如果你服用伟哥或 Levitra®: 睡前服用半片, 3 次/周

如果你服用 Cialis® (他达拉非): 睡前服用 1 片 (20mg), 3 次/周。

如果你在术前服用这些药物之一, 请让我们知道你使用这种药物时的任何好的或不好的感受。

注意事项

● 如果您已给予硝酸甘油缓解可能的胸痛, 此时不能服用伟哥、艾力达或希爱力。

● 硝酸甘油与上述任何药物结合使用可危及生命!

● 如果你已经服用了这些药物之一, 在 48h 之内, 如果他们试图给你硝酸甘油缓解胸痛, 请通知任何紧急情况下的人员。

根据您的具体需求, 你可以持续服用这些药物 (每年 6 个月)。

第一次尝试性交

术后 4 周, 你可以尝试勃起性交。按照说明以最大化的尝试!

如果你正在服用伟哥或 Levitra®:

● 在你使用正常剂量的日子里, 你可能需要在空

腹和刺激 60min 内服额外的半（半）片剂量。

- 如果你想尝试某天未服用正常剂量，你可能需要在空腹和刺激 60min 内服额外的 1 片剂量。

如果你正在服用 Cialis®

- 在你想尝试性交那天，在性交活动之前的 1~2h 服用一片（20mg）的剂量来代替康复剂量。没有相关的食物摄入限制，但请记住性刺激是必需的，从而达到勃起。

第二阶段：真空勃起装置

在对你进行随访过程中（一般在您的导管被移除后 4~6 周），你可能会需要订购真空勃起装置。真空勃起装置（VED）采用的是真空的机制来增加勃起组织的血供以保持阴茎健康。有些是手动；其他一些是自动的。如果你订购了一个，开始使用时每天至少 1 次，每天 2 次是最好的！在一天的时间挑选一个最适合你的时间，如洗澡前。您不需要练习使用这些收缩环。

下面是使用 VED 的说明

- 手动模式

慢慢地泵 3 次，暂停 5s。然后再慢慢泵 3 次以上，暂停 5s。持续这样下去，直到你感到阴茎勃起，密封性和压力是正常的，但避免泵送至疼痛的地步。当你已经达到勃起，暂停 30s，然后按住压力释放按钮。在阴茎勃起程度有所减少时，重复上述过程 4 次。

- 自动模式

按住按钮 3s，然后停下来等待 5s，持续如上操作。

这不在于完成的速度，而在于完成的质量。

您可能无法在最初的几次练习中实现勃起。要有耐心；这是正常的。

勃起经常会出现在持续康复的组织延伸练习中。

当使用 VED 时的有用提示

- Trim 阴毛在阴茎的基部，紧接围绕在周围，以允许最好的真空密封。

- 与你的康复计划是一致的。当您按照如下的指示使用，每日 2 次，可获得最佳结果。

- 当你使用 VED 时应该使用润滑油或其他水溶性润滑剂。您可以通过公司或另一个当地药店购买更多。如果您不从公司购买，一定要确定该润滑剂没有石油基（凡士林），因为这可能会损坏设备。

第三阶段：治疗

如前所述，其他恢复勃起功能的手段包括 MUSE、注射治疗和阴茎假体植入。如果在康复期间过程中你会发现你想要一个更稳固的勃起，我们可以讨论的另外两种方法，MUSE 或注射治疗。请记住，我们将定制最适合的康复计划来满足您的需求，所以对我们的选择存在疑问时请毫不犹豫地提出这些都是可以满足广大需求的有效且耐受性良好的治疗方法。

FAQs——常见问题

问：我的健康状况与机器人辅助腹腔镜前列腺癌根治术后勃起功能有什么联系？

答：您的整体健康状况直接影响到您的勃起功能。超重、吃高脂肪食品及不运动男人出现勃起功能障碍风险更高！谈谈适合您的初级保健，从节食和锻炼计划开始。我们现在也知道，勃起功能障碍可能是冠状动脉硬化性冠心病的首发症状，所以一定要确保你得到定期体检。查看你的所有用于勃起功能障碍的专科药品，因为他们同样可以影响你的勃起功能。

问："保留神经"的手术是什么？

答：手术的主要目的是切除所有可能的肿瘤。您的医生会决定是否安全避开神经（如果他觉得该神经未被肿瘤侵犯）。如果神经是良好的，医生将牵拉并剥离前列腺周围的神经。阴茎功能恢复计划的目的是帮助那些神经更快地恢复。

问：什么时候可以再次尝试性行为？

答：您可以在前列腺切除术后 4~6 个星期尝试性勃起，除非你的医生不建议。

问：对我来说性功能没问题……我仍然需要做康复计划吗？

答：即使你不是性活跃者，阴茎康复计划可以鼓励帮助并减少阴茎组织萎缩（萎缩）的发生率。勃起是通过提供良好的血流量来助于保持阴茎组织健康。您要继续执行康复计划，直到恢复有自发勃起功能。

问：我已经知道可以在网上更便宜的购买那些"通用"的有助于勃起的药物。值得去购买这些吗？

答：我们不提倡你在网上购买这些药物。因为他们没有被 FDA 批准，因此我们不能保证药物的成分或安全性。

参考文献

[1] Kinsey AC, Pomeroy W, Martin C. Age and sexual outlet. // Kinsey AC, Pomeroy W, Martin C, eds.Sexual Behavior in the Human Male. Philadelphia:WB Sauders, 1948,218.

[2] Feldman HA, Goldstein I, Hatzichristou DG, et al.Impotence and its medical and psychosocial correlates:results of the Massachusetts male aging study. J Urol, 1994,151: 54.

[3] Nehra A. Erectile dysfunction and cardiovascular disease: efficacy and safety of phosphodiesterase type 5 inhibitors in men with both conditions. Mayo Clin Proc, 2009,84(2): 139–148.

[4] Han M, Partin AW, Piantadosi S, et al. Era specific biochemical recurrence-free survival following radical prostatectomy for clinically localized prostate cancer. J Urol, 2001,166(2):416–419.

[5] Burnett AL, Aus G, Canby-Hagino ED, et al. American Urological Association Prostate Cancer Guideline Update Panel. Erectile function outcome reporting after clinically localized prostate cancer treatment. J Urol, 2007,178(2): 597–601.

[6] Litwin MS, Hays RD, Fink A, et al. Quality-of-life outcomes in men treated for localized prostate cancer. JAMA, 1995,273(2):129–135.

[7] Hakim LS, Hashmat AI, Macchia RJ. Priapism // Embury SH, ed. Sickle Cell Anemia: Basic Principles to Clinical Practice. New York: Raven Press,1994, Chap. 41.

[8] Goldstein AMB, Meehan JP, Zakhary R, et al. New observations on microarchitecture of corpora cavernosa in man and possible relationship to mechanism of erection. Urology, 1982,3:259.

[9] Lue TF, Tanagho EA. Functional anatomy and mechanism of penile erection//Tanagho EA, Lue TF,McClure RD, eds. Contemporary Management of Impotence and Infertility. Baltimore: Williams and Wilkens, 1988:39–50.

[10] de Groat WC, Steers WD. Neuroanatomy and neurophysiology of penile erection//Tanagho EA, Lue TF, McClure RD, eds. Contemporary Management of Impotence and Infertility. Baltimore: Williams and Wilkens, 1988:3–27.

[11] Lue TF, Tanagho EA. Physiology of erection and pharmacological management of impotence. J Urol.1987;137: 829.

[12] Furchgott RF, Zawadski JV. The obligatory role of endothelial cells in the relaxation of arterial smooth muscle to acetylcholine. Nature, 1980,288:373.

[13] Furchgott RF, Vanhoutte PM. Endothelium-derived relaxing and contracting factors. FASEB J, 1989,3(9): 2007–2018.

[14] Walsh PC. Nerve grafts are rarely necessary and are unlikely to improve sexual function in men undergoing anatomic radical prostatectomy. Urology, 2001,57(6): 1020–1024.

[15] Fraiman MC, Lepor H, McCullough AR. Changes in penile morphometrics in men with erectile dysfunction after nerve-sparing radical retropubic prostatectomy. Mol Urol, 1999,3(2):109–115.

[16] Briganti A, Fabbri F, Salonia A, et al. Preserved postoperative penile size correlates well with maintained erectile function after bilateral nerve-sparing radical retropubic prostatectomy. Eur Urol, 2007,52(3):702–707.

[17] Munding MD, Wessells HB, Dalkin BL. Pilot study of changes in stretched penile length 3 months after radical retropubic prostatectomy. Urology, 2001,58(4):567–569.

[18] Mulhall JP. Penile length changes after radical prostatectomy. BJU Int, 2005,96(4):472–474.

[19] Hinh P, Wang R. Overview of contemporary penile rehabilitation therapies. Adv Urol, 2008,481218.

[20] Schwartz EJ, Wong P, Graydon RJ. Sildenafil preserves intracorporeal smooth muscle after radical retropubic prostatectomy. J Urol, 2004,171(2 Pt 1):771–774.

[21] Mullerad M, Donohue JF, Li PS, et al. Functional sequelae of cavernous nerve injury in the rat: is there model dependency. J Sex Med, 2006,3(1):77–83.

[22] Raina R, Pahlajani G, Agarwal A, et al. Early penile rehabilitation following radical prostatectomy:Cleveland Clinic experience. Int J Impot Res, 2008,20(2):121.

[23] Facio F Jr, Burnett AL. Penile rehabilitation and neuromodulation.ScientificWorldJournal, 2009,9:652–664.

[24] Khera M. Androgens and erectile function: a case for early androgen use in post-prostatectomy hypogonadal men. J Sex Med, 2009,6(Suppl 3):234–238.

[25] Hatzimouratidis K, Burnett AL, Hatzichristou D, et al. Phosphodiesterase type 5 inhibitors in postprostatectomy erectile dysfunction: a critical analysis of the basic science rationale and clinical application. Eur Urol, 2009, 55(2):334–347.

[26] Briganti A, Montorsi F. Penile rehabilitation after radical prostatectomy. Nat Clin Pract Urol, 2006,3(8):400–401.

[27] Montorsi F, Guazzoni G, Strambi LF, et al. Recovery of spontaneous erectile function after nerve-sparing radical retropubic prostatectomy with and without early intracavernous injections of alprostadil:results of a prospective, randomized trial. J Urol, 1997,158(4):1408–1410.

[28] Mulhall J, Land S, Parker M, et alC. The use of an erectogenic pharmacotherapy regimen following radical prostatectomy improves recovery of spontaneous erectile function. J Sex Med, 2005,2(4):532-540. discussion 540-542.

[29] Wang R. Penile rehabilitation after radical prostatectomy: where do we stand and where are we going? J Sex Med, 2007,4(4 Pt 2):1085-1097.

[30] Raina R, Nandipati KC, Agarwal A, et al. Combination therapy: medicated urethral system for erection enhances sexual satisfaction in sildenafil citrate failure following nerve-sparing radical prostatectomy. J Androl, 2005,26(6):757-760.

[31] Raina R, Pahlajani G, Agarwal A, et al. The early use of transurethral alprostadil after radical prostatectomy potentially facilitates an earlier return of erectile function and successful sexual ac tivity. BJU Int, 2007,100 (6): 1317-1321. Epub 2007 Sep 11.

[32] McCullough AR, Levine LA, Padma-Nathan H.Return of nocturnal erections and erectile function after bilateral nerve-sparing radical prostatectomy in men treated nightly with sildenafil citrate: subanalysis of a longitudinal randomized double-blind placebo-controlled trial. J Sex Med, 2008,5(2):476-484.

[33] Lehrfeld T, Lee DI. The role of vacuum erection devices in penile rehabilitation after radical prostatectomy. Int J Impot Res, 2009,21(3):158-164.

[34] Zippe CD, Pahlajani G. Vacuum erection devices to treat erectile dysfunction and early penile rehabilitation following radical prostatectomy. Curr Urol Rep, 2008,9(6): 506-513.

[35] K?hler TS, Pedro R, Hendlin K, et al. A pilot study on the early use of the vacuum erection device after radical retropubic prostatectomy. BJU Int, 2007,100(4):858-862.

[36] Davis JW, Chang DW, Chevray P, et al. Randomized phase II trial evaluation of erectile function after attempted unilateral cavernous nerve-sparing retropubic radical prostatectomy with versus without unilateral sural nerve grafting for clinically localized prostate cancer. Eur Urol, 2009,55(5):1135-1143.

[37] Nandipati K, Raina R, Agarwal A, et al. Early combination therapy: intracavernosal injections and sildenafil following radical prostatectomy increases sexual activity and the return of natural erections. Int J Impot Res, 2006,18(5):446-451.

[38] Bannowsky A, Schulze H, van der Horst C, et al. Nocturnal tumescence: a parameter for postoperative erectile integrity after nerve sparing radical prostatectomy. Eur Urol, 2007,51(1):279-280.

[39] Müller A, Parker M, Waters BW, et al. Penile rehabilitation following radical prostatectomy:predicting success. J Sex Med, 2009,6(10):2806-2812.

45 手术室，器械台和手术团队

Cathy Jenson Corder, Rafael Ferreira Coelho, Vipul R. Patel

关 键 词

- 机器人手术
- 培训
- 手术室
- 机器人前列腺癌根治术
- 手术助手

引 言

任何一个医疗机构要顺利开展机器人手术，都需要有组织的计划和准备一些关键元素。一旦医院被批准拥有机器人手术设备，在开展手术之前有一些"下一步"需要执行，虽然行政总管负责机器人手术系统的资金、外科医生的资格审查和社会介入，但是仍需要建立机器人手术团队，旨在创建和形成一些标准，以确保手术顺利进行。

在最初开展任何机器人手术时，团队成员的技术学习和在团队中的角色都是种种挑战。有许多方面在最初体验时就需要开展。机器人固定或移动、使用一次性器械、控制台的协助，机器人手术所涉及的所有不同的人都有他们自己的学习曲线，这些将直接影响到手术的整体结果。

在本章节，将讨论几个基本的要点：手术室、手术台和手术团队的准备。

手术室的准备

机器人外科手术专用手术室是很有存在价值的。它可以减少机器人设备的移动，减少安装时间，并且可以避免一些机械部件或布线的损坏。相较于传统手术室，机器人手术室还需要以下必需条件：手术操作台、手术车、监视器和麻醉机必须有相应的空间限制；除固定的工作人员外，可能还需要多个助理，尤其是在学习曲线的早期；许多不可重复使用的短寿命的器械需要保持一定的库存量；还需要一些备用的器械以防可能出现故障。

因此，这种手术室设计应该包括时间和空间可用程度、房间大小、房间布局、合适的插座和电路、成像（显示器或三维房间投影）系统以及器械供应途径等因素。在笔者的经验中，专门的机器人手术间可提高生产效率，加快周转时间，减少在搬运机器人过程中产生的潜在损坏。考虑到这些因素，必须以最先进的手术室设计满足手术机器人及患者的特定需求。这些手术室还应提供额外的成像装置和现场手术直播系统以供医生培训。

手术室的大小可能会有所不同。然而，700~720 平方英尺（1 平方英尺=0.09 平方米）被认为是最合适的大小，能为手术室的人员留有足够的空间。布置一个"友好"的手术室对机器人手术可能是一个挑战，尤其是在房间小的情况下。配置手术室时，最好按各设备的用途进行分组摆放。保持所有的电外科装置在一起可避免电缆的散射。建议最好有一个能容纳所有电缆和电外科装置的吊塔，以便于在手术室内移动。另外，还要确保有一个机器人手术用手术床，它可以允许极度头低脚高位和反向头低脚高位，这两种体位都会在一些机器人手术中采用。

随着手术时间的减少及周转的加快，机器人手术的成本效益有所提高。就此而言，任何能减少手术时间的手术或技术的改良都十分重要。小到监测剩余的 CO_2 罐气体百分比以确保提前做好更换的准备，监测升温设备以防止镜片结雾，并尽量减少取回或变更机器人的器械。如果可能的话，笔者建议使用墙体供气，而不是罐装，特别是在学习曲线的开始阶段。在手术时间较长的情况下，用完 2~4 瓶罐装气体的情况并不少见。手术技术成熟后，也偶尔会发现原本以为装满气体的罐子居然是空的。所有的这些可通过使用墙壁气体避免。当墙体气体不可用时，最好是用两路灌装气的注入系统，当第一罐气体用尽时，可以马上切换到第二罐。

笔者建议保持足够两次以上手术的器械量，这样就可以不间断使用而不必等待器械清洁。笔者还会保持供应备份的消毒器械随时可以使用。包括定位设备、机器人器械、洞巾、密封圈、镜子、缝合线，甚至摄像机头，这些物品在需要的情况下均可立即使用。

拥有专业团队可以成功地减少周转时间。此外，机器人手术室的视频监控可避免浪费两台手术之间的空余时间。如同所有的外科手术那样，各个步骤的优化对确保手术的一致性和效率最大化十分关键。关键是要将需要做的工作分轻重缓急执行。许多这种工作可以在患者离开手术室之前完成。在巡回护士和麻醉师叫醒患者的同时，可以对负压吸引罐进行拆卸和更换，收集大部分的垃圾桶、转移垃圾袋、以及套好新的垃圾袋。撤换手术器械桌，收集污染的器械，并按照医院的规定移出手术室。只有一些基础设备可保留至术后进行清洁或更换：包括地板、桌子、麻醉环路管和手术床。如果你需要额外的帮助，在洗手护士的帮助下穿戴好手术衣和手套后可以打开包装、器械、机械人设备以及任何额外需要的物品。自定义包装和最小化的器械包可帮助减少周转时间。所有机械臂无菌套整体灭菌包装的耗费和单独包装的耗费差不多，但从长远来看，整体包装的费用肯定是要低于单独包装的。

在笔者所在的机构，手术室设备保持不变，独立的助手、洗手护士、设备台、摄像车都固定位于患者的右侧，供气设备位于患者的左侧。手术室中四个额外的显示屏有助于洗手护士和床旁手术助手紧跟手术进度（图 45.1）[1-3]。

手术器械台的准备

在开始的时候，准备机器人手术桌需要反复试验。除非外科医生已经精通机器人手术，否则

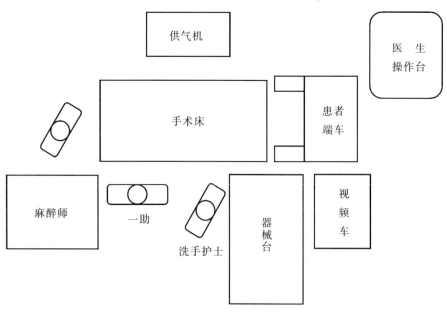

图 45.1 手术室的设置

这将是每个人的学习经历。开展第一台手术时，除了机器人器械设备，还有必要将所有的外科腹腔镜器械放在桌子上。这显然会有用不到的器械。但最好备有中转开放手术的器械。

一旦外科医生已超越学习曲线，就容易形成机器人手术的个人偏好。可以准备好一个自定义的手术包，就如笔者所在机构的泌尿科、妇科和胃肠外科医师所使用的基本的机器人手术包。笔者也有额外的机器人器械包，内含有额外的穿刺器、缝合线、导尿管、引流管、Hem-o-lok 夹、敷料以及其他一次性耗材。拥有自己的手术包有助于缩短手术室周转时间。也可以准备一个机器人的基本器械托盘，里面包括每个外科医生使用机器人必须用到的某些器械。所有的外科医生都使用相同的机器人基本器械托盘中的器械。笔者也以同样的方式对所有机器人手术中的另外一些不同的服务或程序进行准备。

除了手术室已配备的腹腔镜手术操作器械之外，机器人手术所需要的器械还包括：可重复使用的机器人的配件（如无菌适配器、内镜、光导电缆、穿刺针）；一些器械（如持针器、镊子、剪刀、手术刀工具）和机器人一次性用品（如洞巾、套管密封圈），能重复使用寿命受限的机器人手可用于 8~20 次的手术。随着手术技术不断优化，仅使用一个或两个器械的手术（例如，弯曲烧灼剪刀和双极马里兰抓取器）变得越来越普遍，从而节省了一次性用品的成本和时间。如果建立了一种儿童机器人手术，有必要准备额外的更小（5mm）套管和器械。除了这些设备由机器人厂商提供之外，其他设备和材料包括气腹机、吸引器罐、取暖器、视频设备、夹子、缝合线、套针和基本腹腔镜器械（剪刀，抓紧器，施夹器，持针器）都是需要准备的。在笔者所在的机构中，机器人辅助腹腔镜前列腺癌根治术(RARP)所使用的机器人和腹腔镜器械和特定的缝线如表 45.1 和图 45.2 所示。

在切开皮肤和形成气腹之前，应该依照清单核查所有的关键设备是否存在、能否正常运行。具体地说，检查的项目包括手术开始时将使用到的基本腹腔镜器械：连接好光源和镜头；图像白平衡；机器人镜头的对齐；吸引器和冲洗装置是可使用的；确保气腹管连接的气腹机畅通，以允许外科医生看到有二氧化碳适当的流动；如果墙

表 45.1 机器人辅助前列腺切除术的手术器械

腹腔镜器械和套管针
- 腹腔镜剪刀
- 腹腔镜持针器
- 腹腔镜 Weck Hem-o-lok 施夹器
- MicroFrance 抓紧器
- 吸引器
- Endocath 袋
- (5 mm, 12 mm) 腹腔镜穿刺针
- 气腹

机器人器械
- 单极剪刀
- PK (plasma kinetic) 钳
- 机器人持针器
- 组织钳

手术缝合
- CT1 针的 0 号可吸收线（12 英寸），用于背深静脉丛、尿道周围悬挂缝合
- RB1 针的 3-0 单股缝线（6 英寸），用于膀胱颈重建
- RB1 针，不同颜色，两根 5 英寸 3-0 单股缝线绑在一起，用于后方重建
- RB1 针，不同颜色，两根 8 英寸 3-0 单股缝线绑在一起，用于膀胱尿道吻合

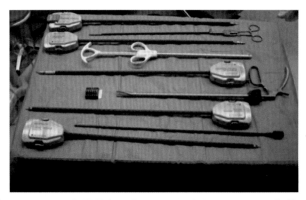

图 45.2 手术器械桌，从上到下依次为：EndoWrist® 等离子体动力学解剖器；EndoWrist 单极剪刀；EndoWrist 组织钳；EndoWrist 机器人持针器×2 针,xomMicroFrance (tm) 持针器；10mm Ethicon Endocatch 袋；10mm Weck Hem-o-lok 施夹器；45cm 吸引器

壁供气不能用，CO_2 气罐应该处在室内及合适温度下；检查气腹针，以确保其尖端缩回正常；手持型和机器人电设备应进行测试以确保它们的功能完好；最后，开放式无菌托盘也应在室内使用。核对好基本的清单后，手术小组应检查在手术室是否有其他特殊设备可用（例如，重建过程中使用的持针器和合适的缝合材料）。

手术团队

就手术室人员而言，机器人手术属于劳动力密集型。一间合适的手术室至少包括以下人员：2名外科医生，1名洗手护士，1名麻醉人员。笔者所在机构的手术人员包括主刀的外科医生、麻醉人员、经验丰富的第一助手以及至少一名洗手护士。在使用标准达·芬奇手术系统时通常还需要第二助手，但达·芬奇外科 S 和 Si 手术系统中第四机械臂可替代第二助手。医生和护士的专业团队对于成功实施机器人手术至关重要。频繁的更换助手，护士和麻醉师将会减缓周转及延长手术时间[1-6]。

第一助手

第一助手（一助）必须对手术有深刻的理解，以确保及时和有效地合作，一助需要与主刀医生和洗手护士完美的配合。主刀完善的解剖知识和外科技巧也会受制于没有提供适当的牵拉、根据手术医生喜好暴露手术视野以及血管夹或血管钳的位置。因此，床边的外科医生必须是一个训练有素的腹腔镜外科医生或具有扎实腹腔镜基本技术的外科技师，包括建立气腹、安全地摆放 trocar、组织的暴露和操作、吸引、缝线的传递、取出缝针、标本的装袋、切口的关闭。助手受益于良师的指导和自己对手术记录的认真研究，这可以大大缩短助理和团队的学习曲线。不像开放或其他内镜手术那样，许多机器人手术，尤其是根治性前列腺切除术，在没有一个合格助手情况下几乎不可能完成，笔者的一助是医学助理、实习生，也可以是住院医师。

麻醉师

机器人手术对于麻醉来说是个技术挑战。麻醉师熟悉腹腔镜手术麻醉对于患者的安全十分关键。特别是在手术开展的早期阶段，手术可能需要较长时间。经腹膜内途径手术中，许多手术团队采用极度 Trendelenburg 体位，可能会导致高压通气和二氧化碳滞留，并且还可导致颜面部和角膜水肿。手术团队应熟知处理这些问题的麻醉技术。

护　士

最后，洗手护士和巡回护士在提供便利方面起着重要的作用。与传统的开放式手术相反，机器人手术外科医生与患者没有直接接触，而被完全沉浸在主操作台，洗手护士和第一助手是唯一与患者直接接触的人员。因此，完全理解整个过程和手术步骤至关重要。洗手护士应在整个过程中与助手配合，提供缝线，器械，并帮助扶镜子。一个手术团队能够高效地准备机器人系统，包括镜头的安装和校准，能更早的开始手术和更快速的周转。护士应与其他的手术团队成员进行排练，以便知道那些器械是经常使用的，学会有效地使用器械、缝线以及更少地使用导管。高效而短的学习时间能够促成一个乐于奉献、训练有素、高度一致的团队。一开始就高度一致将会提高效率，并促进未来的团队成员培养。笔者所在机构已经培养出了许多高技能的洗手护士和精通 RARP 的护士，以及与机器人手术相关问题的管理人员。

手术团队的培训

大多数医院一般需要获得一个 Intuitive Surgical 公司机器人培训课程的资格认证。所有的外科医生和辅助手术助手必须完成这个基本的机器人课程，此课程着重于机器人的各个部分、机器人的安装和操作台的基本使用方法。对于手术室成员，课程着重于机器人的安装、镜头的保护、适当的维护和故障排除。每个团队成员都应该参加这种在职训练。

在施行第一例手术之前应该进行"演习"。演习过程中，团队中的每个人都应该有机会执行自我的角色：针对手术情况设置手术室，安装手术桌和器械，安全地将手术患者置于手术台，在合适的位置放置手术设备和器械。按这种步伐调整手术操作，不停地进行微调！对于一开始进行手术，最好是有一个 Intuitive Surgical 公司代表在手术室。如果某个医生或机器人团队的其他成员有疑问或问题，可以由代表立即处理问题。

当机器人程序第一次启动时，团队经常不得不延时完成手术，在学习曲线的初期有这样的情况的话应避免手术中途更换成员。他们甚至可能会发现手术过程中没有休息甚至没有午餐，因为手术团队阵容小并且专业。理想的团队是有一个额外的训练有素的人或服务商代表。这个人可以帮助临时周转，让主刀休息或吃午餐，忙于物资供应，或准备下一台手术的器械。团队中的每个人都需要认识到他们在成功的施行手术过程中是多么重要。外科研究员、住院医师、医师助理、甚至外科医生应该能够承担团队的任何成员。

结　论

首次完成前几例机器人手术后，手术团队开会讨论存在什么问题，以及如何使它变好十分重要。但更重要的是，讨论哪些做得好，并表彰出色的工作。邀请成员参加教育会议以及社交活动也有助于创造"团队精神"，"团队精神"是一台机器人手术成功的关键。

参考文献

[1] Palmer KJ, Lowe GJ, Coughlin GD, et al. Launching a successful robotic surgery program. J Endourol, 2008,22 (4):819-824.

[2] Patel VR. Essential elements to the establishment and design of a successful robotic surgery programme. Int J Med Robot, 2006,2(1):28-35.

[3] Rocco B, Lorusso A, Coelho RF, et al. Building a robotic program. Scand J Surg, 2009,98(2):72-75.

[4] Sarle RC, Guru KA, Peabody J. Training: preparing the robotics team for their first case//Patel VR,ed.Robotic Urologic Surgery. London: Springer, 2007:41-46.

[5] Menon M, Shrivastava A, Tewari A, et al. Laparoscopic and robot assisted radical prostatectomy: establishment of a structured program and preliminary analysis of outcomes. J Urol, 2002,168:945.

[6] Matsunaga GS, Costello AJ, Skarecky DW, Ahlering TE. Essential elements of building a robotics program//Patel VR, ed. Robotic Urologic Surgery. London:Springer, 2007: 28-33.

46 机器人手术助手的作用

Bobby J. Ardila, *Marcelo A. Orvieto*, *Vipul R. Patel*

关键词

- 机器人手术
- 手术助手
- 机器人
- 教学
- 角色发展

引 言

随着机器人手术技术的发明与发展，加之在千禧年更迭之际该技术被美国 FDA 批准通过，关于手术团队的组成形式和相关技术的训练已迫在眉睫。机器人手术助手这项技术发展迅猛，但仍处于其"婴儿期"，它已然提升了患者床旁医疗服务的质量与医疗责任。

鉴于腹腔镜手术和初级阶段的机器人手术的开展数量增长迅速，有必要研究和确定关于该技术的教学和学习的相关标准以及指南。

本章的目的是向学术机构和相关团体机构介绍我们的经验，包括如何在手术室内如何最有效率的使用相关技术。这些经验直接来源于我们不断增长的机器人手术开展数量，在我们的"全球机器人研究所"，每月的机器人手术量已超过 100 例，1 年则超过了 1200 例。

术前准备

手术当天（手术室内准备）

患者在手术当天进入手术室，准备进行机器人手术的患者要接受护理人员和麻醉师的最终检查和手术准备。在手术室，通常由一名医生或助理医生担任机器人手术助手，他在术前会按照规定与手术室内其他工作人员［手术技术指导和（或）手术护士］一起检查仪器，包括手术机器人、操作台和腹腔镜镜头校正等。手术助手知道如何给机器人带上无菌套和如何组装镜头（图46.1，图 46.2）。由于机器人操作者是整个手术的核心成员，他很有必要去研究达·芬奇机器人手术系统（Intuitive Surgical，Sunnyvale，CA）的相关术语。

如此一来，也加深了机器人手术助手对该技术的理解与认识，让手术者有能力建立和指导整个机器人手术平台。他还能检查机器人手术臂各种功能的完整性，包括机器手臂操作的灵活性，和机器腹腔镜在上、下、伸直等不同模式下的校准，这些模式还包括合适的亮度白平衡。

随着时间的积累和达·芬奇机器人手术系统应用次数的增加，机器人手术助手或许能够挑战在特定情况下的排障工作，并且迅速思考出相应的对策以保证手术进程的效率和完整性。排障工作从简单的置换一个连接零件（例如初级手术操作者在操作台遇到的机器某处的转动障碍问题），到机器的移除（例如由于要维持患者的最低麻醉流量），这些都需要手术助手快速决断，从而避免潜在的脏器损伤。

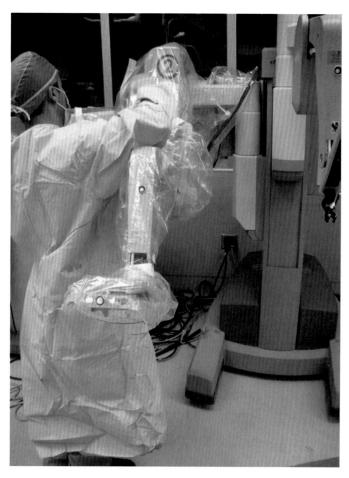

图 46.1　包裹机械臂

患者体位：让患者做好准备

手术助手应当在机器人"定位"前将患者摆放至合适的体位。这里的"定位"指的是在合适的线性入口排列好后将机器人手臂与 trocar 相连接。

在患者进入手术室后就会被转移到手术台上，仰卧位平躺，同时麻醉医生会为患者接上心电图和吸氧面罩。患者直接躺在垫巾上，这层垫巾铺在标准凝胶垫上。凝胶板则放置在豆沙包坐垫上。手术助手还要特别注意患者从轮床转移到操作台的过程，该过程中患者可能会因为移动盆骨而不小心将底部的小布袋对折。小布袋内容物的不平整分布可能会导致患者术后背部疼痛，这是由于不平整分布的内容物会在术中压迫患者的躯体。这个时候，手术助手的重要性也就得以体现，因为这个问题是完全可以避免的，只需在患者转移至手术台之前，人工地将患者脊柱平躺之

处压平即可。手术助手应该确保患者被摆放到正确的体位，凝胶板和小布袋都要从患者肩顶部平铺至臀部以下的平面，从而保护患者的骨性突出部位。

以上工作结束后，如有需要，助手可以协助麻醉师并且确保患者的小腿部被连续压缩装置（SCD）所保护。只要麻醉医师认为患者的麻醉已经完成，就可以将患者以截石位放置在马镫形架上。在整个过程中，团队合作的理念贯穿始终，队伍的组成包括围术期人员，麻醉人员以及整个机器人手术团队。

马镫形架上的截石位

当麻醉师将患者的气管导管插好后，患者就以截石位摆在手术台上，小腿被固定在有连续压缩装置的马镫形架上，架子外周还用尼龙条带固定（图 46.3）。患者双腿的蛙腿式固定程度不能太大，这一点非常重要，因为过度弯曲会导致患者术后坐骨和大腿内侧中部的不适。这种情况可

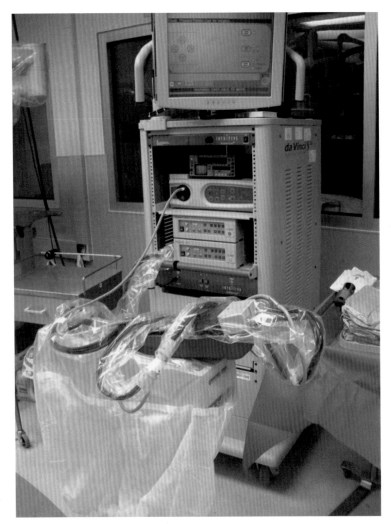

图 46.2　装配镜头和视频车

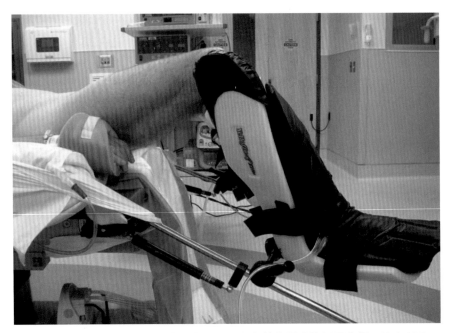

图 46.3　患者呈截石位，双腿放置在马镫形架上并放置连续加压装置，均由 Velcro 绷带固定

以通过不让患者腿部弯曲达界线而避免，这条界线是大腿至对侧肩部的连线。另外，我们可以触诊患者大腿中部内侧区的肌肉，如果该区域肌肉变得十分紧张、僵硬，则要从腿部下方至腿部中部，逐渐松开固定装置，包括马镫形架，并且确保它能固定在一个理想的位置。

患者的小腿应该自然、舒适地被固定在马镫形架上，对腘区没有任何直接压力与接触，并且小腿不存在内翻或外翻。这可以避免损伤患者的腓骨神经。患者足部居中，脚趾和胫骨嵴同水平。这可以同时减少患者膝盖内外侧和踝关节处的压力。患者摆放至截石位后，特别是头低脚高位，要避免马镫形架过度向地面方向伸展，这是为了避免由于腿部过度伸展而损伤表皮分布的股皮神经。

最终体位（按照身体轮廓定型的真空胶垫）

体位摆好后，小布袋（真空胶）会变得比较硬。手术助手和在患者周围的其他团队成员要一起让小布袋柔和地从患者手臂缠绕至躯体，并且确保坐垫的上缘能铺至患者肩部以上。

在这之后，护士则要将吸引装置与小布袋的固定位点相连接。小布袋连接好之后，手术助手

要在患者的肩部上方与小布袋之间放置一块泡沫衬垫，用以支撑肩部。手腕周围和横跨胸部区域也要放置相同的泡沫衬垫（图46.4，图46.5）。我们再用低变应原手术胶带从床的一侧通过胸部绕至床的另一侧，从而固定胸部。固定工作结束后，手术台底部的两个部件就可以移除，此时护士可以开始对患者进行备皮。

套管摆位

注意：所有的参考文献都将与达·芬奇手术机器人模型关联起来。

当患者睡着、摆放到正确的位置并被保护好以后，外科医生和（或）手术助手要检查腹部套管的入口位置。一般在患者脐上2~3cm中线处做切口，作为镜头的入口。将气腹针插入腹部，再用双边筋膜缝合法固定到最佳位置，然后制作出标准气腹。将一根12~13mm的导管插入腹部，用以引导机器人腹腔镜进入腹部提供即时、直接的成像。手术助手需要非常清楚患者的既往史，特别是既往的手术史。问询患者的既往史，了解患者是否存在既往的腹部手术史，这使得我们医生有足够的时间去咨询普通外科腹腔镜专家的意见。

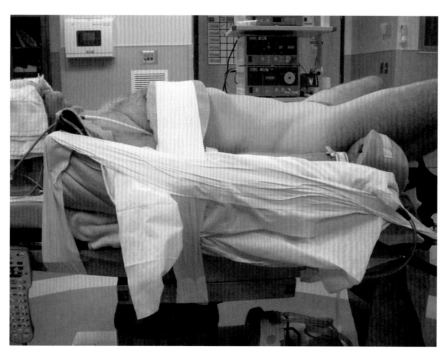

图46.4　泡沫垫放置于皮肤和小布袋之间，用于保护肩膀上部。在手腕部和胸部上方还直接放置了泡沫垫

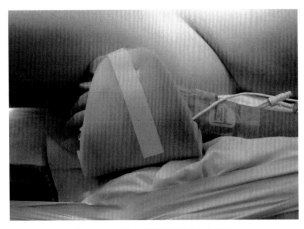

图 46.5　泡沫垫环绕并保护手腕

一旦确定没有妨碍或干扰手术操作的粘连或者解剖畸形，才会安置剩余的导管。

这里需要提前引起注意的是，如果你的患者有过腹部手术史，那么你可能会在必要的时候需要请教一位外科或者腔镜医生来帮助你进行粘连松解术，或者至少确保他们能够随时提供帮助。这当然是属于其他专业范畴的，例如本书的关注点——泌尿外科。我们拥有一整支外科和腔镜医生的团队，在必要时我们会常规地依托于全球机器人研究所。为了能够拥有一支既能分担责任又能完成手术专业任务的最佳配备团队，机器人操作助手在这两方面都被赋予了相同的期望。

助手在完成套管摆位后，应尽量坐在一个比较舒适的位置，姿势可根据患者的具体情况进行调整，包括是否有既往腹部手术史和患者的体型，对机器人前列腺切除术而言，BMI 最好小于 30。此外，机器人导管在朝向管袖中间有一个被称为"远程中心"的永久黑条标志，达·芬奇机器人制造商表示，它作为一个指示器能够帮助机器人助手和其他外科医生在合适的位置进行置管。

在腹腔镜机器人双聚焦相机的直接视野下进行置管，先做一个小切口，然后在看到这个标志之前一直左右转动进行插入，到刚刚超出腹壁时将导管留置。当将 trocar 旋转地插入体壁时，注意保持动作的垂直很重要。一旦机器人辅助下前列腺切除术的 6 个常规通道用合适的导管建立好，定位即已完成。但是必须要指出的是，这时我们总是需要和麻醉师沟通以保持患者处于 25°头高脚低位。通过设置手术台的角度形成固定的患者体位很重要，在手术进行过程中这个角度也不允许被调整。

手术过程中，禁止任何人为的变动，因为这可能有造成腹壁损伤，或者更糟地造成腹部脏器损伤的潜在风险。在下一章将会更加详尽的阐述这个问题。

机器人定泊

就像前面已经谈到的那样，从置管到头低脚高位的转换是很重要的，并且优先于定泊机器人手臂。再一次郑重强调，定泊过程中患者的体位是固定的。举例来说，若在摆好患者体位之前先进行机器人定泊，那么在摆好体位（如头低脚高位）后将可能需要再次定泊。

一旦所有的机器人手臂，包括镜头通道定位完成，如果必要的话，所有的连接工具可以拔出。"burping"指的是在直视下使用仪器将机器人手臂置于腹部中央。外科医生及其助手会用他们的非优势手旋后，冲洗患者的皮肤，并将 trocar 夹在食指和中指之间来完成以上动作。然后，当控制导管的位置的时候用优势手，非优势手机器臂的控制开关，升高或者降低机器臂将 trocar 推向显示器视野的中央位置。达·芬奇手术机器人共有 4 个机械臂来确保 trocar 通道的位置。一旦确认到位，镜头-机器接口连接应该使镜头在垂直的位置上。

机器人助手接下来会将机器人专用的微剪放到镜头通道右侧的机械臂 #1，而镜头通道应保持在中线位置。然后，等离子电切器置于机械臂 #2，最后 ProGrasp™ 钳置于机械臂 #3（通常被认为是第四机械臂）。一旦连接完成，讨论首选的和最终的机械臂配置是很重要的。

正如前面提到的，镜头要呈垂直方向，从站在患者头侧的麻醉师的角度来看，机械臂 #1 和 #2 以及中线大约为 40°~45°角，呈双"V"字型，机械臂 #3（第四机械臂）和左手侧的镜头通道大约呈 90°角。剩下的两个通道对于机器人助手来说是最主要的，也是最有意义的。5mm 的 trocar 不适合置于右肋和剑突下、右锁骨中线内侧的位置。这个通道 trocar 从右侧位的副通道被置于直接视野下。最初镜头通道的 trocar 以及右下腹的机器人 trocar 尾部被压住，并且垂直于患者的身体，5mm trocar 的切口通常在这两个 trocar 中间，和上面机器人 trocar 的金属隆起相一致。这个通道自始至终都被用作吸引、撤回以及持续止血。第二个通道 trocar 对于助手来说需要关注的是右侧位的副通道。这是一个 11~12mm 的一次性通道，处于取右侧位的腹部，腋前线的内侧，与脐水平。

当镜头位于左侧位的机器人 trocar 通道（第四机械臂）时，这个通道在直接视野下完成筋膜完全缝合。所有的机械臂都应该"嘟起来"，这包括了机器人助手将机械臂的操作手掌心向上放在膨胀的腹部之上（在建立气腹之后），通常在机器 trocar 的下端中间，食指和中指之间。然后，用在对面的手按下特定机械臂的控制开关，同时，放在患者身上的掌心向上的手轻轻抬起。这十分重要，所以再一次强调，这些实际上很简单，没有侵入性的操作都需要在直接视野下进行。显示器中央的 3D 视野能表明手术可以在控制台下开始。

显示器上理想的视野将会看到机械臂 #1、#2、#3（也被称作第四机械臂）在脐内侧韧带和耻骨下呈锥形分布。这个右侧的通道被用作 Hem-o-lok（带锁塑料夹）夹闭离断神经血管束或前列腺蒂，以及在需要的情况下夹闭离断任何多余的血管，然后在腹腔镜下用微剪缝合断端。另外，这个通道口被用于通过附设针实施和移除缝合。在目前的情况下，初级外科医生已经能够在操作台下开始手术了。

操作台医生的手术角色：团队的重要性

工作互动

一旦定位阶段已经完成，机器人助手将和操作台医生协同开始工作。需要指出很重要的一点是，机器人助手对于和操作台医生的沟通和交流感到很舒服、很有信心，对于团队合作意识是必要和有利的。理想的情况下，除了机器人手术的技术进步，互动应当和传统的开放手术没有什么不同。

助手在手术中要做的是共同完成手术并且加强手术的精确性。这是基于助手对手术解剖和手术整个连续过程的不断深入的理解，以及对整个过程精确的预判和反应能力。

为了达到完整、深入理解的目的，这部分剩下的内容将会关于或者直接与机器人前列腺切除

术相关。机器人手术助手做的第一件事就是要站在患者的右侧。手术仪器消毒者和技术人员同样身处患者的右侧，并且机后操作台也设置在这里。关闭头顶的手术室灯，并且把剩下的与腹腔镜左右镜头相连的监控器调整到与助手的对面左侧部，并且与助手同一高度。双极导线与患者右侧用于开放切口的微型剪刀（机械臂 #1）的附着点要重新检查一遍。随后，要重新检查 PK 电缆与患者左侧的用以开放切口的 PK 解剖器（机械臂 #2）的连接点。前面提到的手术开始时的两个机械臂（机械臂 #1 和 #2）应当以中间的镜头为中心点组成一个完美的"V"字型，并且要与中心垂直平面大约呈 30°~45°的角度。其次，处于中间部位的镜头机械臂应当留在机器人机械臂尾部附近的蓝色区域（就是所谓的"sweet spot"）。这种操作方法是与 Intuitive Surgical 公司的科学工程师推荐的方法相一致的，他们将机械臂与机器人的距离和角度的变化已经研究到近乎完美的地步了。

以上工作就绪后，操作台上的外科医生就可以开始启动整个程序了。非常重要的一点是，操作台是可以放在手术室以外的地方进行整个操作的。在这种操作台不在手术室的情况中，放置在患者右侧的监控器（通常就在后侧操作台的前面）要有一个声音支持系统，这个系统可以让操作台上的外科医生与手术室内的助手和整个医疗团队进行时时交流。手术开始时，操作台的医生会从脐中部韧带入手，拉下来并绕开骨盆，从而进入耻骨联合后的腹膜前平面。在分离组织的过程中，助手要通过右肋下的入口进行必要的吸引操作，从而保持手术野的可视性和清理腹部内因烧灼出现的烟雾。但必须强调的是，过多的吸引操作可能会使 trocar 针从腹壁脱离，而且最严重的情况是导致 trocar 针脱离后要再次进行接合。避免上述情况发生的最佳方法是助手在吸引过程中要同时观察气体盒，它是用来监测腹部内气压大小的装置。起初，助手可以将他的吸引装置放在可伸缩的副翼，这样就可以让操作台的医生使用第四机械臂来完成平面侧面的分离工作，就可以在耻骨联合骨处有个直接视野了。

然后，外科医生就可以更好地使用机械臂 #2 接触 DVC，并确定是否已经去除了足够的组织和适当的缝合。当做到这个步骤时，医生将机械臂

#1 和 #2 移动至居中的位置，在显示器上看的角度分别为九点钟方向和三点钟方向，#3（第四机械臂）保持在腹腔内的位置，在下盆腔区域向后牵拉肠管。随后，手术助手将机械臂 #1 和 #2 分别持针，交叉缝合 DVC 并将其悬吊至耻骨后骨外膜。

DVC 的缝合可以帮助防止进一步分离和前列腺切除时背侧出血。悬吊缝合方法是机器人前列腺切除术的常规用法，可以帮之快速恢复尿控。

此时，手术医生会将两个机械臂放在居中位置，从而允许机械臂 #1 和 #2 可以转换成左侧的 PK，以及右侧的剪刀。更为重要的是，机器人双目镜从 0° 转换为 30° 向下，这些也是整个过程中的所有改变。手术医生继续进行膀胱颈的处理。手术助手牵拉导尿管，使得手术医生操作视野更好，手术医生通过开口处发挥手术的优势，而这个开口处是机械臂 #3（第四机械臂）在导尿管。这样的操作使得前列腺被举起的同时，还能很好的触及精囊腺和输精管。手术助手要保持吸引器在左手边，右手保持额外的牵拉支撑器，这对于获得更好的视野十分重要。这个区域需要额外注意止血和液体控制，由于解剖定位和区分精囊腺，输精管和周围脂肪组织的原因，使得上述操作对于手术医生来说是一种额外的挑战。此时，手术助手将提起右侧精囊腺，同时，手术医生使用抓钳提起左侧精囊腺，从而更好地确定并触及精囊腺底部，也就是此处，进入 Denonvillier 筋膜。

随着手术医生进一步分离至 Denonvillier 筋膜，手术助手将吸引器放置在中央，以便让手术医生进一步分离两侧。

手术医生将在两侧切除前列腺，并确定剩余的前列腺蒂，这些部位与神经血管束关联性很小。如果不考虑基于低男性性健康（SHIM）评分（其他章节会介绍细节）的神经组织保留情况以及临床评估，那么也就不用考虑保留神经血管束。

不论是顺行性还是逆行性途径处理神经血管束，都不能使用传导能量（无热能），这种方式是被理解为保留神经血管束的更好方式。这样操作，使得性功能恢复更好、更快。手术医生使用 Hem-o-lok 钳控制出血，在视频的协调作用确定神经血管束，切除前列腺。在整个过程中，助手在右侧孔放置钳夹。这个时候是最具挑战性的时刻，助手要理解并和手术者同时工作，并且手术医生也要理解助手，这种关系十分重要。在分离前列腺时，手术医生将抓住更多的组织给助手的钳夹，因为了解并要脱离助手和器械对于 Hem-o-lok 钳的限制。

在另一方面，手术助手在和手术医生交流的过程中要顺畅自然，尤其是当器械出现故障时，要知道合适使用额外设备的同时也不会打断手术的流程。尽管手术医生和助手看的是同一个手术环境，但是很重要的是，助手观看的是二维视野，而手术医生看的是三维视野，并且还有加强的深度视野。另外，当手术者在横断前列腺顶部时，助手向远端牵拉导尿管；然后，手术医生会在后侧壁切除，从而可以完全分离前列腺。

丰富经验的手术助手可以理解，如果他持续控制顶部和盆底部出血点时，那么出现大面积的血凝块的情况就会减少，而血凝块会进一步阻挡手术医生的视野。前列腺然后被放入内置标本袋，固定在手术钳上，以便随后通过孔道取出。然后，在膀胱颈处关闭 Denonvillier 筋膜，最终缝合横纹-括约肌。在缝合之前，手术助手将用吸引器吸取所有的淤血，从而为手术医生获得更好的视野。缝线将从右侧孔，随着持针器进入。还要重点强调的一点是，就像开放手术过程需要数手术针的数量一样，机器人手术也需要。

还有一点要记住的是，手术医生在从后向前缝合横纹-括约肌时，他们要靠手术助手引导内置导尿管顶端，这样可以显示出尿道的形状，使得医生的工作更轻松。最后，直到最后一针稳定固定好以后，才将老导尿管置换成新导尿管，这一点也十分重要，而那种缝合往往是在前-旁侧的。这是因为如果在刚开始缝合时便插入新的导尿管，可能发生缝线穿入导尿管的情况，这将导致术后无法拔出导尿管。从另一方面来说，如果过晚插入新导尿管，或在完成最后一针缝合后再插入导尿管，将可能发生无法插入的情况。而导尿管通常是需要术后留置 4~5d 的。手术助手因为吸引器在手上，可以清除手术视野明显的残留血块，而进行最后的手术视野清扫。这就是手术机器人步骤的结束部分。此时手术室的灯可以打开，并且进行反转定位。

解除机器人定泊/定泊/撤去机械臂套管

当手术医生用安全加固手术结进行了最终的尿道吻合，助手将最后一次使用腹腔镜剪刀和将缝合线剪到长度约1cm。此时，手术医生将会把所有机器人手臂摆放至一个中央锥形，就如手术开始之前一样，在器械对接到打开时的样子并显示在显示屏上，意味着告诉机器人助手手术结束了。这个时候，手术助手要在移除吸引装置信号出现前，最后一次清理骨盆底和清空前列腺窝。到了这一步，也就完成了手术助手在这个手术的腹部以内的所有任务。

助手随后卸下固定在机器人装置上的襟翼，这样就可以让机器人手臂与导管分离了。这个过程从助手一侧开始，将每个手臂都从导管上分离下来。镜头则从入口的中线处滑向对面。这个过程中，其中一人可能需要绕过患者和机器人走到对侧去拆卸第四机械臂。当所有手臂都被分离之后，助手就可以把所有手臂集合起来放进机器人。以上工作结束后，通常由手术室护士或者其他相关人员将机器人从患者一侧转到另一面。这个过程中，由于翻转机器人的人员视野被机器人所挡，所以助手必须注意仍处于手术中的患者，避免机器人翻转过程中与之接触。

此时，主要手术者将与手术助手一起用一个抓取器将右侧中部肋处吸引入口的样品放到样品袋中，另一个抓取器在另一端，从右侧辅助孔观察下，从镜头孔取出。这样一来也使得样品能更轻易地从大的镜头端取下。在取下样品前，使用扁平的Jackson-Pratt引流管放置于辅助孔，抓取器抓住一端，这一端会从对侧（左侧，机器人侧臂孔）用另一个抓取器牵拉出来，并使用不可吸收线固定缝合。这个操作，再一次是在中心镜头的直视下进行的。引流管几乎在左侧腹壁成扁平状，在流出物中没有任何出血1d后，将引流管拔出。

这个时候我们要把剩下的导管与左侧腹部机械端口分离，然后右侧附属端口会同时加固筋膜缝合，并且将它用外科结再次加固。这个端口，就如其他端口一样，必须在直接观察下移除以防偶然引起的出血而需要烧灼止血，或者在过程中

确定没有腹部血管内容物被取出的导管带出。剩下的导管被移除后，机器人镜头也被卸下进行消毒。然后脐上部的样品袋中的前列腺也被从镜头端取下。

有时可能需要延长切口才能取出标本。取出标本后，至少用5针垂直褥式缝合关闭筋膜层，并在缝合完成后用8字打结加固，随后皮下缝合关闭皮肤切口，最后贴上手术敷贴（Dermabond，Ethicon）。其他套管戳孔均用三角针带可吸收单乔线，皮下缝合1~2针即可。然后，Dermabond被永久的放置在关闭的切口上。在腹壁左侧的引流口要用外科胶带固定一块外科敷料。Dermabond上其他的端口则不用加盖敷料。

闭合

当机器人被助手翻转对接，也从患者身上彻底移除并且导管也在直接观察下被移除，中心镜头仍在患者体内，将标本也从右侧附属端口的移到中间部的镜头端口。如有需要，切口也可以用Bovie烧灼术缝合，随后，前列腺就被切除了。

助手在缝合过程中要进行牵拉和暴露出5~6层的筋膜，用床垫针缝合在脐上中线处的一个很小切口。这个缝合工作是外科医生和助手一起完成的一个皮下连续缝合。剩下的端口位置都会用传统的切割针头加上4-0的Monocryl缝线做1~2个皮下缝合。然后，所有的端口位点都要用Dermabond敷在关闭的切口之上，所有位点还要注射20~30mL不加肾上腺素的0.5%的马卡因。

在应用Dermabond之后进行局部麻醉的好处是所有的缝合位置都可以由于水密完整性而自行吸收缝合口处的液体。在腹部左侧的平面引流口仅仅只用了一针缝合。这个端口位置是仅有的一个用粘连关闭敷料进行保护的端口。患者此时已经可以拔管，然后转移到苏醒室。

结论

腹腔镜手术问世以来，许多机构和医院腹腔镜外科医生试图超越物理（手动）灵巧的局限性，通过多年的重复，这个技术已经近乎完美。但我们仍然要质疑：我们是否能做得更好，要如何做得更好？引入机器人辅助腹腔镜手术技术重

新定义了一个新时代。不仅仅是侵入性手术，同样是所有范围手术的新时代。主刀的外科医生必须要依靠一个专业素质极高的团队，特别是当他专心于操作台上的工作时（很多时候这个工作是在另一个房间完成的），他需要依靠他的助手留在患者身旁。

为了突破传统腹腔镜手术的局限，机器人手术系统引进了3D视野，拥有7°自由度的操作器械，全范围活动的外科机器人手臂，减缓抖动的算法和直觉运动技术。机器人手术系统最开始是军用技术，用以远程控制来处理战争创伤。而它现在已经被民用，用在了公共医院之中，这项技术在心脏手术和其他手术中是非常行之有效的。全美范围内，手术机器人在泌尿外科前列腺和肾脏手术中的应用越来越广。普外科医生也逐步跨入所谓的"机器人微创手术"时代。

参考文献

[1] Rodriguez E, Skarecky DW, Ahlering TE. Outcome measures after robot-assisted laparoscopic prostatectomy//John H, Wiklund P, eds. Robotic Urology. Berlin/Heidelberg：Springer, 2008, 117-118.

[2] Martin S. The role of the first assistant in robotic assisted surgery. Br J Perioper Nurs, 2004, 14(4)：159.

[3] Menon M, Hemal AK, The VIP Team. Vattikuti Institute prostatectomy：a technique of robotic radical prostatectomy：experience in more than 1000 cases. J Endourol, 2004, 18：611-619.

[4] Chitwood RW, Nifong LW, Chapman WHH, et al. Robotic surgical training in an academic institution. Ann Surg, 2001, 234：475-486.

第八篇

行政管理
Executive

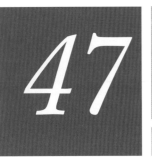

47 机器人外科手术的营销

Monica P. Reed, Sy Saliba, Vickie White

关键词

- 市场
- 手术机器人
- 手术机器人计划
- 行销策略证书授予

引 言

微创手术已经逐渐被医疗行业及社会认定为是一种对患者、手术医生、医院更安全有效的手术方式。这归功于腹腔镜手术开始得到妇产科以外的其他科室的重视，以及技术的不断进步使外科医生的能力不断提高，减少了并发症的发生和提高了患者的预后。

通过增加外科医生手术可视度、精度及深度知觉，机器人技术在微创领域做出了重大贡献，这显然使外科技术得到了增强，机器人技术的最大好处之一——仪器的灵活性，这是传统腹腔镜仪器所不具备的，对一个训练有素的外科医生而言，这加快了外科解剖及缝合后的功能恢复，它带来的结果就是减少并发症、减少止痛药的需求、缩短住院时间、使患者尽快恢复到日常生活中。这对患者、医生以及医院是三赢的局面，将使得医院及医生强烈考虑启动及扩大机器人在外科中的应用。

采用一种新技术不是一件简单的事情，主要牵涉到费用情况。引进机器人技术需要 100 万美元甚至更多的费用，这对任何医院来说都是一项重大的决定，而且医院还要承担其他的费用。这些费用常常使外科医生难以理解和忽略，如手术室或者说工作人员的培训费，手术室可能需要翻新，这些费用使得那些对机器人有着强烈愿望与需求的医生或部门不得不说"不"。一个医生，如果他很了解一个医院做决策的环境，注重医院战略重点以及了解医院员工内部文化，当需要提供建议时，将比那些选择忽视这些现实的医生在医院推行新的项目时更为成功。同样重要的是，一个聪明的及重视竞争的团体会明白花时间去做这个决定是有必要的。管理时间表必须考虑很多因素，考虑管理时间、耐心、不断地沟通、深思熟虑的计划，都将是非常有价值的。

考虑到这些因素的情况下，也应考虑做出以下规划：

- 什么是管理者和医生都有兴趣要达到的？
- 对执行者和医生来说，采用新技术的医院文化应该是什么？
- 医院/董事会的价值观是什么以及将通过怎样的方式影响决策的制订？
- 是否有慈善机构协助购买机器人？
- 对医院这个团体来说市场定位是什么，购买机器人后医院的市场定位能否改变或提高？

在促进医生和医院之间的成功合作方面，上述所有因素均是非常重要的。一般来说，如果没有充分理解怎样使用机器人技术，那么投资的全部好处均难以实现，只有满足上述的条件，患者才能得到更好的照顾、医院的经济将更加稳定、医生的技能将得到提高。可能这些结果不能直接获得，但通过医生与医院领导间的合作，这些情况应该能够得到解决。对患者、医生及医院三者来说的成功应该是相互理解和相互赞同。应该讨论得出对每个人都合理的时间轴，但是基础的讨论应该在一开始就建立。

然而我们怀疑所谓的"合理"通常过于专注于金钱，这样离正确的道路更远，或者一个医生在关心他（她）的患者的收入的情况下，关心患者的身体、情感和患者家庭需要的长期健康才是正确的。最终，医院管理者和医生关注的都将是治疗和改善患者得到的照顾。管理者想知道在现在和未来的时间内，怎样才能提高对患者的照顾，及其与现在医院提供的照顾有什么区别，了解机器人技术是如何塑造和影响不同领域的——泌尿外科、妇科、普通外科，例如将帮助医院有更多的决定可供选择。合作双方必须能够应用机器人改善临床结果。越来越多的医院和医生要求提供的不止是口头上描述它们的优越性，他们要求从数据上证明这一点。当发展一个新技术的时候，医疗工作委员会人员致力于证明新技术将使医院得到发展是很重要的，医生使用机器人技术将保证医院当前的及持续的竞争力。对于那些希望通过这个技术使患者、自身、医院的安全得到保护的医生，需采用国家标准和提供的支持（表47.1）。

表 47.1　医务人员需要的病例样本数：机器人外科手术

正式训练：

·住院医师和研究生的课程中整合机器人外科手术的理论和实践经验。除了住院总医师的介绍信外还必须呈交日志

或者

其他经验：

·完成 2 日机器人外科课程，包括大量动物模型或人体标本的理论和实践操作经验。必须呈交结业证，以证实完成了课程

连同以下条件：

观摩同一专业的有经验的指导医生（定义为完成超过 25 台机器人手术的医生）操作的 3 台机器人手术

实践经验：在有经验的指导医生监督下成功完成 3 例手术

手术室团队同样需要训练，这将使他们在外科医生不在床边的时候也能掌握新的动态。

总的来说，一个好的方法，将允许医生和医院在临床上跟踪进展和使战略目标加速走向成功，是未来巩固其他技术的基础（表47.2）。

表 47.2　关键绩效指标的标准

机器人手术的关键绩效指标				
	第一月		第二月	
服务	目标	实际	目标	实际
患者满意度	最多85%	最多90%	85%	91%
咨询医生满意度	最多85%	最多80%	85%	85%
团队				
机器人 OR 团队解雇率	少于10%	5	少于10%	0%
临床				
再入院率	少于5%	0%	少于5%	0%
手术 4h 内行走	100%	80%	100%	75%
市场				
机器人手术量	35	38	35	42
网络咨询	50	52	50	49
网络/电话询问	25%	20%	25%	30%
经济指标				
住院天数	2.1d	2.2d	2.1d	2.0d
手术室手术成本	95%弹性预算内	100%	95%弹性预算内	97%

市场策略

市场策略是维持医生和医院之间强有力伙伴关系和让手术操作向成功发展的重要因素。这个策略必须有据可查和有特定的目标。任何营销活动被构思及打印成纸质方案之前，都需要制订一个短期和长期的成功预案，这一环节很重要。因为投资的重要性是为医院实现临床和财务的回报，这就必须充分预估病例数或者其他辅助业务，这样才能从新技术中得到回报。

一些原始的投资费用可能被强大的慈善工作所抵消，投资医院设备最成功之处不是在设备本身，而是由于这项技术带来的好处。因此，打个比方，机器人技术重点不在机器人，而是一个综合的妇女援助计划，此妇女援助计划对癌症采取更有效的治疗并允许妇女在 24h 内出院。这足以达到引人注目的效果，而并不一定是机器和设备。慈善事业是实现机器人项目的主要组成。最终营销的成功取决于你所设计的那个完整的战略方案。

如本章前面部分指出的那样，"倘若对于机器人技术如何提高接受医疗服务的患者数量，如何提升医院经济的稳定性，以及如何提高医生的技术没有清晰的理解，那么机器人设备将无法完全发挥它的优势"。

营销策略的目的和科学方法直接导致这种结果。营销的目的是说服一个或多个顾客购买产品或者服务，科学的营销是使目标客户确信，他们购买的产品和服务会帮助他们实现自己的目标以及使他们更加成功。

因此，一个有进取心的人说服医院管理者购买一套大型设备的情况下，知道什么会影响医院决策者对得到一个成功的结果是至关重要的。

在机器人手术的案例中，有 3 个要求必须得到满足：改善护理，提高医院经济稳定性，提高医生的技能。科学营销首先要认识到每一个决策过程的核心都是在隐秘的交流下做出的。

成功的营销环境

一个成功的销售人员必须仔细分析人与人之间的交流，意识到交流是所有营销的开始。

美国市场营销协会定义营销为"活跃的、有组织、有计划地为顾客、客户、合作伙伴和社会创建、交流、传递和交换有价值的产品。"这一概念适用于今天所有领域的所有产品和服务。

成功的营销必须满足 4 个条件：

1. 必须有两个或两个以上的合作伙伴。
2. 每个合作伙伴都有对方想要的东西。
3. 每个合作伙伴都有沟通交流的能力。
4. 每个合作伙伴都能自由选择或拒绝交换。

成功的营销开始于努力学习去发现对方重视什么以及他想要的是什么。决定应该向外科医生想要的靠近，例如一个外科医生想要医院购买昂贵的设备，所有的事应该围绕人们所需要和想要的这个方面。营销人员通过询问，仔细倾听，来回应决策者的愿望，目标以及他们所担心的问题。

无论是面对面的过程还是没有人情味地通过研究机构的营销，营销过程都与烤蛋糕的过程非常类似。成功的市场营销由 4 个主要的成分混合在一起构建而成，任何营销策略都需要的成分是：

1. 产品或服务。
2. 促进或交流。
3. 放置产品的场所或使产品便于使用。
4. 价格。

产品或服务

客户想要的产品是实质性的对象；客户寻求的服务是无形的，非常真实的体验。从市场营销的角度来看，医疗服务所需求的是体验。患者感受到的是多方位的体验，有人可能会认为它是一系列的同心圆，这个同心圆的核心是患者所需求的"事物的价值"。

最贫乏的体验是单方面的经验：移除肿瘤。最丰富的体验是多方位的体验：移除肿瘤、使患者从身体上和心理上感觉舒适，包括了解家庭和配偶的情况，这些体验在治疗时以及治疗后的 3 个月对医生都有用。

例如：积极的服务经验

一位医生和工作人员从多方面积极获取经验的例子就是在任何时候都注重患者和各方面的护理。

甚至在患者住院之前就详细地告诉患者术前他们应该注意什么，手术那天他们的哪些期待可以实现。

在这之前，医生也会花大量的时间解释为什么他们适合这种手术，他（她）会统计有多少类似情况的患者使用这种治疗。他（她）做过多少例这种手术，与其他医生相比成功的概率，以及替代治疗的优缺点。注明他（她）操作这种手术取得的临床效果与国家和国际标准的比较是非常有必要的。外科医生在繁忙的练习手术技能时往往忘了收集自己手术患者的疗效。为了提供最佳的产品和服务，收集手术后的数据系统必须从一开始就建立起来。

等到外科医生开始准备自己所要进行的手术时，患者就已经觉得与这个外科医生相处的特别舒适。毫无疑问是因为他（她）切实的给患者一种可靠的感觉，使患者相信他（她），这种感觉患者会铭记一辈子。

手术当天，患者会受到接待员的照顾，这个接待员也会适当的照顾好每一个需要得到照顾的患者家属。接待员会亲自查体，亲自护送患者，给他们每天健身、泡温泉的机会以及更多。总而言之，他们会做酒店接待员所做的一切。

一旦进行手术，手术医生会用他们自己的方式解释手术过程中可能发生的情况，不仅仅给患者解释还包括其家属。正是这种不同寻常的高级服务吸引着患者，这就是为什么更能实现目标计划。

推　销

推销定义为沟通的过程。这取决于销售的是什么以及通过不同的通信方式联系到多少顾客。如果顾客数量相对少，那么面对面的交流是最有效的。然而，这样通常花费昂贵。如果顾客数量很大，那么销售人员需使用各种广泛传播方式告知顾客或市场。这就是所谓的广告。

了解你的目标顾客：绝大多数时间，广告不是"放之四海而皆准"的尝试。这种说法对于手术机器人必当贴切。因此，必须知道谁是值得你去发送机器人信息的，你可以根据你的材料，包装这些知识。另外，你必须知道你的目标顾客现在和未来需要什么和想要得到什么。

不知道你的目标客户，就好像蒙着眼睛投飞镖一样。你不知道你的目标能否命中，而你所能做的就是希望能命中靶心。

然而，假如你知道你目标客户的所有情况，那么这个眼罩就可以拿下来了，你会发现当你能真实看见的时候要命中靶心就容易得多了。

建立目标：如此多的人变得迷恋广告技术本身，以至于忘了他们的最终目的。他们过于担心颜色、字体和美观的外在表现而忘记了什么才是真正重要的。

示例：无效的广告

图47.1是一个无效广告的典型例子，那些广告也许看起来很漂亮、很赏心悦目，但它是无效的，因为他的目标客户不能从广告中获得有效信息。

一个广告，只有结果成功，才是成功的。你的产品和服务与之前相比，被越来越多的人认识和了解了吗？如果目标是让人们体验或购买你的产品或服务，与你努力推销之前相比，你有更多的业务吗？当广告完成时你应当回头问问自己是否达到了目标。如果它是成功的，这意味着你可以说服你的读者，观众或听众去做你想让他们做的事。相反如果它没有成功，你应该根据相关数据查明失败的原因，总结失败，从错误中学习，然后再一次尝试。

示例：有效的广告

图47.2是佛罗里达州医院所做的一个成功的广告。

AIDI的方法：当你为你的特别客户准备资料的时候，如果你想让他们选择你的产品和服务，你应该让你的顾客经历以下4个步骤（图47.3）。

注意	从你的预定目标中获得利益
兴趣	对那些需要你服务的人产生兴趣
欲望	承诺目标客户想要和需要的
行动	包括呼吁、鼓动你的客户去做你的资料要求他们做的事情

应该选择什么方法？这取决于你要满足怎样的需求。如果您是在针对特定类型的观众而不是特殊的人，印刷、广播、户外广告也许是一个好的开始。

与此同时，如果你想要更多的私人方法，你可以尝试直接邮寄或者互联网，当然，最私人的方法是面对面的交流。

场　所

场所是营销组成中的第三个要素，关系到有用的服务能进行的怎么样。它是访问和交流所需要的。如果服务很难找到或不方便找到，市场营销人员的任务就很难完成。场所的位置是至关重要的。

价　格

价格是第四个关键要素，美元是服务的目的。然而，更多成熟的营销人员也会注意到心理服务的价值。患者或相对经历的人的精神上的痛苦是什么？怎样才能降低心理成本？价格或成本也可以视为多方面的，它可以通过制订策略解决价格上的波动。

市场营销组合

在创建营销策略时，营销人员必须结合这四个要素，讲解给想要或需要的目标客户（图47.4）。

这四个要素，被称之为市场营销组合的四"P"，是所有营销计划的核心。出于对机器人手术的好意，附录里包含着关于机器人的详细的营销计划。

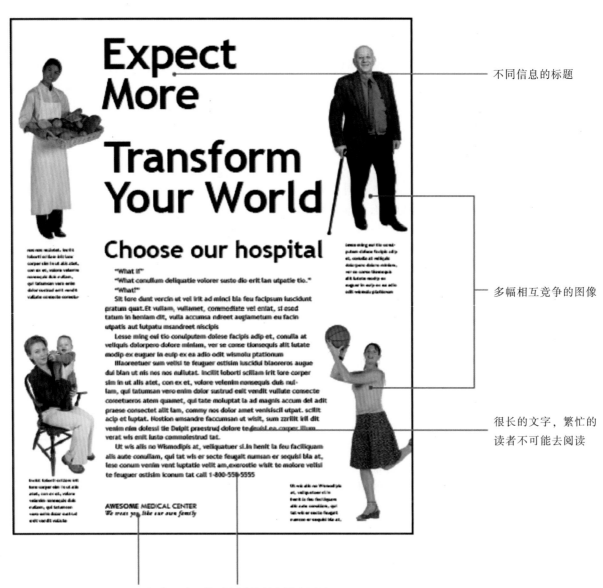

图 47.1　效果欠佳的广告示例

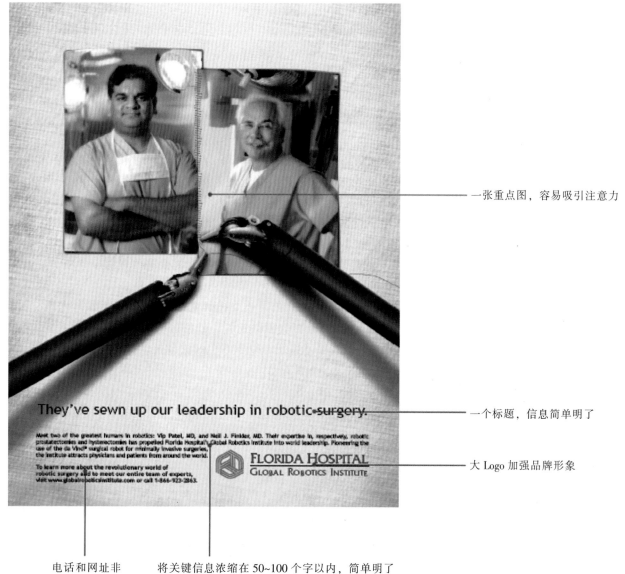

一张重点图，容易吸引注意力

一个标题，信息简单明了

大 Logo 加强品牌形象

电话和网址非
常容易看到

将关键信息浓缩在 50~100 个字以内，简单明了

图 47.2　反响良好的广告示例

阶段	认知	感性	行为
AIDA 模式	注意	兴趣	欲望	行动

图 47.3　市场的 AIDA 方法：注意、兴趣、欲望、行动

市场营销组合

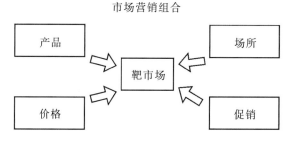

图 47.4　优秀的市场营销组合四个要素

结　论

本章开始于模拟一个事实，那就是一个医院管理者是否会做购买机器人的决定或者那个地区的患者是否会选择有机器人的医生、医院。假如沟通过程开始于"决策者认为什么是重要的？"这就知道了市场营销的本质。所有市场营销的核心是交换的过程，交换的过程中两个或更多的合伙人同其他人交流，他们可以自由接受或拒绝别人所提供的产品。营销组合——混合产品、促销、地点和价格，使这个过程变得制度化。市场营销是一门艺术，也是一门科学。成功的市场营

销人员是工匠、大师，他们整合技术，他们深刻理解动机、要求以及需求，然后去创造一个产品和服务，这就是他们的追求和理想。

附 录

经 Intuitive Surgical 公司（Sunnyvale，CA）获准刊登。

建立达·芬奇手术系统的建议

内容提要

就今天的市场而言，达·芬奇手术系统是技术最为先进的手术平台，这对任何医院的微创手术来说都是一个有必要的投资。自 10 年前手术系统推广以来，医院管理人员使用达·芬奇系统建立了一个有力的竞争优势，占领市场份额以及履行医院担当着提供主要医疗服务的使命。然而今天，简单的获取达·芬奇系统已不能完整的实现这一愿望，优越而全面的实现达·芬奇手术计划对最大限度地获得投资回报是很重要的。事实上，与同等规模的项目相比，使用达·芬奇手术技术医院产生的效益是同等医院的 4~8 倍。他们从初级和二级大都市圈更快地增加项目、占领市场份额。提供高质量的服务和实现更高的投资回报。

2006 年 1 月，在美国和欧洲地区的 Intuitive Surgical 公司被委托研究达·芬奇手术的最佳实践标准，其广泛地采访了医院管理者、首席执行官、首席财务官、营销主管、外科医生、护士以及手术室团队。分析的数据表明，要建立一个非常成功的达·芬奇手术系统，以下 6 个做法最佳。

对于医院：

1）把达·芬奇手术系统作为关键

为成功而制订策略、目标、指标。

做预算和分配资源。

开展启动会议和安排 90d 内的业务发展会议。

2）协作

成立一个达·芬奇手术指导委员会来协调部门、监督病例以及为认证和监督制订指导方针。

雇佣或任命一个达·芬奇协调员负责达·芬奇系统、员工教育和系统利用率。

3）积极的营销计划

采用成立网站、内外公关的方式来推动这个项目，允许患者学习或关联医生研讨会以及通过媒体有针对性的推广这个项目。

用达·芬奇手术实践来协调营销工作（例如调整群体、患者、相关的卫生服务提供者，以及达·芬奇品牌网站的内容和相关的信息）。

对于外科医生：

1）在你进行达·芬奇手术操作时进行视频直播

你的视角通过录像、发布、社区服务内部直播传达给整个手术室团队和办公室同事，以及外部公众。

2）遵循规定的临床路径

建立一个临床计划；完善系统和训练过程，在培训后立即至少完成两次达·芬奇手术和以后每周完成一次达·芬奇手术；继续外科操作和团队练习；基准技能测试。

3）积极推销你的手术练习

建立/更新外科医生的网站，扩大医生转诊网络，开展患者教育的策略，常规的询问达·芬奇手术患者和将整理成素材的病例放到 www.daVinciStories.com 网站上，用于阐明你的定位和医院的概要。协调营销工作与医院项目（例如调整群体、患者、相关的卫生服务提供者，以及达·芬奇品牌网站的内容和相关的信息）。

在每一个成功的达·芬奇手术操作背后，不仅仅是大量的工作，同时还包括与机器人手术的强有力的合作关系。达到或超过你目标的市场份额、患者护理质量和 ROI，这些对我们双方都是有利的。考虑到这一点，我们想密切参与你程序的开发和执行。我们期待着与你一起工作以及与你的员工建立起一个世界级的达·芬奇手术程序。

医院：

1. 将达·芬奇手术作为一个重点项目

设置策略、目标和成功的指标。

医院从一开始即制订一个商业计划，其中包括技术、临床和经济组成，继而成功的实现一个达·芬奇手术程序。他们根据自身基础数据和建立的现实的、可衡量的目标以及有关的最后期限来跟踪和衡量项目的成功。

这个计划应该解决以下问题：

- 达·芬奇手术如何完成你的任务、愿望和 MIS 项目？
- 它将如何支持你现在的目标？
- 怎样确定你目标的基准（怎样才算实现你的目标）？
- 你如何衡量成功与否？它是……

……改善了临床效果？

……缩短住院时间？

……增加市场份额？

……增加患者？

……增加生产效率？

……招募/保留外科顶尖人才？

营销推广达·芬奇手术系统以及宣传成功的达·芬奇手术项目。

1）建立预算

为达·芬奇手术系统建立预算时，确保考虑：

- 额外的人事需求，尤其是达·芬奇协调员。
- 额外的 EndoWrist 机械臂和附件，以备达·芬奇手术量增加。
- 市场上增加对达·芬奇系统的咨询以及告知人们达·芬奇手术成功的典范。

2）建立市场据点

成功的医院常常在市场上建立他们的据点。这意味着他们会制订一个高度集中的达·芬奇流程和快速有效的临床计划用于实施。这种有针对性的方法往往帮助医院更快地熟练技术。

许多情况下，医院的最初目标定位在达·芬奇前列腺癌根治术，因为这一手术目前已得到普遍认同。它的好处是已有一系列的前列腺癌根治术资料记录在案可供医院进行推广。这对于达·芬奇妇科手术、子宫切除术和肌瘤切除术在市场上建立都是有帮助的。然而，公司必须根据你市场的情况制订计划。

3）回顾发展历程

在程序开始建立时举行启动会议。此后，定期 90d 和你的手术机器人代表举行业务发展会议用于监督你的发展和在必要时调整策略。

4）交流成功经验

你需要定义成功对你来说意味着什么？你需要做出预算，一旦取得了第一个结果，即交流你取得的成就。那位最先开始和你一起工作的员工是最重要的。完善这些后与更大的团体、媒体和相关的医生观众进行交流。

医院：

2. 协调运作

确定员工来担任关键的角色和职责。

为了使达·芬奇手术计划获得成功，医院管理者、支持人员和临床工作者都必须朝着共同的目标奋进。

1）雇佣一个达·芬奇协调员

这个人是达·芬奇系统的主要托管人，他的主要职责就是负责达·芬奇系统的库存、保障和维护、调度和系统训练。

2）建立一个达·芬奇指导委员会

这个群体可以有以下组成：

●达·芬奇主管：一个外科医生，他与医院管理者、部门主管以及手术室总监有着良好的合作关系。这个主任可以是外科主任，更重要的是，这个人充满着热情以及积极参与达·芬奇手术。

●部门带头人，他的特长将被充分施展

●手术室主管/手术室监督人

●达·芬奇协调员

●代表人：来自资深管理者，如首席执行官、首席财务官。

指导委员会的作用是审查临床病例和结果，协调医院各部门，确保外科医生会使用系统、通过监考和完成培训。达·芬奇委员会一般每月召开1~2次会议。

3）确定最初的手术团队

我们的建议是先培训一个团队，仅在培训一个团队后再培训更多的人（前一节讲的，先建立一个据点）。

确保手术团队建立临床路径。履行你的承诺，通过培训获得手术室的资质要求覆盖达·芬奇手术。

据点建立以后，成功的医院鼓励多方面的应用达·芬奇系统以增加其用途和各部分之间的分配成本。

4）确定营销和财务代表

最后，成功的医院确定营销和财务代表，负责战略规划、分析、沟通和营销活动。医院邀请这些代表参加项目会议，密切参与计划。

医院：

3.积极推销达·芬奇手术项目

开发一个综合的营销计划。

提高你达·芬奇手术项目的知名度，要求你有一个明确的营销策略。下面的清单包含着开发一个营销计划所需要的最佳方法。

1）构建一个面向公共的网站或微网站

●面向你的目标市场宣传。

●将医院品牌定位为世界级的达·芬奇手术中心。

●引导患者来你的达·芬奇手术中心。

●www.daVinciStories.com 网站包含至少一个跟患者有关的故事。

●利用网站宣传关于条件、症状及治疗方法方面有用的资源。

●优化和关联到 daVinciSurgery.com——直觉手术公司致力于持续投资在 daVinciSurgery.com，你可以利用资源支持来经营这个投资。

为获得更多关于达·芬奇网络营销和网站模板的例子，请访问达·芬奇在线网站：www.davincisurgerycommunity.com。

2）实行内部交流计划

●典型的传媒包括：简报、内部网络、全公司会议、对外开放展览和社区户外展览。

●你的目标是培训中心代表、相关的医生、基金和董事会成员。

3）计划和实施一个媒体活动

●保持地方/区域重心，突出患者结局的故事。

●举行新闻发布会和视频发布会。

●举办传媒日来测试机器人。

- 带领达·芬奇团队参加其他国家卫生活动，为癌症、慢性病、运动筹款等。

4）通过指导相关的医生和对患者进行专题讲座的方式支持外科医生

- 当外科团队有一定量的成功案例时开始这一方式。
- 首席外科医生应该至少完成一次医生专题讲座，每季度一次面向患者的专题讲座。

5）评估投资回报

- 通过媒体跟踪报道评估广告活动之前与之后的知名度。
- 通过调查评估广告活动之前与之后组织在社区的声誉。
- 广告活动之前与之后医生转诊模式在书面上的改变。

外科医生：

1. 为你的达·芬奇手术练习建立一个愿景

精通达·芬奇手术系统的外科医生有一个清晰的想法，那就是怎样将有益于他们的患者和改变他们的想法。通过为达·芬奇手术练习建立一个愿景，你为团队树立一个共同的目标。

1）将你的目标传达给别人

外科医生和支持人员需要一个包罗万象的计划来支持他们的见解，这个计划通过学习曲线制订。将这个目标传达给你的团队、跨专业的同事和相关的医生以及患者。在开始前完成这件事。

2）与你的手术机器人公司代表见面

你的手术机器人公司代表会与你讨论如何提供达·芬奇程序以助于你的手术开展，他们可以帮助评估案例和外科医生的最佳手术水平以及生产力，或推荐给你可能接触到的精通达·芬奇手术的外科医生学习。

3）电话和拜访熟练的外科医生

询问如何执行达·芬奇手术程序能使外科医生的患者和手术获益，他或她（熟练的外科医生）是如何变得有成效的以及你是否值得为此努力。带你的手术室团队参观手术。许多外科医生和团队表示，这也许是帮助他们团队了解他们前面将会遇到什么阻碍最有用的事情。

4）在愿景陈述中证实你的愿景

愿景陈述示例：泌尿外科团队的目标是成为领先的达·芬奇泌尿外科团队，达·芬奇前列腺切除术在未来 18 个月内将从 0 增长到每年 100%。在同一时期，前列腺切除术总数将从每年 40% 增长到每年 120%。我们在术后 6 个月内使患者更快地恢复、拥有更好的尿控和勃起功能，以及改善癌症的发展情况。我们将为患者提供更好的治疗，这将提高客户的满意度。我们将积极推广——包括一个好的网站，以及每季度举行患者和相关医生的专题讲座，我们将在网站上收集和发布我们的数据结果。

5）为你的手术创建一个达·芬奇手术实施计划

外科医生带头学习新技术的背后需要外科实践，这可能需要引用所有适当的候选人成为领先的达·芬奇外科医生，所以团队可以加快学习曲线，这个计划应该包括关键行动和最后的临床期限、培训和营销目标。

6）每 90d 进行进度回顾

将提高达·芬奇手术操作当成是一项生意，这将提高患者对你团队的满意度，增加信誉和提高你的手术操作能力。

- 将实际情况与计划的行动和结果进行对比。
- 讨论并优先选择高影响力的结果。
- 为下一个 90d 的临床路径制订计划。
- 为下一个 90d 的市场营销工作制订计划。
- 为医院每 90d 的检查做准备。

外科医生：

2. 遵循规定的临床路径

一个临床计划将包括场内培训和场外培训，它将要求你每周最低完成一个达·芬奇病例，150d 内完成超过 20 个病例以及完成一个外科医生的 90d 进展回顾。你的机器人临床销售代表将与你建立临床计划。

快速开发能力，团队必须在遵循系统的情况下快速的执行临床计划，你要做的是：

1）注意时间分配和记录重要事件，这样有利于提高效率，其中包括：

- 达·芬奇系统培训的时间。
- 从培训到开始第一台达·芬奇手术的时间。
- 达到推荐的最低标准，每周 1~2 台达·芬奇手术。
- 在 5 个星期内每个星期最少完成一个初期病例。

2）规定成功的指标，包括完成 20 例所需要的时间

- 承诺在最快的时间完成 20 个手术。

3）完成现场培训或离场培训

- 在培训后立即完成至少两个或更多病例。

作为培训的一部分：

- 通过回顾互动训练模式熟悉达·芬奇系统。
- 研究病例。
- 看完整过程的视频（每周直到你熟悉这个病例为止）。
- 学习手术指南。
- 在你实施第一台手术病例之前先在脑海里模拟操作过程。

4）在你培训其他团队之前已经有一个你培训的团队精通达·芬奇系统

5）执行临床计划

在你提出这个途径之前，先充分了解影响这 20 个病例的学习曲线。在最初的 5 个病例时，你可能会感到沮丧。记住：这是学习的过程，以及你最终的目标是改善患者的预后情况，在完成 10 例的情况下，你应该开始感觉很舒服，在完成 20 例的情况下，我们希望你会觉得充满热情并且可以致力于新的方法。

- 对每一个初始病例进行后续的评估和继续教育，包括病例的过程。成功的外科医生，在完成第一次病例后可成功的采用达·芬奇系统提高他们的技能和预算出额外监督的费用。一个合格的监督者在参加你初始病例的情况下可以帮助你降低学习曲线和帮助你改善技术。
- 按照推荐的标准最大限度地降低学习曲线。
- 改善你的技术，你的临床销售代表将根据最顶尖的技术帮助你衡量你的进步。
- 每完成 5 例后进行回顾分析。确定需要改变的地方——例如围术期、手术时间、血液流失、并发症以及为进一步提高制订有针对性的策略（如研究案例、模拟操作、熟悉系统、练习缝合）。

外科医生：

3. 积极推销你的实践成果

一旦你熟练地掌握了达·芬奇系统，下一步要做的就是推出一些基本的营销活动。

1）建立一个实践网站

建立达·芬奇实践网站的要点包括：

- 深层次、着重讲解患者疾病症状、病情、治疗方法和过程，讲解方式包括小册子、视频和专题讲座。
- 记录和录影患者的评价，或者从 www.daVinciStories.com 网站上描述这些内容。
- 常见问题的解答。
- 数据结果。
- 容易联系上的联系方式——所有页面写上电话号码和邮件信息。

怎样建立一个成功的网站？

● 网站开发人员和网络管理员，直观提供参考。

● 使用达·芬奇手术范本、宣传册、专题讲座和视频。

● 为搜索引擎排名、推荐量化目标，更新内容达到优化结果的作用。

2）教育未来的患者

建立患者教育活动的基本组成包括：

● 办公室营销（接待室患者教育小册子和海报）。

● 患者资料由患者营销工具组成，患者营销工具反映网站的内容，它包含介绍信，介绍信以呼吁采取行动结尾（如电话预约、浏览我们的网站等）。

● 患者教育研讨会应该强调之前患者的特征。

3）形成你的咨询网络

开发和执行战略性咨询计划：

● 识别周边地区的非手术临床医生以及通过邮件把他们介绍到你的实践中——别忘了那些从业护士和助理医师，他们可以花时间给患者和那些需要手术的患者提供咨询。

● 提供演讲和网络的机会。这些可能包括：

· 医学学会会议和大查房演示。

· 制药公司或者赞助医院晚宴、午餐或全餐。

· 一对一，有针对性地去医生办公室，邀请咨询医生观察你的病例。

· 咨询医生计划。

4）利用基层营销

这些低成本举措旨在吸引潜在患者：

● 针对患者或医院人员进行开放展览或团体外展活动。

● 为基金会、董事会成员尝试捐赠。

● 针对患者或社会团体、俱乐部、教堂等进行演讲。

你怎么能确保你的营销方案是成功的？

● 确保低消费水平的顾客在你的市场周围。

● 招聘高级的医院管理者和营销副总裁管理你的研讨会。

● 邀请之前的患者发表个人感受以及安排达·芬奇系统测试。

● 根据你事先设定的目标，衡量和跟踪你的成功案例，包括领导和领导转换的目标。

● 建立一个承包系统处理咨询：训练一套实践活动资源处理咨询。创建一系列的模板与咨询医生保持联系，包括一封介绍信与实践手册：感谢信，预约确认，体检更新等。

概　要

总的来说，这些建议的目的是为了进一步确保达·芬奇手术程序的成功。最简单的衡量成功的方法就是手术的量。我们的研究表明，使用这些程序的顾客与同级别相比效率提高了8倍，当实施这些建议时：

● 医院的责任是制定策略计划和执行市场营销。

● 医生要做的就是尽可能快的精通达·芬奇系统和扩展达·芬奇外科手术实践的战略市场。

● Intuitive Surgical 公司在这里帮助指导你的策略以及在必要时帮助你执行策略。

Intuitive Surgical 的承诺

Intuitive Surgical 是机器人达·芬奇手术不可或缺的一部分，我们可以：

● 带头协调达·芬奇系统、现场培训、在职员工和外科医生培训。

● 作为达·芬奇指导委员会不可或缺的一部分。

● 帮助确定达·芬奇协调员和有利于培训优秀的达·芬奇协调员。

● 提供一个达·芬奇手术专家——签订员工雇佣合同在你们医院内进行特有的 Intuitive Surgical 培训，这个专家擅长使用达·芬奇系统和手术室运作。

● 同医生合作形成和执行他们的临床方案。

● 协调网站访问、研究案例和监督。

● 在手术室中积极支持的案例：支持外科医生以及员工；在安全范围内提供口头技术帮助和有效地利用达·芬奇手术系统。

● 积极与医生合作，帮助提高达·芬奇手术技能——如安排非活体的实体实验以提高手术技能。

● 提供原始档案和为不同类型的医院提供范本以及市场营销事件和营销材料。

● 与医院合作和演练营销人员的协调能力。

● 为医院新账目促进实施项目启动会议。

● 同整个团队合作以发展技术能力。

如果你想发展并实施你的达·芬奇手术，那么请毫不犹豫地向经历过 Intuitive Surgical 培训、销售和市场营销的组织人员寻求帮助。你成功使用达·芬奇手术系统直接反映出我们的有效性和我们对你的支持。

感谢你对 Intuitive Surgical 的支持以及你对达芬奇手术的投入和患者护理的改善。